高等职业教育中医药类专业教材

中药鉴定技术

李小万　许建国　季珉珉　主编

中国轻工业出版社

图书在版编目（CIP）数据

中药鉴定技术／李小万，许建国，季珉珉主编．——
北京：中国轻工业出版社，2023.11
ISBN 978-7-5184-4435-9

Ⅰ．①中… Ⅱ．①李… ②许… ③季… Ⅲ．①中药鉴
定学—高等职业教育—教材 Ⅳ．①R282.5

中国国家版本馆 CIP 数据核字（2023）第 085597 号

责任编辑：贾　磊
文字编辑：田超男　责任终审：许春英　整体设计：锋尚设计
策划编辑：贾　磊　责任校对：朱燕春　责任监印：张　可

出版发行：中国轻工业出版社（北京东长安街 6 号，邮编：100740）
印　　刷：艺堂印刷（天津）有限公司
经　　销：各地新华书店
版　　次：2023 年 11 月第 1 版第 1 次印刷
开　　本：720×1000　1/16　印张：35
字　　数：700 千字
书　　号：ISBN 978-7-5184-4435-9　定价：98.00 元
邮购电话：010-65241695
发行电话：010-85119835　传真：85113293
网　　址：http://www.chlip.com.cn
Email：club@ chlip.com.cn
如发现图书残缺请与我社邮购联系调换
211299J2X101ZBW

本书编写人员

主　编

李小万（新疆农业职业技术学院）
许建国（新疆农业职业技术学院）
季珉珉（新疆苏东农牧科技有限公司）

副主编

徐瑞东（黑龙江农垦职业学院）
阮仁余（江苏食品药品职业技术学院）
邓祥敏（江苏护理职业学院）
刘小东（重庆医药高等专科学校）

参　编

郭　刚（新疆农业职业技术学院）
刘　杨（新疆农业职业技术学院）
李　翀（新疆农业职业技术学院）
刘永刚（新疆农业职业技术学院）
刘晓燕（黑龙江农垦职业学院）
王永红（新疆苏东农牧科技有限公司）
安　稳（上海康桥中药饮片有限公司）

前　言

　　党的二十大报告提出了"促进中医药传承创新发展"等重要论述，立意高远、内涵丰富，为中医药高质量发展指明了方向。中医药事业正处于历史机遇期，加快推动中医药教育事业传承创新发展正当其时。为了贯彻执行国务院印发的《中医药发展战略规划纲要（2016—2030年）》和国务院办公厅印发的《"十四五"中医药发展规划》文件精神，建设高素质中医药人才队伍、高水平中医药传承保护与科技创新体系，以推动中药产业高质量发展和中医药文化繁荣发展，实现中医药标准化、信息化、产业化、现代化，并满足全国高等职业教育改革发展和人才培养的需求，培育新时代中医药领域的大国工匠、能工巧匠，提升职业院校人才培养质量，我们编写了本教材。

　　中药鉴定技术是高等职业院校中药学相关专业的核心课程，是在中药传承的基础上研究中药鉴定方法和质量标准的特色应用学科。本书内容分两部分：项目一至项目三，介绍了中药鉴定的基础知识，中药的产地、采收、加工、炮制与贮藏以及中药鉴定的方法；项目四至项目十六，系统介绍了根及根茎类、茎木类、皮类、叶类、花类、果实及种子类、全草类、藻菌地衣类、树脂类、动物类、矿物类、其他类中药以及中成药的鉴定。全书图文并茂，共收录中药310种，主要介绍各中药的来源、产地、采收加工、性状鉴别、显微鉴别、理化鉴别、检查、化学成分和性味功效；另收录中成药6种，为代表性的片剂、丸剂、颗粒剂、散剂、胶囊剂和合剂，主要介绍各中成药的处方、制法、性状鉴别、显微鉴别、理化鉴别、检查和性味功效。教材注重理实一体，设置了53个技能训练。从系统掌握知识和技能的角度出发，教材内容设计包括课程学习目标、任务目标、必备知识、技能训练、思政小课堂和项目思考等。本书精选了近年国家执业药师资格考试部分相关真题，可通过扫描下页二维码获取。

本教材按照模块式教学法、翻转课堂教学法、"3+1"教学法等混合教学方法相结合的模式进行编写，以知识准备为载体，突出目标引导。本教材中融入了《中国药典》、国家执业药师资格考试、全国职业院校技能大赛高职组"中药传统技能"、"1+X"职业技能等级证书等内容，实现专业设置与产业结构对接、教学过程与生产过程对接，使教材内容与国家职业标准有效衔接，并在教材中融入思政教育内容，真正把思想政治工作贯穿于教育教学全过程，实现全程育人、全方位育人，达到"教、学、做"一体化。

　　本教材的编写采取校企合作的方式，专门邀请在一线从事药材种植、生产的企业专家参与编写。本教材由李小万、许建国、季珉珉任主编，具体编写分工：项目一和项目三由李翀编写；项目二由刘永刚编写；项目四由王永红和刘杨共同编写；项目五和项目六由李小万编写；项目七和项目十六由阮仁余编写；项目八由季珉珉编写；项目九和项目十三由许建国编写；项目十由邓祥敏编写；项目十一由郭刚编写；项目十二由徐瑞东编写；项目十四由刘小东编写；项目十五由刘晓燕编写。书中插图由安稳提供，全书由许建国统稿。

　　本教材可供高等职业院校药学类、中医药类、药品与医疗器械类、生物技术类专业及相关专业的师生使用，也可作为医药行业从业人员执业资格考试、继续教育与培训、自学的参考用书。

　　由于编者水平所限，教材中难免存在疏漏和错误，恳请各位学者、专家批评指正，以便进一步完善提高。

编者

目　录

绪论　中药鉴定技术课程学习目标

一、知识目标

（1）根据任务目标学习中药鉴定的定义、任务和发展史，以及中药的分类、命名和资源。

（2）根据任务目标学习中药的产地、采收、加工、炮制与贮藏对中药质量的影响。

（3）根据任务目标学习中药鉴定的一般程序、中药取样法、《中华人民共和国药典（2020 年版）》（以下简称《中国药典》）与中药鉴定有关的规定，以及相关中药的检测指标。

（4）根据任务目标学习中药鉴定的目的和依据，中药来源鉴定、性状鉴别、显微鉴别和理化鉴别的基础理论知识。

（5）根据任务目标学习各类常见中药来源鉴定、性状鉴别、理化鉴别、显微鉴别、检查、化学成分和性味功效的相关知识。

（6）根据任务目标学习中成药鉴定的基础理论知识以及常见中成药的处方、制法、性状鉴别、显微鉴别、理化鉴别和功能与主治。

二、职业能力目标

（一）技能目标

（1）能运用性状鉴别技术快速识别 200 种常用中药，做到见药知名、见名知药。

（2）能说出 100 种重点中药的来源、主产地、采制特点及性状鉴别要点。

（3）能运用理化鉴别技术鉴定 100 种常用中药的真伪优劣。

（4）能运用显微鉴别技术鉴定 100 种中药并能绘制显微特征图。

（二）专项能力目标

根据中医药企业、行业对药品质量检测以及中药鉴定技术的要求，依据《中国药典》和药品相关标准，掌握常见中药材、中药饮片的性状特征、有效成分检查方法和含量测定方法。能够对检品做出正确判断，并规范填写药材检验报告单。

三、素质目标

（一）培养社会主义核心价值观

通过学习假药、劣药案例以及假药、劣药处罚条例，认识假药、劣药危害性，培养法律意识，提高遵纪守法、遵守岗位职责的自觉性。通过学习常用中药鉴定方法，培养科学的思考方法及严谨、认真、依法鉴定的态度。通过混合分组，共同完成学习任务，培养民族团结合作的精神，争做爱党、爱国、民族团结的典范，成为中国特色社会主义可靠接班人和合格建设者。

（二）树立责任与担当意识，争做合格中药鉴定员

通过小组、团队共同制订学习任务，有计划地开展学习，按时上交各类计划、作业等，培养责任意识。

（三）培养热爱中医药行业的职业精神

培养了解传统中医药文化、喜爱中药文化的职业精神。树立中医药文化自信，培养对中医药领域学习的兴趣，激发弘扬国药的精神，强化精益求精、诚实守信的工匠精神。将课程学习目标和自身发展目标相结合，将中药鉴定技能方法在实际工作中灵活运用，培养爱岗敬业的素质。

（四）培养敬佩公正"中药鉴定"的职业操守

认识合格的中药材鉴定对中药流通和使用的重要意义，培养保护中国道地中药材生产的职业素养，将识别变质中药的方法在实际工作中灵活运用，帮助当地政府和企业识别假劣药材，减轻经济损失；同时可以帮助药品零售企业进购高质量的药材，保障药效，增加经济效益，助力中医药行业的发展。

（五）培养学习及社会交往能力

主动学习，自主学习，有计划地学习，能综合分析形成自己的意见。在小组任务中，善于沟通、交流，具备团结互助精神。

（六）培养信息化应用能力

通过在职教云、学习通等网络平台进行课前、课中、课后学习资源的应用，学会在手机或电脑端使用学习资源，培养线上线下随时学习和自我测试的习惯，具备将信息化平台资源转化为自我学习资料的能力。

（七）培养热爱种植中药材的"三农"职业精神

逐步培养爱中药种植、爱有机环保农业的基本职业价值观，培养保护中国优质中药材生产环境的职业情怀，将任务学习目标和自身技能需求目标相结合，将职业操守和态度融入实际学习和工作中。

（八）学以致用，助力乡村振兴

我国中药材种类丰富，各省、自治区、直辖市均有中药资源。通过本课程的学习，掌握假、劣药材鉴定技能并将其运用至未来的工作中，能够帮助药品批发或零售企业鉴别和引进高质量的药材种类；同时帮助药农鉴别、引种高质量的药材，并进行推广种植，助力乡村振兴，造福一方百姓。

项目一 中药鉴定基础知识

任务一 中药鉴定的定义

任务目标

1. 掌握中药鉴定技术的定义及研究对象。
2. 理解中药鉴定的意义。

必备知识

中药鉴定技术是鉴定和研究中药的品种和质量，制订中药质量标准，寻找和扩大新药源的一门应用型技术。中药鉴定技术的研究对象是中药。中药是指在中医理论指导下，用于预防、治疗和具有医疗康复与保健作用的物质，包括药材、饮片和中成药。

中药鉴定技术是在继承我国中医药学传统和中药鉴别经验的基础上，运用现代自然科学的理论知识和技术方法，系统地整理和研究中药的历史、来源、品种、形态、性状、显微特征、理化鉴别、检查、含量测定等，即依据药品国家标准及有关资料，对中药进行真实性、纯度、品质优良度的评价和检定，以确保中药的真实性、安全性和有效性，建立规范化的质量标准以及寻找新药和扩大药源的理论研究和实践。

任务二 中药鉴定的任务

任务目标

1. 了解中药品种混乱和品种复杂现象的原因及其解决途径。

2. 掌握中药真伪优劣问题出现的原因和影响中药质量的主要因素。

3. 熟悉中药规范化质量标准制定的目的、意义与原则。

4. 掌握寻找和扩大新药源的方法。

必备知识

一、考证和整理中药品种，发掘中药学遗产

中药是我国劳动人民数千年来与疾病做斗争所创造的物质和文化财富，对中华民族的繁荣昌盛起着重要作用，仅本草著作中记载的药物就有近 3000 种，总结了每种药物在不同历史阶段的品种、栽培、采收、加工、鉴别、炮制、贮藏和应用等多方面的经验和知识，是现今中药科学继承和发扬的基础。随着科学事业的不断发展与进步，应运用现代科学知识和技术对我国极其丰富的药学史料进行考证，本着古为今用、去伪存真、去粗取精的原则，分析、探讨药物历史渊源，力求正本清源，并发掘出有用的药学史料和中药品种，以丰富和促进现代中药科学的发展。

（一）中药品种混乱和品种复杂现象的原因

中药的品种直接关系到中药的质量，品种正确是保证中药质量的前提。如何确定中药的正品，成为中药研究工作需要解决的首要问题。由于历史和现实等诸多原因，使中药材品种混乱和品种复杂现象严重，其主要原因如下。

1. 同名异物和同物异名现象普遍存在

我国幅员辽阔，中药种类繁多，由于历代本草记载、地区用药名称和使用习惯的不同，类同品、代用品和民间用药的不断出现，同一种中药各地使用的品种不同，或同一品种在不同地区使用不同的中药名称，这些中药材中同名异物、同物异名的现象普遍存在，造成品种混乱，直接影响药材质量、生产的正确性及临床疗效。例如益母草，在东北称坤草，又称楞子棵，在江苏某些地区称为天芝麻或田芝麻，浙江称三角胡麻，青海称千层塔，四川称血母草，甘肃又称全风赶，广东称红花艾，云南又称透骨草，而商品透骨草又有十余种。

2. 本草记载不详，造成后世品种混乱

例如，《本草经集注》载："白头翁处处有，近根处有白茸，状如白头老翁，故以为名。"清代吴其濬曰："凡草之有白毛者，以翁名之皆可。"从古到今就有多种根部有白毛茸的植物被混作白头翁，造成了白头翁药材来源达 20 种以上，分别属于毛茛科、蔷薇科、石竹科、菊科等不同的植物。

3. 部分中药在不同的历史时期品种发生了变迁

例如，始载于《名医别录》的白附子历代本草均为毛茛科植物黄花乌头 *Aconitum coreanum*（Lévl.）Rap. 的块根，而近代全国绝大部分地区用天南星科植物独角莲 *Typhonium giganteum* Engl. 的块茎作白附子用，两者疗效不同，其变迁经纬，尚待深入研究。

4. 一药多基源情况较为普遍

例如，贯众来源于 11 科 18 属 58 种以上不同的植物，品种不同，质量常有差异，导致临床疗效难以保证。

（二）解决中药品种混乱和品种复杂问题的途径

1. 加强本草考证，以求正本清源

对同名异物或同物异名的中药，通过对中药商品调查和中药资源普查，结合本草考证，以及现代药学研究成果，加以科学鉴定，澄清品名，进行品种整理，力求一药一名、一名一药，互不混淆，保证中药品种的真实性，保证疗效可靠和用药安全。例如，《中国药典》分别将报春花科植物过路黄 *Lysimachia christinae* Hance 的全草作金钱草，豆科植物广金钱草 *Desmodium styracifolium*（Osb.）Merr. 的地上部分作广金钱草，唇形科植物活血丹 *Glechoma longituba*（Nakai）Kupr. 的地上部分作连钱草。

2. 研究不同历史时期药物品种的变迁情况

继承古人药材生产和用药经验。例如，考证阿胶的原料在唐代以牛皮为主，宋代至清代是以牛皮、驴皮并用，清代以后一直沿用驴皮。

3. 开展药物的品种考证

进行医方的发掘与继承，为新药研究提供依据。例如，受到世界广泛认可的抗疟成分青蒿素的发现，就是从研究葛洪《肘后备急方》中青蒿治疟病方，再经过对青蒿历代所用品种的考证，结合科学试验取得的成果。

4. 查考地方史志

对一些道地药材的品种考证，通过查阅并考证地方史志，常能发现一些历代本草未能记载的资料，解决在品种考证中的某些关键问题。如罗汉果查遍历代本草均无记载，最后从清代《临桂县志》和《永宁州志》中查到，不仅有罗汉果之名，还有其形态、性味、效用记载，这为罗汉果的药用提供了可靠的历史依据。

5. 对中药进行系统的品种整理和质量研究

通过本草考证与现今药材品种调查相结合，能纠正错误，发掘出新品种。例如虎掌与天南星，经研究并非一物，虎掌实为天南星科植物掌叶半夏 *Pinellia pedatisecta* Schott 的块茎，天南星为天南星科植物天南星 *Arisaema erubescens*

（Wall.） Schotts、异叶天南星 *Arisaema heterophyllum* Bl. 或东北天南星 *Arisaema amurense* Maxim. 的块茎，纠正了《本草纲目》中将天南星并在虎掌之下这一错误。

二、鉴定中药的真、伪、优、劣

中药的真、伪、优、劣，是指中药品种的真假和质量的好坏。"真"，即正品，凡是国家药品标准所收录的中药均为正品；"伪"，即伪品，凡是不符合国家药品标准规定的品种以及以非药品冒充或以他种药品冒充正品的均为伪品。"优"，即质量优良，是指符合或高于国家药品标准规定的各项指标的中药；"劣"，即劣药，是指虽品种正确，但质量不符合国家药品标准规定的中药。中药品种不真或质量低劣，会造成科研工作、药品生产和临床治疗的失败，轻则造成经济损失，重则误病害人，对此前人早有认识，李时珍曾曰："一物有谬，便性命及之"。

（一）中药的真伪问题

当前中药的真伪问题仍十分突出，除历史根源外，主要还有以下原因。

1. 以相对价廉的他种药材冒充

例如，以人参冒充西洋参、以红芪冒充黄芪、以水半夏冒充半夏等。

2. 有意掺假，以假充真，染色增重

例如，金钱白花蛇，用银环蛇的成蛇纵剖成条，接上其他小蛇头盘成小盘者，或者用其他带环纹的幼蛇冒充者，甚至用其他幼蛇，在蛇身上用白色油漆画出环纹，冒充正品；用马铃薯片经加工冒充白附片；用其他动物的皮熬制的胶冒充阿胶等。

3. 一些名称相近、外形相似或基源相近的品种之间产生混乱

例如，木香冒充川木香、苦杏仁冒充桃仁、海金沙冒充蒲黄等。

4. 地区习用药材流出造成混乱

例如，沙苁蓉作肉苁蓉流入市场、地区习用药材大菟丝子充正品药材菟丝子等。

5. 误种、误采、误收、误售、误用

例如，种大黄时误种为无泻下作用的藏边大黄、河套大黄，将金钱草误采为风寒草（聚花过路黄），芜菁的种子冒充菟丝子，桃儿七误作龙胆使用等。

（二）中药的质量问题

中药的质量优劣，关系到中药临床的有效性、安全性、稳定性和中药的标准化、国际化等大问题，质量是中药的生命线。中药的品种明确后，必须注意

检查质量，如品种虽正确但不符合药用质量要求，同样不能入药。除品种外，影响中药质量的主要因素有以下几点。

1. 栽培条件

我国许多常用的大宗药材为栽培品，但目前主要依靠药农分散种植，种植技术粗放，加上盲目扩大种植范围，造成种质特性退化的情况较为严重，如牛膝的种质退化引起其根越种越小、黄芪的木化变异等。在栽培中滥施农药、除草剂，过量使用化肥等，造成中药材中农药残留和重金属含量偏高，影响药材的安全性和有效性，已成为影响中药材质量的重要原因之一。

2. 药材产地

同种药材，产地不同，质量也不相同，如广藿香，广州石牌的广藿香气较香纯，含挥发油虽较少，但广藿香酮的含量却较高；而海南产的广藿香，气较辛浊，挥发油含量较高，但广藿香酮的含量却甚微。

3. 采收加工

采收期和加工方法不同，使同种药材有效成分的种类或含量有所不同。例如，麻黄秋季采收，麻黄碱成分含量高，其他季节采收其含量均低。

4. 贮藏运输

贮藏不当可引起霉变、虫蛀、走油、风化、气味散失等，导致药材性状、成分与性味发生变化而变质，甚至完全失去疗效。例如，荆芥的挥发油含量随贮藏时间的延长而减少，贮藏一年后挥发油含量降低 1/3，贮藏三年则降低 1/2；新鲜细辛的镇咳作用强，当贮存 6 个月后则无镇咳作用。运输中如包装破损或受水浸、雨淋、虫鼠危害，甚至与有毒、有害、易串味物质混装，造成有害物质污染，必然影响其质量。

5. 其他

人为掺入异物或混入非药用部位。例如，龙胆混入大量的地上茎、羚羊角中夹有铁钉等。有的中药如人参、西洋参等，经过化学成分提取、干燥后再用，其外观性状与原药材相似，但内在质量却大大降低。

三、研究和制定中药规范化质量标准

中药品种的真伪和质量的优劣直接关系到人民健康与生命，科学地制定中药的质量标准是保证临床用药安全、有效、稳定、均一、可控的必要措施，对促进中药标准化、现代化和国际化具有重要意义。凡正式批准生产的中药（包括药材、饮片及中成药）都要制定质量标准。《中国药典》和部（局）颁药品标准是我国法定的药品标准，其对中药质量及检验方法做出了技术规定，是药品监督管理的技术依据，是中药生产、经营、使用、检验和监督管理部门共同遵循的法定依据。

制定质量标准应充分体现"安全有效、技术先进、经济合理"的原则。中药质量标准包括药材、饮片和中成药的质量标准，要求中药的来源正确，中成药处方固定，采收加工、炮制方法或生产工艺固定，临床疗效确定，对有害物质要限量检查，对有效成分或有效物质群有定性鉴别和含量测定等。1985年7月1日卫生部发布施行的《新药审批办法》，明确规定新药在申报临床及申报生产时应分别提供临床研究用及生产用药品质量标准草案及起草说明。其后，《新药审批办法》几经修订，使新药质量标准的制订逐步走向规范化和科学化，而且使老药的再评价也有章可循。《新药审批办法》于2002年12月1日废止，取而代之的是《药品注册管理办法》。《药品注册管理办法》中第一次明确提出了药品注册的概念，标志着我国药品注册政策进入统一完善阶段。我国现行的《药品注册管理办法》经历了一系列的完善、修改和补充，已成为药品管理法规体系中一项重要组成部分。新中国成立以来，《中国药典》从1953年版起到2020年版已颁行了十一版，每一版均在前一版的基础上进行了修订。但就整体而言，目前中药质量标准仍不够完善，中药质量评价的方法、数量和水平远未达到理想的境地，研究和制定规范化的中药标准，是促进中药现代化、科学化、国际化的重要内容，是中药鉴定技术在新时期的重要任务。

四、寻找和扩大新药源

在保护和合理开发中药资源的基础上，积极寻找和扩大新药源也是中药鉴定技术的任务之一。寻找和扩大新药源的方法主要有以下几种。

1. 进行全国性药源普查，寻找新的中药资源

通过三次全国性药源普查，发现了不少野生中药资源，如新疆的阿魏、紫草、贝母，西藏的胡黄连，云南的诃子、马钱子，广西的安息香，海南的大风子、降香等。

2. 根据生物的亲缘关系寻找新药源

例如，作为金银花使用的忍冬属植物有十多种，有效成分绿原酸的含量种间差别较大，如灰毡毛忍冬 *Lonicera macranthoides* Hand. -Mazz. 和红腺忍冬 *Lonicera hypoglauca* Miq. 的花蕾中绿原酸含量较高，前者达12%，后者达10%左右，比金银花还高，现已将灰毡毛忍冬和红腺忍冬作为山银花使用并载入《中国药典》。

3. 从民族药或民间药中寻找新药源

如沙棘是蒙古族、藏族习用药材，其干燥成熟果实常用于健脾消食、止咳祛痰、活血散瘀，现在已作为常用中药载入《中国药典》。

4. 以有效成分为线索，寻找和扩大药源

麝香酮是麝香的主要有效成分之一，麝鼠香中含有麝香酮，灵猫香中含有与天然麝香相似的化学成分，且具有相似的药理作用，可成为麝香的代用品。

5. 以药理筛选结合临床疗效寻找和扩大新药源

例如，在抗肿瘤药物的药理筛选中发现唐松草新碱具有较好的抗肿瘤活性，后从10种东北产唐松草属植物里找到展枝唐松草 *Thalictrum squarrosum* Steph.，其根中唐松草新碱的含量可达1.36%。

6. 从古本草中寻找或探索老药新用途

古本草中还有不少品种现今未使用，有些多来源的品种现今只用了一两种或古今用药不同，若能进行认真考证，一定能发掘出有用的新资源。例如，青蒿素是研究抗疟疾药物时从本草中发现了新用途，黄花蒿原来在民间只用于熏蚊子，青蒿素的发现使黄花蒿成为青蒿的唯一来源植物。

7. 根据植物生长的地理位置和气候条件寻找和扩大药源

例如，沉香为瑞香科植物沉香 *Aquilaria agallocha* Roxb. 含树脂的木材，原产于印度尼西亚、越南、柬埔寨，我国长期依靠进口。后经调研发现，我国海南、广东、广西等地所产的同属植物白木香 *A sinensis*（Lour.）Gilg，因其与进口沉香所处的地理位置和气候条件相似，又是同属植物，含相似的成分与药效，现已将白木香作为沉香入药并载入《中国药典》。

8. 以新技术、新方法扩大药源

如杜仲、黄柏、厚朴等皮类中药的环剥技术，麝的家养和活麝取香，黑熊家养和引流熊胆汁，人工牛黄、体外培育牛黄的研制，人参、紫草、三七、延胡索等的组织培养等。利用现代生物技术，如细胞工程、基因工程技术生产有效成分，近年来已取得不少新进展，如水蛭素基因工程、羚羊角蛋白质基因工程等，为减轻中药对自然资源的依赖和破坏，获得有效成分含量高的中药开辟了新途径。目前还有以临床疗效为依据，用高通量筛选技术寻找新药的方法。

9. 开展综合利用，扩大药源

研究发现，同一药用动植物的不同部位也具有药效成分，扩大传统药用动、植物的药用部位也是扩大药源的有效途径。如从葛根中提取的异黄酮化合物，制成的葛根异黄酮制剂，具有补充雌性激素的功效，丰富和补充了葛根的功效。近几年，《中国药典》陆续收录了人参叶、杜仲叶、山楂叶、银杏叶等药材，扩大了药用部位，达到充分利用资源的目的。

任务三　中药鉴定的发展史

任务目标

1. 掌握历代本草著作的年代、作者及特点。
2. 了解中药鉴定技术的起源与发展。

3. 熟悉中药鉴定技术的发展方向。

必备知识

一、古代中药鉴定知识

中药鉴定知识是在长期的实践中产生和发展起来的。我国人民在同疾病做斗争的过程中，通过不断尝试，逐渐积累了医药知识和经验，并学会运用眼、耳、鼻、舌等感官来识别自然界的植物、动物和矿物的形、色、气味，从而鉴别出哪些可供药用、哪些不可供药用及有毒、无毒等，逐渐形成了"药"的感性知识。在无文字时代，这些药物知识凭借师承口传丰富起来，它是本草学的萌芽。在文字产生以后，就有了关于药物的记载，后经不断积累、发展，编出了本草著作。早在我国第一部诗歌总集《诗经》中就记载有治疗疾病的药物，从秦、汉到清代，本草著作约有 400 余种，这些著作是我国人民与疾病做斗争的宝贵经验和鉴定中药的文字资料，是中医药学的宝贵财富，且在国际上具有重大影响。

《神农本草经》，为我国已知最早的药物学专著，成书于汉代，作者不详，总结了汉代以前的药物知识，共载药 365 种，分为上、中、下三品。各药的记述以药性、功效为主。

《本草经集注》，南北朝时期陶弘景所著，载药 730 种。以药物的自然属性分类，分为玉石、草木、虫兽、果、菜、米食六类，又把基源不清或已经不用之药归入"有名未用"类，为后世药物分类的基础。对药物产地、采收、形态、鉴别等有所论述，记载了火烧试验、对光照视的鉴别方法。

《新修本草》，又称《唐本草》，为我国最早也是世界上最早的一部由国家颁布的药典，唐代苏敬、李勣、孔志约等 23 人集体编著，共载药 844 种，较《本草经集注》新增 114 种新的药物，其中有外来药物龙涎、血竭等。首次出现了图文鉴定的方法，附有图经 7 卷，药图 25 卷。

《本草拾遗》，唐代陈藏器著，按药物性能分类，共 10 卷，收录《唐本草》中未收录药物 692 种。各药记有性味、功效、生长环境、形态、产地和混淆品种考证等。

《开宝新详定本草》，974 年重新修订，称为《开宝重定本草》，简称《开宝本草》，宋代刘翰、马志等 9 人共同编著。共 21 卷，载药 984 种，其中新增药 134 种。

《本草图经》，我国最早的版印墨线药图书，宋代苏颂、掌禹锡、林亿等共同编著。共 21 卷，对药物的产地、形态、用途等均有说明，为后世本草图说的范本。所载药图 930 种及文字存于《证类本草》之中。

《经史证类备急本草》，简称《证类本草》，宋代唐慎微著。共 31 卷，载药 1746 种，新增 500 余种药，为我国现存最早的完整本草，是现今研究宋代以前本草发展的最完备的参考书。

《本草蒙筌》，明代陈嘉谟著。共 12 卷，载药 742 种。注意道地药材，对各药的制法记叙颇详。

《本草纲目》，明代李时珍著。共 52 卷，载药 1897 种，新增 374 种，附药图 1109 种，附方 11096 种。按药物自然属性，自立分类系统，有纲、目，为自然分类的先驱。17 世纪初传到国外，译成多国文字。

《本草纲目拾遗》，清代赵学敏著。共 10 卷，载药 921 种。为拾遗补正李时珍的《本草纲目》而作，拾遗《本草纲目》未载药物 716 种。

二、中药鉴定技术的起源与发展

在鸦片战争前，多以传统方法研究中药。1840 年鸦片战争以后，国外药学传入中国。1858 年李善兰等编译的《植物学》出版，这是我国第一部现代植物学译著。

20 世纪初，人们对中药鉴定工作有了一定的认知。在 1927 年，曹炳章著《增订伪药条辩》，对中药的产地、形态、气味、主治等进行对比，用以鉴定中药的真伪；1933 年丁福保著《中药浅说》，从化学实验角度分析和解释中药，引进化学鉴定方法；1934 年赵燏黄、徐伯鋆著《生药学》上篇，接着 1937 年叶三多编著了《生药学》下篇，上、下两篇主要介绍国外的生药，为中药鉴定技术的诞生奠定了基础。

新中国成立后，中医药业发展迅速，国家高度重视中医药的研究和人才培养，于 1956 年成立了四所中医学院，截至 2022 年 9 月，我国一共有中医类高校 34 所，其中本科高校 24 所、高等职业院校 10 所。

在 1959 年开始各学校相继成立了中药系，开设中药专业。1964 年首次开设中药材鉴定学课程，随后于 1977 年由成都中医学院主编第一版《中药鉴定学》教材。

1954 年成立了中国药材公司，1955 年成立了中国中医研究院和中药研究所，随后各省、市也成立了药材公司和中医药管理机构。从而保证了中药的品种和质量，以满足人民的用药需求。

中药鉴定技术是在古代本草学和现代生药学的基础上形成并发展起来的。在中药鉴定技术的发展过程中，植物系统分类学、植物化学、生物化学、分子生物学、细胞生物学及现代仪器分析等多学科的知识和技术，相互融合应用于中药的品质和资源研究，衍生和发展了一些新的学科，如中药资源学、中药分子鉴定学、中药材商品学、中成药分析、药用植物学、药用动物学、药用矿物学等，形成了中药鉴定技术蓬勃发展的学科群。其中中药资源学不仅涉及中药资源品种的鉴定、生态、分布、保护、生产和开发利用，还涉及资源活性成分的生物转化和生物工程等工程学科，因此，中药鉴定技术与中药资源学存在很多交叉内容。

20 世纪 70 年代以前，中药鉴定技术是以传统的性状鉴别为主；到了 80—90 年代，显微鉴别和理化鉴别得到广泛应用，成为中药鉴定的主要手段，随着仪器设备的不断改进，出现了光谱、色谱、电泳及电子显微技术；90 年代以来，由于分子生物学技术的发展，其在中药鉴定方面得以应用，如 DNA 分子遗传标记技术、免疫技术等。

21 世纪初，现代生物技术、仪器分析技术和计算机技术大量应用于中药鉴定研究，生物鉴定方法不断发展和完善，标志中药鉴定技术已经进入了生命科学和信息科学时代，开启了中药鉴定技术新的发展阶段。

三、中药鉴定技术的发展方向

1. 中药质量标准规范化研究

中药质量标准规范化研究是中药复方制剂及中成药标准化研究的基础和先决条件。虽然已取得了可喜的成绩，但目前仍有很多中药缺乏科学的质量标准，少部分虽有一定的质量标准，但也未能切实地、全面地反映其临床疗效。因此，应在明确有效成分、指标成分的基础上，建立和完善中药的质量标准，达到科学化、标准化，并使之与国际市场接轨。

2. 中药材生产质量管理规范研究

逐步建立规范化中药生产基地，开展绿色中药的生产和研发，生产无污染、质优、药效稳定、有严格质量标准控制的中药。

3. 中药鉴定新技术、新方法研究

将现代新设备、新技术应用于中药鉴定领域。采用 DNA 分子遗传标记技术来鉴定近缘植物药和动物药；采用生物免疫化学和放射免疫技术来筛选中药中的微量有效成分；利用高效液相色谱法、质谱法、气相色谱法、核磁共振法、红外光谱法等进行化学指纹图谱定性和指标成分的定量；结合人工智能技术，建立中药化学质量模式识别系统等。

4. 中药材资源开发研究

随着我国医药事业的蓬勃发展，全国中药资源普查的不断开展，以及中药品种整理和质量研究工作的不断深入，一些疗效确切、资源丰富的新品种不断被发现，如绞股蓝、红豆杉等。过去长期依赖进口的药材资源，有些在国内已发现其亲缘植物或其代用品，并已投入生产，改变了单纯依靠进口药材的局面，如血竭、沉香、天然冰片等。

任务四　中药的分类与命名

任务目标

1. 熟悉中药的分类。
2. 掌握中药的命名方法。

必备知识

一、中药的分类

我国早期药学著作《神农本草经》按中药功能和毒性大小分为上、中、下三品。以后的本草书籍主要以自然属性和功用分为两大系统。现代中药分类，则根据不同的需要，分类方法很多，主要有以下几种。

（一）按自然系统分类

根据动植物由简单到复杂、由低级到高级的自然进化系统进行分类。如将植物分为低等和高等两大类，然后按界、门、纲、目、科、属、种不同层次顺序分类。在这些层次中，以科、属为主，故又称为科属分类。这种分类有利于中药的来源鉴定，有助于根据动植物亲缘关系和化学成分以及疗效的关系寻找新药源。

（二）按药用部位分类

先将中药分为植物药、动物药和矿物药三大类；植物药根据药用部位的不同可分为根及根茎类、茎木类、皮类、叶类、花类、果实种子类、全草类等；动物药可分为骨骼、昆虫、贝壳、分泌物等；矿物药一般不再分类。这种分类方法便于比较各类中药的外部形态和内部构造，有利于学习性状鉴别和显微鉴别，尤其是粉末鉴定的特点。同时也有利于中药商品的生产、经营和贮运。

（三）按中药功能分类

一般分为解表药、清热药、泻下药、化痰止咳药、芳香化湿药、利水渗湿药、祛风湿药、温里药、芳香开窍药、平肝息风药、理气药、止血药、活血祛瘀药、补益药、消导药、收涩药、驱虫药、涌吐药、外用药等。此种分类方法便于中医临床应用。

（四）按有效成分分类

按中药所含主要或有效成分的化学结构和性质分类，一般分含生物碱类、苷类、糖类、蒽醌类、酚类、黄酮类、挥发油类、甾体类、鞣质类、氨基酸和蛋白质类等。化学分类有助于了解和研究中药的化学成分与化学鉴定、质量评价、性味功能以及贮藏中的变异现象。但由于中药成分十分复杂，许多中药的成分尚不明确，难以从化学的角度统一归类。

（五）按药物的名称笔画或汉语拼音字母顺序分类

如《中国药典》《中药大词典》等中药工具书，采用名称笔画或汉语拼音字母顺序编排。这种分类法有利于普及，便于初学者查找。

二、中药的命名

本书中中药的中文名、汉语拼音、拉丁名均参照《中国药典》编写。

（一）中药的中文名

中药的中文命名方法，常有以下几种：
（1）根据中药的产地或集散地命名，如怀牛膝、川黄柏等；
（2）根据生长特性或药用部位命名，如款冬花、鹿角等；
（3）根据中药性状或颜色命名，如钩藤、紫草、红花等；
（4）根据中药气味命名，如苦参、五味子等；
（5）根据中药功能命名，如伸筋草能祛风湿、舒筋活络；
（6）根据人名、传说或历史典故命名，如徐长卿、女贞子等；
（7）根据进口药材的译音命名，如胡黄连、诃子等。

（二）中药的拉丁名

为了使中药的名称统一化、规范化，防止混乱，有利于国际贸易和学术交流，可使用拉丁文名称。中药的拉丁名一般由两部分组成，包括前面的药名（用第一格）和后面的药用部位名（用第二格）。药名为原植（动）物的拉丁属名或种名，或属名和种名。中药拉丁名中的字母均需大写。中药拉丁名的命名，常有以下几种。

（1）对于一属中只有一个品种作药用，或一属中有几个种作同一中药使用时，一般采用属名命名；少数按照习惯以种名命名。如杜仲 EUCOMMIAE

CORTEX（一属中只有一种植物作药用）、麻黄 EPHEDRAE HERBA（一属中有几种植物作同一中药使用）、颠茄草 BELLADONNAE HERBA（种名命名）。

（2）同属中有几种植物分别作不同中药使用的，以属、种名命名。如当归 ANGELICAE SINENSIS RADIX 等。如果某一中药习惯上已采用属名命名时，则一般不再改动，而是把同属其他种中药采用属、种名命名，以便区分。如细辛 ASARI RADIX ET RHIZOMA。

（3）药用部分如果包括两个不同器官时，则把主要的或多数地区习用的放在前面，用 ET 相连接。如大黄 RHEI RADIX ET RHIZOMA。

（4）拉丁名中如有形容词用于修饰前面药用部分名词时，则放在最后。如苦杏仁 ARME-NIACAE SEMEN AMARUM 中的 AMARUM。

（5）少数中药的拉丁名不加药用部位，直接以属名或种名或俗名命名，这是遵循习惯用法，有些是国际通用名称，如茯苓 PORIA、麝香 MOSCHUS、芦荟 ALOE、蛤蚧 GECKO 等。对于采用全体入药的动物药，一般只写药物名，如斑蝥 MYLABRIS。

（6）矿物类中药的拉丁名，一般采用原矿物拉丁名或矿物所含的化学成分的拉丁名，如雄黄 REALGAR、芒硝 NATRII SULFAS。有形容词的将形容词列于最后，如玄明粉 NATRII SULFAS EXSICCATUS。

任务五　中药的资源

任务目标

1. 了解我国丰富的中药资源。
2. 掌握中药资源保护的意义和野生药材资源的保护。
3. 熟知中药资源保护策略。

必备知识

一、我国丰富的中药资源

中药资源包括药用植物、药用动物和药用矿物资源。其又分为天然中药资源和人工中药资源，后者包括人工栽培、养殖和加工的中药资源。根据第三次全国中药资源普查，全国有中药资源 12807 种，其中植物药 11146 种，占 87%；动物药 1581 种，占 12%；矿物药 80 种，不足 1%。丰富的天然资源是药材的主要来源之一。

在我国中药产区中，四川省所产的常用中药最多，居全国第一位，约 500 余种；浙江、河南两省均产 400 余种，分别居全国第二位、第三位。

二、中药资源的保护与可持续利用

（一）中药资源保护的意义

全国范围内不同程度地出现对中药资源的过度采挖或捕猎，加之环境质量下降减弱了中药资源再生，造成了中药资源减少和枯竭，许多种类趋于衰退或濒临灭绝，一些优良种质正在消失。因此，必须对中药资源进行保护，以达到中药资源的可持续利用。

合理地保护与开发中药资源，维持生态平衡，对实现中药可持续发展具有战略意义。我国政府于 1984 年发布了第一批《中国珍稀濒危保护植物名录》，共收录植物 354 种；1987 年发布了第二批《中国珍稀濒危保护植物名录》，共收录植物约 400 种，同年公布了《野生药材资源保护管理条例》，制定了第一批《国家重点保护野生药材名录》；1989 年又公布了《国家重点保护野生动物名录》。

（二）野生药材资源的保护

为了进一步保护与合理利用野生药材资源，以适应人民医疗保健事业的需要，1987 年颁布了《野生药材资源保护管理条例》，将国家重点保护的野生药材物种分为三级，计野生药材物种 76 种，药材 42 种。

一级：共 4 种，为濒临灭绝状态的稀有野生药材物种，有虎、豹、赛加羚羊、梅花鹿。

二级：共 27 种，为分布区域缩小、资源处于衰竭状态的重要野生药材物种。有马鹿、林麝、马麝、原麝、黑熊、棕熊、穿山甲、中华大蟾蜍、黑眶蟾蜍、中国林蛙、银环蛇、乌梢蛇、五步蛇、蛤蚧、甘草、胀果甘草、光果甘草、黄连、三角叶黄连、云连、人参、杜仲、厚朴、凹叶厚朴、黄皮树、黄檗、剑叶龙血树。

三级：共 45 种，为资源严重减少的主要常用野生药材物种。有川贝母、暗紫贝母、甘肃贝母、梭砂贝母、新疆贝母、伊犁贝母、刺五加、黄芩、天门冬、猪苓、条叶龙胆、龙胆、三花龙胆、坚龙胆、防风、远志、卵叶远志、胡黄连、肉苁蓉、秦艽、麻花秦艽、粗茎秦艽、小秦艽、北细辛、汉城细辛、细辛、新疆紫草、紫草、五味子、华中五味子、单叶蔓荆、蔓荆、诃子、绒毛诃子、山茱萸、环草石斛、马鞭石斛、黄草石斛、铁皮石斛、金钗石斛、新疆阿魏、阜康阿魏、连翘、羌活、宽叶羌活。

一级保护野生药材物种，禁止采猎。二级和三级保护野生药材物种的采猎与收购，必须按照县以上医药管理部门与同级野生动物、植物管理部门制订的计划，报上一级医药管理部门批准后执行。

（三）中药资源保护策略

加强法制观念，认真贯彻执行有关法规，逐步建立和完善中药资源自然保护区，现在全国各地建立的植物、动物自然保护区已达近千处。同时，开展野生中药变家种、家养或进行野生抚育；迁地保存；建立中药种质资源库；并应用新技术、新方法对中药资源的保护与开发做了大量有益的工作。建立中药材现代化产业基地，是实现中药材标准化、现代化，实现中药资源可持续利用的重要措施。

思政小课堂

四大名著中的中医药文化

文学作品是阐述心灵的艺术，反映社会生活和人类精神世界。四大名著是中国文学史中的经典作品，有着极高的文学水平和成就。作为古代最重要的医疗手段，中医药在四大名著中有着大量的应用。四大名著中频繁展现的中医药知识，也从历史考证的角度，证明了中医药是积厚流光、为民众所信赖的民族瑰宝。

在《三国演义》中，曹操用佩剑砍了梨树，发出钢铁相击之声，没多久曹操病逝了，这其实是龙血树，是中药血竭的来源。中医外科手术鼻祖华佗（公元145—208年）发明了麻沸散并用于临床，华佗为关羽"刮骨疗毒"的片段，不但描写了华佗出神入化的医疗技术，也描写了关羽的英雄气概和毅力，成为家喻户晓的故事。

《西游记》作者吴承恩不仅是一位著名的文学家，同时还通晓岐黄之术，在《西游记》中留下了许多妙趣横生的药名诗，读来脍炙人口，回味无穷。如作者关于四诊的经验，借悟空之口说："医门理法至微玄，大要心中有旋转。望闻问切四般事，缺一之时不备全。"

《红楼梦》是一座伟大的艺术宝库，令人感兴趣的是，它还是一部难得的医药经典著作，粗算一下其涉及方剂45个、药物127种，几乎包含中医药体系的各个方面。在第28回中，宝玉分析林妹妹所患之病是先天不足的内症，从吃煎药以疏散风寒和吃丸药以调理虚损两个不同侧面，说明先吃汤药以治急，再吃丸药以医慢性病的道理。接着又描述了宝玉对紫河车、人参、何首乌、茯苓的认识。

四大名著中有许多中医药知识，作者在描述精彩故事的同时，也把传统医学知识、古代辨证机理、人体生理病理等巧妙加以结合，使人读起来回味无穷。中医药学包含着中华民族几千年的健康养生理念及其实践经验，是中华文明的瑰宝，凝聚着中国人民和中华民族的博大智慧。

项目思考

1. 何谓中药鉴定技术？中药鉴定有何意义？
2. 简述中药品种混乱和复杂现象的原因及解决途径。
3. 简述中药鉴定技术的发展。其代表性本草著作有哪些？
4. 中药是如何分类的？
5. 中药资源保护策略有哪些？

项目二　中药的产地、采收、加工、炮制与贮藏

任务一　中药的产地

任务目标

1. 掌握道地药材的概念及分类。
2. 了解同一药材因产地不同而产生的差异。

必备知识

　　我国自然条件复杂，中药资源品种多样，由于地域不同，各地产的中药材质量高低不等。历代医家十分强调中药材产地的重要性。《神农本草经》云："土地所出，真伪新陈，并各有法。"强调了区分药材的产地、讲究道地药材的重要性。传统中药材中，具有特定的种质、特定的产区或由特定的生产技术和加工方法所生产的中药材，称为道地药材或地道药材。常见的有东北三宝（人参、五味子、细辛）、浙八味（浙贝、浙麦冬、浙玄参、杭白菊、杭白术、杭白芍、延胡索、温郁金）、四大皖药（白芍、菊花、茯苓、丹皮）、四大西北药（当归、党参、黄芪、大黄）、四大怀药（地黄、牛膝、山药、菊花）、川药（川芎、川贝、黄连、附子）、十大广药（阳春砂仁、巴戟天、高良姜、广藿香、金钱白花蛇、广陈皮、广佛手、广地龙、化橘红、沉香）及其他（云南的三七、木香，贵州的天麻、杜仲、吴茱萸，山东的金银花、阿胶，宁夏的枸杞等）。

　　现代研究证明，同一种药材由于产地不同，其所含化学成分的种类和数量均有所不同，质量具有显著差异。例如，广州产的穿心莲抗菌作用较福建、安徽产者为优；西北产的大黄中蒽醌衍生物含量高，泻下作用强，而黑龙江双城等地产的大黄中鞣质含量高，蒽醌衍生物少，反而有止泻作用；山东产的金银

花中抗菌有效成分绿原酸含量高达 5.87%，而四川天全县产的仅含 0.125%，相差近 50 倍；山西产甘草中甘草酸含量为 6.58%~8.17%，而甘肃产的甘草为 2.57%~3.14%。这些研究成果为道地药材提供了科学证据，说明中药行业讲究"道地"的传统是有道理的。近年来，我国在一些道地药材产区开始推行《中药材生产质量管理规范》，力图用科学手段大规模生产道地药材，以保证中药材的优质、安全、可控。《中华人民共和国药品管理法》中也规定："药品经营企业销售中药材，应当标明产地"。

任务二　中药的采收

任务目标

1. 了解采收与中药质量的关系。
2. 掌握中药确定适宜采收期的原则和各类药材采收的一般原则。
3. 熟知采收中的注意事项。

必备知识

中药的采收是中药生产中的关键技术之一，直接影响中药的产量和质量。早在唐代，药王孙思邈在《千金翼方》中就指出："夫药采取不知时节，不以阴干曝干，虽有药名，终无药实，故不依时采取，与朽木不殊，虚废人功，卒无裨益。"民谚有云："采药贵时节，根薯应入冬，茎叶宜盛夏，花采含苞中，果实熟未老，种子老熟用。"其他俗语，如"当季是药，过季是草"，都说明药材适时采收的重要性。

一、采收与中药质量、产量的关系

药材质量的好坏与其所含有效成分的多少密切相关。有效成分含量除取决于药用植物种类、种质、药用部位、产地、栽培外，药材采收的年限、季节、时间、方法等直接影响药材的质量、产量和收获率。民间流传采药谚语："春采茵陈夏采蒿，独活开花质量高，知母、黄芩全年刨，九月中旬采菊花，十月上山摘连翘。春秋挖根夏采草，浆果初熟花含苞。"这些宝贵经验，已被长期实践所证实，中药材的适时采收是生产优质药材的重要环节。

二、中药确定适宜采收期的原则

确定药材的适宜采收期应建立在对该药材充分研究的基础上，需要考虑多种因素，其中主要是要把有效成分的积累动态与药用部分的单位面积产量变化结合起来考虑，以药材质量的最优化和产量的最大化为原则，确定其最适宜的采收期，但是这两个指标有时并不一致，所以必须根据具体情况来确定。

中药材适宜采收期确定的原则有：当有效成分含量高峰期与产量高峰期基本一致时，共同的高峰期为适宜采收期；有效成分含量有显著高峰期，而此高峰期前后药用部分产量变化不显著者，有效成分含量高峰期是其最适宜采收期；有效成分含量无显著变化，药材产量的高峰期应是其最适宜采收期；有效成分含量高峰期与产量高峰期不一致时，单位面积有效成分总含量最高的时期即为适宜采收期；有多种因素影响质量的中药材，其适宜采收期的确定是一项比较复杂的研究工作，计算机技术的应用使之有可能得到更确切的判定；含有毒成分的药材，应以药效成分总含量最高、毒性成分含量最低时采集为宜。

三、各类药材采收的一般原则

（一）植物药类

药用植物的根、茎、叶、花、果实和种子等不同部位在不同生长期有效成分的种类和含量是不同的，故采收时间应根据中药的品种和入药部位不同而有所不同。

1. 根及根茎类

一般在秋、冬两季植物地上部分将枯萎时及春初发芽前或刚露苗时采收，此时根或根茎中贮藏的营养物质最为丰富，通常含有效成分也比较多，如怀牛膝、黄连、党参、大黄等。有些中药由于植株枯萎时间较早，则在夏季采收，如延胡索、半夏、浙贝母等。也有特殊的，如明党参在春天采收较好。

2. 茎木类

一般在秋、冬两季采收，如大血藤、首乌藤、忍冬藤等。木类药材全年可采收，如降香、苏木等。

3. 皮类

一般在春末夏初采收，此时树皮养分及液汁增多，形成层细胞分裂较快，皮部和木部容易剥离，伤口较易愈合，如黄柏、厚朴等。也有少数药材在秋、冬两季有效成分含量较高时采收，如肉桂、川楝皮等。根皮通常在挖根后剥取，或趁鲜抽去木心，如牡丹皮、五加皮等。采皮时可用环状、半环状、条状剥取或砍树剥皮等方法，树木可再生新皮。

4. 叶类

多在植物光合作用最旺盛时期，开花前或果实未成熟前采收，如艾叶等。也有少数在秋、冬时节经霜后采收，如桑叶等。

5. 花类

一般在花蕾含苞待放时（丁香、槐米、金银花、辛夷等）或者花初开时（洋金花）采收。有的在花盛开时采收，如菊花、西红花、红花（要求花冠由黄变红时采摘）。对花期较长，花朵陆续开放的植物，应分批采摘，以保证质量。以花粉入药的，如松花粉、蒲黄等不宜迟收，过期则花粉自然脱落，影响产量。

6. 果实种子类

一般果实多在自然成熟时采收，如山楂、瓜蒌、枸杞等；有的在成熟经霜后采摘，如山茱萸经霜变红，川楝子经霜变黄；有的采收近成熟的果实，如乌梅、急性子等；有的采收未成熟的幼果，如青皮、枳实等。种子类药材须在果实成熟时采收，如芥子、决明子、牵牛子等。

7. 全草类

多在植物充分生长，茎叶茂盛时采割，如青蒿、淡竹叶等；有些在开花时采收，如荆芥、益母草等。全草类中药采收时大多割取地上部分，少数连根挖取全株入药，如蒲公英、金钱草等。茵陈有春、秋两个采收时间，春季采的质量较好，习称"绵茵陈"；秋季采的习称"茵陈蒿"。

8. 藻、菌、地衣类

药用部位不同，采收情况也不同。如海藻在夏、秋两季采捞；冬虫夏草在夏初子座出土、孢子未发散时采收；茯苓立秋后采收质量较好；马勃宜在子实体刚成熟时采收，过迟则孢子散落；松萝全年均可采收。

（二）动物药类

需根据不同动物生长和活动季节情况选择合适的采收期。大多数全年均可采收，如穿山甲、五灵脂、龟甲、鳖甲、海马、海龙等。有些品种必须在固定的季节采收，如桑螵蛸应在3月中旬前采集，过时虫卵孵化成虫，影响药效；鹿茸须在清明后45~60d（5月中旬至7月下旬）锯取，过时则骨化为角。以成虫入药的，应在活动期捕捉，如土鳖虫等；有翅昆虫，宜在清晨露水未干时捕捉，以防逃飞，如青娘子、斑蝥等。两栖动物类、爬行类宜在春、秋两季捕捉，如蟾酥、蛇类药材。以动物生理性或病理性产物入药的，则在屠宰时采收，如牛黄、麝香、鸡内金等。

（三）矿物药类

没有季节限制，全年可采收，大多结合开矿采掘，如自然铜、滑石、雄黄、石膏等。有的在开山掘地或水利工程中获得，如动物化石类中药龙骨、龙齿等。有些矿物药材是经人工冶炼或升华方法制得的，如红粉、轻粉等。

四、采收中的注意事项

在采收时要注意保护野生药材资源，不能只顾眼前，无计划地滥采，以致损害药源。为了保证中药资源的可持续利用，要注意以下两点。

1. 按需采药

既要满足当前的需要，又须考虑长远的利益，做到用什么采什么，用多少采多少，不要贮存过多，以致积压变质，造成浪费。防止过量采挖造成资源的浪费和生态的破坏。采收时采大留小，采密留稀，分期采集，合理轮采，只用地上部分的要注意留根，以利于资源的再生。

2. 轮采、野生抚育和封育

为保护中药的生物多样性，保持生态平衡，在中药材资源的天然生长地，因地制宜地实行野生抚育、轮采、采育结合，乃至封山育药，以利于生物的繁衍，保持物种种质与资源更新。实施中药材野生抚育，将野生药材采集与家种药材栽培有机结合。

任务三　中药的加工

任务目标

1. 了解产地加工的目的。
2. 掌握产地加工常用的方法。

必备知识

中药产地加工也是中药的关键技术之一，直接影响中药的产量和质量。中药材采收后，除少数要求鲜用（如鲜芦根、鲜石斛、生姜等）外，绝大多数要经过产地加工。

一、产地加工的目的

中药产地加工的意义在于以下几点：①通过除去杂质及非药用部位，以保证药材的纯净度。按照《中国药典》规定进行加工或修制，使药材尽快灭活、干燥，保证药材质量。对需要鲜用的药材进行保鲜处理，防止霉烂、变质；②便于临床用药调剂和有效成分的煎出。在供临床调配处方时，所用药材除细小的花、果实、种子外，一般均需切制或捣碎，使有效物质易于煎出。一些矿物药和贝壳类药物，质地坚硬，不利于调剂和制剂，如自然铜、磁石等只有经过炮制才能进行调剂和制剂；③降低或消除药材的毒性或刺激性，保证用药安全。有的药材毒性很大，通过浸、漂、蒸、煮等加工方法可以降低毒性，如附子等。有的药材表面有大量的毛状物，如不清除，服用时可能刺激口腔和咽喉黏膜，引起发炎或咳嗽，如狗脊、枇杷叶等；④有利于药材商品规格标准化。通过加工分等，对药材制定等级规格标准，使商品规格标准化，有利于药材的国内外交流与贸易；⑤有利于包装、运输与贮藏。通过产地简单加工、干燥后的药材，利于运输。蒸制桑螵蛸，则是为了杀死虫卵，便于药材贮藏保管。

二、产地加工的方法

由于中药的品种繁多，来源不一，其形、色、气、味、质地及含有的物质不完全相同，因而对产地加工的要求也不一样。一般来说，加工方法应达到中药形体完整、水分含量适度、色泽好、香气散失少、不变味（玄参、生地、黄精等除外）、有效物质破坏少等要求，才能确保中药质量。常用的加工方法有如下几种。

1. 拣

拣是指将采收的新鲜药材中的杂物及非药用部分拣去，或是将药材拣选出来。例如，牛膝去芦头、须根；山药、白芍除去外皮。药材中的细小部分或杂物可用筛子筛除，或用竹匾或簸箕除去杂物或分开轻重不同之物。

2. 洗

新鲜药材在采挖后，表面或多或少附有泥沙，要洗净后才能供药用。有些质地疏松或黏性大的软性药材，在水中洗的时间不宜长，否则不利于切制，如瓜蒌皮等。有些种子类药材含有多量的黏液质，下水即结成团，不易散开，故不能水洗，可用簸、筛等方法除去附着的泥沙，如车前子、葶苈子等。有些具有芳香气味的药材一般不用水淘洗，如薄荷、细辛等。

3. 漂

漂是指将药材用水溶去部分有毒成分，如半夏、天南星、附子等。有些药材含有大量盐分，在应用前需要漂去，如肉苁蓉、海螵蛸、海藻、昆布等。漂的方法，一般是将药材放在盛有水的缸中，天冷时每日换水2次，天热时每日换水2~3次。漂的天数根据具体情况而定，短则3~4d，长则2个星期。漂的季节最好在春、秋两季，因这时温度适宜。夏季气温高，应注意防腐。

4. 切片

较大的根及根茎类、坚硬的藤木类和肉质的果实类药材大多趁鲜切成块或片，以利于干燥，如大黄、土茯苓、乌药、鸡血藤、木瓜、山楂等。但是对于某些具挥发性成分或有效成分容易氧化的药材，则不宜提早切成薄片干燥或长期贮存，否则会降低药材质量，如当归、川芎、常山、槟榔等。

5. 去壳

种子类药材，一般果实采收后，晒干去壳，取出种子，如车前子、菟丝子等；或先去壳取出种子而后晒干，如白果、苦杏仁、桃仁等；但也有不去壳的，如豆蔻、草果等，以保持其有效成分不致散失。

6. 蒸、煮、烫

含黏液汁、淀粉或糖分多的药材，用一般方法不易干燥，须先经蒸、煮或烫处理，以便易于干燥。加热时间的长短及采取何种加热方法，视药材的性质而定。例如白芍、明党参煮至透心，天麻、红参蒸透，红大戟、太子参置沸水中略烫，鳖甲烫至背甲上的硬皮能剥落时取出剥取背甲等。药材经加热处理后，不仅容易干燥，有的便于刮皮，如明党参、北沙参等；有的能杀死虫卵，防止孵化，如桑螵蛸、五倍子等；有的熟制后能起滋润作用，如黄精、玉竹等；有的不易散瓣，如菊花等。同时可使一些药材中的酶类失去活力，不致分解药材的有效成分。

7. 熏硫

有些药材为使色泽洁白，防止霉烂，常在干燥前后用硫黄熏制，如山药、白芷、天麻、川贝母、牛膝、天南星等。这是一种传统的加工方法，但该法不同程度地破坏了环境和药材的天然本质，是否妥当，尚需深入研究。

8. 发汗

有些药材在加工过程中用微火烘至半干或微煮、蒸后，堆置起来发热，使其内部水分往外溢，并变软、变色，增加香味或减少刺激性，有利于干燥。这种晒、焖交替的特殊方法习称"发汗"。如厚朴、杜仲、玄参、续断等。

9. 揉搓

有些药材在干燥过程中皮、肉易分离而使药材质地松泡，在干燥过程中要时时揉搓，使皮、肉紧贴，达到油润、饱满、柔软或半透明等目的。如玉竹、党参、麦冬等。

10. 干燥

干燥的目的是及时除去药材中的大量水分，避免发霉、虫蛀以及有效成分的分解和破坏，利于贮藏，保证药材质量。可根据不同的药材选择不同的干燥方法。

（1）晒干 利用阳光直接晒干，这是一种最简便、经济的干燥方法。多数药材可用此法，但需注意：①含挥发油的药材不宜采用此法，以避免挥发油散失，如金银花、薄荷等；②有效成分不稳定，受日光照射后易变色变质者，不宜用此法，如白芍、黄连、大黄、红花及一些有色花类药材等；③有些药材在烈日下晒后易爆裂，如厚朴、白芍、郁金等。

（2）烘干或低温干燥 利用人工加温的方法使药材干燥。一般温度以50~

60℃为宜，此温度对一般药材的成分没有大的破坏作用，同时抑制了酶的活性，因酶的最适温度一般在20~45℃。对含维生素 C 的多汁果实药材可用 70~90℃的温度以利于迅速干燥。但对含挥发油或需保留酶的活性的药材，不宜用此法，如薄荷、芥子等。应注意，富含淀粉的药材如欲保持粉性，烘干温度须缓缓升高，以防新鲜药材遇高热淀粉粒发生糊化。

（3）阴干、晾干　将药材放置或悬挂在通风的室内或荫棚下，避免阳光直射，利用水分在空气中的自然蒸发而干燥。主要适用于含挥发性成分的花类、叶类及草类药材，如薄荷、荆芥、紫苏叶等。有的药材在干燥过程中要进行打光，如光山药等。

（4）远红外加热干燥　红外线介于可见光和微波之间，是波长为 0.76~1000μm 的电磁波，一般将 40~1000μm 波长的红外线称为远红外线。远红外加热技术是 20 世纪 70 年代发展起来的一项新技术。干燥的原理是将电能转变为远红外线辐射出去，被干燥物体的分子吸收后产生共振，引起分子、原子的振动和转动，导致物体变热，经过热扩散、蒸发现象或化学变化，最终达到干燥目的。它与日晒、火力热烘、电烘烤等法比较，具有干燥速度快，脱水率高，加热均匀，节约能源以及对细菌、虫卵有杀灭作用等优点，近年来用于药材、饮片及中成药等的干燥。

（5）微波干燥　微波是指频率为 300MHz~300GHz、波长为 1mm~1m 的高频电磁波。微波干燥实际上是一种感应加热和介质加热，药材中的水和脂肪等能不同程度地吸收微波能量，并把它转变成热能。本法具有干燥速度快、加热均匀、产品质量高等优点。一般比常规干燥时间缩短几倍至百倍，且能杀灭微生物及霉菌，具消毒作用。经试验，对首乌藤、地黄、生地、草乌及中成药六神丸等干燥效果较好。

（6）干燥的表述方法　《中国药典》对药材干燥的表述方法如下：①烘干、晒干、阴干均可的，用"干燥"表示；②不宜用较高温度烘干的，则用"晒干"或"低温干燥"（一般不超过 60℃）表示；③烘干、晒干均不适宜的，用"阴干"或"晾干"表示；④少数药材需要短时间干燥，则用"暴晒"或"及时干燥"表示。

任务四　中药的炮制

任务目标

1. 了解中药炮制的目的。
2. 掌握中药炮制的方法。

必备知识

中药在制成各种剂型之前的加工过程，称作炮制。古代称"炮炙"或"修治"，是中药运用的一个重要环节。

一、炮制的目的

中药炮制的目的有以下几点：①清除杂质和非药用部分，使药材纯净。例如，根和根茎类药材一般都要洗去泥沙和拣去杂质，杏仁、桃仁要泡去皮尖，海藻、昆布、肉苁蓉要泡去碱腥味；②消除、减低毒性和副作用。例如，乌头、半夏、天南星等，生用容易中毒，炮制可降低毒性；③改变药物性能，增强疗效。例如，生地黄功能是凉血止血，制后为熟地黄，其性由凉变温，则有补血滋阴作用；蒲黄生用活血，制炭能止血；④便于制剂和贮藏。凡药材制成各种剂型，都要把原药进行切片、粉碎或研末。例如，石膏、牡蛎煅用，代赭石、磁石淬用等。

二、炮制的方法

中药炮制的方法主要有火制法、水制法、水火共制法及其他制法四类。

（一）火制法

火制法是把药材直接或间接地放在火上加热处理的方法，使药材干燥、松脆、焦黄或炭化。

1. 烘

烘是把药材放在近火的地方，使其慢慢干燥。如菊花、金银花等。

2. 焙

焙是把药材放在锅内或瓦片上，文火加热，徐徐焙干或至黄色。如全蝎、蜈蚣、地龙等。

3. 煨

煨是把药材涂裹湿面、纸浆等辅料经火加热后，去除辅料的一种方法。如木香、生姜、肉豆蔻等。

4. 炒

炒是把药材放入锅内进行拌炒的方法。因用辅料与不用辅料的区别，可分为清炒和拌炒两类。

（1）清炒　把药材直接放入锅内加热的一种方法，又分炒黄、炒焦和炒炭三种。

①炒黄：用微火炒制药材，至外部微黄，种子类鼓起。如麦芽、牛蒡子、车前子等。

②炒焦：用火炒制药材，至外部焦黄，内部微黄，可嗅到焦香气味。如山楂、栀子、陈曲等。

③炒炭：用火炒制药材，至外部枯黑焦黄，内部黄色，但需存性。如艾叶、侧柏叶、地榆等。

（2）拌炒　根据不同需要，加入不同固体辅料并在锅内炒制的方法。根据辅料不同，可分土炒、米炒和麸炒三种。

①土炒：将锅烧热，再撒入规定量的灶心土细粉，炒至土干松时加入药材，不断翻动，炒到药材表面呈均匀土色，取出，筛去土，放凉。如土炒白术。

②米炒：将大米倒入用水喷湿的锅内，使米贴附锅底，微火加热，至冒烟时，倒入药材，轻轻翻炒至米呈焦黄色，取出筛去焦米，放凉。如米炒斑蝥等。

③麸炒：将锅加热，再撒入一定量的麸皮。至冒烟时，加入药材并急速翻动，炒至药材表面呈黄色，取出，筛去麸皮，放凉。如炒白术、枳壳、山药等。

5. 炙

炙是把药材与液体辅料共同拌炒的方法。与拌炒操作相似，只是辅料不同而已。常用方法有醋炙、酒炙、米泔水炙、蜜炙、盐水炙及姜汁炙等。例如，醋炙香附，酒炙白芍、黄芩，米泔水制苍术，蜜炙甘草、百合、桑白皮，盐水炙黄柏、补骨脂，姜汁炙黄连、栀子等。

6. 炮

炮是把药物放在锅内高温急炒到一定程度，迅速取出，目的在于使药材松脆。如干姜、鳖甲等。

7. 煅

煅是把药材放入无烟火器皿内煅烧的方法。由于煅烧方法不同，可分直火煅、铁锅煅和坩埚煅三种。直火煅是将坚硬、煅烧时不易粉碎的药材直接入火内煅烧至红透，取出凉透，如赭石、龙骨、石膏等；铁锅煅、坩埚煅是将煅烧后易粉碎的药材放入容器中，在火上进行煅烧至红透，取出放凉，如牡蛎、青礞石、炉甘石等。

（二）水制法

水制法是用水处理药材的方法，使药材洁净柔软，去除毒性，便于加工切片、制剂。

1. 洗

洗是最常用的一种方法，主要是洗去泥土和杂质。

2. 漂

漂是把药材放在水中浸洗，并经常换水，以除去某些药物的毒副作用。例如半夏、天南星、海藻及盐附子等。

3. 泡

泡是把药材放在清水或沸水中浸泡处理。例如，杏仁、桃仁在沸水中泡后除皮尖，龟板在清水中泡后去腐肉。

4. 渍

渍是把少量水喷在药材上，使其柔软。如橘红、木通等。

5. 水飞

水飞是提取不易溶于水的极细而纯净的药粉的方法，把药材在水中反复研磨，加入大量水，去除上部和底部大粒杂质，取悬于水中的极细沉淀粉末。如滑石、雄黄、朱砂等。

（三）水火共制法

1. 煮

煮是把药材放在清水或其他药材中进行煎煮的方法。如制半夏、乌头、芫花等。

2. 蒸

蒸是指把药材放在蒸笼上蒸熟。如大黄、熟地黄等。

3. 淬

淬是指把药材放入火中烧红后迅速投入水、醋或其他药汁中，如此反复多次。如代赭石、自然铜、磁石等。

（四）其他制法

1. 制霜（去油成霜）

制霜是指除另有规定外，取净药材碾碎如泥状，经微热后，压去部分油脂，制成符合一定要求的松散粉末。如西瓜霜、巴豆霜。

2. 复制法

复制法是指把净选后的药材，加入一种或数种辅料，按规定的程序和质量要求，反复进行处理，目的是增强疗效、改变药性、降低毒性，如胆南星、法半夏等。

3. 发芽法

发芽法是指把净选后成熟饱满的麦、稻或大豆的种子，在一定的湿度和温度条件下，促使其萌发幼芽，目的是使药材产生新的药效，如谷芽、麦芽、大豆黄卷等。

任务五 中药的贮藏

1. 熟悉中药贮藏中常发生的变质现象。
2. 掌握中药的贮藏保管和变质的防治。

中药品质的好坏，不仅与采收加工有关，而且与药材的贮藏保管是否得当有着密切的联系，如果药材贮藏得不好，就会产生各种不同程度的变质现象，降低其质量和疗效。

一、常见的变质现象

（一）虫蛀

药材经虫蛀后，有的形成蛀洞，有的被毁成蛀粉，破坏性甚强。害虫的来源，主要是药材在采收中受到污染，而干燥时未能将虫卵消灭，带入贮藏的地方，或者是贮藏的地方和容器本身不清洁，内有害虫附存。药材害虫的发育和蔓延情况，依据库内的温度、空气相对湿度以及药材的成分和含水量而定。药材因含有淀粉、蛋白质、脂肪和糖类等，是害虫的良好滋生地，适宜害虫生长的温度通常为16~35℃，在此温度范围内，相对湿度在70%以上、药材含水量在13%以上，均能促进害虫的繁殖。

（二）霉变

大气中存在着大量的霉菌孢子，散落在药材的表面上，在适当的温度（25℃左右）、湿度（空气中相对湿度在85%以上）、药材含水量（超过15%）、适宜的环境（如阴暗不通风的场所）及足够的营养条件下，即萌发为菌丝，分泌酶，溶蚀药材的内部组织，使之腐坏变质，失去药效。有的霉菌能产生毒素，属于产毒霉菌，如黄曲霉菌的代谢产物为黄曲霉毒素，对肝脏有强烈毒性。

（三）变色

各种药材都有固定的色泽，色泽是药材品质的标志之一。如药材贮存不当，可使色泽改变，导致变质。引起药材变色的原因：①有些药材所含成分的分子结构中具有酚羟基，在酶的作用下经过氧化、聚合作用，形成大分子的有色化合物，如含黄酮类、羟基蒽醌类、鞣质类等的药材较易变色；②有些药材含有糖及糖酸类分解产生的糠醛或其他类似化合物，这些化合物有活泼的羟基，能与一些含氮化合物缩合成棕色色素；③有些药材所含蛋白质中的氨基酸，可能与还原糖作用而生成大分子棕色物质；④药材在火烘加工时温度过高，或药材在发霉、生虫过程中也会变色；⑤使用某些杀虫剂也会引起药材变色，如用硫黄熏后所产生的二氧化硫遇水成亚硫酸，为还原剂，导致药材变色；⑥某些外因，如温度、湿度、日光、氧气等也与变色有关。

（四）走油

走油又称"泛油"，指某些药材的油质泛出药材表面，如柏子仁、苦杏仁、桃仁、郁李仁、当归、肉桂等；或含糖类成分的药材，因受潮、变色、变质后表面泛出油样物质，如天冬、太子参、枸杞子、麦冬等。药材的走油与贮藏温度高、贮藏时间久有关。药材走油，除油质成分损失外，常与药材的变质现象有关。

（五）风化

某些矿物药容易风化失水，使药物外形改变，成分流失，功效减弱，如明矾、芒硝、胆矾等。

（六）自燃

自燃指富含油脂的药材，层层堆置重压，在夏天，中央产生的热量散不出，局部温度升高，先焦化，至燃烧，如柏子仁、紫苏子、海金沙等；有的药材因吸湿回潮或水分含量过高，大量成垛堆置，产生的内热扩散不出，使中央局部高热炭化而自燃，如菊花、红花等。

（七）其他

某些药材所含的特殊成分，在贮藏过程中容易挥发、自然分解或起化学变化而降低疗效，如樟脑、绵马贯众、冰片、荆芥、薄荷等。

二、中药的贮藏保管和变质的防治

（一）仓库管理

为了避免中药贮藏过程中变质的现象，应根据《中药材生产质量管理规范》（GAP）、《药品生产质量管理规范》（GMP）和《药品经营质量管理规范》（GSP）的要求，建立严格的日常管理制度，经常检查，保证库房干燥、清洁、通风，堆垛层不能太高。要注意外界温度、湿度的变化，及时采取有效措施调节室内温度和湿度。药材入库前应详细检查有无虫蛀、发霉等情况。可根据药材本身的特性分类保管，如鹿茸、羚羊角、人参等贵重药材和生半夏、马钱子、生乌头等剧毒药必须与非有毒药材分开单独存放、专人保管；容易吸湿霉变的药材应注意通风干燥，必要时可翻晒或烘烤；含淀粉、蛋白质、糖类等易虫蛀的药材，应贮存于容器中，放置干燥通风处，并经常检查，必要时进行灭虫处理；易挥发的药材应密闭保存；有效成分不稳定的药材不能久贮；酒制的饮片和易风化的矿物药，应贮藏于密闭容器中，置阴凉处；盐炙或蜜炙的饮片，应贮藏于密闭容器中，置通风干燥处；炒制的种子类药材，香气增加，应采用坚固的包装封闭管理，防虫蛀、鼠咬。

（二）霉变的防治

预防药材霉烂的最彻底方法，就是使霉菌在药材上不能生长，其次是消灭寄附在药材上的霉菌，使它们不再传播。药材的防霉措施，主要是控制库房的相对湿度在65%~70%。药材含水量不能超过其本身的安全水分。一般而言，含水量应保持在15%以下。保管贮存要合理掌握"发陈贮新"和"先进先出"的原则。有些药材可暂时放入石灰缸或埋入谷糠中保存，避免受潮霉变。

（三）害虫的防治

害虫的防治措施可分为物理法和化学法两类。物理法包括太阳暴晒、烘烤、低温冷藏、密封法等。化学法主要是在塑料帐密封下，对贮存的药材用低剂量的杀虫剂熏蒸，结合低氧法进行防治；或探索试用低毒高效的杀虫剂。

1. 物理方法

（1）利用药材气味，防止同存药材虫蛀　在中药贮藏保管方面，人们积累了很多好的经验，如牡丹皮与泽泻放在一起，牡丹皮不易变色，泽泻不易虫蛀；陈皮与高良姜同放，可免生虫；有腥味的动物药材如海龙、海马和蕲蛇等，放入花椒则可防虫；土鳖虫、全蝎、斑蝥和红娘子等药材放入大蒜，也可防虫。利用酒精的挥发蒸气也可防虫，如在保存瓜蒌、枸杞子、蛤蟆油等药材的密闭容器中，置入瓶装酒精，使其逐渐挥发；或直接洒在药材上，形成不利于害虫生长的环境，以达到防虫目的。这种利用一些物质的特殊成分或药材的特殊气味所具有的趋避作用，将其与易生虫药材共同存放以起到防虫作用的方法称为对抗贮藏法。

（2）调节温度，防治害虫　①低温法：药材害虫一般在环境温度8~15℃

时停止活动，在-4~8℃时，即进入冬眠状态，温度低于-4℃，经过一定时间，可以使害虫致死。②高温法：药材害虫对高温的抵抗力较差，当环境温度在40~45℃时，害虫就停止发育、繁殖。温度升到48~52℃时，害虫将在短时间内死亡。无论用暴晒或烘烤来升温杀虫，都是一种有效的方法。注意烘烤药材温度不宜超过60℃，含挥发油的药材不宜烘烤，以免影响药材质量。

（3）调节气体成分，防治害虫　即"气调养护"。其原理是调节库内的气体成分，充氮或二氧化碳而降氧，在短时间内，使库内充满98%以上的氮气或二氧化碳，而氧气留存不到2%，致使害虫缺氧窒息而死，达到很好的杀虫灭菌的效果。一般防霉防虫，含氧量控制在8%以下即可。本法的优点是可保持药材原有的品质，既杀虫又防霉，无化学杀虫剂残留，不影响人体健康，成本低，是一种科学而经济的方法。

2. 化学方法

（1）杀虫剂　用于药材杀虫的药剂必须挥发性强，有强烈的渗透性，能掺入包装内，效力确实，作用迅速，可在短时间内杀灭一切害虫和虫卵，杀虫后能自动挥散而不吸附在药材上，对药材的质量基本没有影响。常用的杀虫剂有氯化苦、二氧化硫等，二者对人体有害，使用者应注意防护。

（2）除氧剂密封贮藏　是利用其本身与贮藏系统内的氧产生化学反应，生成一种稳定的氧化物，将氧去掉，以达到保持商品品质的目的。试验证明，采用除氧剂处理的贵细药材在长达3年多贮藏期内，品质完好。

（3）辐射灭菌技术，是用10kGy剂量以下的电离射线辐照药材，达到杀菌效果，且药材不会产生致癌物质。实验证明，钴射线具有很强灭菌能力，对药材粉末、饮片进行杀虫灭菌处理均可收到较好的效果。γ射线用于中成药灭菌十分理想，低剂量照射药品后，含菌量可达到国家标准，高剂量照射药品后，可达到彻底灭菌，解决了中成药长期以来存在的生虫、发霉和染菌等问题。还应注意，并不是所有的药材都允许使用辐射灭菌，应严格按有关规定操作。

实际使用中注意尽量采取其他方法防治虫害。如果必须用化学方法时，使用的次数尽量越少越好。必要时，要进行有害物质残留量的检测。

（四）有毒中药的保管

毒性药品指毒性剧烈、治疗量与中毒量相近、使用不当会致人中毒或死亡的药品。对有毒中药的保管，应按国家颁布的药品管理办法，建立严格的管理制度，实行专人、专柜（室）、专账保管，保证账目与药品相符。药品柜（室）保持清洁卫生，并防止发霉、虫蛀和鼠咬。加强防火等安全措施，确保人员与药品的安全。

1988 年颁布的《医疗用毒性药品管理办法》规定的毒性中药品种有 28 种：砒石（红砒、白砒）、砒霜、水银、生马钱子、生川乌、生草乌、生附子、生白附子、生半夏、生天南星、生巴豆、斑蝥、红娘虫、青娘虫、生甘遂、生狼毒、生藤黄、生千金子、闹羊花、生天仙子、雪上一枝蒿、红升丹、白降丹、蟾酥、洋金花、红粉、轻粉、雄黄。

> 思政小课堂

古法炮制的艺术

附子性辛甘，热、有毒，具有回阳补火、散寒除湿的作用。现代研究发现，附子的毒性主要是乌头碱引起的，中毒时可见心率变慢，传导阻滞，室性期外收缩或心动过速，室性纤颤等。但是，附子的治疗作用也尤为显著。马女士慢性腹泻 20 余年，每天四五次，甚至七八次，便前腹痛，无黏液，无里急后重，手足易汗出；有阴寒重的舌苔表现，苔白滑腻，质胖多津。初诊用附子炭 15g，乏效；二诊附子炭用到 25g，还是乏效；三诊诉，大便仍不成形，一天仍有四五次，口不干，舌不燥，将附子炭加重至 45g，同时配用炮姜炭、肉豆蔻炭、煨诃子、鹿角霜等，结果收到了前所未有的效果。

附子有毒，照正确的炮制方法制为制附子后，既能增效，又能减毒。

中药炮制流派传人刘香保，精妙炮制，将有毒的附子炼成"回阳救逆"的治病良药。刘香保是中药炮制流派"建昌帮"的第十三代传人，深谙附子祛毒古法炮制。古法炮制附子，为水火共制，讲究精细、柔和，水火相济，天人合一。刘香保小心翼翼地把附子倒进清水中。即使他已经炮制附子 50 多年，此时仍不敢有任何马虎。这种水火共制的古法，极其繁复。需先把附子清洗浸泡十二回，耗时四天。之后在露天的空地上，用砖头搭建一个四方的围灶。将附子、生姜片、牛皮纸、糠灰、干稻草、谷糠，自下而上摆放进去。接着点燃稻草，引燃谷糠，文火慢慢煨着附子。这个过程，至少需要一天一夜，人也必须昼夜守候。等时候到了，糠尽灰冷，打开炉灶，拿两个附子对着敲击，如果传出空响，说明大部分毒性已褪，才可以进行下一步。经过火煨的附子，先晾晒一天，再放到木甑内，隔水坐锅，连续蒸十四个小时。此时附子才能从毒药完美蜕变成良药。传统中药炮制真的是需要传承，需要新一代的中药人齐心努力。否则就丧失了完整的中药精华。

中药炮制作为一门传统的技艺，有着其独特的意义，不仅仅是对优秀传统文化的传承，更是为了保证药材的安全性，达到增效减毒的目的。

作为中医药专业学生和未来的中医药行业从业者，我们的责任感和使命感在于追求卓越和精益求精，中药炮制的最终产品是饮片，是中医处方和中成药生产的原料，是关系患者治病疗效和安全的关键环节，需要怀着敬畏之心，精益求精地控制好炮制过程的各个步骤，严把质量关，最后呈现给中医临床应用的才是优质饮片。

项目思考

　　1. 何为道地药材？常见的道地药材有哪些？

　　2. 如何确定中药最适宜的采收期？

　　3. 中药常用的干燥方法有哪些？各有何优缺点？

　　4. 何谓炮制？简述中药炮制的目的及常见的炮制方法。

　　5. 中药贮藏中常见的变质现象有哪些？可采取哪些有效措施防止其变质？

项目三　中药鉴定的方法

任务一　中药鉴定的目的和依据

任务目标

1. 了解中药鉴定的目的。
2. 熟知中药鉴定的依据。

必备知识

一、中药鉴定的目的

中药鉴定的样品非常复杂，有完整的药材，也有饮片、碎块或粉末。因此，中药鉴定的方法也是多种多样的。其鉴定的目的在于发掘中医药学资源，整理和确定中药品种；制定生药质量标准，促进生药标准化；保证中药质量，保证用药安全及其疗效；寻找和利用新药资源，发展中药事业。

二、中药鉴定的依据

《中华人民共和国药品管理法》规定，药品应当符合国家药品标准。国务院药品监督管理部门颁布的《中国药典》和药品标准为国家药品标准。除国家药品标准外，各省、自治区、直辖市颁布的中药饮片炮制规范也为法定药品标准。另外，各省、自治区、直辖市颁布的中药材标准，也可作为中药鉴定的依据。国务院药品监督管理部门会同国务院卫生健康主管部门组织药典委员会，负责国家药品标准的制定和修订。中药标准是对中药的品质要求和检验方法所做的技术规定，是中药生产、供应、使用、检验部门遵循的法定依据。

（一）国家药品标准

1.《中国药典》

《中国药典》是国家法定的药品质量技术标准。它规定了药品的各项要求，全国的药品生产、供应、使用、检验和管理部门等单位都必须遵照执行。近 60 年来，国家先后出版了十一版药典。第一版（1953 年）收载中药材 65 种，中成药 46 种。第二版（1963 年）为了突出中药标准的地位，将药典分为两部：一部收载中药材 446 种，中成药 197 种，并增加了炮制、性味、功能、主治、用法与用量等项内容。第三版（1977 年）一部收载中药材 882 种，包括提取物、植物油脂及一些单味药制剂等，成方制剂 270 种。第四版（1985 年）一部收载中药材 506 种，包括植物油脂及单味制剂，成方制剂 207 种，开始收载显微鉴别方法和理化鉴别方法。自第四版以后每五年再版一次。每再版一次，无论在品种上和鉴定方法上都有增补。第五版（1990 年）一部收载中药材 509 种，中药成方及单味制剂 275 种，开始增加高效液相色谱法。第六版（1995 年）一部收载中药材 522 种，中药成方及单味制剂 398 种。第七版（2000 年）一部收载中药材 534 种，中药成方及单味制剂 458 种。第八版（2005 年）一部收载中药材 551 种，中药成方及单味制剂 564 种。第九版（2010 年）一部收载中药材 616 种，中药成方及单味制剂 1062 种，其中收载了现代鉴定技术，如液质联用、DNA 分子鉴定、薄层-生物自显影技术等。第十版（2015 年）一部中药收载品种总数 2598 个，其中新增品种 440 个，修订品种 517 个，不再收载品种 7 个。第十一版（2020 年）一部收载中药 2711 种，其中新增 117 种、修订 452 种。新版药典进一步扩大了对新技术、新方法的应用，以提高中药检测的灵敏度、专属性和稳定性。如采用液相色谱-串联质谱法、分子生物学检测技术、高效液相色谱-电感耦合等离子体质谱法等用于中药的质量控制。在检测技术方面，建立了中药材 DNA 条形码分子鉴定法、色素测定法、中药中真菌毒素测定法、近红外分光光度法、基于基因芯片的药物评价技术等指导方法。中药制剂的记载格式和规定项目有：名称（中文名和汉语拼音）、处方、制法、性状、鉴别、检查、含量测定（或浸出物测定）、功能与主治、用法与用量、注意、规格、贮藏等。《中国药典》对于保证药品的真实性、质量和正确使用，具有法定依据作用。《中国药典》（2020 年版）的特点主要表现在稳步推进药典品种收载；健全国家药品标准体系；扩大成熟分析技术应用；提高药品安全和有效控制要求；提升辅料标准水平；加强国际标准协调；强化药典导向作用；完善药典工作机制。

2. 中华人民共和国卫生部药品标准（简称部颁药品标准）

部颁药品标准是补充在同时期《中国药典》中未收载的中药品种，包括以下几类。

（1）中药材部颁标准　由原卫生部责成中国药品生物制品检定所（现中国食品药品检定研究院），组织各省、自治区、直辖市药品检验所编写制定。对《中国药典》没有收载的品种，凡来源清楚、疗效确切、经营使用比较广泛的中药材，本着"一名一物"的原则，制定了《中华人民共和国卫生部药品标准》中药材第一册、藏药第一册、蒙药分册、维吾尔药分册等。

（2）中成药部颁标准　《药品管理法》实施以来，针对中成药品种中存在处方不合理、疗效不确切等问题，为了加强中成药管理，促进中成药生产，提高质量，以保证人民用药安全有效，卫生部于 1986 年，组织全国各省、自治区、直辖市卫生厅（局），对中成药进行全面调查，对符合部颁标准条件的品种，整理汇编为《中华人民共和国卫生部药品标准　中药成方制剂》，分 20册，共 4052 种。

（3）进口药材部颁标准　我国应用的进口药材约 50 种，1960 年制订了质量标准初稿，相继汇编了《进口药材质量暂行标准》《中华人民共和国卫生部进口药材标准》《儿茶等 43 种进口药材质量标准》等。为确保进口药材的质量，卫生部授权各口岸药品检验所，负责对进口药材进行检验，积累了大量的数据资料，为制定进口药材质量标准提供了科学依据。

3. 地方标准上升为国家药品标准（简称地标升部颁药品标准）

2001 年初，国家药品监督管理局针对全国各地历年来批复的中成药地方药品标准的品种进行清理整顿工作，并责成国家药典委员会完成再评价，对于安全有效可控的中成药品种予以保留，并上升为国家药品标准，对于未能通过药品再评价的品种撤销其批准文号，对保留品种的药品标准编辑成册，共计 13册，收载中成药品种共计 1518 个，按医学分类进行编排，其分类包括综合、肿瘤、眼科、心系、外科、气血津液、脾胃、皮肤科、脑系、经络肢体、骨科、肝胆科、妇科、肺、耳鼻喉科、儿科。

（二）地方药品标准

各省、自治区、直辖市制定的中药材标准，收载的药材多为国家药品标准未收载的品种，为各省、自治区或直辖市的地区性习惯用药，该地区的药品生产、供应、使用、检验和管理部门必须遵照执行，对其他地区无法定约束力，但可作为参照执行的标准。

各省、自治区、直辖市制定的中药饮片炮制规范，收载《中国药典》未收载的中药饮片，各地特色的中药饮片，是中药饮片炮制的依据，也是辨别饮片真假和质量优劣的标准。

由于我国中药资源丰富，品种繁多，在鉴定时一定有许多品种不是国家药品标准所收载的，没有药用的法定依据。但为了确定其品质，为进一步研究探讨地区药用的可能性，还可以根据其他有关专著进行鉴定。

任务二　中药鉴定的一般程序

任务目标

1. 熟知鉴定的一般程序。
2. 掌握取样的原则和方法。
3. 掌握检验记录和检验报告书写要求。

必备知识

中药鉴定是根据《中国药典》等药品标准，对检品的真实性、纯度、质量进行评价和检定，以保证中药的真实性、安全性和有效性。中药鉴定程序包括样品登记、取样、鉴定、结论、审核、出报告单这几步。

一、取样

检品的来源包括抽检和送检两类。药材的取样指选取供鉴定的药材样品。所取样品应具有代表性、均匀性并留样保存。取样的代表性直接影响鉴定结果的准确性。因此，必须重视取样的各个环节，按照有关规定进行取样。

取样前应做详细记录，注意品名、产地、规格、等级及各包件是否一致，检查包装的完整性、清洁程度及霉变或其他物质污染等。凡是包装异常的，需单独检验。

（一）取样原则

（1）同批药材总包件数不足 5 件的，逐件取样；5~99 件，随机抽 5 件取样；100~1000 件，按 5% 比例取样；超过 1000 件的，超过部分按 1% 比例取样；包件少的抽取总量应不少于实验用量的 3 倍；贵重药材，不论包件多少均逐件取样。

（2）对破碎的、粉末状的或大小在 1cm 以下的药材，可用采样器（探子）抽取样品。

（3）每一包件至少在 2~3 个不同部位各取样品 1 份，包件大的应从 10cm 以下的深处在不同部位分别抽取。

（4）包件少的抽取总量应不少于实验用量的 3 倍。包件多的，每一包件的取样量：一般药材抽取 100~500g，粉末状药材抽取 25~50g，贵重药材抽取 5~10g。

（二）取样方法

所取样品混合拌匀，即为总样品。

（1）对个体较小的药材，抽取样品总量超过检验用量数倍时，可按四分法再取样。即将所有样品摊成正方形，依对角线划"×"，分为四等份，对角取用两份；再依如上操作，反复数次，直至最后剩余量足够完成所有必要的实验以及留样为止。

（2）对包件较大或个体较大的药材，可根据实际情况抽取有代表性的样品，取平均供试品。

（3）最终抽取的供检验用样品量，一般不得少于检验所需用量的 3 倍，即 1/3 供实验室分析用，1/3 供复核用，1/3 留样保存，保存期至少一年。

二、鉴定

根据不同的检品及要求，按药品标准进行鉴定。

（一）中药品种（真、伪）的鉴定

中药品种的鉴定包括中药的来源鉴定、性状鉴别、显微鉴别、理化鉴别等内容。对于供检样品，先进行来源鉴定和性状鉴别，其中性状鉴别较为重要，然后根据实际需要，进行显微鉴别及理化鉴别。对于不能确定原植（动）物来源的样品，须从药品的流通渠道深入产地做进一步的调查研究。

（二）中药质量（优、劣）的鉴定

中药质量的鉴定包括中药纯度和质量优良度两部分。中药纯度的鉴定检查项有杂质、水分、干燥失重、总灰分、酸不溶性灰分、重金属及有害元素、农药残留量、毒性成分的限量等是否符合规定的药品标准。中药质量优良度的鉴定检查项有浸出物、有效成分、挥发油的含量等是否符合规定的药品标准。

三、结论

根据实验结果，对检品的真实性、纯度和品质优良度做出"符合规定"或"不符合规定"的结论，并提供检验记录和检验报告书。

（一）检验记录

检验记录是出具报告书的原始依据，应做好原始记录，做到数据真实、字迹清楚、资料完整。药检工作者接受检品后，应做好登记记录及检验记录，包括抽检和送检单位、日期、检品名称、数量、产地、批号、包装、检验目的、鉴定项目及方法、检验数据结果、结论、检验人、复核人等。其中检验目的、鉴定项目及方法、检验数据及结果为记录的主要部分。

（二）检验报告

检验报告是对药品的品质做出的技术鉴定，如果是药品检验所出具的检验报告，则是具有法律效力的技术文件，应长期保存。检验报告包括检验依据、检验内容、结果、结论及处理意见等，要求做到依据准确，数据无误，结论明确，格式规范，文字简明扼要，书写清晰。检验结果经复核无疑义后，抄送有关部门备案，并将所有原始资料归档保存。

任务三　来源鉴定

任务目标

1. 了解中药来源鉴定的概念。
2. 掌握中药来源鉴定的基本方法。

必备知识

来源鉴定又称为"基源鉴定"，是应用植（动、矿）物的分类学知识，对中药的来源进行鉴定研究，确定其正确的学名，以保证应用品种准确无误。来源鉴定的内容包括：原植（动）物的科名，植（动）物名，拉丁学名，药用部位；矿物药的类、族，矿石名或岩石名。这是中药鉴定的根本，也是中药生产、资源开发及新药研究工作的基础。

一、采集实物，观察形态

对于较完整的检品，采用先观察整体、后观察局部形态的原则，掌握形态上的共性和特性。描述时要准确使用植物形态学知识及专业术语，认真观察、解剖和描述之后，方可进行下一步工作，以达到确定品种的目的。检品不完整的，须深入产地调查和采集实物，了解其相关信息，否则就无法着手鉴定。

二、核对文献，对照鉴定

通过查阅有关植物资料或植物分科、分属的检索表，确定其科、属。对于某些未知品种，鉴定特征不全或缺少有关资料者，直接查阅与中药鉴定、药用植物等相关的综合性书籍或图鉴。各书记载植物形态的详略不同，对同一种植物的记述有时也会不一致，因此，必要时还须进一步查对原始文献，以便正确鉴定，原始文献指第一次发现并记载该药材的著作。

三、核对标本，确定学名

当初步鉴定检品属于何科、属、种时，可与有关植物标本馆收藏的已经确定学名的标本进行核对。在核对标本时，要注意同种植物在不同生长期的形态差异，需要参考更多的标本和文献资料，才能使鉴定的结果准确。在有条件的情况下，若能与模式标本进行核对，或请有关专家、植物分类研究单位协助鉴定，对鉴定工作更为有利。模式标本指发表新种时所被描述的植物标本。

近年来，随着常用中药材的品种整理和全国中药资源普查工作的深入进行，发现许多商品药材的品种增多，实际药用的商品已超出了药品标准规定的种类。这给形态分类工作增加了不少困难。为了适应这种状况，除经典分类方法外，随着植物化学、分子遗传学和分子生物学的发展，涌现出许多新的分类方法。化学分类学、细胞分类学、数量分类学、DNA 分子遗传标记技术等现代分类方法和技术均可用于中药的来源鉴定。

任务四　性状鉴别

（任务目标）

1. 了解性状鉴别的概念及描述方法。
2. 掌握性状鉴别的内容及注意事项。

（必备知识）

性状鉴别，又称为经验鉴定，指通过眼观、手摸、鼻闻、口尝、水试、火试等十分简便的鉴定方法，来鉴别药材的真伪、纯度或粗略估计品质的优劣。这在我国医药学宝库中有丰富的经验积累，具有简单、易行、迅速、有效、实用等特点，是从事中药生产、经营、调剂的必备技能。性状鉴别和来源鉴定一样，除仔细观察样品外，有时需将检品和标本、文献进行核对。对一些地区性或新增的品种，鉴定时常缺乏有关资料和标准样品，可寄送生产该药材的省、自治区、直辖市药检部门了解情况或请求协助鉴定。必要时可到产地调查，采集实物标本，了解生产、加工、销售和使用等情况。有些药材的野生品和栽培品有较大差异，新鲜药材与干燥药材也有区别。性状鉴别内容一般包括形状、大小、颜色、表面特征、质地、断面、气味、水试和火试。

性状特征的描述方法有两种：一是使用生物学或矿物学的形态、组织学等名词，其便于掌握药材鉴定的规律性，易分类和推广，并可使带有地区性的经验鉴别术语能更准确和趋于统一；二是采用广大医药工作者在长期实践中积累起来的生动、形象的经验鉴别术语，其语言简单，好记易懂，针对性强，但不易掌握其规律性。

一、形状

形状指药材的形态，形态一般较固定。描写时对形状较典型的用"形"，类似的用"状"，必要时可用"某形某状"或"某状某形"，形容词一般用长、宽、狭，如长圆形、宽卵形、狭披针形等。

药材的形状与药用部位有关，观察时一般不需预处理，但观察皱缩的全草类、叶类、花类中药，应先用热水浸泡使其软化后，展平后再进行观察；观察某些果实、种子类时，如有必要可浸软后，取下果皮或种皮，以观察其内部特征。药用部位不同，形状也不相同，例如，根类药材多为圆柱形、圆锥形、纺锤形等；皮类药材多为板片状、卷筒状等；果实、种子类药材多为圆球形、扁圆形等。

传统的经验鉴别术语形象生动、易懂好记，如防风根头部具有横环纹，为"蚯蚓头"，海马的外形为"马头蛇尾瓦楞身"；板蓝根、党参根头部膨大呈疣状，为"狮子盘头"等。

观察形状时，常用下列术语描述，如头（指根及根茎的上部）、芦（指根顶端短缩的根茎）、身（指根的主根）、梢（指根的下部或支根）、须（指小根或须根）、连珠（指根及根茎膨大部分呈连珠状）、疙瘩（指突起不规则）等。

二、大小

大小指药材的长短、粗细、厚薄等，应对检品进行测量，其大小有一定的范围，如检品的大小与标准有较大差异时，需观察较多的供检品。测量时用毫米刻度尺，结果单位多为"cm"，少数为"m"或"mm"。对细小的种子或果实类，不便测量时，可将10粒种子紧密排成一行，以毫米刻度尺测量总长度后再计算其平均值；当所测药材的大小很不一致时，要注意测量几个最大的或最小的，即记录其最大值和最小值。

《中国药典》规定饮片厚度：①片：极薄片 0.5mm 以下，薄片 1～2mm，厚片、斜片、直片 2～4mm；②段：短段 5～10mm，长段 10～15mm；③块：8～12mm 的方块；④丝：细丝（皮类）2～3mm，宽丝（叶类）5～10mm。各地中药炮制规范具体尺寸规定略有不同。

三、颜色

颜色指药材的色泽。色泽是衡量中药质量优劣的重要因素，每种药材颜色因品种而异，如丹参色红、紫草色紫、玄参色黑、黄连断面红黄色者为佳。药材色泽的变化与其质量有关，加工、贮藏不当或应用杀虫剂等原因均可引起其色泽发生变化，如黄芩受潮后其断面由黄变绿、金银花久贮其表面变黄棕色等，可预示其质量降低。

药材颜色的观察需在自然光或日光灯下进行，才能得出比较准确的结论。同种药材的不同个体颜色不同时，将常见的、质地好的颜色放在前面，如黄芪的表面呈淡黄棕色或淡棕褐色；同一个体颜色不同时，将浅色放在前面，如当归表面黄棕色至棕褐色。通常大部分药材的颜色不是单一的而是复合的，如用两种色调复合描述色泽时，以后一种色调为主色，如麻黄表面呈黄绿色，即以绿色为主色，略带黄色。

四、表面特征

表面特征指药材表面光滑或粗糙，有无皱纹、花纹、皮孔、环节、鳞叶、毛茸或其他附属物等。例如，芥子表面光滑，紫苏子表面有网状纹理，海桐皮表面有钉刺，合欢皮表面有椭圆形、棕红色皮孔，防风的根头部具明显的密集环纹，砂仁表面有刺状突起，辛夷苞片外表面密被灰白色或灰绿色具有光泽的长茸毛等，均为中药的重要鉴别特征。又如龙胆根头部表面具有明显的横皱纹，而坚龙胆没有横皱纹，这一特征是鉴别两者的重要依据。

五、质地

质地指折试药材时所感知的特征，包括轻重、软硬、坚实、坚韧、疏松、松泡、致密、黏性、粉性、纤维性、绵性、角质性、油润性等。这与组织结构、细胞中所含的成分、炮制加工方法等有关。

在实际工作中，常用一些经验术语来描述药材的质地，若体轻质松、断面多裂隙，称为"松泡"，如南沙参、生晒参等；富含淀粉，折断时有粉尘散落，称为"粉性"，如天花粉、山药等；质地柔软，含油而润泽，称为"油润"，如当归、熟地黄等；质地坚硬，断面半透明状或有光泽，称为"角质"，如天麻、郁金等；富含纤维，折断时露出很多纤维，称为"纤维性"，如川木通、北豆根等；富含淀粉、多糖分的中药经蒸煮糊化干燥后质地坚实，称为"角质性"，如红参、延胡索等。

六、断面

断面指药材折断时的现象及其饮片横切（或纵切）面的特征，包括自然折断面和横切（或纵切）面两类。

（一）自然折断面

自然折断面主要观察折断时的现象和折断面的特征，如折断时的难易程度、响声、有无粉尘飞扬，新鲜药材有无汁液流出，折断面是否平坦、纤维性、颗粒性或裂片状，断面有无胶丝，是否可层层剥离，有无放射状纹理等，这些特征与组织结构、细胞内含物有密切的关系。例如，茅苍术易折断，断面放置能"起霜"；牡丹皮折断面较平坦，显粉性；甘草折断时有粉尘散落，折断面呈纤维性；杜仲折断时有胶丝相连；秦皮折断面可层层剥离等。

（二）横切（或纵切）面

横切（或纵切）面主要观察皮部与木部的比例、色泽，维管束的排列方式，射线的分布，有无油点等特征。

描述横切（或纵切）面特征的经验术语很多，常见的有："菊花心"指药材断面维管束与较窄的射线相间排列，呈细密的放射状纹理，形如开放的菊花，如黄芪、白芍、甘草等；"车轮纹"指药材断面维管束与较宽的射线相间排列，呈稀疏整齐的放射状纹理，形如古代木质车轮，如防己、青风藤等；"朱砂点"指药材断面散的红棕色油点，如白芷、茅苍术。

断面可以反映构造的特征，如大黄根茎髓部呈"星点"分布、牛膝与川牛膝的"筋脉点"、何首乌的"云锦状花纹"、商陆的"罗盘纹"等，这些特征在鉴别药材及饮片时非常有意义。

通过断面可以区别单、双子叶植物及其药用部位。双子叶植物的根、根茎、茎有环状形成层和放射状排列的维管束，饮片切面可见环纹和放射状纹理；单子叶植物的根、根茎有环状内皮层，不具放射状纹理，维管束散列，饮片切面散有筋脉点；木质藤本植物导管较粗大，饮片切面显"针眼"。

七、气、味

（一）气

气指用鼻子嗅闻到的气味。浓郁者称为"气浓香"，微弱者称为"气微香"；用鼻嗅不到的称为"气无"或"无臭"；令人舒适的称为"清香""芳香"；令人厌恶的称为"浊香"或"浊"，有时也用"臭"。

有些药材有特殊的香气或臭气，这是药材中含有挥发性物质的缘故，也是该药材的主要鉴定特征之一。例如，鱼腥草有腥气，阿魏具强烈的蒜样臭气，白鲜皮具有羊膻气，檀香、麝香、牡丹皮、徐长卿、香加皮具有特殊香气等。鉴别时，气浓者可直接嗅闻，气微者可将其砸碎、折断、揉搓、火烧或放在热水中浸泡后再闻。

（二）味

味指口尝中药得到的实际味感，有酸、甜、苦、辣、咸、涩、淡等。药材的味感与其所含有的化学成分有关。各药材的味感是比较固定的，对于鉴定药材具有重要意义，也是衡量药材品质的标准之一。例如，乌梅、山楂、木瓜含有机酸，以味酸为好；甘草含甘草酸、党参含糖，以味甜为好；黄连、黄柏含小檗碱，以味苦为好；干姜含姜辣素而味辣；海藻含钾盐而味咸；五倍子、地榆含鞣质而味涩。如果药材的味感改变，就要考虑其品种和质量是否有问题。

品尝时，一要注意取样的代表性，因为药材的各部分味感可能不同，如果实的果皮与种子、树皮的外侧和内侧、根的皮部和木部等；二要注意品尝方式，由于舌尖部对甜味敏感，近舌根部对苦味敏感，所以口尝时应在口里咀嚼1min左右，使舌的各部位都接触到药液，或加开水浸泡后尝浸出液；对强烈刺激性和有毒的药材，口尝时要谨慎，取样要少，尝后应立即吐出并漱口，以防中毒，如半夏、草乌等；有些药材不宜口尝，如斑蝥。

八、水试

水试指利用某些药材在水中或遇水能产生沉浮、溶解、颜色变化、透明度改变、膨胀、旋转、黏性、荧光等特殊现象进行药材鉴别的一种方法。这些现象常与药材中所含有的化学成分或其组织构造有关。例如，丁香入水，萼筒下沉，直立水中；苏木投入热水中，溶液显鲜艳透明的桃红色；熊胆粉投入清水杯中，即在水面旋转并呈黄色线状下沉且短时间内不扩散；蛤蟆油用温水浸泡，膨胀度不低于55；胖大海加水浸泡，体积膨胀；小通草遇水表面显黏性；葶苈子加水浸泡，则种子变黏滑，且体积膨胀；秦皮的水浸出液在日光下显碧蓝色荧光等。

九、火试

火试指利用某些中药火烧时能产生特殊的气味、颜色、烟雾、闪光、响声、膨胀、熔融等现象来鉴别药材的一种方法。例如，降香微有香气，点燃则香气浓烈，有油状物流出，灰烬白色；血竭用火烤即熔化，呈红色，且透明无残渣；海金沙火烧有爆鸣声及火焰明亮；青黛用微火灼烧可产生紫红色烟雾等。

以上所述，是药材性状鉴别的基本顺序和内容，在描述中药的性状或制定质量标准时，都要全面而仔细地观察这几个方面。

任务五　显微鉴别

任务目标

1. 了解显微鉴别的概念。
2. 掌握制片的基本技术。
3. 了解细胞内含物鉴定和细胞壁性质检查。

必备知识

显微鉴别指利用显微镜来观察药材的组织构造、细胞形态及内含物，以确定中药品种和质量的一种鉴定方法。显微鉴别包括组织鉴定、粉末鉴定、显微常数、显微化学和显微定量。

组织鉴定是通过观察药材的切片或磨片鉴别其组织构造特征，适合于完整的药材或粉末特征相似的同属药材的鉴别；粉末鉴定是通过观察药材的粉末制片或解离片鉴别其细胞分子及内含物的特征，适合于破碎、粉末状药材或中成药的鉴别。进行显微鉴别时，由于鉴定材料的不同（完整、破碎、粉末）和药用种类及药用部位的不同，选择的方法也不同。显微常数主要用于叶类中药，鉴别其栅表细胞比、气孔数、气孔指数、脉岛数和脉端数等。显微化学是用显微化学反应来检查中药中细胞壁和细胞内含物的化学性质以达到鉴定的目的。显微定量是利用显微镜及显微测量的某些手段，对一定质量单味药材粉末中的某些显微特征数量进行分析，或测定粉末中成药中某个组分百分含量的一种方法，适用于粉末中药混存物的含量测定。

一、显微标本片的制备

药材组织切片标本的制作方法较多，有永久制片、半永久制片、临时制片三类。鉴定时，首先要根据观察的对象和目的，选择具有代表性的药材，制备不同的显微制片，然后依法进行鉴别。

永久制片指在药材鉴定的研究工作中将其制成石蜡切片，制成的石蜡切片外形较完整，厚薄均匀，且可制得连续切片，既便于观察，又能长期保存，包括横切片、纵切片、磨片等。但永久制片由于制片技术较复杂，费时太多，不适用于日常检验。临时制片指在观察前临时制备的镜检标本片，包括粉末制片、解离组织制片、表面装片、整体制片、花粉粒与孢子制片等。

（一）显微制片常用的透明剂

（1）水合氯醛　其能迅速溶解细胞内含物，使细胞膨胀复原、透明，易于观察。加热透化制片主要是观察组织构造、细胞及各种结晶的形态特征；冷装片主要是观察菊糖、橙皮苷结晶等。水合氯醛透化装片时，易析出水合氯醛结晶，在透化后加稀甘油或甘油乙醇 1~2 滴，可防止结晶析出。

（2）稀甘油　为物理性透明剂，可增强制片的透光率，但不溶解细胞和细胞内含物。主要用于观察细胞壁颜色，细胞内含有的淀粉粒、菊糖、糊粉粒、油滴、树脂等。

（3）甘油乙酸　为物理性透明剂，可增强制片的透光率，但不溶解细胞和细胞内含物。主要用于观察淀粉粒的形态，可使淀粉粒不膨胀变形，便于测量其大小。

（4）乙醇　70% 的乙醇用于固定和观察菊糖；95% 乙醇用于观察黏液细胞。

（5）蒸馏水　主要用于观察淀粉粒，或配合其他试剂检查细胞壁或细胞内含物的性质。

（6）5% 氢氧化钾　多用于观察菌类药材的菌丝团块和菌丝。

（二）显微制片的方法

1. 横切片或纵切片

横切片主要用于观察组织的排列特征，纵切片主要用于观察茎木类中药的某些细胞组织。选取药材欲观察部位，经软化处理后，切成 10~20μm 厚的薄片，必要时可包埋后切片。根据观察对象不同，用甘油乙酸、水合氯醛或其他试剂处理后观察。

对于根、根茎、茎藤、皮、叶类等，一般制作横切片观察，必要时制备纵切片；果实、种子类需作横切片及纵切片；木类需观察横切面、径向纵切面和切向纵切面。组织切片的方法有徒手切片法、滑走切片法、石蜡切片法、冰冻切片法等，其中以徒手切片法最为简便、快速，较为常用。

2. 磨片法制片

针对一般切片法无法制作的质地坚硬的矿物类、动物类药材标本，可采用磨片法制片。选取厚度 1~2mm 的样品材料，置粗磨石或磨砂玻璃板上，加适量水，用食指和中指压住材料，在磨石上往返磨砺，待两面磨平，厚度为数百微米时，将材料移置细磨石上，加水，用软木塞压在材料上，往返磨砺至透明（厚度一般为 20~30μm），用水冲洗，再用乙醇处理和用甘油乙醇装片。

3. 粉末制片

粉末片多用于观察组织碎片、细胞及内含物等。粉末状药材可选用甘油乙酸试液、水合氯醛试液或其他适当试液处理后观察。

为了使细胞、组织能观察清楚，可用水合氯醛装片透化。透化的目的是溶解淀粉粒、蛋白质、叶绿体、树脂、挥发油等，并使已收缩的细胞膨胀。透化方法为，取粉末少许，置载玻片上，滴加水合氯醛液，在小火焰上微微加热透化，加热时须连续滴加水合氯醛试液直至透化清晰。为避免放冷后析出水合氯醛结晶，可在透化后滴加稀甘油少许，再加盖玻片。

4. 解离组织片

解离组织片主要是观察细胞的完整形态，尤其是纤维、导管、管胞、石细胞等不易分离的组织，需利用化学试剂将组织中各细胞之间的细胞间质溶解，使细胞分离。如样品中薄壁组织占大部分，木化组织少或分散存在的，可用氢氧化钾法；如样品坚硬，木化组织较多或集成群束的，可用硝铬酸法或氯酸钾法。

5. 表面制片

表面制片主要是观察叶、花、果实、种子、全草等类药材的表面特征，取叶片、萼片、花冠、果皮、种皮等湿润软化后，剪取两片约 4mm² 欲检部位，一正一反置载玻片上，或撕取表皮，加适宜的试液，加热透化至透明为止，滴加封藏液，盖上盖玻片进行观察。

6. 花粉粒与孢子制片

取花粉、花药（或小的花朵）或孢子囊群（干燥样品浸于乙酸中软化），用玻璃棒捣碎，过滤于离心管中，离心，取沉淀加新鲜配制的乙酸酐与硫酸（9∶1）混合液 1~3mL，水浴加热 2~3min，离心，取沉淀，用水洗涤 2 次，加 50%甘油与 1%苯酚 3~4 滴，用品红甘油胶加热并搅拌至完全混匀，用纱布滤于培养皿中，加碱性品红溶液封藏观察。也可用水合氯醛装片观察。

7. 中成药制片

按检品类型不同，散剂、胶囊剂（内容物为颗粒状的应研细）可直接取适量粉末；片剂取 2~3 片，水丸、水蜜丸、糊丸、锭剂等（有包衣者除去包衣）取数丸或 1~2 锭，分别置乳钵中研成粉末，取适量粉末；蜜丸应将药丸切开，在切面上由外周至中央挑取适量样品，或用水脱蜜后吸取沉淀物少量。根据观察的样品不同，分别按粉末制片法制片 1~5 片。

二、显微化学反应

（一）常见的植物细胞或组织

（1）纤维　为两端尖锐的细长细胞，具次生增厚壁，细胞壁纤维化或木质化，有少数纹孔。

（2）石细胞　为细胞壁特别厚化的厚壁细胞，通常呈类圆形、椭圆形、分枝状、星状、柱状等。由于壁厚化，纹孔常呈沟状，称孔沟。

（3）导管　为被子植物的主要输导组织，其次生壁未完全木化增厚而形成纹孔。根据纹孔的类型，分为具缘纹孔导管、网纹导管、梯纹导管、螺纹导管、环纹导管、孔纹导管等。

（4）木栓细胞　细胞壁木栓化，断面观呈扁方形，表面观呈多角形或类方形，有的部分增厚，如杜仲、肉桂。

（5）腺毛、非腺毛　腺毛为具有分泌作用的毛，分为腺头和腺柄两部分。非腺毛为表皮上无分泌作用的保护毛。

（6）分泌组织　由分泌细胞组成的组织称为分泌组织。常分为外部的分泌组织和内部的分泌组织两大类。外部的分泌组织有腺毛、蜜腺。内部的分泌组织有分泌细胞（如厚朴油细胞，椭圆形或类圆形）、分泌腔（如丁香油室）、分泌道（如小茴香的中果皮内可见油管、人参韧皮部中散有树脂道）、乳汁管（如桑叶、党参中具乳汁管）等。

（7）花粉粒　是由花药内花粉母细胞经过减数分裂而形成的，是花类中药重要的鉴定特征。花粉粒的形状、大小、外壁纹理、萌发孔的类型和数目等因植物种类而异。

（8）气孔　为植物表皮上进行气体交换的通道。由保卫细胞和副卫细胞组成。气孔的类型通常有以下几种。①平轴式：副卫细胞2个，其长轴与保卫细胞的长轴平行，如豆科；②直轴式：副卫细胞2个，其长轴与保卫细胞的长轴垂直，如唇形科；③不等式：副卫细胞3~4个，大小不一，其中一个明显较小，如十字花科；④不定式：副卫细胞数目不定，大小基本相同，形状与表皮细胞相似，如菊科；⑤环式：副卫细胞数目不定，其形状比其他表皮细胞狭窄，围绕气孔成一环，如茶叶；⑥内陷式气孔：如麻黄。

此外还有草酸钙结晶、碳酸钙结晶、菊糖、淀粉粒等比较常见的细胞内含物。

（二）细胞内含物的鉴定

（1）淀粉粒　一般用甘油乙酸试液或蒸馏水装片观察淀粉粒，并利用偏振光显微镜观察未糊化淀粉粒的偏光现象。

（2）糊粉粒　用甘油装片观察糊粉粒，加碘试液，显棕色或黄棕色，加硝酸汞试液显砖红色。

（3）菊糖　用水合氯醛装片，不加热，立即观察。

（4）结晶　草酸钙结晶装片时加入硫酸溶液，其逐渐溶解，并析出针状硫酸钙结晶；碳酸钙结晶（钟乳体）装片时加入稀盐酸溶解，同时有气泡产生。

（5）硅质　装片时加硫酸不溶解。

（6）黏液　装片时加钌红试液显红色。

（7）脂肪、挥发油或树脂　装片时加苏丹Ⅲ试液呈橘红色、红色或紫红色；加乙醇，脂肪不溶解，挥发油则溶解。

（三）细胞壁性质检查

（1）木质化细胞壁　加间苯三酚试液1~2滴，稍放置，加盐酸1滴，因木化程度不同，显红色或紫红色。

（2）木栓化或角质化细胞壁　遇苏丹Ⅲ试液，稍放置或微热，呈橘红色至红色。

（3）纤维素细胞壁　遇氯化锌碘试液或先加碘试液再加硫酸溶液，显蓝色或紫色。

（4）硅质化细胞壁　遇硫酸无变化，加氢氟酸则溶解。

三、显微测量

观察细胞和内含物时，需要测量其直径、长短（以微米计算），作为中药鉴定依据之一。测量时用目镜测微尺，先将目镜测微尺用载台测微尺标定，计算出每一小格的长度，使用时将测得目的物所占的小格数，乘以每一小格的长度，即得欲检药材的长短。测量微细物体时宜在高倍镜下进行，因在高倍镜下目镜测微尺每一格的长度较小，测得的结果比较准确，而测量较大物体时可在低倍镜下进行。

四、扫描电子显微镜与偏光显微镜的应用

1. 扫描电子显微镜

中药显微鉴别的技术和方法发展很快，透射电子显微镜（透射电镜）、扫描电子显微镜、扫描电子显微镜与X射线能谱分析联用等都有了新的发展。其中应用最多的是扫描电子显微镜。与光学显微镜及透射电镜相比，扫描电子显微镜具有以下特点：①能够直接观察样品表面的结构，样品的尺寸可大至120mm×80mm×50mm；②样品制备过程简单，不用切成薄片，有的粉末和某些

新鲜材料可直接送入观察；③样品可以在样品室中进行平移和旋转，因此可以从各种角度对样品进行观察；④景深大，图像富有立体感。扫描电镜的景深较光学显微镜大几百倍，比透射电镜大几十倍；⑤图像的放大范围广，分辨率也比较高。可放大十几倍到几十万倍，它基本上包括了从放大镜、光学显微镜直到透射电镜的放大范围。分辨率介于光学显微镜与透射电镜之间，可达 3nm；⑥电子束对样品的损伤与污染程度较小；⑦在观察形貌的同时，还可利用从样品发出的其他信号做微区成分分析。

扫描电子显微镜主要用于同属不同种药材表面细微特征的鉴别，在种间与变种间都存在着稳定的区别，为近缘植物分类提供了新的依据。如种皮、果皮、花粉粒的纹饰，茎、叶表皮组织的结构（毛、腺体、分泌物、气孔、角质层、蜡质等），个别组织和细胞（管胞、导管、纤维、石细胞）以及内含物晶体等。有的动物药材的体壁、鳞片及毛等在光学显微镜下特征相似，但由扫描电子显微镜提供的细微构造，可准确地加以区别。

2. 偏光显微镜

偏光显微镜主要用于观察和分析矿物类中药的光学性质，用于鉴定矿物类中药。对于透明矿物，一般使用透射光源的偏光显微镜，对于不透明矿物则使用反射光源的偏光显微镜。其也可用于研究动物、植物类中药的组织及细胞内含物，如淀粉粒、草酸钙簇晶等。

任务六　理化鉴别

任务目标

1. 了解理化鉴别的基本概念。
2. 掌握理化鉴别的内容。
3. 掌握色谱法、光谱法的鉴定方法。

必备知识

理化鉴别指利用某些物理、化学或仪器分析方法，对中药中某些化学成分或有效成分进行定性和定量分析，以鉴定中药的真伪优劣。理化鉴别分为定性分析和定量分析两类，定性分析确定中药的真实性，定量分析确定中药的品质优良度。随着中药有效成分研究的深入和现代仪器分析技术的提高，理化鉴别的方法和手段也正在不断地更新和发展，已成为确定中药真伪优劣，新资源开发利用，指导中药栽培加工生产，扩大药用部位，中药和中成药质量标准制订等不可缺少的重要内容。常用的理化鉴别方法介绍如下。

一、物理常数的测定

物理常数包括相对密度、旋光度、折射率、凝固点、熔点、硬度、黏稠度、沸点等。这对挥发油、油脂类、树脂类、液体类药（如蜂蜜）和加工品类（如阿胶）药材的真实性和纯度的鉴定，具有特别重要的意义。当药材中掺有其他物质时，物理常数就会随之改变。

（一）相对密度

相对密度是指在相同的温度、压力条件下，某物质的密度和水的密度之比。某些中药具有一定的相对密度。纯度变化，相对密度也随之变化。测定一些中药的相对密度，可以区别和检查其纯度或掺杂程度。例如，蜂蜜的相对密度在 1.349 以上。

（二）旋光度

平面偏振光通过含有某些化学活性的化合物或液体时，能引起旋光现象，使偏振光的平面向左或向右旋转，旋转的度数在一定条件下是一定的，称为旋光度。偏振光透过长 1dm、每 1mL 中含有旋光性物质 1g 的液体，在一定波长与温度下测得的旋光度称为比旋光度。旋光度测定可区别或检查某些中药的纯净程度，也可用于测定含量。例如，薄荷脑的比旋光度为 $-24°\sim-17°$。

（三）折射率

光线自一种透明介质进入另一种透明介质时，由于光线在两种介质中传播的速度不同，光线在两种介质的平滑界面上发生折射。常用的折射率是指光线在真空中传播的速度与在供试品中传播速度的比值。折射率因物质的温度与光线的波长不同而改变，透光物质的温度升高，折射率变小；光线的波长越短，折射率就越大。折射率测定可用于不同油类的区别或纯净程度的检查。例如，广藿香油的折射率为 1.503~1.513。

（四）凝点

凝点是指一种物质由液体凝结为固体时，在短时期内停留不变的最高温度。某些中药具有一定的凝点，纯度变化，凝点也随之改变。测定凝点可以区别或检查中药的纯净程度，也可用于测定含量。例如，丁香罗勒油的凝点不低于 15℃。

（五）熔点

熔点是指一种物质由固体熔化成液体时的温度，或熔融同时分解的温度，或在熔化时自初熔至全熔的一段温度。某些中药具有一定的熔点，测定熔点可以区别或检查中药的纯净程度。例如，人工牛黄的熔点不得低于170℃。

二、常规测定

（一）水分测定

中药中含有过量的水分，不仅易霉烂变质，使有效成分分解，且相对地减少了实际用量而达不到治疗目的。因此，控制中药中水分的含量与保证中药质量有密切关系，如牛黄含水量不得超过9.0%、红花不得超过13.0%、阿胶不得超过15.0%等。水分测定方法有烘干法、甲苯法、减压干燥法、气相色谱法、费休氏法，也可用迅速而简便的红外线干燥法和导电法来测定水分含量。烘干法适用于不含或含少量挥发性成分的中药，如三棱、大血藤等；甲苯法适用于含挥发性成分的中药，如干姜、肉豆蔻等；减压干燥法适用于含有挥发性成分的贵重中药，如细辛、厚朴花、蜂胶等。

（二）杂质检查

杂质是指药材和饮片中混存的，来源与规定相同，但其性状或部位与规定不符，或来源与规定不同的有机质或无机杂质，如沙石、泥土、尘土等。

造成杂质超标的原因有：中药常因采收、加工不规范，造成非药用部位、泥块、尘土、异物、有毒物质或已破碎腐烂变质的药用部位混入药材和饮片中；在运输与贮藏中混入无机、有机杂质；因贮藏养护不当造成中药生虫、霉变等变质现象，变质药材也应作杂质处理；人为地掺杂使假常造成杂质超标。

中药中杂质的混存，直接影响药材的纯度，这些杂质的存在将直接影响中药的质量，导致用药剂量不准确，降低临床疗效，若是含有有毒杂质还会危及患者生命安全，故对中药中的杂质必须加以限量检查，如丁香中杂质不得超过4%、大蓟不得超过2%等。

（三）灰分测定

将中药粉碎，加热，高温（600℃）灼烧至灰化，则细胞组织及其内含物灰烬成为灰分而残留，由此所得的灰分称为生理灰分或总灰分，为不挥发性无机盐类。总灰分加稀盐酸溶解，过滤，滤渣炽灼后的残渣为酸不溶性灰分。各种中药的生理灰分应在一定范围以内，故所测灰分数值高于正常范围时，有可能在加工或运输、储存等环节中有其他无机物污染或掺杂。中药中最常见的无机物质为泥土、沙石等，测定灰分的目的是限制药材中的泥沙等杂质。《中国药典》规定了中药总灰分的最高限量，如人参不得超过 5.0%、三七不得超过 6.0% 等，它对保证中药的纯度具有重要意义。

有些中药的生理灰分本身差异较大，特别是组织中含草酸钙结晶较多的中药，这类中药应测其酸不溶性灰分，即加稀盐酸处理，使总灰分中的钙盐等溶去，而泥土、沙石等主要为硅酸盐，因不溶解而残留，故称为酸不溶性灰分，如土鳖虫不得超过 5.0%、山银花不得超过 3.0% 等。这样能更精确地反映中药的质量。

（四）膨胀度检查

膨胀度指衡量药品膨胀性质的指标，是按干燥品计算，每 1g 药品在水或其他规定的溶剂中，在一定的时间与温度条件下膨胀后所占有的体积（mL）。其主要用于含黏液质、胶质和半纤维素类的中药。例如，葶苈子、车前子等种子类药材种皮含有丰富的黏液质，其吸水膨胀的程度和其所含的黏液量成正比。例如，葶苈子有南葶苈子和北葶苈子之分，外形不易区分，但膨胀度差别较大，南葶苈子不得低于 3，北葶苈子不得低于 12，通过测定膨胀度可区分二者。

（五）酸败度检查

酸败指油脂或含油脂的种子类药材和饮片，在贮藏过程中发生复杂的化学变化，产生游离脂肪酸、过氧化物和低分子醛类、酮类等分解产物，因而出现异臭味，影响药材和饮片的感观和质量。通过测定酸值、羰基值、过氧化值，来分析含油脂种子类药材和饮片的酸败程度。酸败度限度制定要与种子药材外观性状或经验鉴别结合起来，以确定上述各值与种子泛油程度有无明显的相关性，具明显相关性的才能依此制定限度。例如，苦杏仁的过氧化值不得超过 0.11，柏子仁的酸值不得超过 40.0、羰基值不得超过 30.0、过氧化值不得超过 0.26。

（六）色度检查

含挥发油类成分的中药，常易在贮藏过程中氧化、聚合而致变质，经验鉴别称为"走油"。例如，白术的色度检查，就是利用比色鉴定法，检查有色杂质的限量，也用于了解和控制其药材变质的程度。

（七）浸出物测定

对有效成分尚未清楚或有效成分尚无精确定量方法的中药，可依据已知成分的溶解性质，选择适当的溶剂，测定中药中可溶性物质（浸出物）的含量。通常选用水、一定浓度的乙醇或甲醇、乙醚等做浸出物测定。例如，沉香的乙醇浸出物不得少于10.0%，川牛膝的水溶性浸出物不得少于65.0%。

（八）挥发油测定

利用中药中所含挥发性成分能与水蒸气同时蒸馏出来的性质，在挥发油测定器中测定其含量。适用于含较多量挥发油的中药。测定时，供试品一般须粉碎后通过二号至三号筛，并混合均匀。挥发油测定分甲法和乙法，其中甲法适用于测定相对密度在1.0以下的挥发油，乙法适用于测定相对密度在1.0以上的挥发油。例如，草豆蔻挥发油含量不得少于10mL/kg。

（九）有害物质检查

药物的安全性和有效性是同等重要的。在中药品质研究和评价中，对有害物质的检查和控制是一项长期而艰巨的任务。中药的有害物质主要有内源性的有害物质和外源性的有害物质。

1. 内源性的有害物质

内源性的有害物质主要为严重危害人体健康的毒性成分。常有肾毒性成分马兜铃酸，主要存在于马兜铃科马兜铃属的关木通、马兜铃等药材中；肝毒性成分吡咯里西啶生物碱，主要存在于千里光、佩兰等药材中。对中药中马兜铃酸和吡咯里西啶生物碱常用的检测方法是高效液相色谱法、高效毛细管电泳及其与质谱联用等技术。《中国药典》（2005年版）已取消了广防己、关木通、青木香的药用标准；因细辛的地上部分含马兜铃酸，将细辛的药用部位由全草改为根及根茎，细辛中马兜铃酸Ⅰ含量不得超过0.001%。

2. 外源性的有害物质

外源性的有害物质主要是砷盐、重金属及有害元素、残留的农药、黄曲霉毒素和二氧化硫等。

（1）砷盐检查 采用古蔡氏法或二乙基硫代氨基甲酸银法两种方法检查砷盐。例如，玄明粉含砷量不得超过20mg/kg，芒硝含砷量不得超过10mg/kg等。还可用原子吸收分光光度法和电感耦合等离子体质谱法测定砷元素，如黄芪、白芍、金银花、山楂、枸杞子等含砷量不得超过2mg/kg。

（2）重金属的检查 指在实验条件下能与硫代乙酰胺或硫化钠作用显色的金属杂质，如铅、镉、汞、铜等。测定重金属总量用硫代乙酰胺或硫化钠显色反应比色法，测定铅、镉、汞、铜重金属元素采用原子吸收光谱法和电感耦合等离子体质谱法。例如，甘草、丹参、白芍、山楂、西洋参、黄芪等含铅量不得超过5mg/kg，镉不得超过0.3mg/kg，汞不得超过0.2mg/kg，铜不得超过 20mg/kg, 石膏、芒硝含重金属不得超过 10mg/kg, 地龙含重金属不得超过 30mg/kg 等。

(3) 农药残留量的检测　农药的种类很多, 主要有有机氯、有机磷和拟除虫菊酯类等。其中有机氯类农药中滴滴涕、六六六是使用最久、数量最多的农药。大多数国家已于二十世纪七八十年代开始禁用有机氯农药, 停止生产滴滴涕和六六六, 由于它们在土壤或生物体中长期残留和蓄积并危害人体健康, 所以依然应高度重视食品和药物中其残留量的检测和限量问题。有机磷农药常见的有敌敌畏、对硫磷、乐果等。采用气相色谱法测定药材及制剂中部分有机氯、有机磷和拟除虫菊酯类的农药残留量; 同时建立了气相色谱-串联质谱法和液相色谱-串联质谱法测定农药残留量。例如, 人参、西洋参中含五氯硝基苯不得超过 0.1mg/kg, 六氯苯不得超过 0.1mg/kg, 七氯 (七氯、环氧七氯之和) 不得超过 0.05mg/kg, 氯丹 (顺式氯丹、反式氯丹和氧化氯丹之和) 不得超过 0.1mg/kg。

(4) 黄曲霉毒素的检查　黄曲霉毒素为黄曲霉等的代谢产物, 是强烈的致癌物质。各国对食品和药品中黄曲霉毒素的限量都做了严格的规定。采用高效液相色谱法、高效液相色谱-串联质谱法测定药材、饮片及制剂中的黄曲霉毒素的总量。例如, 延胡索、决明子、地龙等含黄曲霉毒素 B_1 不得超过 5μg/kg, 含黄曲霉毒素 G_2、黄曲霉毒素 G_1、黄曲霉毒素 B_2、黄曲霉毒素 B_1 的总量不得超过 10μg/kg。

(5) 二氧化硫的检查　有的中药材在加工或贮藏中常使用硫黄熏蒸以达到杀菌防腐、漂白药材的目的。目前各国对药品或食品中残留的二氧化硫均有严格的限量。采用酸碱滴定法、气相色谱法、离子色谱法来测定经硫黄熏蒸处理过的药材或饮片中二氧化硫的残留量, 如毛山药、牛膝、天冬、白术、天花粉等药材二氧化硫残留量不得超过 400mg/kg。

三、一般理化鉴别

1. 呈色反应

利用药材的某些化学成分能与某些试剂产生特殊的颜色反应进行鉴别。一般在试管中进行, 有的直接在药材饮片或粉末上滴加各种试液, 观察颜色变化以了解某成分所存在的部位。例如, 苦参横切片加氢氧化钠试液数滴, 栓皮部即呈橙红色, 渐变为血红色, 久置不消失; 木质部则无颜色反应。

2. 沉淀反应

利用药材的某些化学成分能与某些试剂产生特殊的沉淀反应进行鉴别。例如, 取炉甘石粗粉 1g, 加稀盐酸 10mL, 溶解, 过滤, 滤液加亚铁氰化钾试液, 即生成白色沉淀, 或杂有微量的蓝色沉淀。

3. 泡沫反应和溶血指数的测定

利用皂苷的水溶液振摇后能产生持久性的泡沫和溶解红细胞的性质，可测定含皂苷类成分药材的泡沫指数或溶血指数并作为质量指标。例如，取人参总皂苷 0.1g，置试管中，加水 2mL，用力振摇，产生持久性泡沫；灯盏花素在检查时会测定溶血与凝聚情况。

4. 微量升华

利用中药中所含的某些化学成分，在一定温度下能升华的性质，获得升华物，在显微镜下观察其结晶形状、颜色及化学反应并作为鉴别特征。例如，大黄粉末微量升华物可见菱状针晶或羽状结晶；薄荷粉末微量升华得油状物，加硫酸 2 滴及香草醛结晶少量，初显黄色至橙黄色，再加水 1 滴，即变紫红色。

5. 显微化学反应

利用显微镜观察中药中某些化学成分滴加各种试剂后产生的结晶、沉淀或颜色变化的鉴别方法。将中药粉末、切片或浸出液置于载玻片上，滴加某些化学试剂，盖上盖玻片，在显微镜下观察产生的沉淀、结晶或特殊颜色等。例如，取黄连粉末置载玻片上，加 95%乙醇及 30%硝酸 1 滴，加盖玻片，放置片刻，镜检可见黄色针状或针簇状结晶析出。

6. 显微化学定位试验

利用显微和化学方法，确定中药有效成分在中药组织构造中显示部位的方法。例如直立百部鲜块根切片，滴加氯化金试液，于皮层细胞中有微黄色玫瑰花状结晶。

7. 荧光分析

利用中药中所含的某些化学成分，在紫外光或自然光下能产生一定颜色的荧光，或经试剂处理后能产生荧光的性质进行鉴别的方法。

（1）直接取中药饮片、粉末或浸出物在紫外光灯下进行观察。例如取浙贝母粉末，置紫外光灯（365nm）下观察，显亮淡绿色荧光。

（2）有些中药本身不产生荧光，但用酸、碱或其他化学方法处理后，可使某些成分在紫外光灯下产生可见荧光。例如，取芦荟粉末 0.5g，加水 50mL，振摇，过滤，取滤液 5mL，加硼砂 0.2g，加热溶解，取溶液数滴，加水 30ml，摇匀，显绿色荧光，置紫外光灯（365nm）下观察，显亮黄色荧光。

（3）有些中药表面附有地衣或真菌，也可能有荧光出现。因此，荧光分析还可用于检查某些中药的变质情况。

（4）利用荧光显微镜观察中药化学成分存在的部位。用荧光法鉴别，需将药材或经酸、碱处理后，置紫外光灯下约 10cm 处观察所产生的荧光现象。紫外光波长为 365nm，如用短波 254～265nm 时，应加以说明，因两者荧光现象不同。例如，黄连含小檗碱成分，将其折断面在紫外光灯（365nm）下观察，显金黄色荧光，木质部尤为明显，说明木质部含小檗碱最多。

四、色谱法

色谱法又称为层析法，是一种对混合物进行分离或分析的物理化学方法，也是中药化学成分分离和鉴别的重要方法之一。具体分离方法有纸色谱法、薄层色谱法、柱色谱法、气相色谱法、高效液相色谱法、蛋白电泳色谱法等。

（一）薄层色谱（TLC）法

薄层色谱法指将适宜的固定相涂布于玻璃板、塑料或铝基片上，使成一均匀薄层，将待测样品点样、展开后，与对照品按同法所得的色谱图作对比，用以进行药品的鉴别、杂质检查或含量测定的方法，是目前中药鉴定中用于定性鉴别使用最多的色谱法之一。

（二）气相色谱（GC）法

气相色谱法流动相为气体，又称载气，通常用氮气。其固定相有两种，一种为固体吸附剂，另一种为涂在惰性固体表面的液膜，常用的为后者。样品注入进样口被加热气化，被载气带入色谱柱内，样品中各成分在气、液两相中进行反复分配，因分配系数的不同而分离，先后由柱出口进入检测器，产生信号，由记录仪或数据处理器记录色谱图。根据组分的量与检测响应值（峰面积）成正比，进行定性和定量分析。适用于含挥发油及其他挥发性成分的药材及中成药的分析，用于药品的鉴别、杂质检查、水分测定、农药残留量测定和含量测定。

（三）高效液相色谱（HPLC）法

高效液相色谱法指将具有不同极性的单一溶剂或不同比例的混合溶剂、缓冲液等作为流动相，用泵将流动相压入装有填充剂的色谱柱，经进样阀注入样品，样品被流动相带入柱内，在柱内各成分被分离后，先后进入检测器，用记录仪或积分仪记录色谱图，用于药品鉴别、杂质检查或含量测定等。

（四）蛋白电泳色谱法

利用中药含有蛋白质等带电荷的成分，在同一电场作用下，由于各组分所带电荷的性质、电荷数目以及分子质量不同，而泳动方向和速度不同，在一定时间内，各成分的泳动率不同，结合谱带数和染色不同进行分析，以达到鉴定的目的。

五、光谱法

光谱法指通过测定中药中被测物质在某些特定波长处或一定波长范围内的光吸收，对该物质进行定性和定量分析的方法。

（一）紫外分光光度法

利用物质的紫外吸收光谱进行定性或定量分析的方法。中药成分的分析，一般用 200~400nm 的紫外光区，所用仪器为紫外分光光度计。主要用于定量分析及物理常数的测定。

（二）可见分光光度法

利用物质的可见吸收光谱进行定性或定量分析的方法。在可见光区（400~850nm），有些物质对光有吸收，有些物质本身并没有吸收，但在一定条件下加入显色剂或经过处理使其显色后，可用此法测定。由于显色时影响呈色的因素较多，测定时需用标准品或对照品同时操作。常使用的仪器为可见分光光度计。多用于中药的定量分析及物理常数的测定。

（三）红外分光光度法

一般用 $2.5 \sim 15 \mu m$（或按波数计为 $4000 \sim 667 cm^{-1}$）红外区吸收光谱进行物质的定性、定量分析。所用仪器为红外分光光度计。主要用于物质的鉴别和结构分析。

（四）原子吸收分光光度法

基于从光源辐射出的待测元素特征光波，通过样品蒸气时，被蒸气中该待测元素的基态原子所吸收，测定辐射光强度减弱的程度，以求出供试品中待测元素含量的一种方法。原子吸收遵循一般分光光度法的朗伯-比尔定律。比较标准品和供试品的吸收度，即可求得样品中待测元素的含量。所用仪器为原子吸收分光光度计。主要用于测定中药中微量金属元素的含量。

六、生物鉴定技术

生物鉴定技术，又称为生物检定或生物测定法，是利用中药或其所含的化学组分对生物体的作用强度，以及用生物信息物质 DNA、蛋白质等特异性遗传标记特征和基因表达差异等来鉴别中药品质的一种方法。换言之，就是通过对中药生物信息物质和生物效应等的识别，以达到品质鉴定目的的一种方法。目前主要分为生物效应鉴定法和基因鉴定法两大类。

生物效应鉴定法是利用药物对于生物整体或离体组织所起的作用，测定药物生物活性强度或药理作用，以鉴别中药品质的方法。该方法以药理作用和分子生物学为基础，以生物统计学为工具，运用特定的实验方法和病理模型，通过比较被测物与相应的对照品在一定条件下产生特定生物反应的剂量比例，测出药物的活性作用强度。常用的方法有免疫鉴定法、电泳鉴定法、生物效价鉴定法、单纯指标鉴定法、细胞生物学鉴定法等。基因鉴定法包括 DNA 遗传标记鉴定法和 mRNA 差异显示鉴定法等。

七、中药指纹图谱鉴定技术

中药指纹图谱指某些中药材或中药制剂经适当处理后，采用一定的分析手段，得到的能够反映其化学特征的色谱图或光谱图。建立中药指纹图谱的目的是全面反映中药所含内在化学成分的种类和相对含量，进而反映中药的整体质量。中药指纹图谱能客观地揭示和反映中药内在质量的整体性和特征性，可用以评价中药的真实性、有效性、稳定性和一致性。

目前，中药指纹图谱技术已涉及众多方法，按应用对象可分为中药材指纹图谱、中药原料药（包括饮片、配方颗粒）指纹图谱、中药制剂工艺生产过程中的中间产物指纹图谱及中药制剂指纹图谱等。按测定手段可分为中药化学（成分）指纹图谱和中药生物指纹图谱。目前在中药质量控制方面以中药化学（成分）指纹图谱中的色谱指纹图谱为首选方法，如高效液相色谱指纹图谱、气相色谱指纹图谱、薄层扫描指纹图谱和高效毛细管电泳指纹图谱等。

但是作为一项新技术，中药指纹图谱鉴定技术在实际应用中还面临许多问题，只有进一步加强中药材种植加工和中成药生产贮存的规范化、中药化学成分和中药药理研究的系统化和标准化，以及技术上多学科的渗透，才能保证中药质量的稳定，进而保证中药指纹图谱的建立。

思政小课堂

此"木通"非彼"木通"——基源追溯

关木通与木通虽只是一字之差，但药性却大不相同。关木通事件，又称为龙胆泻肝丸事件或马兜铃酸肾病事件，在 20 世纪末到 21 世纪初，曾因其广泛的药物不良反应而震惊国人。

龙胆泻肝丸事件起源于 20 世纪 90 年代初。1990—1992 年，比利时约一万名妇女因服含广防己的减肥药，在一年后有 100 多人罹患了晚期肾衰竭，部分病人还发现了尿道癌症；1999 年英国报道两例因服含关木通的草药茶治疗湿疹导致晚期肾衰竭的事件。这两起事件在国际上引起了轩然大波，英国、比利时等国家均采取了严厉措施，对中草药和中成药进行强烈抵制。欧美媒体曾将这种情况渲染为"中草药肾病"；因广防己、关木通等中药含有共同的致病成分马兜铃酸，国际上将此称为"马兜铃酸肾病"。

由于龙胆泻肝丸的广泛使用，马兜铃酸肾病在中国悄悄地、快速地蔓延。北京某医院1998年10月收治了第一例马兜铃酸肾病病人，后面发现有100多例此类患者，主要是服用龙胆泻肝丸导致肾损害的病人；北京其他医院也有此类病例报告。因此，北京多家医院肾内科医生提请患者慎用龙胆泻肝丸。医生们认为，龙胆泻肝丸导致尿毒症的原因是，药中的关木通成分含马兜铃酸，而马兜铃酸可导致肾病。2003年2月，新华社记者朱玉《龙胆泻肝丸是清火良药还是"致病"根源？》等系列报道，顿时震惊了国家药监局和众多的"龙胆丸"受害者。2003年4月1日，国家药监局印发《关于取消关木通药用标准的通知》，并责令生产龙胆泻肝丸等制剂的企业将关木通替换成木通。2005年版《中国药典》已不再收载含马兜铃酸的关木通、广防己和青木香三种中药。

龙胆泻肝丸出自金元四大家李东垣的《兰室秘藏》，是历史悠久的古方，药方没问题，龙胆泻肝丸之所以导致肾脏损害，主要是将"木通"误用为"关木通"所致。原配方的药味中有"木通"，主要指木通科的木通、三叶木通或白木通以及毛莨科的小木通或绣球藤，这两类木通均不含马兜铃酸。但在20世纪30年代，东北盛产的关木通首次进入关内，并逐渐占领了市场；到了80年代已被全国广泛应用，于是白木通退出市场，难以寻觅。

中医药学包含着中华民族几千年的健康养生理念及其实践经验，是中华文明的瑰宝，凝聚着中国人民和中华民族的博大智慧。中药是经得起实践检验的，虽然在发展的过程中出现过负面的情况，但经过科学的验证是能够去弊存利，为人类健康发展服务的。

项目思考

1. 国家药品标准有哪些？有何重要意义？
2. 中药鉴定时取样有何要求？
3. 简述中药来源鉴定的方法。
4. 何谓性状鉴别？其特征描述方法有哪些？
5. 细胞内含物有哪些？如何鉴定？
6. 色谱鉴定法有哪些？其区别有哪些？
7. 何谓中药指纹图谱？其在中药鉴定中有何优势？

项目四 根及根茎类中药鉴定

任务一 概述

任务目标

1. 了解根类中药与根茎类中药的定义。
2. 掌握根类中药与根茎类中药的性状鉴别和显微鉴别要点。

必备知识

根及根茎是植物的两种不同器官，具有不同的外部形态和内部构造。由于根茎是茎的一种变态类型，和根同属于植物的地下器官，两者之间有一定的联系，为了便于比较，将根和根茎类中药放在同一项目介绍。

一、根类中药

根类中药指其药用部位是根或以根为主并带有部分根茎或地上残茎的药材，根没有节、节间和叶，无芽或极少数有不定芽，大多数来源于双子叶植物或单子叶植物的根。

（一）性状鉴别

1. 形状

一般为圆柱形或长圆锥形，有的根膨大，呈圆锥形或纺锤形等，称为"块根"。双子叶植物根一般为直根系，主根明显、侧根较小，呈圆柱形、圆锥形、纺锤形或膨大成块状，如何首乌、甘草等。单子叶植物根一般为须根系，须根膨大成块状，呈纺锤形，如麦冬等。

2. 表面

常有纹理、横纹或纵纹。双子叶植物根常有栓皮及皮孔，表面较粗糙，有的顶端带有根茎或茎基，根茎俗称"芦头"，茎痕俗称"芦碗"，如人参等。单子叶植物根无栓皮、皮孔，表面较光滑。

3. 质地

根的质地常因品种而异，有的质重坚实，有的体轻松泡；折断时或有粉尘散落，或呈纤维性、角质状等。

4. 断面

通过断面的纹理特征可以区别双子叶植物与单子叶植物根。双子叶植物根断面具有一圈形成层的环纹，中柱发达、木质部范围较大，中央无髓部，自中心向外有放射状的纹理，木部尤为明显。单子叶植物根断面具有一圈内皮层的环纹，皮层宽广，中柱一般较皮层小，中央有髓部，无放射状纹理。

（二）显微鉴别

1. 组织特征

（1）双子叶植物根　一般均具次生构造。最外层多为周皮，由木栓层、木栓形成层及栓内层组成。木栓形成层多发生于中柱鞘部位，形成周皮后原有的表皮及皮层细胞均已死亡脱落；栓内层通常为数列薄壁细胞，排列较疏松；有的栓内层比较发达，又称为"次生皮层"。少数根类中药的次生构造不发达，无周皮而有表皮，如龙胆等；或表皮死亡脱落后，外皮层细胞的细胞壁增厚并栓化，起保护作用，称为"后生表皮"，如细辛等；或由皮层的外部细胞木栓化，起保护作用，称为"后生皮层"，如川乌等。次生构造不发达者，其内皮层均较明显。

双子叶植物根的维管束常为无限外韧型，由初生韧皮部、次生韧皮部、形成层、次生木质部和初生木质部组成。初生韧皮部细胞大多颓废，次生韧皮部包括筛管、伴胞、薄壁细胞、韧皮纤维、韧皮射线等；形成层连续成环，或束间形成层不明显；次生木质部占根的大部分，由导管、管胞、木薄壁组织或木纤维组成，木射线较明显；初生木质部位于中央，分为几束，呈星角状。双子叶植物根一般无髓，少数次生构造不发达的根，初生木质部未分化到中心，中央为薄壁组织区域，形成明显的髓部，如龙胆等。

双子叶植物根大多为正常构造，少数为异常构造：一是在不正常的位置上产生了新的形成层，进行异常次生生长，形成同心多环维管束，如牛膝、商陆等，或皮层有异型维管束，如何首乌等；二是由于正常形成层活动不规则或不正常，在次生木质部中产生次生韧皮部，如华山参等。包埋在次生木质部中的韧皮部，称为内生韧皮部。

（2）单子叶植物根　一般均具初生构造。最外层通常为一列表皮细胞而无木栓层，有的细胞突出、伸长分化为根毛；细胞外壁有时增厚，被有角质层。少数根的表皮细胞分裂为多层细胞，细胞壁木栓化，形成根被。皮层宽厚，薄壁细胞较发达，占根的大部分，通常可分为外皮层、皮层薄壁组织和内皮层。外皮层为一层排列紧密、整齐的细胞；皮层细胞排列疏松；内皮层为一层排列紧密、整齐的细胞，有的可见凯氏点或凯氏带。有的内皮层细胞壁全部增厚木化，少数不增厚的内皮层细胞称"通道细胞"，如麦冬等。有的内皮层细胞外切向壁及两侧壁均增厚，呈马蹄形。中柱较小，仅 1~2 层薄壁细胞，最外为中柱鞘，维管束韧皮部与木质部相间排列，呈辐射状，无形成层。髓部明显。

2. 粉末特征

根类中药粉末主要观察其淀粉粒的形态、草酸钙结晶类型、菊糖结晶类型、导管类型，以及木栓细胞、石细胞、纤维等特征结构。

二、根茎类中药

根茎类中药指地下茎或带有少许根部的地下茎药材，包括根状茎、块茎、球茎和鳞茎，其中以根状茎的药材为多见。根茎一般有节、节间、鳞叶或鳞毛，有芽或芽痕，有的生有不定根。

（一）性状鉴别

1. 形状

根茎的形状与其种类有关，大多呈长柱形、圆柱形或圆锥形；块茎常呈纺锤形或长圆形；球茎常呈圆球形或扁球形；鳞茎常呈类圆形而顶端略尖，分离的鳞叶则呈肉质厚片状，两面一凸一凹。

2. 表面

常有节和节间，单子叶植物尤为明显，节上常有退化的鳞片状或膜质状小叶、叶柄基部残余物或叶痕，有的可见顶芽和腋芽或芽痕，顶端常有残存茎基或茎痕，侧面和下面有细长的不定根或根痕。

蕨类植物的根茎常有鳞片或密生棕黄色鳞毛。块茎肉质肥大，表面具短的节间，节上具芽及退化的鳞片状叶（或已脱落），如天麻等。球茎肉质、肥大，表面具明显的节和缩短的节间，节上有较大的膜质鳞叶，顶芽发达，如华荸荠等。鳞茎的地下茎缩短，呈扁平皿状，称为鳞茎盘，上面有肉质、肥厚的鳞叶和顶芽，基部有不定根或不定根痕，如川贝母等。有的兰科植物茎的下部膨大，称为假鳞茎。

3. 断面

通常双子叶植物根茎的断面可见形成层环，木质部有明显的放射状纹理，外表常有木栓层，维管束环状排列，中央有明显的髓部。单子叶植物根茎的断面可见内皮层环纹，无形成层环，皮层及中柱均有维管束小点散布，髓部不明显，外表常无木栓层。

（二）显微鉴别

1. 双子叶植物根茎

一般均具次生构造。最外层通常为木栓层，少数有表皮或鳞叶；当木栓层发生在皮层外方时，则初生层仍存在。皮层中有根迹维管束或叶迹维管束斜向通过，皮层内侧具有纤维或石细胞。内皮层多不明显。中柱鞘部位具有厚壁组织；中柱为草本植物的无限外韧或双韧维管束，呈环状排列，射线宽窄不一。中心有明显的髓部。

少数植物的根茎具有异常构造，一是髓部产生异型复合维管束，异型维管束的韧皮部和木质部位置常与正常维管束相反，即韧皮部在内侧，木质部在外侧，如大黄的髓部有星点状的异型维管束；二是木质部内侧产生的韧皮部，称为内生韧皮部，有的在髓部的周围形成互相分离的韧皮部束，有的构成双韧维管束，如葫芦科、茄科的药用植物等。

2. 单子叶植物根茎

最外层通常为表皮组织，也有少数根茎在皮层的外部形成薄壁的木栓组织，如姜；或皮层细胞变成木栓化的细胞，形成后生皮层，以代替原来的表皮起保护作用，如藜芦。皮层宽广，常有稀疏散在的叶迹维管束；内皮层大多明显，具有凯氏带。中柱鞘大多仅有 1~2 列薄壁细胞，散有多数有限维管束；近中柱鞘处的维管束形体较小，排列较密，渐向中央则维管束形体较大，排列较疏，维管束大多呈有限外韧型。中心无明显的髓部。

鳞茎的入药部分主要是肥厚的鳞叶或鳞片，其组织构造与单子叶植物叶的构造基本相似，但薄壁细胞较为发达，含有大量淀粉粒，有时含黏液及草酸钙针晶。表皮常有气孔而无茸毛。维管束多纤细。

3. 蕨类植物根茎

由初生组织构成。最外层常为厚壁的表皮细胞及下皮细胞，基本组织由薄壁细胞构成。中柱大多数为网状，有多个周韧维管束呈断续环状排列，每一个维管束外围有内皮层，网状中柱的单个维管束又称为分体中柱，分体中柱的形状、数目和排列方式是鉴定的依据。有的根茎具有双韧管状中柱，其外围有韧皮部、中柱鞘及内皮层，中央有髓部，如金毛狗脊。木质部常无导管但有管胞，管胞大多数为梯纹。

任务二　狗脊、绵马贯众、细辛、商陆、
牛膝和川牛膝的鉴定

任务目标

1. 掌握狗脊、绵马贯众、细辛、商陆、牛膝和川牛膝的来源、产地、采收加工与性状鉴别。

2. 掌握狗脊和川牛膝的显微鉴别，了解绵马贯众、细辛、商陆和牛膝的显微鉴别。

3. 熟悉狗脊、绵马贯众、细辛、商陆、牛膝和川牛膝的理化鉴别、检查、化学成分与性味功效。

必备知识

狗　脊
（Gouji，CIBOTII RHIZOMA）

【来源】为蚌壳蕨科植物金毛狗脊 *Cibotium barometz*（L.）J. Sm. 的干燥根茎。

【产地】主产于福建、四川等地。

【采收加工】秋、冬二季采挖，除去泥沙，干燥；或去硬根、叶柄及金黄色茸毛，切厚片，干燥，为"生狗脊片"；水煮或蒸后晒至六七成干，切厚片，干燥，为"熟狗脊片"。

【性状鉴别】①呈不规则的长块状，长 10~30cm，少数可达 50cm，直径 2~10cm。②表面深棕色，残留光亮的金黄色茸毛；上部有数个红棕色的木质叶柄，下部丛生多数黑色细根。③质坚硬，不易折断。④切面浅棕色，较平滑，近边缘 1~4mm 处有一条棕黄色隆起的木质部环纹或条纹，边缘不整齐，偶有金黄色茸毛残留。⑤无臭，味淡、微涩（图 4-2-1、图 4-2-2）。

【显微鉴别】根茎横切面：①表皮细胞 1 列，残存金黄色的非腺毛。②厚壁细胞 10 余列，棕黄色，壁孔明显，内含淀粉粒。③双韧管状中柱，木质部排列成环，由管胞组成，其内、外均有韧皮部和内皮层。④皮层和髓部较宽，均由薄壁细胞组成，细胞充满淀粉粒，有的含黄棕色物。

【理化鉴别】（1）取生狗脊片折断，在紫外线灯（254nm）下观察，断面显淡紫色荧光，木质部环显黄色荧光。

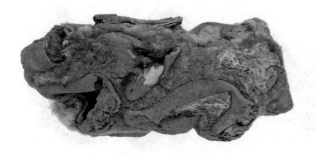

图 4-2-1　狗脊药材

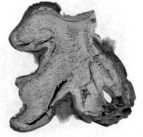

图 4-2-2　狗脊切面

（2）取粉末 2g，加水 30mL，加热 15min，滤过，取滤液 2mL，做以下试验：①加 1%三氯化铁试液，显污绿色。②加铁氰化钾-三氯化铁试液，产生蓝黑色沉淀。③加 1%盐酸奎宁试液，产生棕色混浊。④加明胶试液，产生混浊及沉淀。

【检查及含量测定】水分不得超过 13.0%，总灰分不得超过 3.0%。用醇溶性浸出物测定法中的热浸法测定，稀乙醇浸出物不得少于 20.0%。高效液相色谱法测定，按干燥品计算，含原儿茶酸（$C_7H_6O_4$）不得少于 0.020%。

【化学成分】含淀粉、绵马酚、原儿茶醛等。

【性味功效】性温，味苦、甘。祛风湿，补肝肾，强腰膝。

绵马贯众

（Mianmaguanzhong,

DRYOPTERIDIS CRASSIRHIZOMATIS RHIZOMA）

【来源】为鳞毛蕨科植物粗茎鳞毛蕨 *Dryopteris crassirhizoma* Nakai 的干燥根茎和叶柄残基。

【产地】主产于黑龙江、吉林、辽宁三省山区。

【采收加工】秋季采挖，削去叶柄、须根，除去泥沙，晒干。

【性状鉴别】①呈长倒卵圆形而稍弯曲，上端钝圆或截形，下端较尖，有的纵剖为两半，长 7~20cm，直径 4~8cm。②表面黄棕色至黑褐色，密被排列整齐的叶柄残基及鳞片，并有弯曲的须根。③叶柄残基呈扁圆形，长 3~5cm，直径 0.5~1.0cm；表面有纵棱线，质硬而脆，断面略平坦，棕色，有黄白色维管束 5~13 个，环列；每个叶柄残基的外侧常有 3 条须根，鳞片条状披针形，全缘，常脱落。④质坚硬。⑤断面深绿色至棕色，略平坦，有黄白色维管束小点（分体中柱）5~13 个，环列，其外散有较多的叶迹维管束。⑥气特异，味初淡而微涩，后渐苦、辛。（图 4-2-3、图 4-2-4）

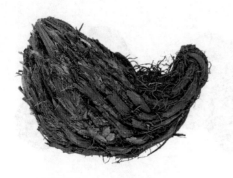
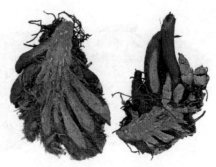

图 4-2-3 绵马贯众药材　　　　　图 4-2-4 绵马贯众断面

【显微鉴别】叶柄基部横切面：①表皮为 1 列外壁增厚的小型细胞，常脱落。②下皮为 10 余列多角形厚壁细胞，棕色至褐色。③基本组织细胞排列疏松，细胞间隙中有单细胞的间隙腺毛，头部呈球形或梨形，内含棕色分泌物，柄极短。④周韧维管束（分体中柱）5～13 个，环列，木质部居中，由多角形管胞组成。⑤每个维管束周围有 1 列扁小的内皮层细胞，凯氏点明显，有油滴散在，其外有 1～2 列中柱鞘薄壁细胞，薄壁细胞中含棕色物和淀粉粒。

【理化鉴别】（1）取叶柄基部或根茎横切面切片，滴加 1% 香草醛溶液及盐酸，镜检，间隙腺毛呈红色。

（2）取其乙醚提取液，加对二甲氨基苯甲醛试液，呈红棕色，放置后逐渐沉淀。

【检查及含量测定】水分不得过 12.0%，总灰分不得过 7.0%（饮片不得过 5.0%），酸不溶性灰分不得过 3.0%。用醇溶性浸出物测定法中的热浸法测定，稀乙醇浸出物不得少于 25.0%。

【化学成分】含间苯三酚衍生物、绵马三萜、挥发油、鞣质、树脂等。

【性味功效】性微寒，味苦；有小毒。清热解毒，驱虫。

细　辛

（Xixin，ASARI RADIX ET RHIZOMA）

【来源】为马兜铃科植物北细辛 *Asarum heterotropoides* Fr. Schmidt var. *mandshuricum*（Maxim.）Kitag.、汉城细辛 *Asarum sieboldii* Miq. var. *seoulense* Nakai 或华细辛 *Asarum sieboldii* Miq. 的干燥根及根茎。前两种习称"辽细辛"。

【产地】主产于吉林、辽宁、黑龙江等地。

【采收加工】夏季果实成熟期或初秋采挖，除去泥沙，阴干。

【性状鉴别】（1）北细辛　常卷曲成团。①根茎横生，呈不规则圆柱形，具短分枝，长 1～10cm，直径 0.2～0.4cm；表面灰棕色，粗糙，有环形的节，节间长 0.2~0.3cm，分枝顶端有碗状的茎痕。栽培品的根茎多分枝，长 5~15cm，直径 0.2~0.6cm。②根细长，密生节上，长 10~20cm，直径 0.1cm；表面灰黄色，平滑或具纵皱纹，有须根及须根痕；质脆，易折断，断面平坦，黄白色或白色；栽培品的根长 15~40cm，直径 0.1~0.2cm。③基生叶 1~3 片，具长柄，表面淡绿色，光滑；叶片多破碎，完整者心形至肾状心形，全缘，先端急尖，基部深心形，长 4~10cm，宽 6~12cm。栽培品的叶甚多。④有的可见花，多皱缩，钟形，暗紫色，花被顶裂片由基部反卷，与花被筒几全部相贴。⑤果实半球形。⑥气辛香，味辛辣、麻舌（图 4-2-5）。

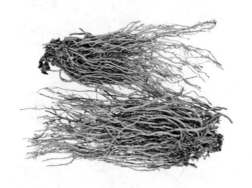

图 4-2-5 北细辛药材

（2）汉城细辛 ①根茎直径 0.1~0.5cm，节间长 0.1~1cm。②基生叶多为 2，叶柄有毛，叶片较厚，花被裂片开展。③果实半球形。

（3）华细辛 ①根茎长 5~20cm，直径 0.1~0.2cm，节间长 0.2~1cm。②基生叶 1~2，叶片较薄，心形，先端渐尖。③花被裂片开展，果实近球形，气味较弱。

【显微鉴别】（1）根茎横切面 ①表皮细胞 1 列，部分残存。②皮层宽，有众多油细胞散在；外皮层细胞 1 列，类长方形，木栓化并微木化；内皮层明显，可见凯氏点。③中柱鞘细胞 1~2 层，初生木质部 2~4 原型。④韧皮部束中央可见 1~3 个明显较其周围韧皮部细胞大的薄壁细胞，但其长径显著小于最大导管直径，或者韧皮部中无明显的大型薄壁细胞。⑤薄壁细胞含淀粉粒。

（2）粉末 淡黄灰色。①下表皮细胞类长方形，壁波状弯曲，夹有类方形或长圆形的分泌细胞。②皮层薄壁细胞及分泌细胞长圆形，薄壁细胞壁稍增厚，非木化，有的可见横长纹孔。分泌细胞壁较薄，非木化或未木化。细胞中均含有砂晶。③石细胞类方形、类长圆形或长多角形，直径 17~51μm，壁厚 5~9μm，有的层纹隐约可见，胞腔内偶含砂晶。④导管为网纹、梯纹、螺纹及环纹，直径 8~42μm；另有具缘纹孔导管，直径约 50μm。⑤草酸钙砂晶主要存在于薄壁细胞及分泌细胞中，常偏布于细胞一侧；砂晶细小，少数呈类方形，直径约5μm。⑥淀粉粒众多，单粒类圆形，直径 3~13μm，大粒脐点点状、裂缝状、三叉状或"人"字形；复粒由2~6个分粒组成（图4-2-6）。

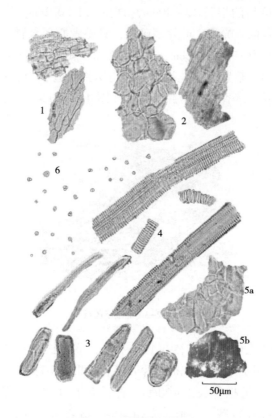

图4-2-6 细辛粉末特征

1—下表皮细胞 2—皮层薄壁细胞及分泌细胞 3—石细胞 4—导管
5—草酸钙砂晶（5a—生物显微镜下观察，5b—偏光显微镜下观察） 6—淀粉粒

【理化鉴别】取粉末 1g，加乙醚 5mL 振摇后浸出 15min，滤过。取滤液 1mL 置蒸发皿中，待乙醚挥散后加 1% 香草醛浓硫酸试剂，溶液由浅棕色变为棕紫色。

【检查及含量测定】水分不得超过 10.0%，总灰分不得超过 12.0%（饮片不得超过 8.0%），酸不溶性灰分不得超过 5.0%。用醇溶性浸出物测定法中的热浸法测定，乙醇浸出物不得少于 9.0%。挥发油测定法测定，含挥发油不得少于 2.0%。高效液相色谱法测定按干燥品计算，含马兜铃酸 I（$C_{17}H_{11}NO_7$）不得超过 0.001%，含细辛脂素（$C_{20}H_{18}O_6$）不得少于 0.050%。

【化学成分】含挥发油，油中主要含甲基丁香酚、细辛醚、黄樟醚等。

【性味功效】性温，味辛。解表散寒，祛风止痛，通窍，温肺化饮。

商　陆
（Shanglu，PHYTOLACCAE RADIX）

【来源】为商陆科植物商陆 *Phytolacca acinosa* Roxb. 或垂序商陆 *Phytolacca americana* L. 的干燥根。

【产地】商陆主产于河南、安徽、湖北等地；垂序商陆主产于河北、陕西、山东、江苏、浙江、江西等地。

【采收加工】秋季至次春采挖，除去须根和泥沙，切成块或片，晒干或阴干。

【性状鉴别】①呈横切或纵切的不规则块片，厚薄不等。②外皮灰黄色或灰棕色。③横切片弯曲不平，边缘皱缩，直径 2~8cm；切面浅黄棕色或黄白色，木部隆起，形成数个突起的同心性环轮，习称为"罗盘纹"。④纵切片弯曲或卷曲，长 5~8cm，宽 1~2cm，木部呈平行条状突起。⑤质硬。⑥气微，味稍甜，久嚼麻舌（图 4-2-7）。

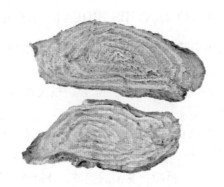

图 4-2-7　商陆饮片

【显微鉴别】（1）横切面　①木栓细胞数列至 10 余列。②栓内层较窄。③维管组织为三生构造，有数层同心性形成层环，每环有几十个维管束。④维管束外侧为韧皮部，内侧为木质部；木纤维较多，常数个相连或围于导管周围。⑤薄壁细胞含草酸钙针晶束，并含淀粉粒。

（2）粉末　灰白色。①商陆草酸钙针晶成束或散在，针晶纤细，针晶束长 40~72μm，尚可见草酸钙方晶或簇晶。垂序商陆草酸钙针晶束稍长，约至 96μm；无方晶和簇晶。②木纤维多成束，直径 10~20μm，壁厚或稍厚，有多数"十"字形纹孔。③木栓细胞棕黄色，长方形或多角形，有的含颗粒状物。④淀粉粒单粒类圆形或长圆形，直径 3~28μm，脐点短缝状、点状、星状和

"人"字形，层纹不明显；复粒少数，由2~3分粒组成。

【理化鉴别】（1）取细粉0.5g，加50%乙醇10mL，回流提取半小时，滤过，滤液蒸干，残渣溶于7mL生理盐水中，滤过，滤液用氢氧化钠溶液调至中性，取上述滤液3mL置试管内剧烈振摇1min，泡沫不明显，1min内消失。

（2）取粉末0.5g，加95%乙醇10mL回流提取半小时，滤过，滤液蒸干，残渣用乙酸1mL和乙酸酐1mL溶解，再滴加浓硫酸，立即显红棕色，2h内不褪色。根据此试验，确定样品是否含有三萜皂苷。

【检查及含量测定】水分不得超过13.0%，杂质不得超过2%，酸不溶性灰分不得超过2.5%（饮片不得超过2.0%）。用水溶性浸出物测定法中的冷浸法测定，浸出物不得少于10.0%（饮片不得少于15.0%）。高效液相色谱法测定按干燥品计算，含商陆皂苷甲（$C_{42}H_{66}O_{16}$）不得少于0.15%（饮片不得少于0.20%）。

【化学成分】含商陆碱、硝酸钾、皂苷等。

【性味功效】性寒，味苦；有毒。逐水消肿，通利二便；外用解毒散结。

牛　膝

（Niuxi, ACHYRANTHIS BIDENTATAE RADIX）

【来源】为苋科植物牛膝 *Achyranthes bidentata* Bl. 的干燥根。

【产地】主产于河南武陟、沁阳等地。

【采收加工】冬季茎叶枯萎时采挖，除去须根及泥沙，捆成小把，晒至干皱后，将顶端切齐，晒干。

【性状鉴别】①呈细长圆柱形，挺直或稍弯曲，长15~70cm，直径0.4~1cm。②表面灰黄色或淡棕色，有微扭曲的细纵皱纹、排列稀疏的侧根痕和横长皮孔样的突起。③质硬脆，易折断，受潮后变软。④断面平坦，淡棕色，略呈角质样而油润，中心维管束木质部较大，黄白色，其外周散有多数黄白色小点（异型维管束），断续排列成2~4轮。⑤气微，味微甜而稍苦涩（图4-2-8、图4-2-9）。

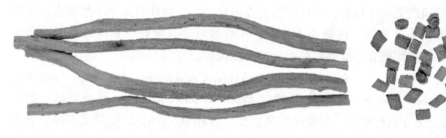

图4-2-8　牛膝药材　　　　　　　图4-2-9　牛膝断面

【显微鉴别】横切面：①木栓层为数列扁平细胞，切向延伸。②栓内层较窄。③异型维管束外韧型，断续排列成 2~4 轮，最外轮的维管束较小，有的仅 1 至数个导管，束间形成层几连接成环，向内维管束较大。④木质部主要由导管及小的木纤维组成，根中心木质部集成 2~3 群。⑤薄壁细胞含有草酸钙砂晶。

【理化鉴别】（1）取粉末少量，加 10 倍量水充分振摇，产生大量泡沫，经久不消。

（2）取用生理盐水稀释的 1% 新鲜兔血 1mL，沿管壁加入生理盐水浸液（1∶10）若干，迅速发生溶血现象。

【检查及含量测定】水分不得超过 15.0%，总灰分不得超过 9.0%。用二氧化硫残留量测定法测定二氧化硫残留量，不得超过 400mg/kg。用醇溶性浸出物测定法中的热浸法测定，水饱和正丁醇浸出物不得少于 6.5%（饮片不得少于 5.0%）。高效液相色谱法测定按干燥品计算，含 β-蜕皮甾酮（$C_{27}H_{44}O_7$）不得少于 0.030%。

【化学成分】含三萜皂苷、脱皮甾酮、牛膝甾酮、肽多糖等。

【性味功效】性平，味苦、甘、酸。补肝肾，强筋骨，逐瘀通经，引血下行。

川 牛 膝

（Chuanniuxi，CYATHULAE RADIX）

【来源】为苋科植物川牛膝 *Cyathula officinalis* Kuan 的干燥根。

【产地】主产于四川、贵州、云南等地。

【采收加工】秋、冬二季采挖，除去芦头、须根及泥沙，烘或晒至半干，堆放回润，再烘干或晒干。

【性状鉴别】①呈近圆柱形，微扭曲，向下略细或有少数分枝，长 30~60cm，直径 0.5~3cm。②表面黄棕色或灰褐色，具纵皱纹、支根痕和多数横长的皮孔样突起。③质韧，不易折断。④断面浅黄色或棕黄色，维管束点状，排列成数轮同心环。⑤气微，味甜（图 4-2-10、图 4-2-11）。

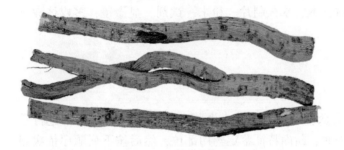
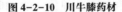
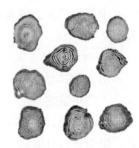

图 4-2-10　川牛膝药材　　　　　　　图 4-2-11　川牛膝断面

【显微鉴别】（1）横切面 ①木栓细胞数列。②栓内层窄。③中柱大，三生维管束外韧型，断续排列成4~11轮，内侧维管束的束内形成层可见；木质部导管多单个，常径向排列，木化；木纤维较发达，有的切向延伸或断续连接成环。④中央次生构造维管系统常分成2~9股，有的根中心可见导管稀疏分布。⑤薄壁细胞含草酸钙砂晶、方晶。

（2）粉末 棕色。①草酸钙砂晶、方晶散在，或充塞于薄壁细胞中。②具缘纹孔导管直径10~80μm，纹孔圆形或横向延长呈长圆形，互列，排列紧密，有的导管分子末端呈梭形。③纤维长条形，弯曲，末端渐尖，直径8~25μm，壁厚3~5μm，纹孔呈单斜纹孔或"人"字形，也可见具缘纹孔，纹孔口交叉成"十"字形，孔沟明显，疏密不一。

【理化鉴别】取川牛膝的断面，置紫外灯下观察，显淡黄绿色荧光；滴加1%一水合氨后，显绿黄色荧光。

【检查及含量测定】水分不得超过16.0%（饮片不得超过12.0%），总灰分不得超过8.0%，用水溶性浸出物测定法中的冷浸法测定，浸出物不得少于65.0%（饮片不得少于60.0%）。高效液相色谱法测定按干燥品计算，含杯苋甾酮（$C_{29}H_{44}O_8$）不得少于0.030%。

【化学成分】含甾类化合物、甜菜碱等。

【性味功效】性平，味甘、微苦。逐瘀通经，通利关节，利尿通淋。

> 技能训练

1. 实训目标

掌握狗脊、绵马贯众、细辛、商陆、牛膝和川牛膝的性状鉴别要点；掌握狗脊的组织特征和川牛膝的粉末特征；通过实训提升学生的职业素质和能力。

2. 准备工作

中药实训室，各药材标本、永久制片、粉末，试剂，显微镜，多媒体教学设备。

3. 训练过程

（1）教师示教

①性状鉴别

教师取狗脊、绵马贯众、细辛、商陆、牛膝和川牛膝的药材标本进行示讲，根据各药材形状、表面、断面特征鉴定药用部位，然后按下列顺序依次观察和描述。根类中药观察其形状、大小（粗细）、颜色、表面、质地、断面及气味等；根茎类需注意观察其节和节间。

②显微鉴别

a. 组织特征。教师取狗脊的组织切片，在低倍镜下由外向内依次观察，内含物的特征可在高倍镜下观察，通过多媒体教学设备进行示讲。

b. 粉末特征。教师取川牛膝的中药粉末少许，分别用水装片和水合氯醛溶液制片，通过多媒体教学设备进行示讲。

（2）学生训练　将学生分为每组 5 人，以小组为单位进行狗脊、绵马贯众、细辛、商陆、牛膝和川牛膝性状鉴别和显微鉴别的训练。每组的学生在训练过程中要有团队协作的精神，具备吃苦耐劳、任劳任怨、责任担当、遵守行规、诚实守信、专业形象的职业品质与道德，通过信息技术、创新思维来获得学习资料并能够有计划、自主性地学习，同时关注时政、善于沟通交流，成为具有社会责任与能力的专业技术人员。

（3）实训结束后，教师对各小组的训练过程进行分析与总结，并根据项目考核单进行考核（表 4-2-1），提高学生专业技术水平和职业素质。

表 4-2-1　　狗脊、绵马贯众、细辛、商陆、牛膝和川牛膝的鉴别项目考核单

大项内容	子项内容	考核标准	标准分	得分
性状鉴别	狗脊	能准确识别各中药原药材及饮片，并正确描述其性状及特征	10	
	绵马贯众		10	
	细辛		10	
	商陆		10	
	牛膝		10	
	川牛膝		10	
显微鉴别	组织特征	能准确描述狗脊的组织特征，并能熟练绘制组织特征图	15	
	粉末特征	能熟练制作川牛膝的临时粉末制片，并准确描述粉末特征，且能熟练绘制粉末特征图	15	
职业素养	学习与创新、社会交往合作、心理调适、信息分析处理与表达的能力	①具备通过搜集资料获取新知识、新技能及自主学习能力；②具备爱岗敬业、吃苦耐劳、严谨务实的精神；③具备团队合作意识及妥善处理人际关系的能力；④充分展示实训结果，对结果分析评价有较强的心理承受能力；⑤运用所学专业知识解决问题及对突发事件紧急处理的能力；执业药师应具备较强的语言表达、沟通和协调能力	10	
合计			100	

被考核人：_____　　考核教师：_____　　日期：_____年___月___日

4. 实训报告

完成实训报告，并对本次实训的过程进行分析与小结。

任务三　大黄、何首乌、虎杖、天麻、山慈菇和白及的鉴定

任务目标

1. 掌握大黄、何首乌、虎杖、天麻、山慈菇和白及的来源、产地、采收加工与性状鉴别。

2. 掌握大黄和何首乌的显微鉴别，了解虎杖、天麻、山慈菇和白及的显微鉴别。

3. 熟悉大黄、何首乌、虎杖、天麻、山慈菇和白及的理化鉴别、检查、化学成分与性味功效。

必备知识

大　黄

（Dahuang，RHEI RADIX ET RHIZOMA）

【来源】为蓼科植物掌叶大黄 *Rheum palmatum* L.、唐古特大黄 *Rheum tanguticum* Maxim. ex Balf. 或药用大黄 *Rheum officinale* Baill. 的干燥根和根茎。

【产地】掌叶大黄和唐古特大黄习称为"北大黄"，主产于甘肃、青海、西藏、四川等地；药用大黄习称为"南大黄"，主产于四川、贵州、云南、陕西等地。商品中以掌叶大黄产量大，药用大黄产量较少。

【采收加工】秋末茎叶枯萎或次春发芽前采挖，除去细根，刮去外皮，切瓣或段，绳穿成串干燥或直接干燥。

【性状鉴别】①呈类圆柱形、圆锥形、卵圆形或不规则块状，长 3~17cm，直径 3~10cm。②刮去外皮者表面黄棕色至红棕色，有的可见类白色网状纹理及星点（异型维管束）散在，残留的外皮棕褐色，多具绳孔及粗皱纹。③质坚实，有的中心稍松软。④断面淡红棕色或黄棕色，显颗粒性；根茎髓部宽广，有星点环列或散在；根木部发达，具放射状纹理，形成层环明显，无星点。⑤气清香，味苦而微涩，嚼之粘牙，有沙粒感（图4-3-1、图4-3-2）。

【显微鉴别】（1）根茎横切面　①根木栓层和栓内层大多已除去。②韧皮部筛管群明显；薄壁组织发达。③形成层成环。④木质部射线较密，宽 2~4 列细胞，内含棕色物；导管非木化，常 1 至数个相聚，稀疏排列。⑤薄壁细胞含草酸钙簇晶，并含多数淀粉粒。

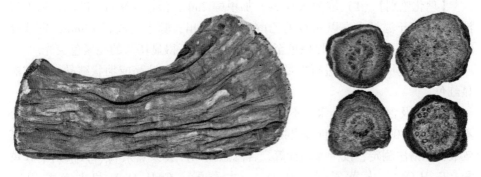

图 4-3-1　掌叶大黄药材　　　　　　　　　图 4-3-2　掌叶大黄断面

（2）粉末　黄棕色。①草酸钙簇晶直径 20~160μm。②网纹导管、具缘纹孔导管、螺纹导管及环纹导管非木化。③淀粉粒甚多，单粒类球形或多角形，直径 3~45μm，脐点星状；复粒由 2~8 分粒组成（图 4-3-3）。

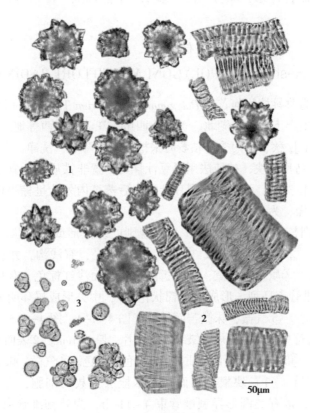

50μm

图 4-3-3　大黄粉末特征

1—草酸钙簇晶　2—导管　3—淀粉粒

【理化鉴别】（1）取粉末 0.2g，加甲醇 2mL，温浸 10min，冷却，取上清液 10μm 点于滤纸上，以 45%的乙醇展开，取出，晾干，放置 10min，置紫外线灯（365nm）下检视，显棕色至棕红色荧光，不得显持久的亮紫色荧光。

（2）取粉末少量，进行微量升华，可见黄色菱状针晶或羽状结晶，加碱液显红色。

【检查及含量测定】水分不得超过 15.0%（饮片不得超过 13.0%），总灰分不得超过 10.0%。用水溶性浸出物测定法中的热浸法测定，不得少于 25.0%。高效液相色谱法测定，按干燥品计算，含总蒽醌以芦荟大黄素（$C_{15}H_{10}O_5$）、大黄酸（$C_{15}H_8O_6$）、大黄素（$C_{15}H_{10}O_5$）、大黄酚（$C_{15}H_{10}O_4$）和大黄素甲醚（$C_{16}H_{12}O_5$）的总量计，不得少于 1.50%，含游离蒽醌以芦荟大黄素、大黄酸、大黄素、大黄酚和大黄素甲醚的总量计，不得少于 0.20%（饮片不得少于 0.35%）。

【化学成分】含蒽醌衍生物和鞣质两类成分。

【性味功效】性寒，味苦。泻下攻积，清热泻火，凉血解毒，逐瘀通经，利湿退黄。

何 首 乌

(Heshouwu, POLYGONI MULTIFLORI RADIX)

【来源】为蓼科植物何首乌 *Polygonum multiflorum* Thunb. 的干燥块根。

【产地】主产于河南、湖北、贵州、四川、江苏、广西等地。

【采收加工】秋、冬两季叶枯萎时采挖，削去两端，洗净，个大的切成块，干燥。取何首乌片或块，按炖法用黑豆汁拌匀，置非铁质的适宜容器内，炖至汁液吸尽；或按蒸法，清蒸或用黑豆汁拌匀后蒸至内外均呈棕褐色，或晒至半干，切片，干燥，为"制何首乌"。

【性状鉴别】（1）何首乌 ①呈不规则的纺锤形或团块状，长 6~15cm，直径 4~12cm。②表面红棕色或红褐色，皱缩不平，有浅沟，并有横长皮孔样突起和细根痕。③质坚实而重，不易折断。④断面浅红棕色，有粉性，皮部有 4~11 个异型维管束环列，形成"云锦状花纹"，中央形成层环明显，木质部较大，部分有木心。⑤气微，味微苦而甘涩（图4-3-4、图4-3-5）。

（2）制何首乌 ①呈不规则皱缩状的块片，厚约 1cm。②表面黑褐色或棕褐色，凹凸不平。③质坚硬，断面角质样，棕褐色或黑色。④气微，味微甘而苦涩。

【显微鉴别】（1）块根横切面 ①木栓层为数列细胞，含红棕色物质。②韧皮部较宽，散有类圆形异型维管束 4~11 个，为外韧维管束，导管稀少。③中央维管束形成层呈环状，木质部导管稀少，周围有管胞和少数木纤维。④薄壁细胞含草酸钙簇晶及淀粉粒。

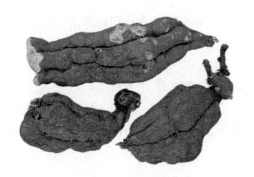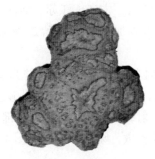

图 4-3-4　何首乌药材　　　　　　　　图 4-3-5　何首乌断面

（2）粉末　黄棕色。①淀粉粒单粒，类球形，直径 4~50μm，脐点"人"字形、星状或三叉状，大粒者隐约可见层纹，复粒由 2~9 分粒构成，层纹不明显。②草酸钙簇晶多，直径 10~80（160）μm，偶见簇晶与较大的方形结晶合生。③棕色细胞类圆形或椭圆形，壁稍厚，胞腔内充满淡黄棕色、棕色或红棕色物质及淀粉粒。④具缘纹孔导管直径 17~178μm。⑤棕色块散在，形状、大小及颜色深浅不一。

【理化鉴别】（1）取粉末微量升华后得黄色柱状或针簇状结晶，遇碱液显红色。

（2）取粉末 0.2g，加乙醇 5mg，温浸 3min，不断振摇，趁热过滤，冷却。取滤液 2 滴，蒸干，趁热加三氯化锑的三氯甲烷饱和溶液 1 滴，显紫红色。

【检查及含量测定】水分不得超过 10.0%（制何首乌不得超过 12.0%），总灰分不得超过 5.0%（制何首乌不得超过 9.0%）。用醇溶性浸出物测定法中的热浸法测定，制何首乌乙醇浸出物不得少于 5.0%。高效液相色谱法测定，按干燥品计算，含 2，3，5，4′-四羟基二苯乙烯-2-O-β-D 葡糖苷（$C_{20}H_{22}O_9$）不得少于 1.0%（制何首乌不得少于 0.70%），含结合蒽醌以大黄素和大黄素甲醚的总量计，不得少于 0.10%（饮片不得少于 0.05%、制何首乌不得少于 0.10%）。

【化学成分】含二苯乙烯苷化合物、卵磷脂、蒽醌类衍生物、鞣质等。

【性味功效】性温，味苦、甘、涩。解毒，消痈，截疟，润肠通便。制何首乌补肝肾，益精血，乌须发，强筋骨，化浊降脂。

虎　杖

（Huzhang，POLYGONI CUSPIDATI RHIZOMA ET RADIX）

【来源】为蓼科植物虎杖 *Polygonum cuspidatum* Sieb. et Zucc. 的干燥根茎和根。

【产地】主产于江苏、浙江、江西、福建、山东、河南等地。

【采收加工】春、秋二季采挖，除去须根，洗净，趁鲜切短段或厚片，晒干。

【性状鉴别】①呈圆柱形短段或不规则厚片，长 1~7cm，直径 0.5~2.5cm。②外皮棕褐色，有纵皱纹和须根痕。③切面皮部较薄，木部宽广，棕黄色，射线放射状，皮部与木部较易分离；根茎髓中有隔或呈空洞状。④质坚硬。⑤气微，味微苦、涩（图4-3-6）。

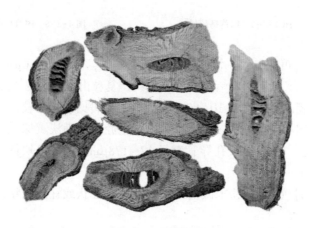

图4-3-6　虎杖切面

【显微鉴别】粉末：橙黄色。①草酸钙簇晶极多，较大，直径30~100μm。②石细胞淡黄色，类方形或类圆形，有的呈分枝状，分枝状石细胞常2~3个相连，直径24~74μm，有纹孔，胞腔内充满淀粉粒。③木栓细胞多角形或不规则形，胞腔充满红棕色物。④具缘纹孔导管直径56~150μm。

【理化鉴别】取粗粉 5g，加乙醇 25mL，浸渍 2h，过滤。滤液蒸干，残渣加水约 2mL，充分搅拌，取上清液，加三氯甲烷 10mL，振摇提取，分取三氯甲烷液，蒸干。残渣加氢氧化钠试液 2 滴，显樱红色。

【检查及含量测定】水分不得超过 12.0%，总灰分不得超过 5.0%，酸不溶性灰分不得超过 1.0%。用醇溶性浸出物测定法中的冷浸法测定，乙醇浸出物不得少于 9.0%。高效液相色谱法测定，按干燥品计算，含大黄素不得少于 0.60%，含虎杖苷（$C_{20}H_{22}O_8$）不得少于 0.15%。

【化学成分】含游离蒽醌、蒽醌苷等。

【性味功效】性微寒，味微苦。利湿退黄，清热解毒，散瘀止痛，止咳化痰。

天　麻
（Tianma，GASTRODIAE RHIZOMA）

【来源】　为兰科植物天麻 *Gastrodia elata* Bl. 的干燥块茎。

【产地】　主产于四川、云南、湖北、陕西、贵州等地。

【采收加工】　立冬后至次年清明前采挖，立即洗净，蒸透，敞开低温干燥。

【性状鉴别】　①呈椭圆形或长条形，略扁，皱缩而稍弯曲，长 3~15cm，宽 1.5~6cm，厚 0.5~2cm。②表面黄白色至黄棕色，有纵皱纹及由潜伏芽排列而成的横环纹多轮，有时可见棕褐色菌索。③顶端有红棕色至深棕色鹦嘴状的芽或残留茎基；另端有圆脐形疤痕。④质坚硬，不易折断。⑤断面较平坦，黄白色至淡棕色，角质样，半透明。⑥气微，味甘（图 4-3-7、图 4-3-8、图 4-3-9）。

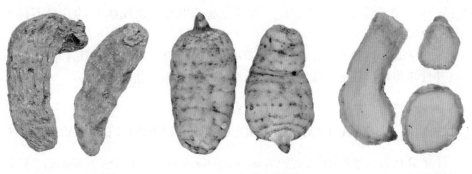

图 4-3-7　天麻药材　　　　图 4-3-8　新鲜天麻药材　　　　图 4-3-9　天麻断面

以质地坚实沉重、有鹦哥嘴、断面明亮、无空心的"冬麻"质佳；质地轻泡、有残留茎基、断面色晦暗、空心的"春麻"质次。

【显微鉴别】　（1）横切面　①表皮有残留，下皮由 2~3 列切向延长的栓化细胞组成。②皮层为 10 数列多角形细胞，有的含草酸钙针晶束。③较老块茎皮层与下皮相接处有 2~3 列椭圆形厚壁细胞，木化，纹孔明显。④中柱占绝大部分，有小型周韧维管束散在。⑤薄壁细胞亦含草酸钙针晶束。

（2）粉末　黄白色至黄棕色。①厚壁细胞椭圆形或类多角形，直径 70~180μm，壁厚 3~8μm，木化，纹孔明显。②草酸钙针晶成束或散在，长 25~75（93）μm。③用甘油乙酸装片观察，含糊化多糖类物的薄壁细胞无色，有的细胞中可见长卵形、长椭圆形或类圆形颗粒，遇碘液显棕色或淡棕紫色。④螺纹导管、网纹导管及环纹导管直径 8~30μm。

【理化鉴别】　（1）取粉末 1g，加水 10mL，浸渍 4h，振摇，过滤，滤液加碘试液 2~4 滴，显紫红色至酒红色。

（2）薄层色谱法：取粉末 1g，加甲醇 10mL，超声处理 30min，滤过，滤液浓缩至干，残渣加甲醇 1mL 溶解，作为供试品溶液。另取天麻对照药材 1g，同法制成对照药材溶液。再取天麻素对照品，加甲醇制成 1mg/mL 的溶液，作为对照品溶液。吸取供试品溶液和对照药材溶液各 10μL，对照品溶液 5μL，分别点于同一硅胶 G 薄层板上，以二氯甲烷-乙酸乙酯-甲醇-水（2∶4∶2.5∶1）为展开剂，展开，取出，晾干，喷以对羟基苯甲醛溶液（取对羟基苯甲醛 0.2g，溶于 10mL 乙醇中，加 50% 硫酸溶液 1mL，混匀），120℃ 加热至斑点显色清晰，置日光下检视。供试品色谱中，在与对照药材色谱和对照品色谱相应的位置上，显相同颜色的斑点。

【检查及含量测定】水分不得超过 15.0%（饮片不得超过 12.0%），总灰分不得超过 4.5%。用醇溶性浸出物测定法中的热浸法测定，稀乙醇浸出物不得少于 15.0%。二氧化硫残留量不得过 400mg/kg。高效液相色谱法测定，按干燥品计算，含天麻素（$C_{13}H_{18}O_7$）和对羟基苯甲醇（$C_7H_8O_2$）的总量不得少于 0.25%。

【化学成分】含天麻苷、对羟基苯甲醇、赤箭苷、对羟苄基甲醚等。

【性味功效】性平，味甘。息风止痉，平抑肝阳，祛风通络。

山 慈 菇

（Shancigu，CREMASTRAE PSEUDOBULBUS PLEIONES PSEUDOBULBUS）

【来源】为兰科植物杜鹃兰 *Cremastra appendiculata*（D. Don）Makino、独蒜兰 *Pleione bulbocodioides*（Franch.）Rolfe 或云南独蒜兰 *Pleione yunnanensis* Rolfe 的干燥假鳞茎。前者习称"毛慈菇"，后二者习称"冰球子"。

【产地】主产于四川、贵州、云南等地。

【采收加工】夏、秋二季采挖，除去地上部分及泥沙，按大小分开，置沸水锅中蒸煮至透心，干燥。

【性状鉴别】（1）毛慈菇　①呈不规则扁球形或圆锥形，顶端渐突起，基部有须根痕；长 1.8~3cm，膨大部直径 1~2cm。②表面黄棕色或棕褐色，有纵皱纹或纵沟，中部有 2~3 条微突起的环节，节上有鳞片叶干枯腐烂后留下的丝状纤维。③质坚硬，难折断。④断面灰白色或黄白色，略呈角质。⑤气微，味淡，带黏性（图 4-3-10）。

（2）冰球子　①呈圆锥形，瓶颈状或不规则团块，直径 1~2cm，高 1.5~2.5cm。②顶端渐尖，尖端断头处呈盘状，基部膨大且圆平，中央凹入，有 1~2 条环节，多偏向一侧。③撞去外皮者表面黄白色，带表皮者浅棕色，光滑，有不规则皱纹。④断面浅黄色，角质半透明（图 4-3-11）。

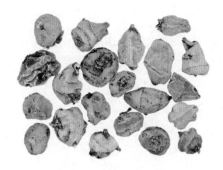

图4-3-10　毛慈菇药材

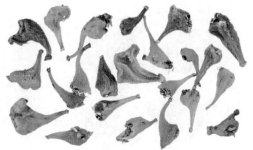

图4-3-11　冰球子药材

【显微鉴别】（1）毛慈菇横切面　①最外层为一层扁平的表皮细胞，其内有2~3列细胞，壁稍厚，浅黄色，再向内为大的类圆形薄壁细胞，含黏液质，并含有淀粉粒。②近表皮处的薄壁细胞中含有草酸钙针晶束，长70~150μm。③维管束散在，外韧型。

（2）冰球子横切面　①表皮细胞切向延长。②淀粉粒存在于较小的薄壁细胞中。③维管束鞘纤维半月形，偶有两半月形。

【化学成分】含菲类、联苄类、多酚类、苷类、木脂素类、黄烷类化合物等。

【性味功效】性凉，味甘、微辛。清热解毒，化痰散结。

白　及
（Baiji，BLETILLAE RHIZOMA）

【来源】兰科植物白及 *Bletilla striata* （Thunb.）Reichb. f. 的干燥块茎。

【产地】以根茎肥厚，色白明亮，个大坚实，无须根者为佳。

【采收加工】夏、秋二季采挖，除去须根，洗净，置沸水中煮或蒸至无白心，晒至半干，除去外皮，晒干。

【性状鉴别】①呈不规则扁圆形，多有2~3个爪状分枝，少数具4~5个爪状分枝，长1.5~6cm，厚0.5~3cm。②表面灰白色至灰棕色，或黄白色，有数圈同心环节和棕色点状须根痕，上面有突起的茎痕，下面有连接另一块茎的痕迹。③质坚硬，不易折断。④断面类白色，角质样，半透明，维管束小点状，散生。⑤气微，味苦，嚼之有黏性（图4-3-12、图4-3-13）。

【显微鉴别】粉末：淡黄白色。①表皮细胞表面观，垂周壁波状弯曲，略增厚，木化，孔沟明显。②草酸钙针晶束存在于大的类圆形黏液细胞中，或随处散在，针晶长18~88μm。③纤维成束，直径11~30μm，壁木化，具"人"字形或椭圆形纹孔；含硅质块细胞小，位于纤维周围，排列纵行。④梯纹导管、具缘纹孔导管及螺纹导管直径10~32μm。⑤糊化淀粉粒团块无色。

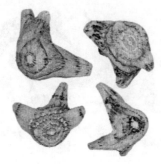
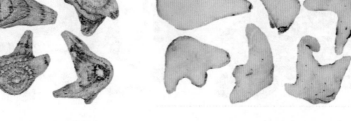

图4-3-12　白及药材　　　　　　图4-3-13　白及断面

【理化鉴别】取白及约2g，加水20mL，在沸水中热浸30min，滤过，取滤液进行下列试验。①取热水提取液1mL，加入新配制的碱性酒石酸铜试剂5~6滴，在沸水浴中加热5min，产生棕红色氧化亚铜沉淀。②取热水提取液1mL，加入5%α-萘酚乙醇溶液3滴，摇匀，沿试管壁缓缓加入浓硫酸，在试液界面处形成紫红色环。

【检查及含量测定】水分不得超过15.0%，总灰分不得超过5.0%。二氧化硫残留量测定，不得超过400mg/kg。高效液相色谱法测定，按干燥品计算，含1，4-二［4-（葡萄糖氧）苄基］-2-异丁基苹果酸酯（$C_{34}H_{46}O_{17}$）不得少于2.0%（饮片不得少于1.5%）。

【化学成分】含淀粉、葡萄糖、挥发油、白及甘露聚糖等。

【性味功效】性微寒，味苦、甘、涩。收敛止血，消肿生肌。

⬤ 技能训练

1. 实训目标

掌握大黄、何首乌、虎杖、天麻、山慈菇和白及的性状鉴别要点；掌握何首乌的组织特征和大黄的粉末特征；通过实训提升学生的职业素质和能力。

2. 准备工作

中药实训室，各药材标本、永久制片、粉末，试剂，显微镜，多媒体教学设备。

3. 训练过程

（1）教师示教

①性状鉴别

教师取大黄、何首乌、虎杖、天麻、山慈菇和白及的药材标本进行示讲，根据各药材形状、表面、断面特征鉴定药用部位，然后按下列顺序依次观察和描述。根类中药观察其形状、大小（粗细）、颜色、表面、质地、断面及气味等；根茎类需注意观察其节和节间。

②显微鉴别

a. 组织特征。教师取何首乌的组织切片，在低倍镜下由外向内依次观察，内含物的特征可在高倍镜下观察，通过多媒体教学设备进行示讲。

b. 粉末特征。教师取大黄的中药粉末少许，分别用水装片和水合氯醛溶液制片，通过多媒体教学设备进行示讲。

（2）学生训练　将学生分为每组 5 人，以小组为单位进行大黄、何首乌、虎杖、天麻、山慈菇和白及性状鉴别和显微鉴别的训练。每组的学生在训练过程中要有团队协作的精神，具备吃苦耐劳、任劳任怨、责任担当、遵守行规、诚实守信、专业形象的职业品质与道德，通过信息技术、创新思维来获得学习资料并能够有计划、自主性地学习，同时关注时政、善于沟通交流，成为具有社会责任与能力的专业技术人员。

（3）实训结束后，教师对各小组的训练过程进行分析与总结，并根据项目考核单进行考核（参照表 4-2-1 制定），提高学生专业技术水平和职业素质。

4. 实训报告

完成实训报告，并对本次实训的过程进行分析与小结。

任务四　川芎、防风、柴胡、北沙参、银柴胡和太子参的鉴定

任务目标

1. 掌握川芎、防风、柴胡、北沙参、银柴胡和太子参的来源、产地、采收加工与性状鉴别。

2. 掌握川芎和防风的显微鉴别，了解银北沙参、银柴胡和太子参的显微鉴别。

3. 熟悉银柴胡、太子参、防己、北豆根的理化鉴别、检查、化学成分与性味功效。

必备知识

川　芎
（Chuanxiong，CHUANXIONG RHIZOMA）

【来源】为伞形科植物川芎 *Ligusticum chuanxiong* Hort. 的干燥根茎。

【产地】 主产于四川、贵州、云南、陕西、湖北等地。

【采收加工】 夏季当茎上的节盘显著突出，并略带紫色时采挖，除去泥沙，晒后烘干，再去须根。

【性状鉴别】 ①呈不规则结节状拳形团块，直径 2~7cm。②表面灰褐色或褐色，粗糙皱缩，有多数平行隆起的轮节，顶端有凹陷的类圆形茎痕，下侧及轮节上有多数小瘤状根痕。③质坚实，不易折断。④断面黄白色或灰黄色，散有黄棕色的小油点（油室），形成层环呈波状。⑤气浓香，味苦、辛，稍有麻舌感，微回甜（图4-4-1、图4-4-2）。

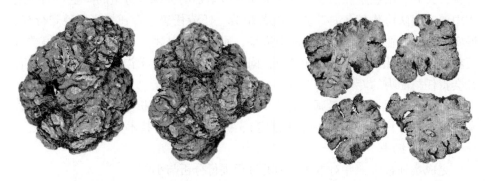

图 4-4-1　川芎药材　　　　　　　　图 4-4-2　川芎断面

【显微鉴别】 （1）横切面　①木栓层为 10 余列细胞。②皮层狭窄，散有根迹维管束，其形成层明显。③韧皮部宽广，形成层环波状或不规则多角形。④木质部导管多角形或类圆形，大多单列或排成 "V" 形，偶有木纤维束。⑤髓部较大。⑥薄壁组织中散有多数油室，类圆形、椭圆形或形状不规则，淡黄棕色，靠近形成层的油室小，向外渐大；薄壁细胞中富含淀粉粒，有的薄壁细胞中含草酸钙晶体，呈类圆形团块或类簇晶状。

（2）粉末　淡黄棕色或灰棕色。①淀粉粒较多，单粒椭圆形、长圆形、类圆形、卵圆形或肾形，直径 5~16μm，长约 21μm，脐点点状、长缝状或 "人"字状；偶见复粒，由 2~4 分粒组成。②草酸钙晶体存在于薄壁细胞中，呈类圆形团块或类簇晶状，直径 10~25μm。③木栓细胞深黄棕色，表面观呈多角形，微波状弯曲。④油室多已破碎，偶可见油室碎片，分泌细胞壁薄，含有较多的油滴。⑤导管主为螺纹导管，也有网纹导管及梯纹导管，直径 14~50μm。

【理化鉴别】 取干燥细粉 1g，加石油醚 5mL，放置 10h，振摇，静置，取上清液 1mL，挥发干后，残渣加甲醇 1mL 使溶解，再加 2% 3，5-二硝基苯甲酸的甲醇溶液 2~3 滴与甲醇饱和的氢氧化钾饱和溶液 2 滴，显紫红色。

【检查及含量测定】 水分不得超过 12.0%，总灰分不得超过 6.0%，酸不溶性灰分不得超过 2.0%。用醇溶性浸出物测定法中的热浸法测定，乙醇浸出物不得少于 12.0%。高效液相色谱法测定，按干燥品计算，含阿魏酸（$C_{10}H_{10}O_4$）不得少于 0.10%。

【化学成分】含挥发油、生物碱、内酯类化合物、有机酸等。

【性味功效】性温，味辛。活血行气，祛风止痛。

防 风

（Fangfeng，SAPOSHNIKOVIAE RADIX）

【来源】为伞形科植物防风 *Saposhnikovia divaricata* （Turcz.）Schischk. 的干燥根。

【产地】主产于东北及内蒙古东部。

【采收加工】春、秋二季采挖未抽花茎植株的根，除去须根和泥沙，晒干。

【性状鉴别】①呈长圆锥形或长圆柱形，下部渐细，有的略弯曲，长 15～30cm，直径 0.5～2cm。②表面灰棕色或棕褐色，粗糙，有纵皱纹、多数横长皮孔样突起及点状的细根痕；根头部有明显密集的环纹，习称"蚯蚓头"，有的环纹上残存棕褐色毛状叶基。③体轻，质松，易折断。④断面不平坦，皮部棕黄色至棕色，有裂隙，习称"菊花心"，散生黄棕色油点，木部浅黄色。⑤气特异，味微甘（图 4-4-3、图 4-4-4）。

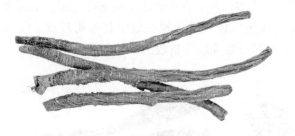

图 4-4-3 防风药材

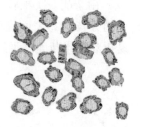

图 4-4-4 防风断面

【显微鉴别】（1）横切面 ①木栓层为 5～30 列细胞。②栓内层窄，有较大的椭圆形油管。③韧皮部较宽，有多数类圆形油管，周围分泌细胞 4～8 个，管内可见金黄色分泌物；射线多弯曲，外侧常成裂隙。④形成层明显。⑤木质部导管甚多，呈放射状排列。⑥根头处有髓，薄壁组织中偶见石细胞。

（2）粉末 淡棕色。①油管直径 17～60μm，充满金黄色分泌物。②叶基维管束常伴有纤维束。③网纹导管直径 14～85μm。④石细胞少见，黄绿色，长圆形或类长方形，壁较厚。

【检查及含量测定】水分不得超过 10.0%，总灰分不得超过 6.5%，酸不溶性不得超过 1.5%。用醇溶性浸出物测定法中的热浸法测定，乙醇浸出物不得少于 13.0%。高效液相色谱法测定，按干燥品计算，含升麻素苷（$C_{22}H_{28}O_{11}$）和 5-O-甲基维斯阿米醇苷（$C_{22}H_{28}O_{10}$）的总量不得少于 0.24%。

【化学成分】含挥发油、甘露醇、苦味苷等。

【性味功效】性微温，味辛、甘。祛风解表，胜湿止痛，止痉。

柴 胡
（Chaihu，BUPLEURI RADIX）

【来源】为伞形科植物柴胡 *Bupleurum chinense* DC. 或狭叶柴胡 *Bupleurum scorzonerifolium* Willd. 的干燥根。按性状不同，分别习称"北柴胡"和"南柴胡"。

【产地】北柴胡主产于东北、河北、河南、陕西等地；南柴胡主产于湖北、四川、安徽、黑龙江、吉林等地。

【采收加工】春、秋二季采挖，除去茎叶和泥沙，干燥。

【性状鉴别】（1）北柴胡 ①呈圆柱形或长圆锥形，长 6~15cm，直径 0.3~0.8cm。②根头膨大，顶端残留 3~15 个茎基或短纤维状叶基，下部分枝。③表面黑褐色或浅棕色，具纵皱纹、支根痕及皮孔。④质硬而韧，不易折断。⑤断面显纤维性，皮部浅棕色，木部黄白色。⑥气微香，味微苦（图 4-4-5）。

（2）南柴胡 ①根较细，圆锥形，顶端有多数细毛状枯叶纤维，下部多不分枝或稍分枝。②表面红棕色或黑棕色，靠近根头处多具细密环纹。③质稍软，易折断。④断面略平坦，不显纤维性。⑤具败油气（图 4-4-6）。

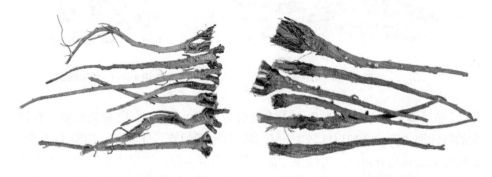

图 4-4-5 北柴胡药材　　　　　　图 4-4-6 南柴胡药材

【理化鉴别】取柴胡粉末 0.5g，加水 10mL，用力振摇，产生持久性泡沫。

【检查及含量测定】水分不得超过 10.0%，总灰分不得超过 8.0%，酸不溶性灰分不得超过 3.0%。用醇溶性浸出物测定法中的热浸法测定，乙醇浸出物不得少于 11.0%（饮片不得少于 12.0%）。高效液相色谱法测定，按干燥品计算，北柴胡含柴胡皂苷 a（$C_{42}H_{68}O_{13}$）和柴胡皂苷 d（$C_{42}H_{68}O_{13}$）的总量不得少于 0.30%。

【化学成分】含皂苷类、挥发油、多糖类、甾醇类等。

【性味功效】性微寒，味辛、苦。疏散退热，疏肝解郁，升举阳气。

北 沙 参
（Beishashen，GLEHNIAE RADIX）

【来源】为伞形科植物珊瑚菜 *Glehnia littoralis* Fr. Schmidt ex Miq. 的干燥根。

【产地】主产于山东、江苏等地。

【采收加工】夏、秋二季采挖，除去须根，洗净，稍晾，置沸水中烫后，除去外皮，干燥。或洗净直接干燥。

【性状鉴别】①呈细长圆柱形，偶有分枝，长 15～45cm，直径 0.4～1.2cm。②表面淡黄白色，略粗糙，偶有残存外皮，不去外皮的表面黄棕色。③全体有细纵皱纹和纵沟，并有棕黄色点状细根痕；顶端常留有黄棕色根茎残基；上端稍细，中部略粗，下部渐细。④质脆，易折断。⑤断面皮部浅黄白色，木部黄色，皮部与木部易分离。⑥气特异，味微甘（图 4-4-7、图 4-4-8）。

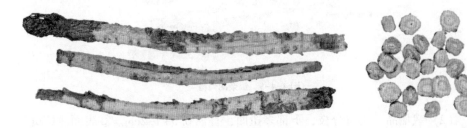

图 4-4-7 北沙参药材　　　　　图 4-4-8 北沙参断面

【显微鉴别】横切面：①栓内层为数列薄壁细胞，有分泌道散在。②不去外皮的可见木栓层。③韧皮部宽广，射线明显；外侧筛管群颓废，呈条状；分泌道散在，直径 20～65μm，内含黄棕色分泌物，周围分泌细胞 5～8 个。④形成层成环。⑤木质部射线宽 2～5 列细胞。⑥导管大多呈"V"形排列。⑦薄壁细胞含糊化淀粉粒。

【化学成分】含香豆素类化合物、多糖、挥发油、氨基酸、生物碱等。

【性味功效】性微寒，味甘、微苦。养阴清肺，益胃生津。

银 柴 胡
(Yinchaihu, STELLARIAE RADIX)

【来源】 为石竹科植物银柴胡 *Stellaria dichotoma* L. var. *lanceolata* Bge. 的干燥根。

【产地】 主产于宁夏、内蒙古、陕西等地。

【采收加工】 春、夏间植株萌发或秋后茎叶枯萎时采挖；栽培品于种植后第三年9月中旬或第四年4月中旬采挖，除去残茎、须根及泥沙，晒干。

【性状鉴别】 (1) 银柴胡 ①呈类圆柱形，偶有分枝，长15~40cm，直径0.5~2.5cm。②表面浅棕黄色至浅棕色，有扭曲的纵皱纹和支根痕，多具孔穴状或盘状凹陷，习称"砂眼"，从砂眼处折断可见棕色裂隙中有细砂散出；根头部略膨大，有密集的呈疣状突起的芽苞、茎或根茎的残基，习称"珍珠盘"。③质硬而脆，易折断。④断面不平坦，较疏松，有裂隙，皮部甚薄，木部有黄、白色相间的放射状纹理。⑤气微，味甘（图4-4-9）。

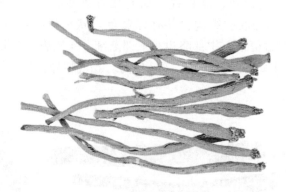

图4-4-9 银柴胡药材

(2) 栽培品 ①有分枝，下部多扭曲，直径0.6~1.2cm。②表面浅棕黄色或浅黄棕色，纵皱纹细腻明显，细支根痕多呈点状凹陷。几无砂眼。③根头部有多数疣状突起。④折断面质地较紧密，几无裂隙，略显粉性，木部放射状纹理不甚明显。⑤味微甜。

【显微鉴别】 横切面：①木栓细胞数列至10余列。②栓内层较窄。③韧皮部筛管群明显。④形成层成环。⑤木质部发达。⑥射线宽至10余列细胞。⑦薄壁细胞含草酸钙砂晶，以射线细胞中多见。

【理化鉴别】 (1) 取粉末1g，加无水乙醇10mL，浸渍15min，滤过。取滤液2mL，置紫外线灯（365nm）下观察，显亮蓝微紫色的荧光。

(2) 取粉末0.1g，加甲醇25mL，超声处理10min，滤过，滤液置50mL量瓶中，加甲醇至刻度。照紫外-可见分光光度法测定，在270nm波长处有最大吸收。

【检查及含量测定】酸不溶性灰分不得超过5.0%。用醇溶性浸出物测定法中的冷浸法测定，甲醇浸出物不得少于20.0%。

【化学成分】含菠菜甾醇、7-豆甾烯醇、银柴胡环肽Ⅰ、豆甾醇、α-菠菜甾醇葡糖苷、7-豆甾烯醇葡糖苷、β-谷甾醇等。

【性味功效】性微寒，味甘。清虚热，除疳热。

太 子 参

（Taizishen，PSEUDOSTELLARIAE RADIX）

【来源】为石竹科植物孩儿参 *Pseudostellaria heterophylla*（Miq.）Pax ex Pax et Hoffm. 的干燥块根。

【产地】主产于江苏、山东等地。

【采收加工】夏季茎叶大部分枯萎时采挖，洗净，除去须根，置沸水中略烫后晒干或直接晒干。

【性状鉴别】①呈细长纺锤形或细长条形，稍弯曲，长3~10cm，直径0.2~0.6cm。②表面灰黄色至黄棕色，较光滑，微有纵皱纹，凹陷处有须根痕。顶端有茎痕。③质硬而脆。④断面较平坦，周边淡黄棕色，中心淡黄白色，角质样。⑤气微，味微甘（图4-4-10）。

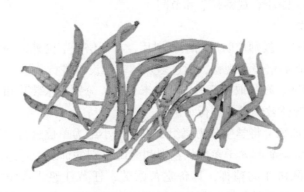

图4-4-10　太子参药材

【显微鉴别】横切面：①木栓层为2~4列类方形细胞。②栓内层薄，仅数列薄壁细胞，切向延长。③韧皮部窄，射线宽广。④形成层成环。⑤木质部占根的大部分，导管稀疏排列成放射状，初生木质部3~4原型。⑥薄壁细胞充满淀粉粒，有的薄壁细胞中可见草酸钙簇晶。

【检查及含量测定】水分不得超过14.0%，总灰分不得超过4.0%。用水溶性浸出物测定法中的冷浸法测定，浸出物不得少于 25.0%。

【化学成分】含有棕榈酸、亚油酸、果糖、淀粉、皂苷、氨基酸等。

【性味功效】性平，味甘、微苦。益气健脾，生津润肺。

技能训练

1. 实训目标

掌握川芎、防风、柴胡、北沙参、银柴胡和太子参的性状鉴别要点；掌握防风的组织特征和川芎的粉末特征；通过实训提升学生的职业素质和能力。

2. 准备工作

中药实训室，各药材标本、永久制片、粉末，试剂，显微镜，多媒体教学设备。

3. 训练过程

（1）教师示教

①性状鉴别

教师取川芎、防风、柴胡、北沙参、银柴胡和太子参的药材标本进行示讲，根据各药材形状、表面、断面特征鉴定药用部位，然后按下列顺序依次观察和描述。根类中药观察其形状、大小（粗细）、颜色、表面、质地、断面及气味等；根茎类需注意观察其节和节间。

②显微鉴别

a. 组织特征。教师取防风的组织切片，在低倍镜下由外向内依次观察，内含物的特征可在高倍镜下观察，通过多媒体教学设备进行示讲。

b. 粉末特征。教师取川芎的中药粉末少许，分别用水装片和水合氯醛溶液制片，通过多媒体教学设备进行示讲。

（2）学生训练 将学生分为每组 5 人，以小组为单位进行川芎、防风、柴胡、北沙参、银柴胡和太子参性状鉴别和显微鉴别的训练。每组的学生在训练过程中要有团队协作的精神，具备吃苦耐劳、任劳任怨、责任担当、遵守行规、诚实守信、专业形象的职业品质与道德，通过信息技术、创新思维来获得学习资料并能够有计划、自主性地学习，同时关注时政、善于沟通交流，成为具有社会责任与能力的专业技术人员。

（3）实训结束后，教师对各小组的训练过程进行分析与总结，并根据项目考核单进行考核（参照表4-2-1制定），提高学生专业技术水平和职业素质。

4. 实训报告

完成实训报告，并对本次实训的过程进行分析与小结。

任务五　人参、西洋参、红参、三七、防己和北豆根的鉴定

任务目标

1. 掌握人参、西洋参、红参、三七、防己和北豆根的来源、产地、采收加工与性状鉴别。

2. 掌握人参和防己的显微鉴别，了解西洋参、红参、三七和北豆根的显微鉴别。

3. 熟悉人参、西洋参、红参、三七、防己和北豆根的理化鉴别、检查、化学成分与性味功效。

必备知识

人　参

（Renshen，GINSENG RADIX ET RHIZOMA）

【来源】为五加科植物人参 *Panax ginseng* C. A. Mey. 的干燥根和根茎。

【产地】主产于吉林、辽宁、黑龙江等地。主要为栽培品，野生品产量甚少。

【采收加工】多于秋季采挖，洗净经晒干或烘干。栽培的称"园参"；野生的称"山参"；播种在山林野生状态下自然生长的称"林下山参"或"籽海"。

【性状鉴别】①主根呈纺锤形或圆柱形，长 3~15cm，直径 1~2cm。②表面灰黄色，上部或全体有疏浅断续的粗横纹及明显的纵皱，下部有支根 2~3条，并着生多数细长的须根，须根上常有不明显的细小疣状突出。③根茎（芦头）长 1~4cm，直径 0.3~1.5cm，多拘挛而弯曲，具不定根（芋）和稀疏的凹窝状茎痕（芦碗）。④质较硬。⑤断面淡黄白色，显粉性，形成层环纹棕黄色，皮部有黄棕色的点状树脂道及放射状裂隙。⑥香气特异，味微苦、甘（图 4-5-1）。

【显微鉴别】（1）横切面　①木栓层为数列细胞。②栓内层窄。③韧皮部外侧有裂隙，内侧薄壁细胞排列较紧密，有树脂道散在，内含黄色分泌物。④形成层成环。⑤木质部射线宽广，导管单个散在或数个相聚，断续排列成放射状，导管旁偶有非木化的纤维。⑥薄壁细胞含草酸钙簇晶。

（2）粉末　淡黄白色。①树脂道碎片易见，含黄色块状分泌物。②草酸钙

簇晶直径20~68μm，棱角锐尖。③木栓细胞表面观类方形或多角形，壁细波状弯曲。④网纹导管和梯纹导管直径10~56μm。⑤淀粉粒甚多，单粒类球形、半圆形或不规则多角形，直径4~20μm，脐点点状或裂缝状；复粒由2~6分粒组成（图4-5-2）。

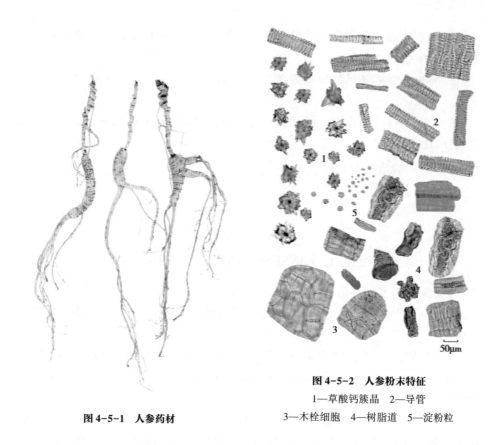

图 4-5-2　人参粉末特征

1—草酸钙簇晶　2—导管

3—木栓细胞　4—树脂道　5—淀粉粒

图 4-5-1　人参药材

【理化鉴别】（1）取粉末0.5g，加乙醇5mL，振摇5min，过滤。取滤液少量，置蒸发皿中蒸干，加三氯化锑饱和的三氯甲烷溶液，再蒸干，呈紫色。

（2）薄层色谱法　取粉末1g，加三氯甲烷40mL，加热回流1h，弃去三氯甲烷液，药渣挥干溶剂，加水0.5mL搅拌湿润，加水饱和正丁醇10mL，超声处理30min，吸取上清液加3倍量氨试液，摇匀，放置分层，取上层液蒸干，残渣加甲醇1mL使溶解，作为供试品溶液。另取人参对照药材1g，同法制成对照药材溶液。再取人参皂苷Rb$_1$对照品、人参皂苷Re对照品、人参皂苷Rf对照品及人参皂苷Rg$_1$对照品，加甲醇制成每1mL含各对照品2mg的混合溶液，作为对照品溶液。吸取上述三种溶液各1~2μL，分别点于同一硅胶G薄层板上，以三氯甲烷-乙酸乙酯-甲醇-水（15：40：22：10）10℃以下放置的下层溶液为展开剂，展开，取出，晾干，喷以 10%硫酸乙醇溶液，在 105℃加热至斑点显色清晰，分别置日光灯和紫外线灯（365nm）下检视。供试品色谱中，在与对照药材色谱和对照品色谱相应位置上，分别显相同颜色的斑点或荧光斑点。

【检查及含量测定】水分不得超过 12.0%，总灰分不得超过 5.0%。铅、镉、砷、汞、铜测定法测定重金属及有害元素，铅不得超过 5mg/kg，镉不得超过 1mg/kg，砷不得超过 2mg/kg，汞不得超过 0.2mg/kg，铜不得超过 20mg/kg。气相色谱法测定其他有机氯类农药残留量，含五氯硝基苯不得超过 0.1mg/kg，六氯苯不得超过 0.1mg/kg，七氯（七氯、环氧七氯之和）不得超过 0.05mg/kg，氯丹（顺式氯丹、反式氯丹和氧化氯丹之和）不得超过 0.1mg/kg。高效液相色谱法测定，按干燥品计算，含人参皂苷 Rg_1（$C_{42}H_{72}O_{14}$）和人参皂苷 Re（$C_{48}H_{82}O_{18}$）的总量不得少于 0.30%（饮片不得少于 0.27%），人参皂苷 Rb_1（$C_{54}H_{92}O_{23}$）不得少于 0.20%（饮片不得少于 0.18%）。

【化学成分】含多种人参皂苷、挥发油、糖类等。

【性味功效】性微温，味甘、微苦。大补元气，复脉固脱，补脾益肺，生津养血，安神益智。

西 洋 参

（Xiyangshen，PANACIS QUINQUEFOLII RADIX）

【来源】为五加科植物西洋参 *Panax quinquefolium* L. 的干燥根。

【产地】原产于加拿大和美国；主产于我国华北、东北、陕西等地，均系栽培品。

【采收加工】秋季采挖，除去芦头、侧根及须根，洗净，晒干或低温干燥。

【性状鉴别】①呈纺锤形、圆柱形或圆锥形，长 3～12cm，直径 0.8～2cm。②表面浅黄褐色或黄白色，可见横向环纹和线形皮孔状突起，并有细密浅纵皱纹和须根痕。③主根中下部有一至数条侧根，多已折断；有的上端有根茎（芦头），环节明显，茎痕（芦碗）圆形或半圆形，具不定根（芋）或已折断。④体重，质坚实，不易折断。⑤断面平坦，浅黄白色，略显粉性，皮部可见黄棕色点状树脂道，形成层环纹棕黄色，木部略呈放射状纹理。⑥气微而特异，味微苦、甘（图 4-5-3）。

【显微鉴别】根横切面：①木栓层为数列细胞。②皮层及韧皮部散有树脂道，近形成层处排列成环状。③形成层环状。④木质部导管单个或 2～5 个成群，径向排列。⑤薄壁细胞含淀粉粒或草酸钙簇晶。

【检查及含量测定】水分不得超过 13.0%，总灰分不得超过 5.0%。用醇溶性浸出物测定法中的热浸法测定，70%乙醇浸出物不得少于 30.0%（饮片不得

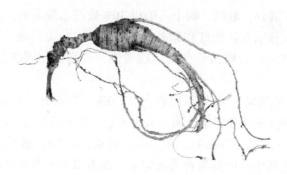

图 4-5-3　西洋参药材

少于 25.0%）。铅、镉、砷、汞、铜测定法测定重金属及有害元素（同人参）。气相色谱法测定其他有机氯类农药残留量，包括五氯硝基苯、六氯苯、七氯、氯丹（同人参）。高效液相色谱法测定，按干燥品计算，含人参皂苷 Rg_1、人参皂苷 Re 和人参皂苷 Rb_1 的总量不得少于 2.0%。

【化学成分】含人参皂苷、多糖、挥发油、氨基酸等。

【性味功效】性凉，味甘、微苦。补气养阴，清热生津。

红　参

（Hongshen，GINSENG RADIX ET RHIZOMA RUBRA）

【来源】为五加科植物人参 *Panax ginseng* C. A. Mey. 的栽培品经蒸制后的干燥根和根茎。

【产地】主产于辽宁、吉林、黑龙江等地。

【采收加工】秋季采挖，洗净，蒸制后，干燥。

【性状鉴别】①主根呈纺锤形、圆柱形或扁方柱形，长 3~10cm，直径 1~2cm。②表面半透明，红棕色，偶有不透明的暗黄褐色斑块，具纵沟、皱纹及细根痕；上部有时具断续的不明显环纹；下部有 2~3 条扭曲交叉的支根，并带弯曲的须根或仅具须根残迹。③根茎（芦头）长 1~2cm，上有数个凹窝状茎痕（芦碗），有的带有 1~2 条完整或折断的不定根（芋）。④质硬而脆。⑤断面平坦，角质样。⑥气微香而特异，味甘、微苦（图 4-5-4、图 4-5-5）。

【显微鉴别】除淀粉粒糊化轮廓模糊外，其他特征应同人参。

【理化鉴别】薄层色谱法：同人参。

【检查及含量测定】水分不得超过 12.0%。气相色谱法测定其他有机氯类农药残留量，包括五氯硝基苯、七氯、氯丹，同人参。高效液相色谱法测定，按干燥品计算，含人参皂苷 Rg_1 和人参皂苷 Re 的总量不得少于 0.25%（饮片不得少于 0.22%），人参皂苷 Rb_1 不得少于 0.20%（饮片不得少于 0.18%）。

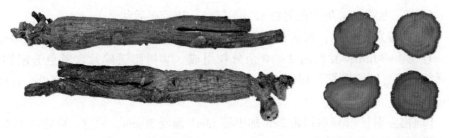

图 4-5-4 红参药材   图 4-5-5 红参断面

【化学成分】含三萜皂苷、挥发油、多糖、氨基酸、微量元素、多肽等。

【性味功效】性温，味甘、微苦。大补元气，复脉固脱，益气摄血。

三 七

（Sanqi，NOTOGINSENG RADIX ET RHIZOMA）

【来源】为五加科植物三七 *Panax notogitiseng*（Burk.）F. H. Chen 的干燥根和根茎。

【产地】主产于云南文山，广西田阳、靖西、百色等地。

【采收加工】秋季花开前采挖，洗净，分开主根、支根及根茎，干燥。支根习称"筋条"，根茎习称"剪口"。取三七，洗净，干燥，碾成细粉，即为三七粉。

【性状鉴别】（1）主根 ①呈类圆锥形或圆柱形，长 1~6cm，直径 1~4cm。②表面灰褐色或灰黄色，有断续的纵皱纹和支根痕；顶端有茎痕，周围有瘤状突起。③体重，质坚实。④断面灰绿色、黄绿色或灰白色，皮部有棕色树脂道斑点，木部微呈放射状排列。⑤气微，味苦而后甜（图 4-5-6）。

（2）筋条 呈圆柱形或圆锥形，长 2~6cm，上端直径约 0.8cm，下端直径约 0.3cm（图 4-5-7）。

（3）剪口 ①呈不规则的皱缩块状或条状。②表面有数个明显的茎痕及环纹。③断面中心灰绿色或白色，边缘深绿色或灰色（图 4-5-8）。

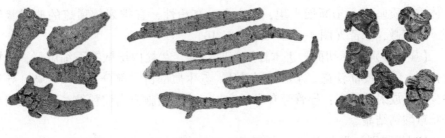

图 4-5-6 三七主根   图 4-5-7 三七筋条   图 4-5-8 三七剪口

（4）三七粉 ①灰黄色的粉末。②气微，味苦而后甜。

【显微鉴别】粉末：灰黄色。①淀粉粒甚多，单粒圆形、半圆形或圆多角形，直径 4~30μm；复粒由 2~10 余分粒组成。②树脂道碎片含黄色分泌物。③梯纹导管、网纹导管及螺纹导管直径 15~55μm。④草酸钙簇晶少见，直径 50~80μm。

【理化鉴别】（1）取粗粉 2g，加甲醇 15mL 温浸 30min，滤过。取滤液 1mL，置水浴上蒸干，加乙酸酐 1mL 与硫酸 1~2 滴，显黄色，渐变为红色、紫色、青色、污绿色。

（2）取上述滤液滴于滤纸上，干后置紫外线灯（365nm）下观察，显淡蓝色荧光，滴加硼酸饱和的丙酮溶液与 10%柠檬酸溶液各 1 滴，干后，置紫外线灯下观察，有强黄绿色荧光。

【检查及含量测定】水分不得超过 14.0%，总灰分不得超过 6.0%，酸不溶性灰分不得超过 3.0%。用醇溶性浸出物测定法中的热浸法测定，甲醇浸出物不得少于 16.0%。铅、镉、砷、汞、铜测定法测定重金属及有害元素（同人参）。高效液相色谱法测定，按干燥品计算，含人参皂苷 Rg_1、人参皂苷 Rb_1 及三七皂苷 R_1（$C_{47}H_{80}O_{18}$）的总量不得少于 5.0%。

【化学成分】含皂苷、三七素、黄酮类、三七多糖、挥发油、氨基酸等。

【性味功效】性温，味甘、微苦。散瘀止血，消肿定痛。

防 己

（Fangji，STEPHANIAE TETRANDRAE RADIX）

【来源】为防己科植物粉防己 *Stephania tetrandra* S. Moore 的干燥根。

【产地】主产于浙江、安徽、湖北、湖南、江西等地。

【采收加工】秋季采挖，洗净，除去粗皮，晒至半干，切段，个大者再纵切，干燥。

【性状鉴别】①呈不规则圆柱形、半圆柱形或块状，多弯曲，长 5~10cm，直径 1~5cm。②表面淡灰黄色，在弯曲处常有深陷横沟而呈结节状的瘤块样。③体重，质坚实。④断面平坦，灰白色，富粉性，有排列较稀疏的放射状纹理。⑤气微，味苦（图 4-5-9、图 4-5-10）。

【显微鉴别】横切面：①木栓层有时残存。②栓内层散有石细胞群，常切向排列。③韧皮部较宽。④形成层成环。⑤木质部占大部分，射线较宽；导管稀少，呈放射状排列；导管旁有木纤维。⑥薄壁细胞充满淀粉粒，并可见细小杆状草酸钙结晶。

【理化鉴别】取粗粉 2g，加 0.5mol/L 硫酸溶液 20mL，水浴加热 10min，滤过，滤液加氨试液调 pH 至 9，移置分液漏斗中，加苯 25mL，振摇提取，分取苯液 5mL，蒸干，残渣加 1% 钼酸铵的浓硫酸溶液数滴，呈蓝紫色，渐变成绿色至污绿色，放置，色渐加深。

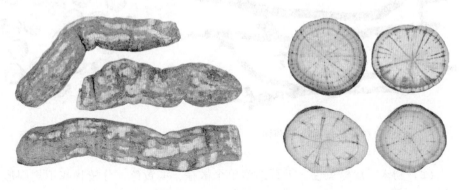

图 4-5-9　防己药材　　　　　　　　图 4-5-10　防己断面

【检查及含量测定】水分不得超过 12.0%，总灰分不得超过 4.0%。用醇溶性浸出物测定法中的热浸法测定，甲醇浸出物不得少于 5.0%。高效液相色谱法测定，按干燥品计算，含粉防己碱（$C_{38}H_{42}N_2O_6$）和防己诺林碱（$C_{37}H_{40}N_2O_6$）的总量不得少于 1.6%（饮片不得少于 1.4%）。

【化学成分】含异喹啉生物碱、黄酮苷、酚类、有机酸、挥发油等。

【性味功效】性寒，味苦。祛风止痛，利水消肿。

北　豆　根
(Beidougen，MENISPERMI RHIZOMA)

【来源】为防己科植物蝙蝠葛 *Menispermum dauricum* DC. 的干燥根茎。

【产地】主产于东北及河北、山东、山西、陕西等地。

【采收加工】春、秋二季采挖，除去须根和泥沙，干燥。

【性状鉴别】①呈细长圆柱形，弯曲，有分枝，长可达 50cm，直径 0.3～0.8cm。②表面黄棕色至暗棕色，多有弯曲的细根，并可见突起的根痕和纵皱纹，外皮易剥落。③质韧，不易折断。④断面不整齐，纤维细，木部淡黄色，呈放射状排列，中心有髓。⑤气微，味苦（图 4-5-11、图 4-5-12）。

【显微鉴别】（1）横切面　①表皮细胞 1 列，外被棕黄色角质层，木栓层为数列细胞。②皮层较宽，老的根茎有石细胞散在。③中柱鞘纤维排列成新月形。④维管束外韧型，环列；束间形成层不明显。木质部由导管、管胞、木纤维及木薄壁组织组成，均木化。⑤中央有髓。⑥薄壁细胞含淀粉粒及细小草酸钙结晶。

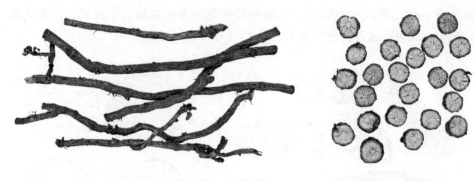

图 4-5-11　北豆根药材　　　　　　　　图 4-5-12　北豆根断面

（2）粉末　淡棕黄色。①石细胞单个散在，淡黄色，分枝状或不规则形，直径 43~147μm（200μm），胞腔较大。②中柱鞘纤维多成束，淡黄色，直径 18~34μm，常具分隔。③木纤维成束，直径 10~26μm，壁具斜纹孔或交叉纹孔，具缘纹孔导管。④草酸钙结晶细小。⑤淀粉粒单粒直径 3~12μm；复粒 2~8 分粒。

【理化鉴别】取粉末约 5g，加氨试液 5mL，放置 20min，加三氯甲烷 50mL，振摇，放置 1h，滤过，滤液置分液漏斗中，加 10% 盐酸溶液 5mL，振摇提取。分取酸液置两支试管中，一个试管加碘化铋钾，生成橙红色沉淀；另一个试管加碘试液，生成棕色沉淀。

【检查及含量测定】杂质不得超过 5%，水分不得超过 12.0%，总灰分不得超过 7.0%，酸不溶性灰分不得超过 2.0%。用醇溶性浸出物测定法中的热浸法测定，乙醇浸出物不得少于 13.0%。高效液相色谱法测定，按干燥品计算，含蝙蝠葛苏林碱（$C_{37}H_{42}N_2O_6$）和蝙蝠葛碱（$C_{38}H_{44}N_2O_6$）的总量不得少于 0.60%（饮片不得少于 0.45%）。

【化学成分】含生物碱，主要为北豆根碱、去甲北豆根碱等。

【性味功效】性寒，味苦；有小毒。清热解毒，祛风止痛。

技能训练

1. 实训目标

掌握人参、西洋参、红参、三七、防己和北豆根的性状鉴别要点；掌握防己的组织特征和人参的粉末特征；通过实训提升学生的职业素质和能力。

2. 准备工作

中药实训室，各药材标本、永久制片、粉末，试剂，显微镜，多媒体教学设备。

3. 训练过程

（1）教师示教

①性状鉴别

教师取人参、西洋参、红参、三七、防己和北豆根的药材标本进行示讲，根据各药材形状、表面、断面特征鉴定药用部位，然后按下列顺序依次观察和描述。根类中药观察其形状、大小（粗细）、颜色、表面、质地、断面及气味等；根茎类需注意观察其节和节间。

②显微鉴别

a. 组织特征。教师取防己的组织切片，在低倍镜下由外向内依次观察，内含物的特征可在高倍镜下观察，通过多媒体教学设备进行示讲。

b. 粉末特征。教师取人参的中药粉末少许，分别用水装片和水合氯醛溶液制片，通过多媒体教学设备进行示讲。

（2）学生训练　将学生分为每组 5 人，以小组为单位进行人参、西洋参、红参、三七、防己和北豆根性状鉴别和显微鉴别的训练。每组的学生在训练过程中要有团队协作的精神，具备吃苦耐劳、任劳任怨、责任担当、遵守行规、诚实守信、专业形象的职业品质与道德，通过信息技术、创新思维来获得学习资料并能够有计划、自主性地学习，同时关注时政、善于沟通交流，成为具有社会责任与能力的专业技术人员。

（3）实训结束后，教师对各小组的训练过程进行分析与总结，并根据项目考核单进行考核（参照表 4-2-1 制定），提高学生专业技术水平和职业素质。

4. 实训报告

完成实训报告，并对本次实训的过程进行分析与小结。

任务六　白芷、当归、独活、前胡、羌活和藁本的鉴定

任务目标

1. 掌握白芷、当归、独活、前胡、羌活和藁本的来源、产地、采收加工与性状鉴别。

2. 掌握当归和前胡的显微鉴别，了解白芷、独活、羌活和藁本的显微鉴别。

3. 熟悉白芷、当归、独活、前胡、羌活和藁本的理化鉴别、检查、化学成分与性味功效。

白　芷

（Baizhi，ANGELICAE DAHURICAE RADIX）

【来源】　为伞形科植物白芷 *Angelica dahurica*（Fisch. ex Hoffm.）Benth. et Hook. f. 或杭白芷 *Angelica dahurica*（Fisch. ex Hoffm.）Benth. et Hook. f. var. *for-mosana*（Boiss.）Shan et Yuan 的干燥根。

【产地】　主产于江苏、安徽、浙江、江西、湖北、湖南、四川等地。

【采收加工】　夏、秋间叶黄时采挖，除去须根和泥沙，晒干或低温干燥。

【性状鉴别】　①呈长圆锥形，长 10~25cm，直径 1.5~2.5cm。②表面灰棕色或黄棕色，根头部钝四棱形或近圆形，具纵皱纹、支根痕及皮孔样的横向突起，有的排列成四纵行。顶端有凹陷的茎痕。③质坚实。④断面白色或灰白色，粉性，形成层环棕色，近方形或近圆形，皮部散有多数棕色油点。⑤气芳香，味辛、微苦（图 4-6-1）。

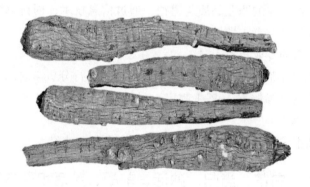

图 4-6-1　白芷药材

【显微鉴别】　粉末：黄白色。①淀粉粒甚多，单粒圆球形、多角形、椭圆形或盔帽形，直径 3~25μm，脐点点状、裂缝状、"十"字状、三叉状、星状或"人"字状；复粒多由 2~12 分粒组成。②网纹导管、螺纹导管直径 10~85μm。③木栓细胞多角形或类长方形，淡黄棕色。④油管多已破碎，含淡黄棕色分泌物。

【理化鉴别】　（1）取粉末 0.5g，加乙醚 3mL，振摇 5min 后，静置 20min，分取上清液 1mL，加 7%盐酸羟胺甲醇溶液与 20%氢氧化钾甲醇溶液各 2~3 滴，摇匀，置水浴上微热，冷却后，加稀盐酸调节 pH 至 3~4，再加 1%三氯化铁乙醇溶液 1~2 滴，显紫红色。

（2）取粉末 0.5g，加水 3mL，振摇，滤过。取滤液 2 滴，点于滤纸上，置紫外线灯（365nm）下观察，显蓝色荧光。

【检查及含量测定】水分不得超过 14.0%，总灰分不得超过 6.0%（饮片不得超过 5.0%）。铅、镉、砷、汞、铜测定法测定重金属及有害元素（同人参）。用醇溶性浸出物测定法中的热浸法测定，稀乙醇浸出物不得少于 15.0%。高效液相色谱法测定，按干燥品计算，含欧前胡素（$C_{16}H_{14}O_4$）不得少于 0.080%。

【化学成分】含异欧前胡素、欧前胡素、佛手柑内酯、珊瑚菜素等。

【性味功效】性温，味辛。解表散寒，祛风止痛，宣通鼻窍，燥湿止带，消肿排脓。

当　归

（Danggui，ANGELICAE SINENSIS RADIX）

【来源】为伞形科植物当归 *Angelica sinensis*（Oliv.）Diels 的干燥根。

【产地】主产于甘肃岷县、陇南市武都区、漳县、成县等地。

【采收加工】秋末采挖，除去须根和泥沙，待水分稍蒸发后，捆成小把，上棚，用烟火慢慢熏干。

【性状鉴别】①略呈圆柱形，下部有支根 3~5 条或更多，长 15~25cm。②表面浅棕色至棕褐色，具纵皱纹和横长皮孔样突起。③根头（归头）直径 1.5~4cm，具环纹，上端圆钝，或具数个明显突出的根茎痕，有紫色或黄绿色的茎和叶鞘的残基；主根（归身）表面凹凸不平；支根（归尾）直径 0.3~1cm，上粗下细，多扭曲，有少数须根痕。④质柔韧。⑤断面黄白色或淡黄棕色，皮部厚，有裂隙和多数棕色点状分泌腔，木部色较淡，形成层环黄棕色。⑥具浓郁的香气，味甘、辛、微苦（图 4-6-2、图 4-6-3）。

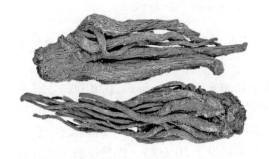

图 4-6-2　当归药材

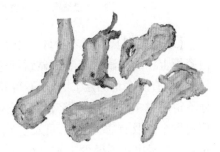

图 4-6-3　当归断面

【显微鉴别】（1）横切面　①木栓层为数列细胞。②栓内层窄，有少数油室。③韧皮部宽广，多裂隙，油室和油管类圆形，直径25~160μm，外侧较大，向内渐小，周围分泌细胞6~9个。④形成层成环。⑤木质部射线宽3~5列细胞。⑥导管单个散在或2~3个相聚，呈放射状排列。⑦薄壁细胞含淀粉粒。

（2）粉末　淡黄棕色。①韧皮薄壁细胞纺锤形，壁略厚，表面有极细的斜向交错纹理，有时可见菲薄的横隔。②梯纹导管和网纹导管多见，直径约至80μm。③有时可见油室碎片（图4-6-4）。

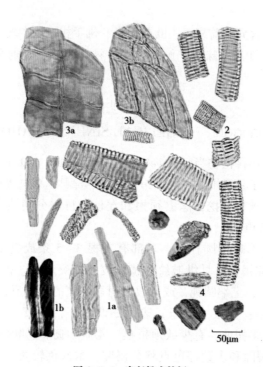

图 4-6-4　当归粉末特征

1—薄壁细胞（1a—可见光下，1b—偏光镜下）　2—导管
3—木栓细胞（3a—表面观，3b—断面观）　4—油室碎片

【理化鉴别】取粉末少许，用1mL三氯甲烷提取，过滤，取滤液2滴置于白瓷板上，加1滴浓硫酸，显紫红色。

【检查及含量测定】水分不得超过15.0%（饮片不得超过10.0%），总灰分不得超过7.0%，酸不溶性灰分不得超过2.0%。铅、镉、砷、汞、铜测定法测定重金属及有害元素（同人参）。用醇溶性浸出物测定法中的热浸法测定，70%乙醇浸出物不得少于45.0%（饮片不得少于50.0%）。挥发油测定法含挥发油不得少于0.4%。高效液相色谱法测定，按干燥品计算，含阿魏酸不得少于0.050%。

【化学成分】 含挥发油、有机酸、糖类、氨基酸、维生素、微量元素等。

【性味功效】 性温，味甘、辛。补血活血，调经止痛，润肠通便。

独　活

（Duhuo，ANGELICAE PUBESCENTIS RADIX）

【来源】 为伞形科植物重齿毛当归 *Angelica pubescens* Maxim. f. *biserrata* Shan et Yuan 的干燥根。

【产地】 主产于湖北、四川等地。

【采收加工】 春初苗刚发芽或秋末茎叶枯萎时采挖，除去须根和泥沙，烘至半干，堆置 2~3 天，发软后再烘至全干。

【性状鉴别】 ①根略呈圆柱形，下部 2~3 分枝或更多，长 10~30cm；根头部膨大，圆锥状，多横皱纹，直径 1.5~3cm，顶端有茎、叶的残基或凹陷。②表面灰褐色或棕褐色，具纵皱纹，有横长皮孔样突起及稍突起的细根痕。③质较硬，受潮则变软。④断面皮部灰白色，有多数散在的棕色油室，木部灰黄色至黄棕色，形成层环棕色。⑤有特异香气，味苦、辛、微麻舌（图 4-6-5、图 4-6-6）。

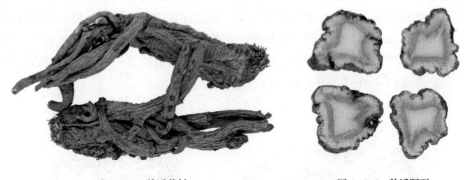

图 4-6-5　独活药材　　　　　　　图 4-6-6　独活断面

【显微鉴别】 横切面：①木栓细胞数列。栓内层窄，有少数油室。②韧皮部宽广，约占根的 1/2；油室较多，排成数轮，切向径约至 153μm，周围分泌细胞 6~10 个。③形成层成环。④木质部射线宽 1~2 列细胞；导管稀少，直径约至 84μm，常单个径向排列。⑤薄壁细胞含淀粉粒。

【理化鉴别】 （1）取粉末 3g，加乙醚 30mL，加热回流 1h，滤过。滤液蒸去乙醚，残渣加石油醚（30~60℃）3mL，振摇，滤过。滤渣加乙醇 3mL 溶解，置紫外线灯（365nm）下观察，显紫蓝色荧光。

（2）取（1）中乙醇溶液 2mL，加新配制的 7% 盐酸羟胺甲醇溶液与 10%

氢氧化钾甲醇溶液 3 滴，在水浴上微热，冷后加 1% 三氯化铁盐酸溶液 2 滴，摇匀，显橙黄色。

【检查及含量测定】水分不得超过 10.0%，总灰分不得超过 8.0%，酸不溶性灰分不得超过 3.0%（饮片不得超过 2.0%）。高效液相色谱法测定，按干燥品计算，含蛇床子素（$C_{15}H_{16}O_3$）不得少于 0.50%，含二氢欧山芹醇当归酸酯（$C_{19}H_{20}O_5$）不得少于 0.080%。

【化学成分】含当归醇、当归素、佛手柑内酯、欧芹酚甲醚等。

【性味功效】性微温，味辛、苦。祛风除湿，通痹止痛。

前　胡
（Qianhu，PEUCEDANI RADIX）

【来源】为伞形科植物白花前胡 *Peucedanum praeruptorum* Dunn 的干燥根。

【产地】主产于浙江、江西、四川等地。

【采收加工】冬季至次春茎叶枯萎或未抽花茎时采挖，除去须根，洗净，晒干或低温干燥。

【性状鉴别】①呈不规则的圆柱形、圆锥形或纺锤形，稍扭曲，下部常有分枝，长 3~15cm，直径 1~2cm。②表面黑褐色或灰黄色，根头部多有茎痕和纤维状叶鞘残基，上端有密集的细环纹，下部有纵沟、纵皱纹及横向皮孔样突起。③质较柔软，干者质硬，可折断。④断面不整齐，淡黄白色，木质部黄棕色，皮部散有多数棕黄色油点，形成层环纹棕色，射线放射状。⑤气芳香，味微苦、辛（图 4-6-7、图 4-6-8）。

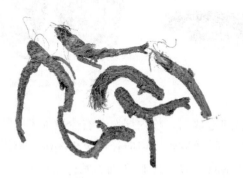

图 4-6-7　前胡药材

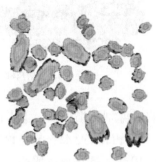

图 4-6-8　前胡断面

【显微鉴别】横切面：①木栓层为 10 列~20 余列扁平细胞。②近栓内层处油管稀疏排列成一轮。③韧皮部宽广，外侧可见多数大小不等的裂隙；油管较多，类圆形，散在，韧皮射线近皮层处多弯曲。④形成层环状。⑤木质部大导管与小导管相间排列；射线宽 2~10 列细胞，有油管零星散在；木纤维少见。
⑥薄壁细胞含淀粉粒。

【理化鉴别】（1）取粉末 1g，加乙醚 10mL，浸渍 2h 后，取乙醚液 2 滴，
分别点于两张小滤纸片上，置紫外线灯（365nm）下观察，显淡天蓝色荧光。
然后滴加 15%氢氧化钠溶液数滴，2min 后荧光消失。将一张滤纸片避光保存，
另一张滤纸片曝光，约 3h 后，置紫外光灯（365nm）下观察，曝光者天蓝色荧
光加强，避光者不显荧光。

（2）取粉末 5g，加甲醇 30mL，加热回流 10min，滤过。取滤液 2mL，蒸
干，残渣加乙酸 1mL 溶解，再加乙酰氯 5 滴和氯化锌数粒，置水浴中加热 1~
2min，溶液显红色。

【检查及含量测定】水分不得超过 12.0%（饮片不得超过 13.0%），总灰
分不得超过 8.0%（饮片不得超过 6.0%），酸不溶性灰分不得超过 2.0%。用醇
溶性浸出物测定法中的冷浸法测定，稀乙醇浸出物不得少于 20.0%。高效液相
色谱法测定，按干燥品计算，含白花前胡甲素（$C_{21}H_{22}O_7$）不得少于 0.90%，
含白花前胡乙素（$C_{24}H_{26}O_7$）不得少于 0.24%。

【化学成分】含挥发油、香豆素类化合物等。

【性味功效】性微寒，味苦、辛。降气化痰，散风清热。

羌　活

（Qianghuo，NOTOPTERYGII RHIZOMA ET RADIX）

【来源】为伞形科植物羌活 *Notopterygium incisum* Ting ex H. T. Chang 或宽叶
羌活 *Notopterygium franchetii* H. de Boiss. 的干燥根茎和根。

【产地】主产于四川、云南、青海、甘肃等地。

【采收加工】春、秋二季采挖，除去须根及泥沙，晒干。

【性状鉴别】（1）羌活　①圆柱状略弯曲的根茎，长 4~13cm，直径 0.6~
2.5cm，顶端具茎痕。②表面棕褐色至黑褐色，外皮脱落处呈黄色。③节间缩
短，呈紧密隆起的环状，形似蚕，习称"蚕羌"（图 4-6-9）；节间延长，形如
竹节状，习称"竹节羌"（图 4-6-10）。④节上有多数点状或瘤状突起的根痕
及棕色破碎鳞片。⑤体轻，质脆，易折断。⑥断面不平整，有多数裂隙，皮部
黄棕色至暗棕色，油润，有棕色油点，木部黄白色，有的可见放射状纹理，射
线明显，髓部黄色至黄棕色。⑦气香，味微苦而辛。

（2）宽叶羌活　①根茎类圆柱形，顶端具茎和叶鞘残基，根类圆锥形，有
纵皱纹和皮孔；表面棕褐色，近根茎处有较密的环纹，长 8~15cm，直径 1~
3cm，习称"条羌"。②有的根茎粗大，不规则结节状，顶部具数个茎基，根较
细，习称"大头羌"（图 4-6-11）。③质松脆，易折断。④断面略平坦，皮部

浅棕色，木部黄白色。⑤气味较淡。

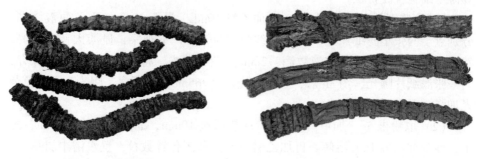

图 4-6-9　蚕羌药材　　　　　　图 4-6-10　竹节羌药材

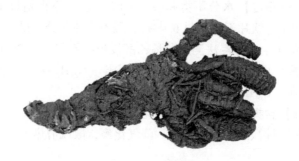

图 4-6-11　大头羌药材

【显微鉴别】粉末：棕黄色。①分泌道纵断面分泌细胞多狭长，壁薄或稍厚，内有淡黄色分泌物及淀粉粒溶化后的痕迹；并有金黄色分泌物。②薄壁细胞纵长条形，常含淡黄色分泌物或油滴。③网纹、具缘孔纹导管直径 13～15μm。④木栓细胞内充满黄棕色或棕色物。

【理化鉴别】取粉末 0.5g，加入乙醚适量，冷浸 1h，滤过，滤液浓缩至 1mL，加 7%盐酸羟胺甲醇液 2～3 滴、20%氢氧化钾乙醇液 3 滴，在水浴上微热，冷却后，加稀盐酸调节 pH 至 3～4，再加 1%三氯化铁乙醇溶液 1～2 滴，于醚层界面处显紫红色。

【检查及含量测定】饮片水分不得超过 9.0%，总灰分不得超过 8.0%，酸不溶性灰分不得超过 3.0%。用醇溶性浸出物测定法中的热浸法测定，乙醇浸出物不得少于 15.0%。挥发油测定，含挥发油不得少于 1.4%。高效液相色谱法测定，按干燥品计算，含羌活醇（$C_{21}H_{22}O_5$）和异欧前胡素（$C_{16}H_{14}O_4$）的总量不得少于 0.40%。

【化学成分】含香豆素类化合物、挥发油、脂肪酸、氨基酸、糖类等。

【性味功效】性温，味辛、苦。解表散寒，祛风除湿，止痛。

藁　本

（Gaoben，LIGUSTICI RHIZOMA ET RADIX）

【来源】 为伞形科植物藁本 *Ligusticum sinense* Oliv. 或辽藁本 *Ligusticum jeholense* Nakai et Kitag. 的干燥根茎和根。

【产地】 主产于湖北、湖南、四川等地。

【采收加工】 秋季茎叶枯萎或次春出苗时采挖，除去泥沙，晒干或烘干。

【性状鉴别】（1）藁本　①根茎呈不规则结节状圆柱形，稍扭曲，有分枝，长 3~10cm，直径 1~2cm。②表面棕褐色或暗棕色，粗糙，有纵皱纹，上侧残留数个凹陷的圆形茎基，下侧有多数点状突起的根痕和残根。③体轻，质较硬，易折断。④断面黄白色至浅黄褐色，具裂隙或孔洞，纤维状。⑤气浓香，味辛、苦、微麻。

（2）辽藁本　①较小，根茎呈不规则的团块状或柱状，长 1~3cm，直径 0.6~2cm。②有多数细长弯曲的根。③外表皮可见根痕和残根突起呈毛刺状，或有呈枯朽空洞的老茎残基。④断面木部有放射状纹理和裂隙（图 4-6-12）。

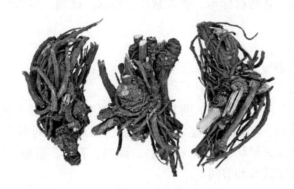

图 4-6-12　辽藁本药材

【显微鉴别】（1）藁本根茎横切面　①木栓层棕色，有 8 到 10 余列细胞。②皮层狭窄。维管束外韧型，约 20 余个排列成环。③韧皮部宽广，散有根迹维管束和较多的油室，油室直径 64~200μm，内含黄色油状物。④形成层成环。⑤木质部导管直径 14~40μm，其中部有纤维束连接成环状。

（2）辽藁本根茎横切面　①与藁本相似，但韧皮部油室直径 45~200μm，木质部导管直径 10~27μm，木纤维群发达，近中心的纤维群有的被 3~4 列栓化细胞所包围。②髓部具少数油室。

【理化鉴别】 取粉末 0.5g，加入乙醚适量，冷浸 1h，滤过。滤液浓缩至 1mL，加 7%盐酸羟胺甲醇液 2~3 滴、20%氢氧化钾乙醇液 3 滴，在水浴上微热，冷却后，加稀盐酸调节 pH 至 3~4，再加 1% 三氯化铁乙醇液 1~2 滴，显紫红色。

【检查及含量测定】水分不得超过 10.0%，总灰分不得超过 15.0%（饮片不得超过 10.0%），酸不溶性不得超过 10.0%（饮片不得超过 5.0%）。用醇溶性浸出物测定法中的热浸法测定，乙醇浸出物不得少于 13.0%。高效液相色谱法测定，按干燥品计算，含阿魏酸不得少于 0.050%。

【化学成分】含挥发油、生物碱、棕榈酸等。

【性味功效】性温，味辛。祛风，散寒，除湿，止痛。

技能训练

1. 实训目标

掌握白芷、当归、独活、前胡、羌活和藁本的性状鉴别要点；掌握前胡的组织特征和当归的粉末特征；通过实训提升学生的职业素质和能力。

2. 准备工作

中药实训室，各药材标本、永久制片、粉末，试剂，显微镜，多媒体教学设备。

3. 训练过程

（1）教师示教

①性状鉴别

教师取白芷、当归、独活、前胡、羌活和藁本的药材标本进行示讲，根据各药材形状、表面、断面特征鉴定药用部位，然后按下列顺序依次观察和描述。根类中药观察其形状、大小（粗细）、颜色、表面、质地、断面及气味等；根茎类需注意观察其节和节间。

②显微鉴别

a. 组织特征。教师取前胡的组织切片，在低倍镜下由外向内依次观察，内含物的特征可在高倍镜下观察，通过多媒体教学设备进行示讲。

b. 粉末特征。教师取当归的中药粉末少许，分别用水装片和水合氯醛溶液制片，通过多媒体教学设备进行示讲。

（2）学生训练　将学生分为每组 5 人，以小组为单位进行白芷、当归、独活、前胡、羌活和藁本性状鉴别和显微鉴别的训练。每组的学生在训练过程中要有团队协作的精神，具备吃苦耐劳、任劳任怨、责任担当、遵守行规、诚实守信、专业形象的职业品质与道德，通过信息技术、创新思维来获得学习资料并能够有计划、自主性地学习，同时关注时政、善于沟通交流，成为具有社会责任与能力的专业技术人员。

（3）实训结束后，教师对各小组的训练过程进行分析与总结，并根据项目考核单进行考核（参照表4-2-1制定），提高学生专业技术水平和职业素质。

4. 实训报告

完成实训报告，并对本次实训的过程进行分析与小结。

任务七　威灵仙、川乌、草乌、附子、白头翁和黄连的鉴定

【任务目标】

1. 掌握威灵仙、川乌、草乌、附子、白头翁和黄连的来源、产地、采收加工与性状鉴别。

2. 掌握川乌和黄连的显微鉴别，了解威灵仙、草乌、附子和白头翁的显微鉴别。

3. 熟悉威灵仙、川乌、草乌、附子、白头翁和黄连的理化鉴别、检查、化学成分与性味功效。

【必备知识】

威 灵 仙
（Weilingxian，CLEMATIDIS RADIX ET RHIZOMA）

【来源】为毛茛科植物威灵仙 *Clematis chinensis* Osbeck、棉团铁线莲 *Clematis hexapetala* Pall. 或东北铁线莲 *Clematis manshurica* Rupr. 的干燥根和根茎。

【产地】主产于陕西、湖北、安徽、浙江、江苏等地。

【采收加工】秋季采挖，除去泥沙，晒干。

【性状鉴别】（1）威灵仙　①根茎呈柱状，长1.5~10cm，直径0.3~1.5cm；表面淡棕黄色；顶端残留茎基；质较坚韧，断面纤维性；下侧着生多数细根。②根呈细长圆柱形，稍弯曲，长7~15cm，直径0.1~0.3cm；表面黑褐色，有细纵纹，有的皮部脱落，露出黄白色木部；质硬脆，易折断，断面皮部较广，木部淡黄色，略呈方形，皮部与木部间常有裂隙。③气微，味淡。

（2）棉团铁线莲　①根茎呈短柱状，长1~4cm，直径0.5~1cm。②根长4~20cm，直径0.1~0.2cm；表面棕褐色至棕黑色；断面木部圆形。③味咸。

（3）东北铁线莲　①根茎呈柱状，长1~11cm，直径0.5~2.5cm。②根较密集，长5~23cm，直径0.1~0.4cm；表面棕黑色；断面木部近圆形。③味辛辣（图4-7-1）。

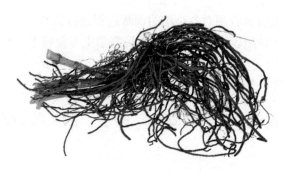

图 4-7-1　东北铁线莲药材

【显微鉴别】（1）威灵仙根横切面　①表皮细胞外壁增厚，棕黑色。②皮层宽，均为薄壁细胞，外皮层细胞切向延长；内皮层明显。③韧皮部外侧常有纤维束和石细胞，纤维直径 18~43μm。④形成层明显。⑤木质部全部木化。⑥薄壁细胞含淀粉粒。

（2）棉团铁线莲根横切面　①外皮层细胞多径向延长，紧接外皮层的 1~2 列细胞壁稍增厚。②韧皮部外侧无纤维束和石细胞。

（3）东北铁线莲根横切面　①外皮层细胞径向延长，老根略切向延长。②韧皮部外侧偶有纤维和石细胞。

【理化鉴别】（1）取威灵仙水提取液（1∶10），置试管内用力振摇后产生持久性泡沫。分别取提取液 1mL 放入两支试管内，一管加 5%氢氧化钠 2mL，另管加入 5%盐酸 2mL，振摇后，两管中持续存在的泡沫高度相等。

（2）将威灵仙甲醇提取液（1∶2）放入试管内，蒸去甲醇，加入乙酸酐 1mL，沿试管壁滴加浓硫酸，则两液交界处呈现红色环，最后变成蓝色。

【检查及含量测定】水分不得超过 15.0%，总灰分不得超过 10.0%，酸不溶性灰分不得超过 4.0%。用醇溶性浸出物测定法中的热浸法测定，乙醇浸出物不得少于 15.0%。高效液相色谱法测定，按干燥品计算，含齐墩果酸（$C_{30}H_{48}O_3$）不得少于 0.30%。

【化学成分】含挥发油、生物碱、黄酮、香豆素、木脂素等。

【性味功效】性温，味辛、咸。祛风湿，通经络。

川　乌

（Chuanwu，ACONITI RADIX）

【来源】为毛茛科植物乌头 *Aconitum carmichaelii* Debx. 的干燥母根。

【产地】主产于四川、陕西等地。

【采收加工】6 月下旬至 8 月上旬采挖，除去子根、须根及泥沙，晒干。

【性状鉴别】①呈不规则的圆锥形，稍弯曲，顶端常有残茎，中部多向一侧膨大，长 2~7.5cm，直径 1.2~2.5cm。②表面棕褐色或灰棕色，皱缩，有小瘤状侧根及子根脱离后的痕迹。③质坚实。④断面类白色或浅灰黄色，形成层环纹呈多角形。⑤气微，味辛辣、麻舌（图 4-7-2）。

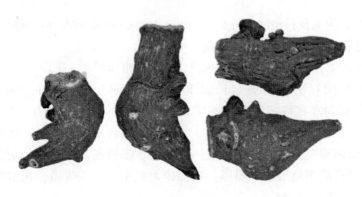

图 4-7-2　川乌药材

【显微鉴别】（1）横切面　①后生皮层为棕色木栓化细胞。②皮层薄壁组织偶见石细胞，单个散在或数个成群，类长方形、方形或长椭圆形，胞腔较大。③内皮层不甚明显。④韧皮部散有筛管群，内侧偶见纤维束。⑤形成层类多角形；其内、外侧偶有 1 至数个异型维管束。⑥木质部导管多列，呈径向或略呈"V"形排列。⑦髓部明显。⑧薄壁细胞充满淀粉粒。

（2）粉末　灰黄色。①淀粉粒单粒球形、长圆形或肾形，直径 3~22μm；复粒由 2~15 分粒组成。②石细胞近无色或淡黄绿色，呈类长方形、类方形、多角形或一边斜尖，直径 49~117μm，长 113~280μm，壁厚 4~13μm，壁厚者层纹明显，纹孔较稀疏。③后生皮层细胞棕色，有的壁呈瘤状增厚突入细胞腔。④具缘纹孔导管淡黄色，直径 29~70μm，末端平截或短尖，穿孔位于端壁或侧壁，有的导管分子粗短拐曲或纵横连接。

【理化鉴别】取粉末约 5g，加乙醚 30mL 与氨试液 3mL，浸渍 1h，时时振摇，滤过，取滤液 6mL，蒸干，残渣加 7% 盐酸羟胺甲醇溶液 10 滴与 0.1% 麝香草酚酞甲醇溶液 2 滴，滴加氢氧化钾饱和的甲醇溶液至显蓝色后，再多加 4 滴，置水浴中加热 1min，用冷水冷却。滴加稀盐酸调节 pH 至 2~3，加三氯化铁试液 1~2 滴与三氯甲烷 1mL，振摇，下层液显紫色。

【检查及含量测定】水分不得超过 12.0%，总灰分不得超过 9.0%，酸不溶性灰分不得超过 2.0%。高效液相色谱法测定，按干燥品计算，含乌头碱（$C_{34}H_{47}NO_{11}$）、次乌头碱（$C_{33}H_{45}NO_{10}$）和新乌头碱（$C_{33}H_{45}NO_{11}$）的总量应为 0.050%~0.17%。

【化学成分】含生物碱类、黄酮类、多糖类、苷类等。

【性味功效】性热，味辛、苦。祛风除湿，温经止痛。

草 乌

（Caowu，ACONITI KUSNEZOFFII RADIX）

【来源】为毛茛科植物北乌头 *Aconitum kusnezoffii* Reichb. 的干燥块根。

【产地】主产于东北、华北等地。

【采收加工】秋季茎叶枯萎时采挖，除去须根和泥沙，干燥。

【性状鉴别】①呈不规则长圆锥形，略弯曲，长 2～7cm，直径 0.6～1.8cm。②顶端常有残茎和少数不定根残基，有的顶端一侧有一枯萎的芽，一侧有一圆形或扁圆形不定根残基。③表面灰褐色或黑棕褐色，皱缩，有纵皱纹、点状须根痕及数个瘤状侧根。④质硬。⑤断面灰白色或暗灰色，有裂隙，形成层环纹多角形或类圆形，髓部较大或中空。⑥气微，味辛辣、麻舌（图 4-7-3、图 4-7-4）。

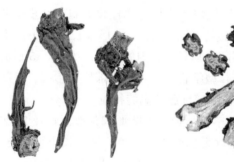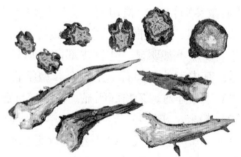

图 4-7-3　草乌药材　　　　　　图 4-7-4　草乌断面

【显微鉴别】（1）横切面　①后生皮层为 7～8 列棕黄色栓化细胞。②皮层有石细胞，单个散在或 2～5 个成群，类长方形、方形或长圆形，胞腔大。③内皮层明显。④韧皮部宽广，常有不规则裂隙，筛管群随处可见。⑤形成层环呈不规则多角形或类圆形。⑥木质部导管 1～4 列或数个相聚，位于形成层角隅的内侧，有的内含棕黄色物。⑦髓部较大。⑧薄壁细胞充满淀粉粒。

（2）粉末　灰棕色。①淀粉粒单粒类圆形，直径 2～23μm；复粒由 2～16 分粒组成。②石细胞无色，与后生皮层细胞连结的显棕色，呈类方形、类长方形、类圆形、梭形或长条形，直径 20～133（234）μm，长至 465μm，壁厚薄不一，壁厚者层纹明显，纹孔细，有的含棕色物。③后生皮层细胞棕色，表面观呈类方形或长多角形，壁不均匀增厚，有的呈瘤状突入细胞腔。

【理化鉴别】取粉末 0.5g，加乙醚 10mL 与氨试液 0.5mL，振摇 10min，滤过，滤液置分液漏斗中，加 0.25mol/L 硫酸溶液 20mL，振摇提取，分取酸液适量，用水稀释后，以分光光度法测定，在 231nm 与 275nm 波长处有最大光吸收。

【检查及含量测定】杂质（残茎）不得超过 5%，水分不得超过 12.0%，总灰分不得超过 6.0%。高效液相色谱法测定按干燥品计算，含乌头碱、次乌头碱和新乌头碱的总量应为 0.15%~0.75%。

【化学成分】含生物碱、糖类、挥发油等。

【性味功效】性热，味辛、苦；有大毒。祛风除湿，温经止痛。

附　子
(Fuzi, ACONITI LATERALIS RADIX PRAEPARATA)

【来源】为毛茛科植物乌头 *Aconitum carmichaelii* Debx. 的子根的加工品。

【产地】主产于四川、陕西等地。

【采收加工】6 月下旬至 8 月上旬采挖，除去母根、须根及泥沙，习称"泥附子"，加工成下列规格。

（1）盐附子　选择个大、均匀的泥附子，洗净，浸入胆巴的水溶液中过夜，再加食盐，继续浸泡，每日取出晒晾，并逐渐延长晒晾时间，直至附子表面出现大量结晶盐粒（盐霜）、体质变硬为止。

（2）黑顺片　取泥附子，按大小分别洗净，浸入胆巴的水溶液中数日，连同浸液煮至透心，捞出，水漂，纵切成厚约 0.5cm 的片，再用水浸漂，用调色液使附片染成浓茶色，取出，蒸至出现油面、光泽后，烘至半干，再晒干或继续烘干。

（3）白附片　选择大小均匀的泥附子，洗净，浸入胆巴的水溶液中数日，连同浸液煮至透心，捞出，剥去外皮，纵切成厚约 0.3cm 的片，用水浸漂，取出，蒸透，晒干。

（4）淡附片　取盐附子，用清水浸漂，每日换水 2~3 次，至盐分漂尽，与甘草、黑豆加水共煮透心，至切开后口尝无麻舌感时，取出，除去甘草，黑豆，切薄片，晒干（每 100kg 盐附子，用甘草 5kg、黑豆 10kg）。

【性状鉴别】（1）盐附子　①呈圆锥形，长 4~7cm，直径 3~5cm。②表面灰黑色，被盐霜，顶端有凹陷的芽痕，周围有瘤状突起的支根或支根痕。③体重。④横切面灰褐色，可见充满盐霜的小空隙和多角形形成层环纹，环纹内侧导管束排列不整齐。⑤气微，味咸而麻，刺舌（图 4-7-5）。

（2）黑顺片　①为纵切片，上宽下窄，长 1.7~5cm，宽 0.9~3cm，厚 0.2~0.5cm。②外皮黑褐色，切面暗黄色，油润具光泽，半透明状，并有纵向导管束。③质硬而脆。④断面角质样。⑤气微，味淡（图 4-7-6）。

（3）白附片　无外皮，黄白色，半透明，厚约 0.3cm（图 4-7-7）。

（4）淡附片　①呈纵切片，上宽下窄，长 1.7~5cm，宽 0.9~3cm，厚 0.2~
0.5cm。②外皮褐色。③切面褐色，半透明，有纵向导管束。④质硬。⑤断面
角质样。⑥气微，味淡，口尝无麻舌感。

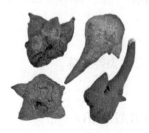 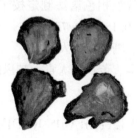 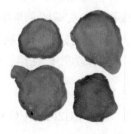

图 4-7-5　盐附子药材　　　图 4-7-6　黑顺片饮片　　　图 4-7-7　白附片饮片

【理化鉴别】取黑顺片或白附片粗粉 4g，加乙醚 30mL 与氨试液 5mL，振
摇 20min，滤过。滤液置分液漏斗中，加 0.25mol/L 硫酸溶液 20mL，振摇提
取，分取酸液，以分光光度法测定，在 231nm 与 274nm 的波长处有最大光
吸收。

【检查及含量测定】水分不得超过 15.0%，饮片总灰分不得超过 6.0%
（淡附子不得超过 7.0%），饮片酸不溶性灰分不得超过 1.0%。液相色谱法测
定，按干燥品计算，含双酯型生物碱以新乌头碱、次乌头碱和乌头碱的总量计
不得超过 0.020%。高效液相色谱法测定，按干燥品计算，含苯甲酰新乌头
原碱（$C_{31}H_{43}NO_{10}$）、苯甲酰乌头原碱（$C_{32}H_{45}NO_{10}$）和苯甲酰次乌头原碱
（$C_{31}H_{43}NO_9$）的总量不得少于 0.010%。

【化学成分】含乌头碱、中乌头碱、次乌头碱、塔拉乌头胺、乌胺等。

【性味功效】性大热，味辛、甘；有毒。回阳救逆，补火助阳，散寒止痛。

白 头 翁
（Baitouweng，PULSATILLAE RADIX）

【来源】为毛茛科植物白头翁 *Pulsatilla chinensis*（Bge.）Regel 的干燥根。

【产地】主产于东北、华北、华东等地。

【采收加工】春、秋二季采挖，除去泥沙，干燥。

【性状鉴别】①呈类圆柱形或圆锥形，稍扭曲，长 6~20cm，直径 0.5~
2cm。②表皮黄棕色或棕褐色，具不规则纵皱纹或纵沟，皮部易脱落，露出黄
色的木部，有的有网状裂纹或裂隙，近根头处常有朽状凹洞。③根头部稍膨
大，有白色茸毛，有的可见鞘状叶柄残基。④质硬而脆，易折断。⑤断面皮部

黄白色或淡黄棕色，木部淡黄色。⑥气微，味微苦涩（图4-7-8）。

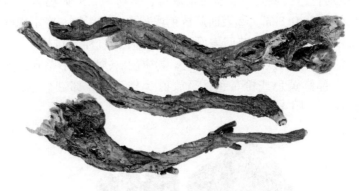

图4-7-8　白头翁药材

【显微鉴别】粉末：灰棕色。①韧皮纤维梭形或纺锤形，长100~390μm，直径16~42μm，壁木化。②非腺毛单细胞，直径13~33μm，基部稍膨大，壁大多木化，有的可见螺状或双螺状纹理。③具缘纹孔导管、网纹导管及螺纹导管，直径10~72μm。

【理化鉴别】取粗粉4g，加乙醇20mL，加热回流提取1h，过滤，滤液浓缩至6mL，冷却，加丙酮适量，则析出沉淀，滤过，速取沉淀少量（约5mg）置试管中，加乙酸酐1mL溶解，沿管壁加浓硫酸1mL，则两液交界处显红色或红紫色环。

【检查及含量测定】水分不得超过13.0%，总灰分不得超过11.0%，酸不溶性灰分不得超过6.0%。用醇溶性浸出物测定法中的冷浸法测定，用水饱和的正丁醇作溶剂，浸出物不得少于17.0%。高效液相色谱法测定，按干燥品计算，含白头翁皂苷 B_4（$C_{59}H_{96}O_{26}$）不得少于4.6%。

【化学成分】含原白头翁素、白头翁素、白头翁内酯等。

【性味功效】性寒，味苦。清热解毒，凉血止痢。

黄　连
（Huanglian，COPTIDIS RHIZOMA）

【来源】为毛茛科植物黄连 *Coptis chinensis* Franch.、三角叶黄连 *Coptis deltoidea* C. Y. Cheng et Hsiao 或云连 *Coptis teeta* Wall. 的干燥根茎。以上三种分别习称"味连""雅连""云连"。

【产地】味连主产于四川石柱，主要为栽培品，是商品黄连的主要来源；雅连主产于四川洪雅、峨眉等地；云连主产于云南德钦、碧江及西藏地区，原为野生，现有栽培。

【采收加工】秋季采挖，除去须根和泥沙，干燥，撞去残留须根。

【性状鉴别】（1）味连 ①多集聚成簇，常弯曲，形如鸡爪，单枝根茎长3~6cm，直径0.3~0.8cm。②表面灰黄色或黄褐色，粗糙，有不规则结节状隆起、须根及须根残基，有的节间表面平滑如茎秆，习称"过桥"。上部多残留褐色鳞叶，顶端常留有残余的茎或叶柄。③质硬。④断面不整齐，皮部橙红色或暗棕色，木部鲜黄色或橙黄色，呈放射状排列，髓部红棕色，有的中空。⑤气微，味极苦（图4-7-9）。

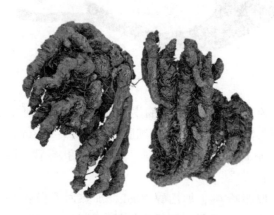

图4-7-9 味连药材

（2）雅连 ①多为单枝，略呈圆柱形，微弯曲，长4~8cm，直径0.5~1cm。②"过桥"较长。顶端有少许残茎。

（3）云连 弯曲呈钩状，多为单枝，较细小。

【显微鉴别】1. 横切面

（1）味连 ①木栓层为数列细胞，其外有表皮，常脱落。②皮层较宽，石细胞单个或成群散在。③中柱鞘纤维成束或伴有少数石细胞，均显黄色。④维管束外韧型，环列。⑤木质部黄色，均木化，木纤维较发达。⑥髓部均为薄壁细胞，无石细胞。

（2）雅连 髓部有石细胞。

（3）云连 皮层、中柱鞘及髓部均无石细胞。

2. 粉末

（1）味连 黄棕色或黄色。①石细胞鲜黄色，类方形、类圆形、类长方形或近多角形，壁厚，壁孔明显。②中柱鞘纤维黄色，纺锤形或梭形，壁厚。③木纤维黄色，较细长，壁较薄，有稀疏点状纹孔。④鳞叶表皮细胞绿黄色或黄棕色，长方形或长多角形，壁微波状弯曲，或作连珠状增厚。⑤网纹导管或孔纹导管。⑥淀粉粒多单粒，类圆形。

（2）雅连　①石细胞鲜黄色，大多成群或单个散在。呈类圆形、长方形、类方形、类三角形或类椭圆形，有的一段狭细或钝尖，直径23～102μm，壁厚7～26μm，层纹细密而明显，孔沟细，有时分枝。②韧皮纤维鲜黄色，多成束或单个散在，有的与石细胞连结；呈梭形或纺锤形，末端钝圆或稍尖，长78～264μm，直径9～31μm，壁厚3.5～12μm，孔沟明显而细密，有的似石细胞状。③木纤维较多，鲜黄色或淡棕色，大多成束；较细长，末端钝尖，直径9～44μm，壁厚3～9μm；韧型纤维纹孔细小，圆形、斜裂缝状或不明显。④鳞叶表皮细胞黄色；表面观呈长多角形或类长方形，直径7～28μm，壁稍厚，微木化。⑤具缘纹孔、螺纹、网纹导管，直径9～29μm。⑥淀粉粒圆形、卵圆形或椭圆形，细小，直径2～5μm，层纹及脐点均不明显。⑦木薄壁细胞呈类长方形，直径32～43μm，壁稍厚，纹孔明显（图4-7-10）。

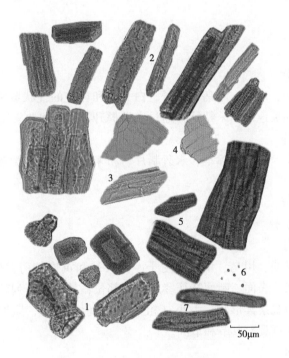

图4-7-10　黄连粉末特征
1—石细胞　2—韧皮纤维　3—木纤维　4—鳞叶表皮细胞
5—导管　6—淀粉粒　7—木薄壁细胞

（3）云连粉末　无石细胞。

【理化鉴别】（1）根茎折断面在紫外线灯下观察显金黄色荧光，木质部尤为显著。

（2）取粉末置载玻片上，加95%乙醇1～2滴及30%硝酸1滴，加盖玻片，放置片刻，镜检，有黄色针状或针簇状结晶析出。

【检查及含量测定】水分不得超过 14.0%（饮片不得超过 12.0%），总灰分不得超过 5.0%（饮片不得超过 3.5%）。用醇溶性浸出物测定法中的热浸法测定，稀乙醇浸出物不得少于 15.0%。高效液相色谱法测定，按干燥品计算，以盐酸小檗碱（$C_{20}H_{18}ClNO_4$）计，味连含小檗碱（$C_{20}H_{17}NO_4$）不得少于 5.5%（饮片不得少 5.0%），表小檗碱（$C_{20}H_{17}NO_4$）不得少于 0.80%，黄连碱（$C_{19}H_{13}NO_4$）不得少于 1.6%，巴马汀（$C_{21}H_{21}NO_4$）不得少于 1.5%；雅连含小檗碱不得少于 4.5%；云连含小檗碱不得少于 7.0%；云连饮片含表小檗碱、黄连碱和巴马汀的总量不得少于 3.3%。

【化学成分】含异喹啉类生物碱、黄连碱、巴马汀、药根碱等。

【性味功效】性寒，味苦。清热燥湿，泻火解毒。

(技能训练)

1. 实训目标

掌握威灵仙、川乌、草乌、附子、白头翁和黄连的性状鉴别要点；掌握川乌的组织特征和黄连的粉末特征；通过实训提升学生的职业素质和能力。

2. 准备工作

中药实训室，各药材标本、永久制片、粉末，试剂，显微镜，多媒体教学设备。

3. 训练过程

（1）教师示教

①性状鉴别

教师取威灵仙、川乌、草乌、附子、白头翁和黄连的药材标本进行示讲，根据各药材形状、表面、断面特征鉴定药用部位，然后按下列顺序依次观察和描述。根类中药观察其形状、大小（粗细）、颜色、表面、质地、断面及气味等；根茎类需注意观察其节和节间。

②显微鉴别

a. 组织特征。教师取川乌的组织切片，在低倍镜下由外向内依次观察，内含物的特征可在高倍镜下观察，通过多媒体教学设备进行示讲。

b. 粉末特征。教师取黄连的中药粉末少许，分别用水装片和水合氯醛溶液制片，通过多媒体教学设备进行示讲。

（2）学生训练　将学生分为每组 5 人，以小组为单位进行威灵仙、川乌、草乌、附子、白头翁和黄连性状鉴别和显微鉴别的训练。每组的学生在训练过程中要有团队协作的精神，具备吃苦耐劳、任劳任怨、责任担当、遵守行规、诚实守信、专业形象的职业品质与道德，通过信息技术、创新思维来获得学习资料并能够有计划、自主性地学习，同时关注时政、善于沟通交流，成为具有社会责任与能力的专业技术人员。

（3）实训结束后，教师对各小组的训练过程进行分析与总结，并根据项目考核单进行考核（参照表 4-2-1 制定），提高学生专业技术水平和职业素质。

4. 实训报告

完成实训报告，并对本次实训的过程进行分析与小结。

任务八　白芍、赤芍、升麻、芦根和白茅根的鉴定

任务目标

1. 掌握白芍、赤芍、升麻、芦根和白茅根的来源、产地、采收加工与性状鉴别。

2. 掌握白芍和白茅根的显微鉴别，了解赤芍、升麻和芦根的显微鉴别。

3. 熟悉白芍、赤芍、升麻、芦根和白茅根的理化鉴别、检查、化学成分与性味功效。

必备知识

白　芍
（Baishao，PAEONIAE RADIX ALBA）

【来源】为毛茛科植物芍药 *Paeonia lactiflora* Pall. 的干燥根。

【产地】主产于浙江、安徽、四川等地。

【采收加工】夏、秋二季采挖，洗净，除去头尾和细根，置沸水中煮后除去外皮或去皮后再煮，晒干。

【性状鉴别】①呈圆柱形，平直或稍弯曲，两端平截，长 5~18cm，直径 1~2.5cm。②表面类白色或淡棕红色，光洁或有纵皱纹及细根痕，偶有残存的棕褐色外皮。③质坚实，不易折断。④断面较平坦，角质样类白色或微带棕红色，形成层环明显，射线放射状。⑤气微，味微苦、酸（图 4-8-1、图 4-8-2）。

【显微鉴别】粉末：黄白色。①糊化淀粉粒团块甚多。②草酸钙簇晶直径 11~35μm，存在于薄壁细胞中，常排列成行，或一个细胞中含数个簇晶。③具缘纹孔导管和网纹导管直径 20~65μm。④纤维长梭形，直径 15~40μm，壁厚，微木化，具大的圆形纹孔（图 4-8-3）。

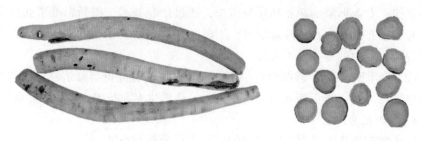

图 4-8-1 白芍药材   图 4-8-2 白芍断面

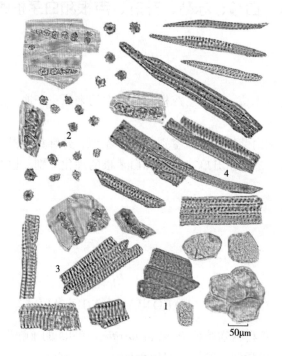

50μm

图 4-8-3 白芍粉末特征

1—糊化淀粉粒 2—草酸钙簇晶 3—导管 4—木纤维

【理化鉴别】取粉末 5g，加乙醚 50mL，加热回流 10min，滤过。取滤液 10mL，蒸干，加乙酸酐 1mL 与硫酸 4~5 滴，先显黄色，渐变成红色、紫色，最后呈绿色。

【检查及含量测定】水分不得超过 14.0%，总灰分不得超过 4.0%。铅、镉、砷、汞、铜测定法测定重金属及有害元素（同人参）。用水溶性浸出物测定法中的热浸法测定，浸出物不得少于 22.0%。二氧化硫残留量测定，残留量不得超过 400mg/kg。高效液相色谱法测定，按干燥品计算，含芍药苷（$C_{23}H_{28}O_{11}$）不得少于 1.6%（饮片不得少于 1.2%）。

【化学成分】含芍药苷、牡丹酚、苯甲酸、挥发油、脂肪、树脂等。

【性味功效】性微寒，味苦、酸。养血调经，敛阴止汗，柔肝止痛，平抑肝阳。

赤　芍

（Chishao，PAEONIAE RADIX RUBRA）

【来源】为毛茛科植物芍药 *Paeonia lactiflora* Pall. 或川赤芍 *Paeonia veitchii* Lynch 的干燥根。

【产地】芍药主产于内蒙古、东北等地；川赤芍主产于四川。

【采收加工】春、秋二季采挖，除去根茎、须根及泥沙，晒干。

【性状鉴别】①呈圆柱形，稍弯曲，长 5~40cm，直径 0.5~3cm。②表面棕褐色，粗糙，有纵沟和皱纹，并有须根痕和横长的皮孔样突起，有的外皮易脱落。③质硬而脆，易折断。④断面粉白色或粉红色，皮部窄，木部放射状纹理明显，有的有裂隙。⑤气微香，味微苦、酸涩（图4-8-4、图4-8-5）。

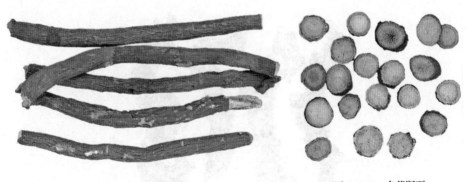

图4-8-4　赤芍药材　　　　　　图4-8-5　赤芍断面

【显微鉴别】横切面：①木栓层为数列棕色细胞。②栓内层薄壁细胞切向延长。③韧皮部较窄。④形成层成环。⑤木质部射线较宽，导管群放射状排列，导管旁有木纤维。⑥薄壁细胞含草酸钙簇晶，并含淀粉粒。

【理化鉴别】（1）取粉末 0.5g，加水 3mL 振摇，过滤。取滤液 2 滴，点于滤纸上，置紫外线灯（365nm）下观察，显蓝色荧光。

（2）取粉末 0.5g，加水 10mL，煮沸，滤过，滤液加三氯化铁试液 1 滴，生成蓝黑色沉淀。

【检查及含量测定】高效液相色谱法测定，按干燥品计算，含芍药苷不得少于 1.8%（饮片不得少于 1.5%）。

【化学成分】含芍药苷、挥发油、苯甲酸、鞣质等。

【性味功效】性微寒，味苦。清热凉血，散瘀止痛。

升　麻

（Shengma，CIMICIFUGAE RHIZOMA）

【来源】为毛茛科植物大三叶升麻 *Cimicifuga heracleifolia* Kom.、兴安升麻 *Cimicifuga dahurica*（Turcz.）Maxim. 或升麻 *Cimicifuga foetida* L. 的干燥根茎。

【产地】主产于辽宁、吉林、黑龙江、河北、山西、陕西、四川等地。

【采收加工】秋季采挖，除去泥沙，晒至须根干时，燎去或除去须根，晒干。

【性状鉴别】①呈不规则的长形块状，多分枝，呈结节状，长 10~20cm，直径 2~4cm。②表面黑褐色或棕褐色，粗糙不平，有坚硬的细须根残留，上面有数个圆形空洞的茎基痕，洞内壁显网状沟纹；下面凹凸不平，具须根痕。③体轻，质坚硬，不易折断。④断面不平坦，有裂隙，纤维性，黄绿色或淡黄白色。⑤气微，味微苦而涩（图 4-8-6）。

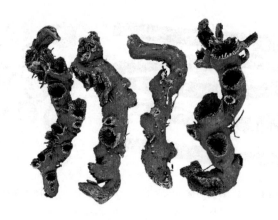

图 4-8-6　升麻药材

【显微鉴别】粉末：黄棕色。①后生皮层细胞黄棕色，表面观呈类多角形，有的垂周壁及平周壁瘤状增厚，突入胞腔。②木纤维多，散在，细长，纹孔口斜裂缝状或相交成"人"字形或"十"字形。③韧皮纤维多散在或成束，呈长梭形，孔沟明显。

【理化鉴别】薄层色谱法：取粉末 1g，加乙醇 50mL，加热回流 1h，滤过，滤液蒸干，残渣加乙醇 1mL 溶解，作为供试品溶液。另取升麻对照药材 1g，同法制成对照药材溶液。再取阿魏酸对照品、异阿魏酸对照品，加乙醇制成每 1mL 含各对照品 1mg 的混合溶液，作为对照品溶液。吸取上述三种溶液各 5μL，分别点于同一硅胶 G 薄层板上，以环己烷-乙酸乙酯-乙酸（7：2：1）

为展开剂，展开，取出，晾干，置紫外线灯（365nm）下检视。供试品色谱中，在与对照药材色谱和对照品色谱相应的位置上，显相同颜色的荧光斑点。

【检查及含量测定】杂质不得超过 5%，水分不得超过 13.0%（饮片不得超过 11.0%），总灰分不得超过 8.0%（饮片不得超过 6.5%），酸不溶性灰分不得超过 4.0%（饮片不得超过 1.0%）。用醇溶性浸出物测定法中的热浸法测定，稀乙醇浸出物不得少于 17.0%。高效液相色谱法测定，按干燥品计算，含异阿魏酸（$C_{10}H_{10}O_4$）不得少于 0.10%。

【化学成分】含升麻碱、水杨酸、树脂、咖啡酸、阿魏酸、升麻素等。

【性味功效】性微寒，味辛、微甘。发表透疹，清热解毒，升举阳气。

芦　根
（Lugen，PHRAGMITIS RHIZOMA）

【来源】为禾本科植物芦苇 *Phragmites communis* Trin. 的新鲜或干燥根茎。

【产地】全国大部分地区均有。

【采收加工】全年均可采挖，除去芽、须根及膜状叶，鲜用或晒干。

【性状鉴别】（1）鲜芦根　①呈长圆柱形，有的略扁，长短不一，直径 1～2cm。②表面黄白色，有光泽，外皮疏松可剥离，节呈环状，有残根和芽痕。③体轻，质韧，不易折断。④切断面黄白色，中空，壁厚 1～2mm，有小孔排列成环。⑤气微，味甘。

（2）芦根　①呈扁圆柱形。②节处较硬，节间有纵皱纹（图 4-8-7、图 4-8-8）。

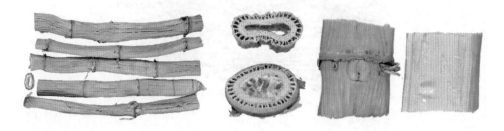

图 4-8-7　芦根药材　　　　　　　　图 4-8-8　芦根断面

【显微鉴别】粉末：浅灰棕色。表皮细胞表面观有长细胞与两个短细胞（栓质细胞、硅质细胞）相间排列；长细胞长条形，壁厚并波状弯曲，纹孔细小；栓质细胞新月形，硅质细胞较栓质细胞小，扁圆形。纤维成束或单根散在，直径 6～33μm，壁厚不均，有的一边厚一边薄，孔沟较密。石细胞多单个散在，形状不规则，有的呈纤维状，有的具短分支，大小悬殊，直径 5～40μm，壁厚薄不等。厚壁细胞类长方形或长圆形，壁较厚，孔沟和纹孔较密。

【检查及含量测定】水分不得超过 12.0%，总灰分不得超过 11.0%，酸不溶性灰分不得超过 8.0%。芦根用水溶性浸出物测定法中的热浸法测定，浸出物不得少于 12.0%。

【化学成分】含薏苡素、蛋白质、脂肪、碳水化合物、天冬酰胺等。

【性味功效】性寒，味甘。清热泻火，生津止渴，除烦，止呕，利尿。

白 茅 根
（Baimaogen，IMPERATAE RHIZOMA）

【来源】 为禾本科植物白茅 *Imperata cylindrica* Beauv. var. *major* （Nees）C. E. Hubb. 的干燥根茎。

【产地】全国大部分地区均有。

【采收加工】春、秋二季采挖，洗净，晒干，除去须根和膜质叶鞘，捆成小把。

【性状鉴别】①呈长圆柱形，长 30~60cm，直径 0.2~0.4cm。②表面黄白色或淡黄色，微有光泽，具纵皱纹，节明显，稍突起，节间长短不等，通常长1.5~3cm。③体轻，质略脆。④断面皮部白色，多有裂隙，放射状排列，中柱淡黄色或中空，易与皮部剥离。⑤气微，味微甜（图 4-8-9）。

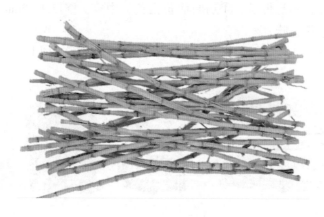

图 4-8-9　白茅根药材

【显微鉴别】（1）横切面　①表皮细胞 1 列，类方形，形小，有的含硅质块。②下皮纤维 1~3 列，壁厚，木化。③皮层较宽广，有 10 余个叶迹维管束，有限外韧型，其旁常有裂隙；内皮层细胞内壁增厚，有的含硅质块。④中柱内散有多数有限外韧维管束，维管束鞘纤维环列，木化，外侧的维管束与纤维连接成环。⑤中央常成空洞。

（2）粉末　黄白色。①表皮细胞平行排列，每纵行常由 1 个长细胞和 2 个短细胞相间排列，长细胞壁波状弯曲。②内皮层细胞长方形，一侧壁增厚，层纹和壁孔明显，壁上有硅质块。③下皮纤维壁厚，木化，常具横隔。

【理化鉴别】（1）取粗粉 5g，加苯 30mL，加热回流 1h，滤过。取滤液 1mL 蒸干，残渣加乙酸酐 1mL 溶解，再加浓硫酸 1~2 滴，显红色，渐变成紫色、蓝紫色，最后呈污绿色。

（2）取粗粉 1g，加水 10mL，煮沸 5~10min，滤过。滤液浓缩成 1mL，加新制的费林试液 1mL，置水浴中加热，产生棕红色沉淀。

【检查及含量测定】水分不得超过 12.0%，总灰分不得超过 5.0%。用水溶性浸出物测定法中的热浸法测定，浸出物不得少于 24.0%（饮片不得少于 28.0%）。

【化学成分】含蔗糖、葡萄糖、果糖、木糖、柠檬酸、草酸、苹果酸等。

【性味功效】性寒，味甘。凉血止血，清热利尿。

技能训练

1. 实训目标

掌握白芍、赤芍、升麻、芦根和白茅根的性状鉴别要点；掌握白茅根的组织特征和白芍的粉末特征；通过实训提升学生的职业素质和能力。

2. 准备工作

中药实训室，各药材标本、永久制片、粉末，试剂，显微镜，多媒体教学设备。

3. 训练过程

（1）教师示教

①性状鉴别

教师取白芍、赤芍、升麻、芦根和白茅根的药材标本进行示讲，根据各药材形状、表面、断面特征鉴定药用部位，然后按下列顺序依次观察和描述。根类中药观察其形状、大小（粗细）、颜色、表面、质地、断面及气味等；根茎类需注意观察其节和节间。

②显微鉴别

a. 组织特征。教师取白茅根的组织切片，在低倍镜下由外向内依次观察，内含物的特征可在高倍镜下观察，通过多媒体教学设备进行示讲。

b. 粉末特征。教师取白芍的中药粉末少许，分别用水装片和水合氯醛溶液制片，通过多媒体教学设备进行示讲。

（2）学生训练　将学生分为每组 5 人，以小组为单位进行白芍、赤芍、升麻、芦根和白茅根性状鉴别和显微鉴别的训练。每组的学生在训练过程中要有团队协作的精神，具备吃苦耐劳、任劳任怨、责任担当、遵守行规、诚实守信、专业形象的职业品质与道德，通过信息技术、创新思维来获得学习资料并能够有计划、自主性地学习，同时关注时政、善于沟通交流，成为具有社会责任与能力的专业技术人员。

（3）实训结束后，教师对各小组的训练过程进行分析与总结，并根据项目考核单进行考核（参照表 4-2-1 制定），提高学生专业技术水平和职业素质。

4. 实训报告

完成实训报告，并对本次实训的过程进行分析与小结。

任务九　苦参、山豆根、葛根、粉葛、甘草和黄芪的鉴定

任务目标

1. 掌握苦参、山豆根、葛根、粉葛、甘草和黄芪的来源、产地、采收加工与性状鉴别。

2. 掌握苦参、甘草和黄芪的显微鉴别，了解山豆根、葛根和粉葛的显微鉴别。

3. 熟悉苦参、山豆根、葛根、粉葛、甘草和黄芪的理化鉴别、检查、化学成分与性味功效。

必备知识

苦　参
（Kushen，SOPHORAE FLAVESCENTIS RADIX）

【来源】为豆科植物苦参 *Sophora flavescens* Ait. 的干燥根。

【产地】主产于山西、河南、河北等地。

【采收加工】春、秋二季采挖，除去根头和小支根，洗净，干燥；或趁鲜切片，干燥。

【性状鉴别】①呈长圆柱形，下部常有分枝，长 10～30cm，直径 1～6.5cm。②表面灰棕色或棕黄色，具纵皱纹和横长皮孔样突起，外皮薄，多破裂反卷，易剥落，剥落处显黄色，光滑。③质硬，不易折断。④断面纤维性；切片厚 3～6mm；切面黄白色，具放射状纹理和裂隙，有的具异型维管束，呈同心性环列或不规则散在。⑤气微，味极苦（图 4-9-1、图 4-9-2）。

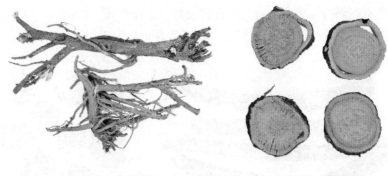

图 4-9-1　苦参药材　　　　　　　图 4-9-2　苦参断面

【显微鉴别】粉末：淡黄色。①木栓细胞淡棕色，横断面观呈扁长方形，壁微弯曲；表面观呈类多角形，平周壁表面有不规则细裂纹，垂周壁有纹孔，呈断续状。②纤维和晶纤维，多成束；纤维细长，直径 11~27μm，壁厚，非木化；纤维束周围的细胞含草酸钙方晶，形成晶纤维，含晶细胞的壁不均匀增厚。③草酸钙方晶，呈类双锥形、菱形或多面形，直径约至 23μm。④淀粉粒，单粒类圆形或长圆形，直径 2~20μm，脐点裂缝状，大粒层纹隐约可见；复粒较多，由 2~12 分粒组成。

【理化鉴别】（1）根横切片加氢氧化钠试液数滴，栓皮部即呈橙红色，渐变为血红色，久置不消失；木质部无颜色反应。

（2）取粗粉 0.5g，加水 4mL，煮沸，滤过，取滤液 2mL，加碘化汞钾试液 2~3 滴，产生黄白色沉淀。

【检查及含量测定】水分不得超过 11.0%，总灰分不得超过 8.0%。用醇溶性浸出物测定法中的冷浸法测定，浸出物不得少于 20.0%。高效液相色谱法测定，按干燥品计算，含苦参碱（$C_{15}H_{24}N_2O$）和氧化苦参碱（$C_{15}H_{24}N_2O_2$）的总量不得少于 1.2%（饮片不得少于 1.0%）。

【化学成分】含生物碱、黄酮等。

【性味功效】性寒，味苦。清热燥湿，杀虫，利尿。

山 豆 根

（Shandougen，SOPHORAE TONKINENSIS RADIX ET RHIZOMA）

【来源】豆科植物越南槐 *Sophora tonkinensis* Gagnep. 的干燥根和根茎。

【产地】主产于广西、广东、江西、贵州等地。

【采收加工】秋季采挖，除去杂质，洗净，干燥。

【性状鉴别】①根茎呈不规则的结节状，顶端常残存茎基，其下着生根数条；根呈长圆柱形，常有分枝，长短不等，直径 0.7~1.5cm。②表面棕色至棕褐色，有不规则的纵皱纹及横长皮孔样突起。③质坚硬，难折断。④断面皮部浅棕色，木部淡黄色。⑤有豆腥气，味极苦（图4-9-3、图4-9-4）。

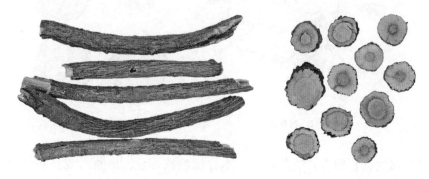

图4-9-3　山豆根药材　　　　　　图4-9-4　山豆根断面

【显微鉴别】横切面：①木栓层为数列至10数列细胞。②栓内层外侧的1~2列细胞含草酸钙方晶，断续形成含晶细胞环，含晶细胞的细胞壁木化增厚。③栓内层与韧皮部均散有纤维束。④形成层成环。⑤木质部发达，射线宽1~8列细胞；导管类圆形，大多单个散在，或2至数个相聚，有的含黄棕色物；木纤维成束散在。⑥薄壁细胞含淀粉粒，少数含方晶。

【检查及含量测定】水分不得超过10.0%，总灰分不得超过6.0%。用醇溶性浸出物测定法中的热浸法测定，乙醇浸出物不得少于15.0%。高效液相色谱法测定，按干燥品计算，含苦参碱和氧化苦参碱的总量不得少于0.70%（饮片不得少于0.60%）。

【化学成分】含生物碱、苦参碱、氧化苦参碱、臭豆碱、甲基野靛碱等。

【性味功效】性寒，味苦。清热解毒，消肿利咽。

葛　根

（Gegen，PUERARIAE LOBATAE RADIX）

【来源】为豆科植物野葛 *Pueraria lobata*（Willd.）Ohwi 的干燥根。习称"野葛"。

【产地】主产于湖南、河南、广东、浙江、四川等地。

【采收加工】秋、冬二季采挖，趁鲜切成厚片或小块，干燥。

【性状鉴别】①呈纵切的长方形厚片或小方块，长5~35cm，厚0.5~1cm。②外皮淡棕色至棕色，有纵皱纹，粗糙。③切面纤维性，黄白色至淡黄棕色，有浅棕色同心环纹。④质韧，纤维性强。⑤气微，味微甜（图4-9-5、图4-9-6）。

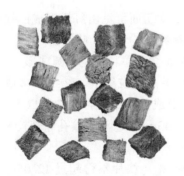
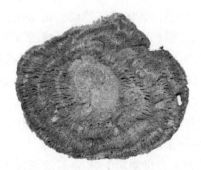

図 4-9-5　葛根药材　　　　图 4-9-6　葛根切面

【显微鉴别】粉末：淡棕色。①淀粉粒单粒球形，直径 3～37μm，脐点点状、裂缝状或星状；复粒由 2～10 分粒组成。②纤维多成束，壁厚，木化，周围细胞大多含草酸钙方晶，形成晶纤维，含晶细胞壁木化增厚。③石细胞少见，类圆形或多角形，直径 38～70μm。④具缘纹孔导管较大，具缘纹孔六角形或椭圆形，排列极为紧密。

【理化鉴别】取粉末 0.5～1g，加乙醇 25mL，80℃热浸 30min，放冷，滤过，滤液点于滤纸上，喷洒 1% 三氯化铝乙醇液，干燥后在紫外线灯下（254nm）显蓝色荧光，用氨水熏后颜色更亮。

【检查及含量测定】水分不得超过 14.0%（饮片不得超过 13.0%），总灰分不得超过 7.0%（饮片不得超过 6.0%）。铅、镉、砷、汞、铜测定法测定重金属及有害元素（同人参）。用醇溶性浸出物测定法中的热浸法测定，稀乙醇浸出物不得少于 24.0%。高效液相色谱法测定，按干燥品计算，含葛根素（$C_{21}H_{20}O_9$）不得少于 2.4%。

【化学成分】含异黄酮成分（葛根素、大豆黄酮苷、花生酸）、淀粉等。

【性味功效】性凉，味甘、辛。解肌退热，生津止渴，透疹，升阳止泻，通经活络，解酒毒。

粉 葛

（Fenge，PUERARIAE THOMDONII RADIX）

【来源】为豆科植物甘葛藤 *Pueraria thomsonii* Benth. 的干燥根。

【产地】主产于广东、广西、四川、贵州、云南等地。

【采收加工】秋、冬二季采挖，除去外皮，稍干，截段后再纵切成两半或斜切成厚片，干燥。

【性状鉴别】①呈圆柱形、类纺锤形或半圆柱形，长 12～15cm，直径 4～8cm；有的为纵切或斜切的厚片，大小不一。②表面黄白色或淡棕色，未去外皮的呈灰棕色。③体重，质硬，富粉性。④横切面可见由纤维形成的浅棕色同心性环纹，纵切面可见由纤维形成的数条纵纹。⑤气微，味微甜。

【显微鉴别】粉末：黄白色。①淀粉粒甚多，单粒少见，圆球形，直径8~15μm，脐点隐约可见；复粒多，由2~20多个分粒组成。②纤维多成束，壁厚，木化，周围细胞大多含草酸钙方晶，形成晶纤维，含晶细胞壁木化增厚。③石细胞少见，类圆形或多角形，直径25~43μm。④具缘纹孔导管较大，纹孔排列极为紧密。

【检查及含量测定】水分不得超过14.0%（饮片不得超过12.0%），总灰分不得超过5.0%。用醇溶性浸出物测定法中的热浸法测定，70%乙醇浸出物不得少于10.0%。以二氧化硫残留量测定法测定，二氧化硫不得超过400mg/kg。高效液相色谱法测定，按干燥品计算，含葛根素不得少于0.30%。

【化学成分】含黄豆苷元、黄豆苷、葛根素等。

【性味功效】性凉，味甘、辛。解肌退热，生津止渴，透疹，升阳止泻，通经活络，解酒毒。

甘 草

（Gancao，GLYCYRRHIZAE RADIX ET RHIZOM）

【来源】为豆科植物甘草 *Glycyrrhiza uralensis* Fisch.、胀果甘草 *Glycyrrhiza inflata* Bat. 或光果甘草 *Glycyrrhiza glabra* L. 的干燥根和根茎。

【产地】主产于内蒙古、甘肃、宁夏、新疆等地。

【采收加工】春、秋二季采挖，除去须根，晒干。取甘草片，照蜜炙法炒至黄色至深黄色，不粘手时取出，晾凉，即为炙甘草。

【性状鉴别】（1）甘草 ①根呈圆柱形，长25~100cm，直径0.6~3.5cm。②外皮松紧不一；表面红棕色或灰棕色，具显著的纵皱纹、沟纹、皮孔及稀疏的细根痕。③质坚实而重。④断面略显纤维性，中心黄白色，粉性，有明显放射状纹理及形成层环，有的有裂隙。⑤根茎呈圆柱形，表面有芽痕，断面中部有髓。⑥气微，味甜而特殊（图4-9-7、图4-9-8）。

（2）胀果甘草 ①根和根茎木质粗壮，有的分枝。②外皮粗糙，多灰棕色或灰褐色。③质坚硬。④木质纤维多，粉性小。⑤根茎不定芽多而粗大（图4-9-9）。

（3）光果甘草 ①根和根茎质地较坚实，有的分枝。②外皮不粗糙，多灰棕色，皮孔细而不明显。

（4）炙甘草 ①呈类圆形或椭圆形切片。②外表皮红棕色或灰棕色，微有光泽。③切面黄色至深黄色，形成层环明显，射线放射状。④略有黏性；具焦香气，味甜。

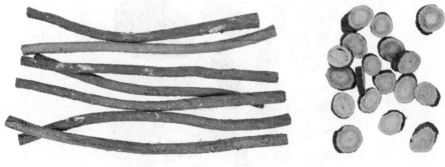

图 4-9-7　甘草药材　　　　　　　　　　　　　　　　图 4-9-8　甘草断面

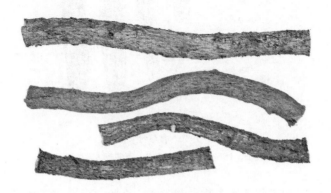

图 4-9-9　胀果甘草药材

【显微鉴别】（1）横切面　①木栓层为数列棕色细胞。②栓内层较窄。③韧皮部射线宽广，多弯曲，常现裂隙；纤维多成束，非木化或微木化，周围薄壁细胞常含草酸钙方晶；筛管群常因压缩而变形；束内形成层明显。④木质部射线宽 3~5 列细胞；导管较多，直径约至 160μm；木纤维成束，周围薄壁细胞也含草酸钙方晶。⑤根中心无髓，根茎中心有髓。

（2）粉末　粉末淡棕黄色。①纤维成束，直径 8~14μm，壁厚，微木化，周围薄壁细胞含草酸钙方晶，形成晶纤维。②草酸钙方晶多见。③具缘纹孔导管较大，稀有网纹导管。④木栓细胞红棕色，多角形，微木化（图 4-9-10）。

【检查及含量测定】水分不得超过 12.0%（炙甘草不得超过 10.0%），总灰分不得超过 7.0%（饮片不得超过 5.0%），酸不溶性灰分不得超过 2.0%。铅、镉、砷、汞、铜测定法测定重金属及有害元素（同人参）。农药残留量测定法测定机氯类农药残留量，含五氯硝基苯不得超过 0.1mg/kg。高效液相色谱法测定，按干燥品计算，含甘草苷（$C_{21}H_{22}O_9$）不得少于 0.50%（饮片不得少于 0.45%），甘草酸（$C_{42}H_{62}O_{16}$）不得少于 2.0%（饮片不得少于 1.8%）。

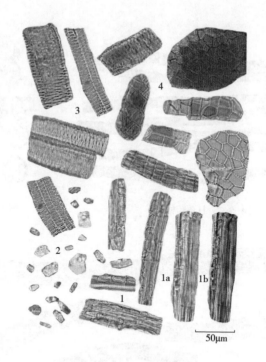

图 4-9-10　甘草粉末特征

1—晶纤维（1a—可见光下，1b—偏光镜下）　2—草酸钙方晶　3—导管　4—木栓细胞

【化学成分】含三萜类化合物、黄酮类化合物、香豆素、氨基酸等。

【性味功效】性平，味甘。补脾益气，清热解毒，祛痰止咳，缓急止痛，调和诸药。

黄　芪
（Huangqi，ASTRAGALI RADIX）

【来源】为豆科植物蒙古黄芪 *Astragalus membranaceus*（Fisch.）Bge. var. *mongholicus*（Bge.）Hsiao 或膜荚黄芪 *Astragalus membranaceus*（Fisch.）Bge. 的干燥根。

【产地】主产于山西、黑龙江、内蒙古等地。以栽培的蒙古黄芪质量为佳。

【采收加工】春、秋二季采挖，除去须根和根头，晒干。取黄芪片，以蜜炙法炒至不粘手，即为炙黄芪。

【性状鉴别】（1）黄芪　①呈圆柱形，有的有分枝，上端较粗，长 30～90cm，直径 1～3.5cm。②表面淡棕黄色或淡棕褐色，有不整齐的纵皱纹或纵沟。③质硬而韧，不易折断。④断面纤维性强，并显粉性，皮部黄白色，木部淡黄色，有菊花心，有放射状纹理和裂隙，有的老根中心偶呈枯朽状，黑褐色或呈空洞。⑤气微，味微甜，嚼之微有豆腥味（图4-9-11）。

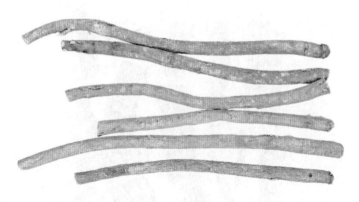

图4-9-11 黄芪药材

（2）炙黄芪 ①呈圆形或椭圆形的厚片，直径0.8~3.5cm，厚0.1~0.4cm。②外表皮淡棕黄色或淡棕褐色，略有光泽，可见纵皱纹或纵沟。③切面皮部黄白色，木部淡黄色，有放射状纹理和裂隙，有的中心偶有枯朽状，黑褐色或呈空洞。④具蜜香气，味甜，略带黏性，嚼之微有豆腥味。

【显微鉴别】（1）横切面 ①木栓细胞多列；栓内层为3~5列厚角细胞。②韧皮部射线外侧常弯曲，有裂隙；纤维成束，壁厚，木化或微木化，与筛管群交互排列；近栓内层处有时可见石细胞。③形成层成环。④木质部导管单个散在或2~3个相聚；导管间有木纤维；射线中有时可见单个或2~4个成群的石细胞。⑤薄壁细胞含淀粉粒。

（2）粉末 黄白色。①纤维成束或散离，直径8~30μm，壁厚，表面有纵裂纹，初生壁常与次生壁分离，两端常断裂成须状，或较平截。②具缘纹孔导管无色或橙黄色，具缘纹孔排列紧密。③石细胞少见，圆形、长圆形或形状不规则，壁较厚（图4-9-12）。

【理化鉴别】取粉末3g，加水30mL，浸渍过夜，滤过，取滤液1mL，加0.2%茚三酮溶液2滴，在沸水中加热5min，冷却后呈紫红色。

【检查及含量测定】水分不得超过10.0%，总灰分不得超过5.0%（炙黄芪不得超过4.0%）。铅、镉、砷、汞、铜测定法测定重金属及有害元素（同人参）。用水溶性浸出物测定法中的冷浸法测定，浸出物不得少于17.0%。农药残留量测定有机氯类农药残留量，五氯硝基苯不得超过0.1mg/kg。高效液相色谱法测定，按干燥品计算，含黄芪甲苷（$C_{41}H_{68}O_{14}$）不得少于0.080%（炙黄芪不得少于0.060%），含毛蕊异黄酮葡萄糖苷（$C_{22}H_{22}O_{10}$）不得少于0.020%。

【化学成分】含皂苷类、多糖类、黄酮类、氨基酸、香豆素、甜菜碱等。

【性味功效】性微温，味甘。补气升阳，固表止汗，利水消肿，生津养血，行滞通痹，托毒排脓，敛疮生肌。

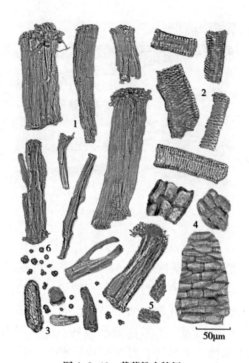

图 4-9-12　黄芪粉末特征
1—纤维　2—导管　3—石细胞　4—木栓细胞　5—厚壁细胞　6—淀粉粒

> **技能训练**

1. 实训目标

掌握苦参、山豆根、葛根、粉葛、甘草和黄芪的性状鉴别要点；掌握苦参的组织特征和甘草与黄芪的粉末特征；通过实训提升学生的职业素质和能力。

2. 准备工作

中药实训室，各药材标本、永久制片、粉末，试剂，显微镜，多媒体教学设备。

3. 训练过程

（1）教师示教

①性状鉴别

教师取苦参、山豆根、葛根、粉葛、甘草和黄芪的药材标本进行示讲，根据各药材形状、表面、断面特征鉴定药用部位，然后按下列顺序依次观察和描述。根类中药观察其形状、大小（粗细）、颜色、表面、质地、断面及气味等；

根茎类需注意观察其节和节间。

②显微鉴别

a. 组织特征。教师取苦参的组织切片，在低倍镜下由外向内依次观察，内含物的特征可在高倍镜下观察，通过多媒体教学设备进行示讲。

b. 粉末特征。教师分别取甘草与黄芪的中药粉末少许，分别用水装片和水合氯醛溶液制片，通过多媒体教学设备进行示讲。

（2）学生训练　将学生分为每组 5 人，以小组为单位进行苦参、山豆根、葛根、粉葛、甘草和黄芪性状鉴别和显微鉴别的训练。每组的学生在训练过程中要有团队协作的精神，具备吃苦耐劳、任劳任怨、责任担当、遵守行规、诚实守信、专业形象的职业品质与道德，通过信息技术、创新思维来获得学习资料并能够有计划、自主性地学习，同时关注时政、善于沟通交流，成为具有社会责任与能力的专业技术人员。

（3）实训结束后，教师对各小组的训练过程进行分析与总结，并根据项目考核单进行考核（参照表 4-2-1 制定），提高学生专业技术水平和职业素质。

4. 实训报告

完成实训报告，并对本次实训的过程进行分析与小结。

任务十　桔梗、党参、南沙参、徐长卿、白前和白薇的鉴定

（任务目标）

1. 掌握桔梗、党参、南沙参、徐长卿、白前和白薇的来源、产地、采收加工与性状鉴别。

2. 掌握桔梗和党参的显微鉴别，了解南沙参、徐长卿、白前和白薇的显微鉴别。

3. 熟悉桔梗、党参、南沙参、徐长卿、白前和白薇的理化鉴别、检查、化学成分与性味功效。

（必备知识）

桔　梗
（Jiegeng，PLATYCODONIS RADIX）

【来源】为桔梗科植物桔梗 *Platycodon grandiflorum* （Jacq.）A. DC. 的干燥根。

【产地】全国大部分地区均有产，以东北、华北产量较大，华东地区所产者质量较好。

【采收加工】春、秋二季采挖，洗净，除去须根，趁鲜剥去外皮或不去外皮，干燥。

【性状鉴别】①呈圆柱形或略呈纺锤形，下部渐细，有的有分枝，略扭曲，长7~20cm，直径0.7~2cm。②表面淡黄白色至黄色，不去外皮者表面黄棕色至灰棕色，具纵扭皱沟，并有横长的皮孔样斑痕及支根痕，上部有横纹。③有的顶端有较短的根茎或不明显，其上有数个半月形茎痕。④质脆。⑤断面不平坦，形成层环纹明显，棕色；皮部黄白色，较窄；木部淡黄色，较宽，有较多裂隙。⑥气微，味微甜后苦（图4-10-1、图4-10-2）。

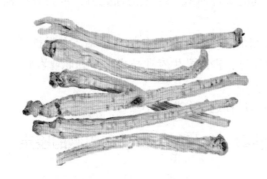
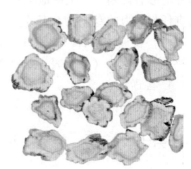

图4-10-1　桔梗药材　　　　　　　　图4-10-2　桔梗断面

【显微鉴别】（1）横切面　①木栓细胞有时残存，不去外皮者有木栓层，细胞中含草酸钙小棱晶。②栓内层窄。③韧皮部乳管群散在，乳管壁略厚，内含微细颗粒状黄棕色物。④形成层成环。⑤木质部导管单个散在或数个相聚，呈放射状排列。⑥薄壁细胞含菊糖。

（2）取桔梗切片，用稀甘油装片，置显微镜下观察，可见扇形或类圆形的菊糖结晶。

（3）粉末　米黄色。①菊糖众多，用冷水合氯醛液装置，薄壁细胞中的菊糖团块呈扇形。②乳汁管为有节联结乳汁管，直径14~25μm，内含浅黄色油滴及颗粒状物。③梯纹、网纹及其缘纹孔导管直径16~72μm。④木薄壁细胞纵面观长方形，末端壁微波状弯曲。未去净外皮的可见木栓细胞，淡棕色，有的含细小草酸钙结晶。

【理化鉴别】（1）取粉末0.5g加水10mL置于水浴上加热10min，取上清液，置带塞试管中，用力振摇，产生持久性泡沫。

（2）取粉末1g，加甲醇10mL，加热回流30min，过滤。滤液置蒸发皿中，于水浴上蒸干，加乙酸 2mL 溶解，倾上清液于干燥试管中，沿管壁加入硫酸 1mL，界面呈棕红色环，上层由蓝色立即变为污绿色。

【检查及含量测定】水分不得超过 15.0%（饮片不得超过 12.0%），总灰分不得超过 6.0%（饮片不得超过 5.0%）。用醇溶性浸出物测定法中的热浸法测定，乙醇浸出物不得少于 17.0%。高效液相色谱法测定，按干燥品计算，含桔梗皂苷 D（$C_{57}H_{92}O_{28}$）不得少于 0.10%。

【化学成分】含桔梗皂苷元、远志酸、桔梗酸 A 等。

【性味功效】性平，味苦、辛。宣肺，利咽，祛痰，排脓。

党　参
（Dangshen，CODONOPSIS RADIX）

【来源】为桔梗科植物党参 *Codonopsis pilosula*（Franch.）Nannf.、素花党参 *Codonopsis pilosula* Nannf. var. *modesta*（Nannf.）L. T. Shen 或川党参 *Codonopsis tangshen* Oliv. 的干燥根。

【产地】党参主产于山西、陕西、甘肃、四川等地及东北各地；潞党（栽培品）产于山西；素花党参（又称西党参）主产于甘肃、四川等地；川党参主产于四川、湖北、陕西三省交界地区。

【采收加工】秋季采挖，洗净，晒干。

【性状鉴别】（1）党参　①呈长圆柱形，稍弯曲，长 10~35cm，直径 0.4~2cm。②表面灰黄色、黄棕色至灰棕色，根头部有多数疣状突起的茎痕及芽，习称“狮子头”，每个茎痕的顶端呈凹下的圆点状；根头下有致密的环状横纹，向下渐稀疏，有的达全长的一半，栽培品环状横纹少或无；全体有纵皱纹和散在的横长皮孔样突起，支根断落处常有黑褐色胶状物。③质稍柔软或稍硬而略带韧性。④断面稍平坦，有裂隙或放射状纹理，皮部淡棕黄色至黄棕色，木部淡黄色至黄色。⑤有特殊香气，味微甜（图 4-10-3）。

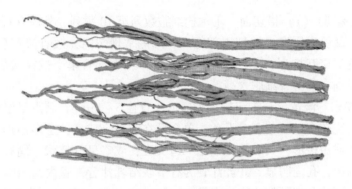

图 4-10-3　党参药材

（2）素花党参（西党参）　①长10~35cm，直径0.5~2.5cm。②表面黄白色至灰黄色，根头下致密的环状横纹常达全长的一半以上。③断面裂隙较多，皮部灰白色至淡棕色（图4-10-4）。

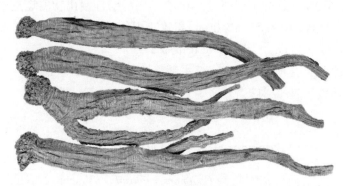

图4-10-4　素花党参药材

（3）川党参　①长10~45cm，直径0.5~2cm。②表面灰黄色至黄棕色，有明显不规则的纵沟。③质较软而结实。④断面裂隙较少，皮部黄白色（图4-10-5）。

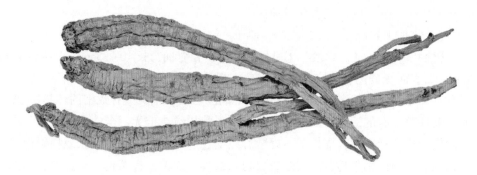

图4-10-5　川党参药材

【显微鉴别】（1）横切面　①木栓细胞数列至10数列，外侧有石细胞，单个或成群。②栓内层窄。③韧皮部宽广，外侧常现裂隙，散有淡黄色乳管群，并常与筛管群交互排列。④形成层成环。⑤木质部导管单个散在或数个相聚，呈放射状排列。⑥薄壁细胞含菊糖。

（2）粉末　淡黄色。①淀粉粒类球形，直径3~25μm，脐点呈星状或裂隙状。②石细胞较多，淡黄色或无色；单个散在或数个成群；呈多角形、类斜方形、长方形或短梭形，大多数一端或一边尖突，或略呈分枝状，偶有呈短纤维状，纹孔稀疏，孔沟明显。③乳汁管为有节联结乳汁管，管内及周围细胞中充满淡黄色油滴状及细颗粒状物，直径16~24μm。④具缘纹孔、网纹及网状具缘纹孔导管，偶有梯纹导管，直径 280μm，导管分子较短，长 80~88μm。⑤菊糖团块散在，呈扇形，表面具放射状线纹。⑥木栓细胞表面观呈类多角形，周壁薄，微弯曲；断面观呈长方形（图 4-10-6）。

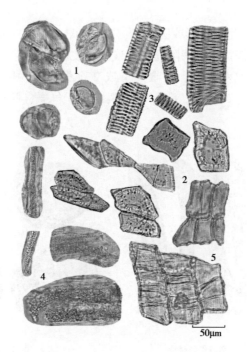

图 4-10-6　党参粉末特征
1—菊糖　2—石细胞　3—导管　4—乳汁管　5—木栓细胞

【理化鉴别】取粉末 1g，加乙醚 10mL，密塞，振摇数分钟，冷浸 1h，滤过。滤液置蒸发皿中，挥去乙醚，残渣加 1mL 乙酸酐溶解，倾取上清液于干燥试管中，沿管壁加硫酸 1mL，两液接界面棕色环，上层蓝色立即变为污绿色。

【检查及含量测定】水分不得超过 16.0%，总灰分不得超过 5.0%。用醇溶性浸出物测定法中的热浸法测定，45% 乙醇浸出物不得少于 55.0%。二氧化硫残留量测定法测定，不得超过 400mg/kg。

【化学成分】含三萜类化合物、皂苷、生物碱、挥发油、氨基酸等。

【性味功效】性平，味甘。健脾益肺，养血生津。

南 沙 参
（Nanshashen，ADENOPHORAE RADIX）

【来源】为桔梗科植物轮叶沙参 *Adenophora tetraphylla*（Thunb.）Fisch. 或

沙参 *Adenophora stricta* Miq. 的干燥根。

【产地】主产于安徽、江苏、浙江、贵州等地。

【采收加工】春、秋二季采挖，除去须根，洗后趁鲜刮去粗皮，洗净，干燥。

【性状鉴别】①呈圆锥形或圆柱形，略弯曲，长 7~27cm，直径 0.8~3cm。②表面黄白色或淡棕黄色，凹陷处常有残留粗皮，上部多有深陷横纹，呈断续的环状，下部有纵纹和纵沟；顶端具 1 或 2 个根茎。③体轻，质松泡，易折断。④断面不平坦，黄白色，有不规则裂隙。⑤气微，味微甘（图 4-10-7、图 4-10-8）。

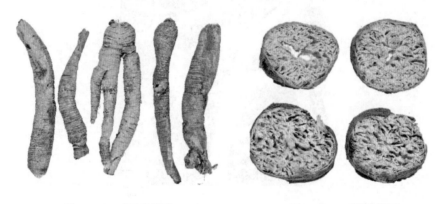

图 4-10-7　南沙参药材　　　　　　图 4-10-8　南沙参断面

【显微鉴别】粉末：灰黄色。①木栓石细胞类长方形、长条形、类椭圆形、类多边形，长 18~155μm，宽 18~61μm，有的垂周壁连珠状增厚。②有节乳管常连接成网状。③菊糖结晶扇形、类圆形或不规则形。

【理化鉴别】取粗粉 2g，加水 20mL，置水浴中加热 10min，滤过。取滤液 2mL，加 5%α-萘酚乙醇溶液 2~3 滴，摇匀，沿管壁缓缓加入硫酸 0.5mL，两液界面即显紫红色环。另取滤液 2mL，加碱性酒石酸铜试液 4~5 滴，置水浴中加热 5min，生成红棕色沉淀。

【检查及含量测定】水分不得超过 15.0%，总灰分不得超过 6.0%，酸不溶性灰分不得超过 2.0%。用醇溶性浸出物测定法中的热浸法测定，稀乙醇浸出物不得少于 30.0%。

【化学成分】轮叶沙参含三萜类皂苷、蒲公英萜酮等；沙参含皂苷、香豆素等。

【性味功效】性微寒，味甘。养阴清肺，益胃生津，化痰，益气。

徐 长 卿

(Xuchangqing，CYNANCHI PANICULATI RADIX ET RHIZOMA)

【来源】为萝藦科植物徐长卿 *Cynanchum paniculatum*（Bge.）Kitag. 的干燥根和根茎。

【产地】主产于浙江、江苏、湖南、湖北等地。

【采收加工】秋季采挖，除去杂质，阴干。

【性状鉴别】①根茎呈不规则柱状，有盘节，长 0.5~3.5cm，直径 2~4mm。②有的顶端带有残茎，细圆柱形，长约 2cm，直径 1~2mm，断面中空；根茎节处周围着生多数根；根呈细长圆柱形，弯曲，长 10~16cm，直径 1~1.5mm。③表面淡黄白色至淡棕黄色或棕色，具微细的纵皱纹，并有纤细的须根。④质脆，易折断。⑤断面粉性，皮部类白色或黄白色，形成层环淡棕色，木部细小。⑥气香，味微辛凉（图 4-10-9）。

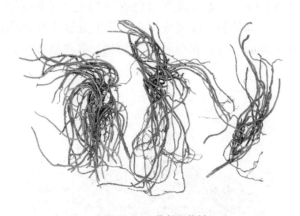

图 4-10-9　徐长卿药材

【显微鉴别】粉末：浅灰棕色。①外皮层细胞表面观类多角形，垂周壁细波状弯曲，细胞间有一类方形小细胞，木化；侧面观呈类长方形，有的细胞径向壁有增厚的细条纹。②草酸钙簇晶直径 7~45μm。③分泌细胞类圆形或长椭圆形，内含淡黄棕色分泌物。④内皮层细胞类长方形，垂周壁细波状弯曲。

【理化鉴别】取粉末 0.5g，置试管中，加水 2mL，管口盖一块用水湿润的滤纸，滤纸上加氯亚胺基-2，6-二氯醌 1 份与四硼酸钠 32 份的混合试剂少量，混匀，将试管加热至微沸，滤纸显蓝色。

【检查及含量测定】水分不得超过 15.0%，总灰分不得超过 10.0%，酸不溶性灰分不得超过 5.0%。用醇溶性浸出物测定法中的热浸法测定，乙醇浸出物不得少于 10.0%。高效液相色谱法测定，按干燥品计算，含丹皮酚（$C_9H_{10}O_3$）不得少于 1.3%。

【化学成分】含丹皮酚、肉珊瑚苷元、丹皮酚原苷、徐长卿等。

【性味功效】性温，味辛。祛风，化湿，止痛，止痒。

白 前
（Baiqian, CYNANCHI STAUNTONII RHIZOMA ET RADIX）

【来源】为萝藦科植物柳叶白前 *Cynanchum stauntonii*（Decne.）Schltr. ex Levi. 或芫花叶白前 *Cynanchum glaucescens*（Decne.）Hand.-Mazz. 的干燥根茎和根。

【产地】主产于江苏、浙江、福建、江西、湖南、广东、广西等地。

【采收加工】秋季采挖，洗净，晒干。

【性状鉴别】（1）柳叶白前　①根茎呈细长圆柱形，有分枝，稍弯曲，长 4~15cm，直径 1.5~4mm。②表面黄白色或黄棕色，节明显，节间长 1.5~4.5cm，顶端有残茎。③质脆。④断面中空。⑤节处簇生纤细弯曲的根，长可达 10cm，直径不及 1mm，有多次分枝呈毛须状，常盘曲成团。⑥气微，味微甜（图 4-10-10）。

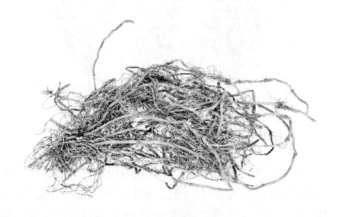

图 4-10-10　白前药材

（2）芫花叶白前　①根茎较短小或略呈块状；表面灰绿色或灰黄色，节间长 1~2cm。②质较硬。③根稍弯曲，直径约 1mm，分枝少。

【理化鉴别】取粗粉 1g，加 70% 乙醇 10mL，加热回流 1h，滤过。取滤液 1mL，蒸干，残渣加乙酸酐 1mL 使溶解，再加硫酸 1 滴，柳叶白前显红紫色，放置后变为污绿色；芫花叶白前显棕红色，放置后不变色。

【检查及含量测定】饮片水分不得过 12.0%。

【化学成分】柳叶白前含有 β-谷甾醇、高级脂肪酸、华北白前醇等；芫花叶白前含有白前皂苷类、白前二糖等。

【性味功效】性微温，味辛、苦。降气，消痰，止咳。

白　薇
（Baiwei，CYNANCHI ATRATI RADIX ET RHIZOMA）

【来源】为萝藦科植物白薇 *Cynanchum atratum* Bge. 或蔓生白薇 *Cynanchum versicolor* Bge. 的干燥根和根茎。

【产地】主产于辽宁、安徽、山东、湖北等地。

【采收加工】春、秋二季采挖，洗净，干燥。

【性状鉴别】①根茎粗短，有结节，多弯曲。②上面有圆形的茎痕，下面及两侧簇生多数细长的根，根长 10~25cm，直径 0.1~0.2cm。③表面棕黄色。④质脆，易折断。⑤断面皮部类白色或黄白色，木部较皮部窄小，黄色。⑥气微，味微苦（图 4-10-11）。

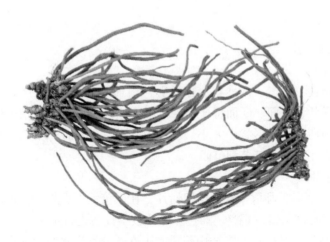

图 4-10-11　白薇药材

【显微鉴别】（1）横切面　①表皮细胞 1 列，通常仅部分残留。②下皮细胞 1 列，径向稍延长。③分泌细胞长方形或略弯曲，内含黄色分泌物。④皮层宽广，内皮层明显。⑤木质部细胞均木化，导管大多位于两侧，木纤维位于中央。⑥薄壁细胞含草酸钙簇晶及大量淀粉粒。

（2）粉末　灰棕色。①草酸钙簇晶较多，直径 7~45μm。②分泌细胞类长方形，常内含黄色分泌物。③木纤维长 160~480μm，直径 14~24μm。④石细胞长 40~50μm，直径 10~30μm。⑤以网纹导管、具缘纹孔导管为主。⑥淀粉粒单粒脐点点状、裂缝状或三叉状，直径 4~10μm；复粒由 2~6 分粒组成。

【检查及含量测定】杂质不得超过 4%，水分不得超过 11.0%，总灰分不得超过 13.0%，酸不溶性灰分不得超过 4.0%。用醇溶性浸出物测定法中的热浸法测定，稀乙醇浸出物不得少于 19.0%。

【化学成分】含白薇素、挥发油、强心苷、蔓生白薇新苷、白前苷 H 等。

【性味功效】性寒，味苦、咸。清热凉血，利尿通淋，解毒疗疮。

技能训练

1. 实训目标

掌握桔梗、党参、南沙参、徐长卿、白前和白薇的性状鉴别要点；掌握桔梗的组织特征和党参的粉末特征；通过实训提升学生的职业素质和能力。

2. 准备工作

中药实训室，各药材标本、永久制片、粉末，试剂，显微镜，多媒体教学设备。

3. 训练过程

（1）教师示教

①性状鉴别

教师取桔梗、党参、南沙参、徐长卿、白前和白薇的药材标本进行示讲，根据各药材形状、表面、断面特征鉴定药用部位，然后按下列顺序依次观察和描述。根类中药观察其形状、大小（粗细）、颜色、表面、质地、断面及气味等；根茎类需注意观察其节和节间。

②显微鉴别

a. 组织特征。教师取桔梗的组织切片，在低倍镜下由外向内依次观察，内含物的特征可在高倍镜下观察，通过多媒体教学设备进行示讲。

b. 粉末特征。教师取党参的中药粉末少许，分别用水装片和水合氯醛溶液制片，通过多媒体教学设备进行示讲。

（2）学生训练 将学生分为每组 5 人，以小组为单位进行桔梗、党参、南沙参、徐长卿、白前和白薇性状鉴别和显微鉴别的训练。每组的学生在训练过程中要有团队协作的精神，具备吃苦耐劳、任劳任怨、责任担当、遵守行规、诚实守信、专业形象的职业品质与道德，通过信息技术、创新思维来获得学习资料并能够有计划、自主性地学习，同时关注时政、善于沟通交流，成为具有社会责任与能力的专业技术人员。

（3）实训结束后，教师对各小组的训练过程进行分析与总结，并根据项目考核单进行考核（参照表 4-2-1 制定），提高学生专业技术水平和职业素质。

4. 实训报告

完成实训报告，并对本次实训的过程进行分析与小结。

任务十一　龙胆、秦艽、丹参、黄芩、板蓝根和南板蓝根的鉴定

任务目标

1. 掌握龙胆、秦艽、丹参、黄芩、板蓝根和南板蓝根的来源、产地、采收加工与性状鉴别。

2. 掌握龙胆和丹参的显微鉴别，了解秦艽、丹参、板蓝根和南板蓝根的显微鉴别。

3. 熟悉龙胆、秦艽、丹参、黄芩、板蓝根和南板蓝根的理化鉴别、检查、化学成分与性味功效。

必备知识

龙　胆
（Longdan，GENTIANAE RADIX ET RHIZOMA）

【来源】为龙胆科植物条叶龙胆 *Gentiana manshurica* Kitag.、龙胆 *Gentiana scabra* Bge.、三花龙胆 *Gentiana triflora* Pall. 或坚龙胆 *Gentiana rigescens* Franch. 的干燥根和根茎。前三种习称"龙胆"，后一种习称"坚龙胆"。

【产地】龙胆主产于东北地区；三花龙胆主产于东北及内蒙古等地；条叶龙胆主产于东北地区；坚龙胆主产于云南、四川等地。

【采收加工】春、秋二季采挖，洗净，干燥。

【性状鉴别】（1）龙胆　①根茎呈不规则的块状，长 1~3cm，直径 0.3~1cm；表面暗灰棕色或深棕色，上端有茎痕或残留茎基，周围和下端着生多数细长的根。②根圆柱形，略扭曲，长 10~20cm，直径 0.2~0.5cm；表面淡黄色或黄棕色，上部多有显著的横皱纹，下部较细，有纵皱纹及支根痕。③质脆，易折断。④断面略平坦，皮部黄白色或淡黄棕色，木部色较浅，呈点状环列。⑤气微，味甚苦（图 4-11-1）。

（2）坚龙胆　表面无横皱纹，外皮膜质，易脱落，木部黄白色，易与皮部分离（图 4-11-2）。

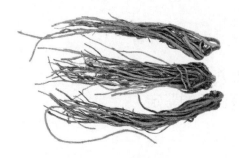

图 4-11-1 龙胆药材

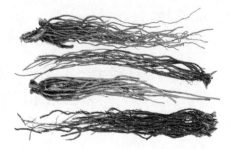

图 4-11-2 坚龙胆药材

【显微鉴别】1. 横切面

（1）龙胆 ①表皮细胞有时残存，外壁较厚。②皮层窄；外皮层细胞类方形，壁稍厚，木栓化。③内皮层细胞切向延长，每一细胞由纵向壁分隔成数个类方形小细胞。④韧皮部宽广，有裂隙。形成层不甚明显。⑤木质部导管 3～10 个群束。⑥髓部明显。⑦薄壁细胞含细小草酸钙针晶。

（2）坚龙胆 ①内皮层以外组织多已脱落。②木质部导管发达，均匀密布。③无髓部。

2. 粉末

淡黄棕色。

（1）龙胆 ①外皮层细胞表面观类纺锤形，每一细胞由横壁分隔成数个扁方形的小细胞。②内皮层细胞表面观类长方形，甚大，平周壁显纤细的横向纹理，每一细胞由纵隔壁分隔成数个栅状小细胞，纵隔壁大多连珠状增厚。③薄壁细胞含细小草酸钙针晶。④网纹导管及梯纹导管直径约至 45μm。

（2）坚龙胆 ①无外皮层细胞。②内皮层细胞类方形或类长方形，平周壁的横向纹理较粗而密，有的粗达 3μm，每一细胞分隔成多数栅状小细胞，隔壁稍增厚或呈连珠状。

【理化鉴别】取粉末 1g 加甲醇 10mL，过滤，滤液浓缩至约 4mL，取 2mL 加盐酸与碘化铋钾试剂，显橘红色沉淀。

【检查及含量测定】水分不得超过 9.0%，总灰分不得超过 7.0%，酸不溶性灰分不得超过 3.0%。用水溶性浸出物测定法中的热浸法测定，不得少于 36.0%。高效液相色谱法测定，按干燥品计算，龙胆含龙胆苦苷（$C_{16}H_{20}O_9$）不得少于 3.0%（饮片不得少于 2.0%）、坚龙胆含龙胆苦苷不得少于 1.5%（饮片不得少于 1.0%）。

【化学成分】龙胆根含龙胆苦苷、龙胆碱及龙胆三糖等；三花龙胆含龙胆苦苷、獐牙菜苦苷等；坚龙胆根含龙胆苦苷、獐牙菜苷等。

【性味功效】性寒，味苦。清热燥湿，泻肝胆火。

秦 艽

（Qinjiao，GENTIANAE MACROPHYLLAE RADIX）

【来源】 为龙胆科植物秦艽 *Gentiana macrophylla* Pall.、麻花秦艽 *Gentiana straminea* Maxim.、粗茎秦艽 *Gentiana crassicaulis* Duthie ex Burk. 或小秦艽 *Gentiana dahurica* Fisch. 的干燥根。前三种按性状不同分别习称"秦艽"和"麻花艽"，后一种习称"小秦艽"。

【产地】 主产于甘肃、山西、陕西等地。

【采收加工】 春、秋二季采挖，除去泥沙；秦艽和麻花艽晒软，堆置"发汗"至表面呈红黄色或灰黄色时，摊开晒干，或不经"发汗"直接晒干；小秦艽趁鲜时搓去黑皮，晒干。

【性状鉴别】 （1）秦艽 ①呈类圆柱形，上粗下细，扭曲不直，长 10～30cm，直径 1～3cm。②表面黄棕色或灰黄色，有纵向或扭曲的纵皱纹，顶端有残存茎基及纤维状叶鞘。③质硬而脆，易折断。④断面略显油性，皮部黄色或棕黄色，木部黄色。⑤气特异，味苦、微涩（图 4-11-3）。

（2）麻花艽 ①呈类圆锥形，多由数个小根纠聚而膨大，直径可达 7cm。②表面棕褐色，粗糙，有裂隙呈网状孔纹。③质松脆，易折断。④断面多呈枯朽状（图 4-11-4）。

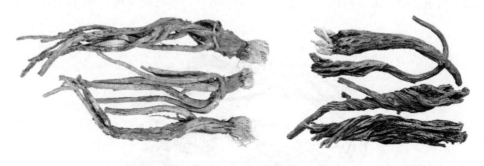

图 4-11-3 秦艽药材　　　　　　　　图 4-11-4 麻花艽药材

（3）小秦艽 ①呈类圆锥形或类圆柱形，长 8～15cm，直径 0.2～1cm。②表面棕黄色。③主根通常 1 个，残存的茎基有纤维状叶鞘，下部多分枝。④断面黄白色。

【理化鉴别】 （1）取粗粉 2g，加三氯甲烷-甲醇-浓氨试液（75∶25∶5）混合液 30mL，浸泡 2h，滤过，滤液置水浴上浓缩至约 1mL，加 1mol/L 盐酸溶液 2mL，继续蒸去三氯甲烷，放冷，滤过。取滤液分置两支试管中，一管加碘化汞钾试液，即生成淡黄白色沉淀；另一管加碘化铋钾试液，即生成棕红色沉淀。

(2) 取横断面，置紫外线灯（365nm）下观察，显黄白色或金黄色荧光。

【检查及含量测定】水分不得超过9.0%，总灰分不得超过8.0%，酸不溶性灰分不得超过3.0%。用醇溶性浸出物测定法中的热浸法测定，乙醇浸出物不得少于24.0%（饮片不得少于20.0%）。高效液相色谱法测定，按干燥品计算，含龙胆苦苷和马钱苷酸（$C_{16}H_{24}O_{10}$）的总量不得少于2.5%。

【化学成分】含生物碱、挥发油、糖类等。

【性味功效】性平，味辛、苦。祛风湿，清湿热，止痹痛，退虚热。

丹　参

(Danshen, SALVIAE MILTIORRHIZAE RADIX ET RHIZOMA)

【来源】为唇形科植物丹参 *Salvia miltiorrhiza* Bge. 的干燥根和根茎。

【产地】主产于四川、安徽、江苏、陕西、山东等地。主要为栽培品。

【采收加工】春、秋二季采挖，除去泥沙，干燥。

【性状鉴别】①根茎短粗，顶端有时残留茎基。根数条，长圆柱形，略弯曲，有的分枝并具须状细根，长 10~20cm，直径 0.3~1cm。②表面棕红色或暗棕红色，粗糙，具纵皱纹。③老根外皮疏松，多显紫棕色，常呈鳞片状剥落。④质硬而脆。⑤断面疏松，有裂隙或略平整而致密，皮部棕红色，木部灰黄色或紫褐色，导管束黄白色，呈放射状排列。⑥气微，味微苦涩（图4-11-5）。

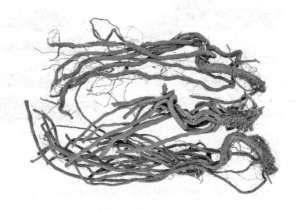

图4-11-5　丹参药材

【显微鉴别】粉末：红棕色。①石细胞类圆形、类三角形、类长方形或不规则形，也有延长呈纤维状，边缘不平整，直径 14~70μm，长可达 257μm，孔沟明显，有的胞腔内含黄棕色物。②木纤维多为纤维管胞，长梭形，末端斜尖或钝圆，直径 12~27μm，具缘纹孔点状，纹孔斜裂缝状或"十"字形，孔沟稀疏。③网纹导管和具缘纹孔导管直径 11~60μm（图 4-11-6）。

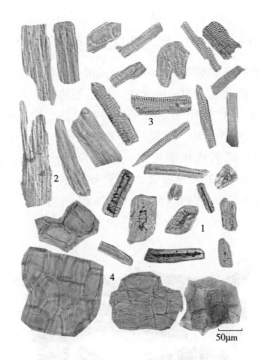

图 4-11-6　丹参粉末特征
1—石细胞　2—木纤维　3—导管　4—木栓细胞

【理化鉴别】取粉末 5g，加水 50mL，煮沸 15~20min，冷却，滤过，滤液置水浴上浓缩至黏稠状，冷却，加乙醇 3~5mL 使溶解，过滤，滤液做下列试验：①取滤液数滴，点于滤纸条上，干后，置紫外线灯（365nm）下观察，显亮蓝灰色荧光；将此滤纸条悬挂在浓氨溶液瓶中（不接触液面），20min 后取出，置紫外线灯（365nm）下观察，显淡亮蓝绿色荧光。②取滤液 0.5mL，加三氯化铁试液 1~2 滴，显污绿色。

【检查及含量测定】水分不得超过 13.0%，总灰分不得超过 10.0%，酸不溶性灰分不得超过 3.0%（饮片不得超过 2.0%）。用水溶性浸出物测定法中的冷浸法测定，浸出物不得少于 35.0%；用酸溶性浸出物测定法中的热浸法测定，乙醇浸出物不得少于 15.0%（饮片不得少于 11.0%）。铅、镉、砷、汞、铜测定法测定重金属及有害元素（同人参）。高效液相色谱法测定，按干燥品计算，含丹参酮 $Ⅱ_A$（$C_{19}H_{18}O_3$）、隐丹参酮（$C_{19}H_{20}O_3$）、丹参酮 Ⅰ（$C_{18}H_{12}O_3$）的总量不得少于 0.25%，含丹酚酸 B（$C_{36}H_{30}O_{16}$）不得少于 3.0%。

【化学成分】含脂溶性菲醌色素类化合物、水溶性酚酸类等。

【性味功效】性微寒，味苦。活血祛瘀，通经止痛，清心除烦，凉血消痈。

黄 芩

(Huangqin, SCUTELLARIAE RADIX)

【来源】为唇形科植物黄芩 *Scutellaria baicalensis* Georgi 的干燥根。

【产地】主产于河北、山西、内蒙古、辽宁等地。

【采收加工】春、秋二季采挖，除去须根和泥沙，晒后撞去粗皮，晒干。

【性状鉴别】①呈圆锥形，扭曲，长 8~25cm，直径 1~3cm。②表面棕黄色或深黄色，有稀疏的疣状细根痕，上部较粗糙，有扭曲的纵皱纹或不规则的网纹，下部有顺纹和细皱纹。③质硬而脆，易折断。④断面黄色，中心红棕色；老根中心呈枯朽状或中空，暗棕色或棕黑色。⑤气微，味苦（图 4-11-7）。

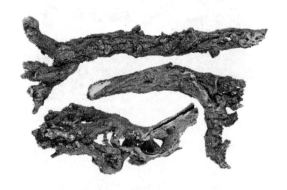

图 4-11-7 黄芩药材

【显微鉴别】粉末：黄色。①韧皮纤维单个散在或数个成束，梭形，长 60~250μm，直径 9~33μm，壁厚，孔沟细。②石细胞类圆形、类方形或长方形，壁较厚或甚厚。③木栓细胞棕黄色，多角形。④网纹导管多见，直径 24~72μm。⑤木纤维多碎断，直径约 12μm，有稀疏斜纹孔。⑥淀粉粒甚多，单粒类球形，直径 2~10μm，脐点明显，复粒由 2~3 分粒组成（图 4-11-8）。

【理化鉴别】取粉末 2g，置锥形瓶中，加乙醇 20mL，置水浴上回流 15min，滤过。取滤液 1mL，加 10%乙酸铅试液 2~3 滴，即产生橘黄色沉淀；另取滤液 1mL，加镁粉少量与盐酸 3~4 滴，显红色。

【检查及含量测定】水分不得超过 12.0%，总灰分不得超过 6.0%。用醇溶性浸出物测定法中的热浸法测定，稀乙醇浸出物不得少于 40.0%。高效液相色谱法测定，按干燥品计算，含黄芩苷（$C_{21}H_{18}O_{11}$）不得少于 9.0%（饮片不得少于 8.0%）。

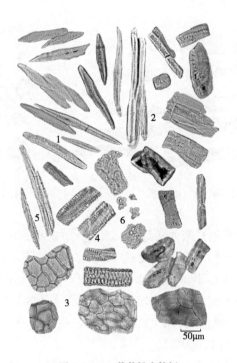

图 4-11-8　黄芩粉末特征

1—韧皮纤维　2—石细胞　3—木栓细胞　4—导管　5—木纤维　6—淀粉粒

【化学成分】含多种黄酮类衍生物，如黄芩苷、汉黄芩苷、黄芩素等。

【性味功效】性寒，味苦。清热燥湿，泻火解毒，止血，安胎。

板　蓝　根
（Banlangen，ISATIDIS RADIX）

【来源】为十字花科植物菘蓝 *Isatis indigotica* Fort. 的干燥根。

【产地】主产于河北、江苏等地。

【采收加工】秋季采挖，除去泥沙，晒干。

【性状鉴别】①呈圆柱形，稍扭曲，长 10～20cm，直径 0.5～1cm。②表面淡灰黄色或淡棕黄色，有纵皱纹、横长皮孔样突起及支根痕。③根头略膨大，可见暗绿色或暗棕色轮状排列的叶柄残基和密集的疣状突起。④质略软而实，易折断。⑤断面皮部黄白色，木部黄色，呈菊花心样。⑥气微，味微甜后苦涩（图 4-11-9、图 4-11-10）。

【显微鉴别】横切面：①木栓层为数列细胞。②栓内层狭；韧皮部宽广，射线明显。③形成层成环。④木质部导管黄色，类圆形，直径约至 80μm；有木纤维束。⑤薄壁细胞含淀粉粒。

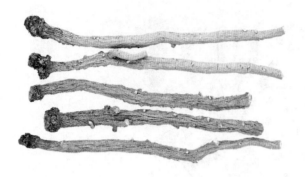

图 4-11-9 板蓝根药材

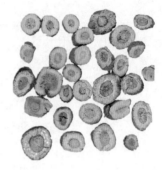

图 4-11-10 板蓝根断面

【理化鉴别】水煎液置紫外线灯（365nm）下观察，显蓝色荧光。

【检查及含量测定】水分不得超过 15.0%（饮片不得超过 13.0%），总灰分不得超过 9.0%（饮片不得超过 8.0%），酸不溶性灰分不得超过 2.0%。用醇溶性浸出物测定法中的热浸法测定，45% 乙醇浸出物不得少于 25.0%。高效液相色谱法测定按干燥品计算，含（R，S）-告依春（C_5H_7NOS）不得少于 0.020%。（饮片不得过 0.030%）。

【化学成分】含有靛蓝、靛玉红、氨基酸、多糖、苷类、β-谷甾醇等。

【性味功效】性寒，味苦。清热解毒，凉血利咽。

南 板 蓝 根

（Nanbanlangen，BAPHICACANTHIS CUSIAE RHIZOMA ET RADIX）

【来源】为爵床科植物马蓝 *Baphicacanthus cusia*（Nees）Bremek. 的干燥根茎和根。

【产地】主产于福建、四川、云南、湖南、江西、贵州、广东等地。

【采收加工】夏、秋二季采挖，除去地上茎，洗净，晒干。

【性状鉴别】①根茎呈类圆形，多弯曲，有分枝，长 10~30cm，直径 0.1~1cm；根粗细不一，弯曲有分枝，细根细长而柔韧。②表面灰棕色，具细纵纹；节膨大，节上长有细根或茎残基；外皮易剥落，呈蓝灰色。③质硬而脆，易折断。④断面不平坦，皮部蓝灰色，木部灰蓝色至淡黄褐色，中央有类白色或灰蓝色海绵状的髓。⑤气微，味淡。

【显微鉴别】根茎横切面：①木栓层为数列细胞，内含棕色物。②皮层宽广，外侧为数列厚角细胞；内皮层明显；可见石细胞。③韧皮部较窄，韧皮纤维众多。④木质部宽广，细胞均木化；导管单个或 2~4 个径向排列；木射线宽广。⑤髓部细胞类圆形或多角形，偶见石细胞。⑥薄壁细胞中含有椭圆形的钟乳体。

【理化鉴别】取粉末 2g，加乙醇 20mL，加热回流 1h，滤过，取滤液数滴，滴于滤纸上，晾干，置紫外线灯（365nm）下观察，显紫红色荧光。另取剩余滤液，蒸干，残渣加乙酸 1mL 溶解，加乙酸酐 1mL 及硫酸 1 滴，溶液渐呈黄、红、紫、蓝、墨绿的颜色变化。

【检查及含量测定】水分不得超过 12.0%，总灰分不得超过 10.0%。用醇溶性浸出物测定法中的热浸法测定，稀乙醇浸出物不得少于 13.0%。

【化学成分】含大黄酚、靛苷、靛玉红、靛蓝、β-谷甾醇等。

【性味功效】性寒，味苦。清热解毒，凉血消斑。

技能训练

1. 实训目标

掌握龙胆、秦艽、丹参、黄芩、板蓝根和南板蓝根的性状鉴别要点；掌握龙胆的组织特征和黄芩的粉末特征；通过实训提升学生的职业素质和能力。

2. 准备工作

中药实训室，各药材标本、永久制片、粉末，试剂，显微镜，多媒体教学设备。

3. 训练过程

（1）教师示教

①性状鉴别

教师取龙胆、秦艽、丹参、黄芩、板蓝根和南板蓝根的药材标本进行示讲，根据各药材形状、表面、断面特征鉴定药用部位，然后按下列顺序依次观察和描述。根类中药观察其形状、大小（粗细）、颜色、表面、质地、断面及气味等；根茎类需注意观察其节和节间。

②显微鉴别

a. 组织特征。教师取龙胆的组织切片，在低倍镜下由外向内依次观察，内含物的特征可在高倍镜下观察，通过多媒体教学设备进行示讲。

b. 粉末特征。教师取黄芩的中药粉末少许，分别用水装片和水合氯醛溶液制片，通过多媒体教学设备进行示讲。

（2）学生训练　将学生分为每组 5 人，以小组为单位进行龙胆、秦艽、丹参、黄芩、板蓝根和南板蓝根性状鉴别和显微鉴别的训练。每组的学生在训练过程中要有团队协作的精神，具备吃苦耐劳、任劳任怨、责任担当、遵守行规、诚实守信、专业形象的职业品质与道德，通过信息技术、创新思维来获得学习资料并能够有计划、自主性地学习，同时关注时政、善于沟通交流，成为具有社会责任与能力的专业技术人员。

（3）实训结束后，教师对各小组的训练过程进行分析与总结，并根据项目考核单进行考核（参照表4-2-1制定），提高学生专业技术水平和职业素质。

4. 实训报告

完成实训报告，并对本次实训的过程进行分析与小结。

任务十二　川贝母、浙贝母、知母、天冬、麦冬和山麦冬的鉴定

任务目标

1. 掌握川贝母、浙贝母、知母、天冬、麦冬和山麦冬的来源、产地、采收加工与性状鉴别。

2. 掌握川贝母、浙贝母和麦冬的显微鉴别，了解知母、天冬和山麦冬的显微鉴别。

3. 熟悉川贝母、浙贝母、知母、天冬、麦冬和山麦冬的理化鉴别、检查、化学成分与性味功效。

必备知识

川 贝 母
（Chuanbeimu，FRITILLARIAE CIRRHOSAE BULBUS）

【来源】为百合科植物川贝母 *Fritillaria cirrhosa* D. Don、暗紫贝母 *Fritillaria unibracteata* Hsiao et K. C. Hsia、甘肃贝母 *Fritillaria przewalskii* Maxim.、梭砂贝母 *Fritillaria delavayi* Franch.、太白贝母 *Fritillaria taipaiensis* P. Y. Li 或瓦布贝母 *Fritillaria unibracteata* Hsiao et K. C. Hsia var. *wabuensis*（S. Y. Tang et S. C. Yue）Z. D. Liu, S. Wang et S. C. Chen 的干燥鳞茎。按性状不同分别习称"松贝""青贝""炉贝"和"栽培品"。

【产地】川贝母主产于四川、西藏、云南等地；暗紫贝母主产于四川阿坝藏族羌族自治州；甘肃贝母主产于甘肃、青海、四川等地；梭砂贝母主产于云南、四川、青海、西藏等地。

【采收加工】夏、秋二季或积雪融化后采挖，除去须根、粗皮及泥沙，晒干或低温干燥。

【性状鉴别】（1）松贝　①呈类圆锥形或近球形，高0.3~0.8cm，直径0.3~0.9cm。②表面类白色；外层鳞叶2瓣，大小悬殊，大瓣紧抱小瓣，未抱

部分呈新月形，习称"怀中抱月"；顶部闭合，内有类圆柱形、顶端稍尖的心芽和小鳞叶 1~2 枚；先端钝圆或稍尖，底部平，微凹入，中心有 1 灰褐色的鳞茎盘，偶有残存须根。③质硬而脆。④断面白色，富粉性。⑤气微，味微苦（图 4-12-1）。

（2）青贝　①呈类扁球形，高 0.4~1.4cm，直径 0.4~1.6cm。②外层鳞叶 2 瓣，大小相近，相对抱合，顶部开裂，内有心芽和小鳞叶 2~3 枚及细圆柱形的残茎（图 4-12-2）。

（3）炉贝　①呈长圆锥形，高 0.7~2.5cm，直径 0.5~2.5cm。②表面类白色或浅棕黄色，有的具棕色斑点；外层鳞叶 2 瓣，大小相近，顶部开裂而略尖，基部稍尖或较钝（图 4-12-3）。

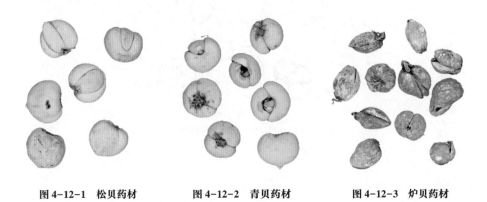

图 4-12-1　松贝药材　　　　图 4-12-2　青贝药材　　　　图 4-12-3　炉贝药材

（4）栽培品　①呈类扁球形或短圆柱形，高 0.5~2cm，直径 1~2.5cm。②表面类白色或浅棕黄色，稍粗糙，有的具浅黄色斑点；外层鳞叶 2 瓣，大小相近，顶部多开裂而较平。

【显微鉴别】粉末：类白色或浅黄色。

（1）松贝、青贝及栽培品　①淀粉粒甚多，广卵形、长圆形或不规则圆形，有的边缘不平整或略作分枝状，直径 5~64μm，脐点短缝状、点状、"人"字状或马蹄状，层纹隐约可见。②表皮细胞类长方形，垂周壁微波状弯曲，偶见不定式气孔，圆形或扁圆形。③螺纹导管直径 5~26μm（图 4-12-4）。

（2）炉贝　①淀粉粒广卵形、贝壳形、肾形或椭圆形，直径约至 60μm，脐点"人"字状、星状或点状，层纹明显。②螺纹导管和网纹导管直径可达 64μm。

【检查及含量测定】水分不得超过 15.0%，总灰分不得超过 5.0%。用醇溶性浸出物测定法中的热浸法测定，稀乙醇浸出物不得少于 9.0%。通过测定吸光度，以标准曲线计算质量，按干燥品计算，含总生物碱以西贝母碱（$C_{27}H_{43}NO_3$）

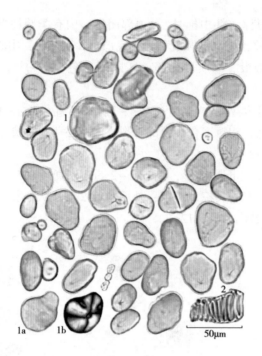

图4-12-4　川贝母（暗紫贝母鳞茎）粉末

1—淀粉粒（1a—可见光下，1b—偏光镜下）　2—导管

计，不得少于0.050%。

【化学成分】川贝母含川贝碱、西贝素、西贝碱等；暗紫贝母含松贝辛、松贝甲素、蔗糖、硬脂酸、棕榈酸、β-谷甾醇等；甘肃贝母含岷贝碱甲、岷贝碱乙等；梭砂贝母含梭砂贝母甲素、梭砂贝母酮碱、川贝母酮碱、贝母辛碱等。

【性味功效】性微寒，味苦、甘。清热润肺，化痰止咳，散结消痈。

浙 贝 母

(Zhebeimu, FRITILLARIAE THUNBERGII BULBUS)

【来源】为百合科植物浙贝母 *Fritillaria thunbergii* Miq. 的干燥鳞茎。

【产地】主产于浙江宁波。多为栽培品种。

【采收加工】初夏植株枯萎时采挖，洗净。大小分开，大者除去芯芽，习称"大贝"；小者不去芯芽，习称"珠贝"。分别撞擦，除去外皮，拌以煅过的贝壳粉，吸去擦出的浆汁，干燥；或取鳞茎，大小分开，洗净，除去芯芽，趁鲜切成厚片，洗净，干燥，习称"浙贝片"。

【性状鉴别】（1）大贝　①为鳞茎外层的单瓣鳞叶，略呈新月形，高1～

2cm，直径2~3.5cm。②外表面类白色至淡黄色，内表面白色或淡棕色，被有白色粉末。③质硬而脆，易折断。④断面白色至黄白色，富粉性。⑤气微，味微苦（图4-12-5）。

（2）珠贝　①为完整的鳞茎，呈扁圆形，高1~1.5cm，直径1~2.5cm。②表面黄棕色至黄褐色，有不规则的皱纹；或表面类白色至淡黄色，较光滑或被有白色粉末。③质硬，不易折断。④断面淡黄色或类白色，略带角质状或粉性；外层鳞叶2瓣，肥厚，略似肾形，互相抱合，内有小鳞叶2~3枚和干缩的残茎（图4-12-6）。

（3）浙贝片　①为椭圆形或类圆形片，大小不一，长1.5~3.5cm，宽1~2cm，厚0.2~0.4cm。②外皮黄褐色或灰褐色，略皱缩；或淡黄色，较光滑。③切面微鼓起，灰白色；或平坦，粉白色，富粉性。④质脆，易折断（图4-12-7）。

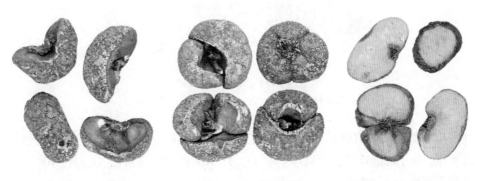

图4-12-5　大贝药材　　　　图4-12-6　珠贝药材　　　　图4-12-7　浙贝片饮片

【显微鉴别】粉末：淡黄白色。①淀粉粒甚多，单粒卵形、广卵形或椭圆形，直径6~56μm，层纹不明显。②表皮细胞类多角形或长方形，垂周壁连珠状增厚；气孔少见，副卫细胞4~5个。③草酸钙结晶少见，细小，多呈颗粒状，有的呈梭形、方形或细杆状。④导管多为螺纹，直径至18μm（图4-12-8）。

【理化鉴别】（1）横切片，加2~3滴碘试液，即呈蓝紫色，边缘表皮一圈仍为类白色。

（2）取粗粉1g，加70%乙醇20mL，加热回流30min，滤过，蒸干，残渣加1%盐酸溶液5mL溶解，滤过。取滤液加碘化铋钾试液3滴，则生成橙黄色沉淀；另取滤液，加20%硅钨酸试液数滴，即生成白色絮状沉淀。

（3）取粉末置紫外线灯下观察，呈亮淡绿色荧光。

【检查及含量测定】水分不得超过18.0%，总灰分不得超过6.0%。用醇溶

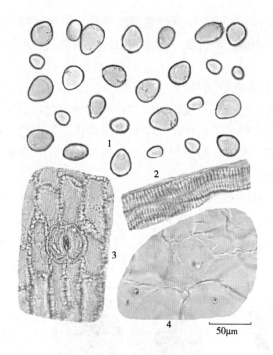

图 4-12-8　浙贝母粉末特征

1—淀粉粒　2—导管　3—表皮细胞　4—草酸钙结晶

性浸出物测定法中的热浸法测定，稀乙醇浸出物不得少于 8.0%。高效液相色谱法测定，按干燥品计算，含贝母素甲（$C_{27}H_{45}NO_3$）和贝母素乙（$C_{27}H_{43}NO_3$）的总量不得少于 0.080%。

【化学成分】含贝母素甲、去氢浙贝母素、浙贝母素甲苷等。

【性味功效】性寒，味苦。清热化痰止咳，解毒散结消痈。

知　母

(Zhimu, ANEMARRHENAE RHIZOMA)

【来源】为百合科植物知母 *Anemarrhena asphodeloides* Bge. 的干燥根茎。

【产地】主产于河北、山西、陕西、内蒙古等地。

【采收加工】春、秋二季采挖，除去须根和泥沙，晒干，习称"毛知母"；或除去外皮，晒干。

【性状鉴别】①呈长条状，微弯曲，略扁，偶有分枝，长 3～15cm，直径 0.8～1.5cm，一端有浅黄色的茎叶残痕。②表面黄棕色至棕色，上面有一凹沟，具紧密排列的环状节，节上密生黄棕色的残存叶基，由两侧向根茎上方生长；下面隆起而略皱缩，并有凹陷或突起的点状根痕。③质硬，易折断。④断面黄白色。⑤气微，味微甜、略苦，嚼之带黏性（图4-12-9、图4-12-10）。

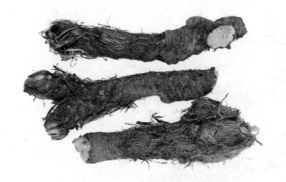 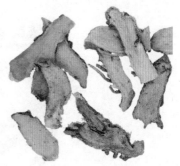

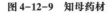

图4-12-9　知母药材　　　　　图4-12-10　知母断面

【显微鉴别】粉末：黄白色。①黏液细胞类圆形、椭圆形或梭形，直径53～247μm，胞腔内含草酸钙针晶束。②草酸钙针晶成束或散在，长26～110μm。

【理化鉴别】（1）取粉末0.5g，置试管中，加水5mL，用力振摇1min，发生持久性泡沫，放置10min不消失。

（2）取粉末2g，加乙醇10mL，振摇后放置20min，吸取上清液1mL，蒸干，残渣加硫酸1滴，初显黄色，继变红色、紫堇色、棕色。

【检查及含量测定】水分不得超过12.0%，总灰分不得超过9.0%，酸不溶性灰分不得超过4.0%（饮片不得超过2.0%）。高效液相色谱法测定，按干燥品计算，含芒果苷（$C_{19}H_{18}O_{11}$）不得少于0.70%（饮片不得少于0.50%），含知母皂苷BⅡ（$C_{45}H_{76}O_{19}$）不得少于3.0%。

【化学成分】含知母皂苷、杧果苷、异杧果苷等。

【性味功效】性寒，味苦、甘。清热泻火，滋阴润燥。

天　冬

（Tiandong，ASPARAGI RADIX）

【来源】为百合科植物天冬 *Asparagus cochinchinensis*（Lour.）Merr. 的干燥块根。

【产地】主产于贵州、四川、广西、云南、湖南等地。

【采收加工】秋、冬二季采挖，洗净，除去茎基和须根，置沸水中煮或蒸至透心，趁热除去外皮，洗净，干燥。

【性状鉴别】①呈长纺锤形，略弯曲，长5～18cm，直径0.5～2cm。②表面黄白色至淡黄棕色，半透明，光滑或具深浅不等的纵皱纹，偶有残存的灰棕色外皮。③质硬或柔润，有黏性。④断面角质样，中柱黄白色。⑤气微，味甜、微苦（图4-12-11）。

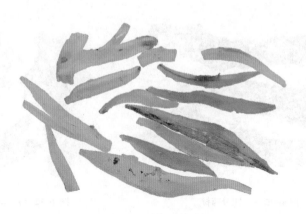

图4-12-11　天冬药材

【显微鉴别】横切面：①根被有时残存。②皮层宽广，外侧有石细胞散在或断续排列成环，石细胞浅黄棕色，长条形、长椭圆形或类圆形，直径32～110μm，壁厚，纹孔和孔沟极细密。③黏液细胞散在，草酸钙针晶束存在于椭圆形黏液细胞中，针晶长40～99μm。④内皮层明显。⑤中柱韧皮部束和木质部束各31～135个，相互间隔排列，少数导管深入至髓部，髓细胞亦含草酸钙针晶束。

【检查及含量测定】水分不得超过16.0%，总灰分不得超过5.0%。用醇溶性浸出物测定法中的热浸法测定，稀乙醇浸出物不得少于80.0%。二氧化硫残留量不得超过400mg/kg。

【化学成分】含天冬苷、天冬酰胺、多种氨基酸、低聚糖等。

【性味功效】性寒，味甘、苦。养阴润燥，清肺生津。

麦　冬
（Maidong，OPHIOPOGONIS RADIX）

【来源】百合科植物麦冬 *Ophiopogon japonicus*（L. f.）Ker-Gawl. 的干燥块根。

【产地】主产于四川、浙江等地。

【采收加工】夏季采挖，洗净，反复暴晒、堆置，至七八成干，除去须根，干燥。

【性状鉴别】①呈纺锤形，两端略尖，长1.5～3cm，直径0.3～0.6cm。②表面淡黄色或灰黄色，有细纵纹。③质柔韧。④断面黄白色，半透明，中柱细小。⑤气微香，味甘、微苦（图4-12-12、图4-12-13）。

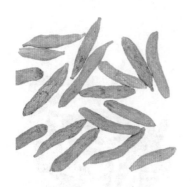 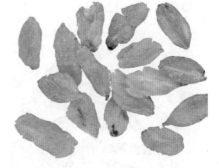

图 4-12-12　麦冬药材　　　　　　　图 4-12-13　麦冬断面

【显微鉴别】横切面：①表皮细胞1列或脱落，根被为3~5列木化细胞。②皮层宽广，散有含草酸钙针晶束的黏液细胞，有的针晶直径至10μm。③内皮层细胞壁均匀增厚，木化，有通道细胞，外侧为1列石细胞，其内壁及侧壁增厚，纹孔细密。④中柱较小，韧皮部束16~22个，木质部由导管、管胞、木纤维以及内侧的木化细胞连接成环层。⑤髓小，薄壁细胞类圆形。

【理化鉴别】取麦冬薄片，置紫外线灯（365nm）下观察，显浅蓝色荧光。

【检查及含量测定】水分不得超过18.0%，总灰分不得超过5.0%。用水溶性浸出物测定法中的冷浸法测定，浸出物不得少于60.0%。通过测定吸光度，以标准曲线计算质量，按干燥品计算，含麦冬总皂苷以鲁斯可皂苷元（$C_{27}H_{42}O_4$）计，不得少于0.12%。

【化学成分】含甾体皂苷、异黄酮类、多聚糖、色原酮等。

【性味功效】性微寒，味甘、微苦。养阴生津，润肺清心。

山　麦　冬

（Shanmaidong，LIRIOPES RADIX）

【来源】为百合科植物湖北麦冬 *Liriope spicata*（Thunb.）Lour. var. *prolifera* Y. T. Ma 或短葶山麦冬 *Liriope muscari*（Decne.）Baily 的干燥块根。

【产地】主产于四川、浙江、广西等地。

【采收加工】夏初采挖，洗净，反复暴晒、堆置，至近干，除去须根，干燥。

【性状鉴别】（1）湖北麦冬　①呈纺锤形，两端略尖，长1.2~3cm，直径0.4~0.7cm。②表面淡黄色至棕黄色，具不规则纵皱纹。③质柔韧，干后质硬脆，易折断。④断面淡黄色至棕黄色，角质样，中柱细小。⑤气微，味甜，嚼之发黏（图4-12-14）。

（2）短葶山麦冬　①稍扁，长2~5cm，直径0.3~0.8cm，具粗纵纹。

②味甘、微苦（图4-12-15）。

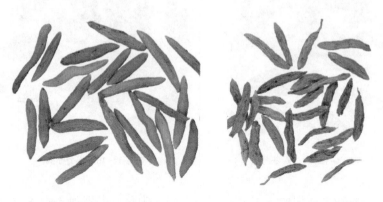

图4-12-14　湖北麦冬药材　　　　图4-12-15　短葶山麦冬药材

【显微鉴别】（1）湖北麦冬横切面　①表皮为1列薄壁细胞。②外皮层为1列细胞；皮层宽广，薄壁细胞含草酸钙针晶束，针晶长27~60μm。③内皮层细胞壁增厚，木化，有通道细胞，外侧为1~2列石细胞，其内壁及侧壁增厚，纹孔细密。④中柱甚小，韧皮部束7~15个，各位于木质部束的星角间，木质部束内侧的木化细胞连接成环层。⑤髓小，薄壁细胞类圆形。

（2）短葶山麦冬横切面　①根被为3~6列木化细胞。②针晶束长25~46μm。③内皮层外侧为1列石细胞。④韧皮部束16~20个。

【理化鉴别】取薄片，置紫外线灯（365nm）下观察，显浅蓝色荧光。

【检查及含量测定】总灰分不得超过4.0%。用醇溶性浸出物测定法中的冷浸法测定，浸出物不得少于75.0%。

【化学成分】含甾体皂苷、黄酮类等。

【性味功效】性微寒，味甘、微苦。养阴生津，润肺清心。

技能训练

1. 实训目标

掌握川贝母、浙贝母、知母、天冬、麦冬和山麦冬的性状鉴别要点；掌握天冬的组织特征和川贝母与浙贝母的粉末特征；通过实训提升学生的职业素质和能力。

2. 准备工作

中药实训室，各药材标本、永久制片、粉末，试剂，显微镜，多媒体教学设备。

3. 训练过程

（1）教师示教

①性状鉴别

教师取川贝母、浙贝母、知母、天冬、麦冬和山麦冬的药材标本进行示讲，根据各药材形状、表面、断面特征鉴定药用部位，然后按下列顺序依次观察和描述。根类中药观察其形状、大小（粗细）、颜色、表面、质地、断面及气味等；根茎类需注意观察其节和节间。

②显微鉴别

a. 组织特征。教师取天冬的组织切片，在低倍镜下由外向内依次观察，内含物的特征可在高倍镜下观察，通过多媒体教学设备进行示讲。

b. 粉末特征。教师分别取川贝母与浙贝母的中药粉末少许，分别用水装片和水合氯醛溶液制片，通过多媒体教学设备进行示讲。

（2）学生训练　将学生分为每组5人，以小组为单位进行川贝母、浙贝母、知母、天冬、麦冬和山麦冬性状鉴别和显微鉴别的训练。每组的学生在训练过程中要有团队协作的精神，具备吃苦耐劳、任劳任怨、责任担当、遵守行规、诚实守信、专业形象的职业品质与道德，通过信息技术、创新思维来获得学习资料并能够有计划、自主性地学习，同时关注时政、善于沟通交流，成为具有社会责任与能力的专业技术人员。

（3）实训结束后，教师对各小组的训练过程进行分析与总结，并根据项目考核单进行考核（参照表4-2-1制定），提高学生专业技术水平和职业素质。

4. 实训报告

完成实训报告，并对本次实训的过程进行分析与小结。

任务十三　土茯苓、黄精、玉竹、重楼、薤白和百合的鉴定

任务目标

1. 掌握土茯苓、黄精、玉竹、重楼、薤白和百合的来源、产地、采收加工与性状鉴别。

2. 掌握土茯苓和玉竹的显微鉴别，了解黄精、重楼、薤白和百合的显微鉴别。

3. 熟悉土茯苓、黄精、玉竹、重楼、薤白和百合的理化鉴别、检查、化学成分与性味功效。

必备知识

土 茯 苓
（Tufuling，SMILACIS GLABRAE RHIZOMA）

【来源】为百合科植物光叶菝葜 *Smilax glabra* Roxb. 的干燥根茎。

【产地】主产于广东、湖南、湖北、浙江、四川、安徽等地。

【采收加工】夏、秋二季采挖，除去须根，洗净，干燥；或趁鲜切成薄片，干燥。

【性状鉴别】①呈圆柱形，稍扁或呈不规则条块，有结节状隆起，具短分枝，长 5～22cm，直径 2～5cm；切片呈长圆形或不规则，厚 1～5mm，边缘不整齐。②表面黄棕色或灰褐色，凹凸不平，有坚硬的须根残基，分枝顶端有圆形芽痕，有的外皮现不规则裂纹，并有残留的鳞叶。③质坚硬。④切面类白色至淡红棕色，粉性，可见点状维管束及多数小亮点；质略韧，折断时有粉尘飞扬，以水湿润后有黏滑感。⑤气微，味微甘、涩（图 4-13-1）。

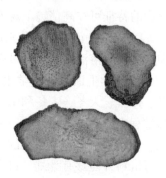

图 4-13-1　土茯苓切面

【显微鉴别】粉末：淡棕色。①淀粉粒甚多，单粒类球形、多角形或类方形，直径 8～48μm，脐点裂缝状、星状、三叉状或点状，大粒可见层纹；复粒由 2～4 分粒组成。②草酸钙针晶束存在于黏液细胞中或散在，针晶长 40～144μm，直径约 5μm。③石细胞类椭圆形、类方形或三角形，直径 25～128μm，孔沟细密；另有深棕色石细胞，长条形，直径约 50μm，壁三面极厚，一面薄。④纤维成束或散在，直径 22～67μm。⑤具缘纹孔导管及管胞多见，具缘纹孔大多横向延长。

【理化鉴别】取粉末 1g，加水 10mL，60℃水浴加热 10min，滤过，滤液做以下试验。①取滤液 2mL，置带塞试管中，用力振摇 1min，产生多数蜂窝状泡沫，放置 10min，泡沫不明显减少。②取滤液 2mL 置试管中蒸干，加乙酸酐 0.5mL，再沿试管壁加浓硫酸，两液面交界呈紫红色环。

【检查及含量测定】水分不得超过 15.0%，总灰分不得超过 5.0%。用醇溶性浸出物测定法中的热浸法测定，稀乙醇浸出物不得少于 15.0%（饮片不得少于 10.0%）。高效液相色谱法测定，按干燥品计算，含落新妇苷（$C_{21}H_{22}O_{11}$）不得少于 0.45%。

【化学成分】含皂苷、鞣质、树脂、淀粉、生物碱、挥发油、甾醇等。

【性味功效】性平，味甘、淡。解毒，除湿，通利关节。

黄　精
（Huangjing，POLYGONATI RHIZOMA）

【来源】为百合科植物滇黄精 *Polygonatum kingianum* Coll. et Hemsl.、黄精 *Polygonatum sibiricum* Red. 或多花黄精 *Polygonatum cyrtonema* Hua 的干燥根茎。按形状不同，习称"大黄精""鸡头黄精""姜形黄精"。

【产地】主产于贵州、湖南、浙江、广西、河北、内蒙古、辽宁等地。

【采收加工】春、秋二季采挖，除去须根，洗净，置沸水中略烫或蒸至透心，干燥。

【性状鉴别】（1）大黄精　①呈肥厚肉质的结节块状，结节长可达 10cm 以上，宽 3~6cm，厚 2~3cm。②表面淡黄色至黄棕色，具环节，有皱纹及须根痕，结节上侧茎痕呈圆盘状，圆周凹入，中部突出。③质硬而韧，不易折断。④断面角质，淡黄色至黄棕色，可见多数淡黄色筋脉小点。⑤气微，味甜，嚼之有黏性（图 4-13-2）。

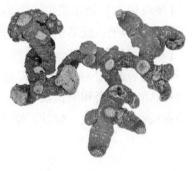

图 4-13-2　大黄精药材

（2）鸡头黄精　①呈结节状弯柱形，长 3~10cm，直径 0.5~1.5cm。②结节长 2~4cm，略呈圆锥形，常有分枝。③表面黄白色或灰黄色，半透明，有纵皱纹，茎痕圆形，直径 5~8mm。

（3）姜形黄精　①呈长条结节块状，长短不等，常数个块状结节相连。②表面灰黄色或黄褐色，粗糙，结节上侧有突出的圆盘状茎痕，直径 0.8~1.5cm。③味苦者不可药用。

【显微鉴别】（1）大黄精横切面　①表皮细胞外壁较厚。②薄壁组织间散有多数大的黏液细胞，内含草酸钙针晶束。③维管束散列，大多为周木型。

（2）鸡头黄精、姜形黄精横切面　维管束多为外韧型。

【理化鉴别】取精粉 1g，加水 20mL，水浴温热 30min，滤过，取滤液做下列试验。①取滤液 2mL 置试管中，加 α-萘酚试剂 2~3 滴，摇匀，沿管壁加硫酸 1mL，两液面交界处有红色环。②取滤液 2mL，加混合的费林试剂 3mL，摇匀后置水浴中加热片刻，有砖红色沉淀产生。

【检查及含量测定】水分不得超过 18.0%（饮片不得超过 15.0%），总灰分不得超过 4.0%。铅、镉、砷、汞、铜测定法测定重金属及有害元素（同人参）。用醇溶性浸出物测定法中的热浸法测定，稀乙醇浸出物不得少于 45.0%。

通过测定吸光度,以标准曲线计算质量,按干燥品计算,含黄精多糖以无水葡萄糖($C_6H_{12}O_6$)计,不得少于 7.0%。

【化学成分】含烟酸、醌类、淀粉、糖类等。

【性味功效】性平,味甘。补气养阴,健脾,润肺,益肾。

玉 竹

（Yuzhu，POLYGONATI ODORATI RHIZOMA）

【来源】为百合科植物玉竹 *Polygonatum odoratum*（Mill.）Druce 的干燥根茎。

【产地】主产于河南、江苏、辽宁、湖南、浙江等地。

【采收加工】秋季采挖,除去须根,洗净,晒至柔软后,反复揉搓、晾晒至无硬心,晒干;或蒸透后,揉至半透明,晒干。

【性状鉴别】①呈长圆柱形,略扁,少有分枝,长 4～18cm,直径 0.3～1.6cm。②表面黄白色或淡黄棕色,半透明,具纵皱纹和微隆起的环节,有白色圆点状的须根痕和圆盘状茎痕。③质硬而脆或稍软,易折断。④断面角质样或显颗粒性。⑤气微,味甘,嚼之发黏(图 4-13-3)。

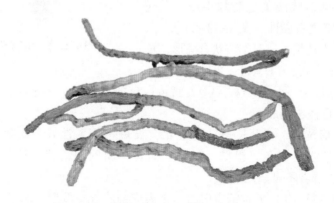

图 4-13-3　玉竹药材

【显微鉴别】横切面:①表皮细胞扁圆形或扁长方形,外壁稍厚,角质化。②薄壁组织中散有多数黏液细胞,直径 80～140μm,内含草酸钙针晶束。③维管束外韧型,稀有周木型,散列。

【理化鉴别】取粗粉约 1g,加水 10mL,水浴温热约 30min,滤过。取滤液行下列试验。①取滤液 2mL 置试管中,加 α-萘酚 1～2 滴,摇匀,沿管壁加硫酸 1mL,两液界面处显红色。②取滤液 2mL,加混合的费林试液 3mL,水浴加热片刻,有砖红色沉淀产生。

【检查及含量测定】水分不得超过 16.0%,总灰分不得超过 3.0%。用醇溶性浸出物测定法中的冷浸法测定，70%乙醇浸出物不得少于50.0%。通过测定吸光度，以标准曲线计算质量，按干燥品计算，含玉竹多糖以葡萄糖（$C_6H_{12}O_6$）计，不得少于6.0%。

【化学成分】 含甾体皂苷、高异黄烷酮、挥发油、强心苷、生物碱等。

【性味功效】 性微寒，味甘。养阴润燥，生津止渴。

重　楼

（Chonglou，PARIDIS RHIZOMA）

【来源】 为百合科植物云南重楼 *Paris polyphylla* Smith var. *Yunnanensis*（Franch.） Hand. - Mazz. 或七叶一枝花 *Paris polyphylla* Smith var. *Chinensis*（Franch.） Hara 的干燥根茎。

【产地】 主产于云南、贵州、四川等地。

【采收加工】 秋季采挖，除去须根，洗净，晒干。

【性状鉴别】 ①呈结节状扁圆柱形，略弯曲，长 5～12cm，直径 1.0～4.5cm。②表面黄棕色或灰棕色，外皮脱落处呈白色；密具层状突起的粗环纹，一面结节明显，结节上具椭圆形凹陷茎痕，另一面有疏生的须根或疣状须根痕。③顶端具鳞叶和茎的残基。④质坚实。⑤断面平坦，白色至浅棕色，粉性或角质。⑥气微，味微苦、麻（图 4-13-4、图 4-13-5）。

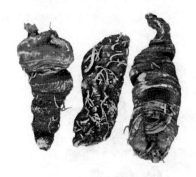 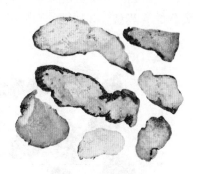

图 4-13-4　重楼药材　　　　　图 4-13-5　重楼断面

【显微鉴别】 粉末：白色。①淀粉粒甚多，类圆形、长椭圆形或肾形，直径 3～18μm。②草酸钙针晶成束或散在，长 80～250μm。③梯纹导管及网纹导管直径 10～25μm。

【理化鉴别】 （1）取细粉 0.5g，加水 3mL，浸渍 10min 后，剧烈振摇，发生持久性泡沫。

（2）取粗粉 2g，加乙醚 20mL，置水浴上回流 10min，滤过。滤液分为两份，挥干，一份加乙酸酐 1mL 溶解，加硫酸 2 滴，显黄色，渐变红色、紫色、青色、污绿色；另一份加乙酸 1mL 溶解，加乙酰氯 5 滴与氯化锌少量，稍加热，显淡红色或紫红色。

【检查及含量测定】水分不得超过 12.0%，总灰分不得超过 6.0%，酸不溶性灰分不得超过 3.0%。高效液相色谱法测定，按干燥品计算，含重楼皂苷 I（$C_{44}H_{70}O_{16}$）、重楼皂苷 II（$C_{51}H_{82}O_{20}$）和重楼皂苷 VII（$C_{51}H8_2O_{21}$）的总量不得少于 0.60%。

【化学成分】含甾体皂苷、有机酸、生物碱等。

【性味功效】性微寒，味苦。清热解毒，消肿止痛，凉肝定惊。

薤 白
(Xiebai，ALLII MACROSTEMONIS BULBUS)

【来源】为百合科植物小根蒜 *Allium macrostemon* Bge. 或薤 *Allium chinense* G. Don 的干燥鳞茎。

【产地】主产于东北、河北、江苏、湖北等地。

【采收加工】夏、秋二季采挖，洗净，除去须根，蒸透或置沸水中烫透，晒干。

【性状鉴别】（1）小根蒜 ①呈不规则卵圆形，高 0.5～1.5cm，直径 0.5～1.8cm。②表面黄白色或淡黄棕色，皱缩，半透明，有类白色膜质鳞片包被，底部有突起的鳞茎盘。③质硬，角质样。④有蒜臭，味微辣（图 4-13-6）。

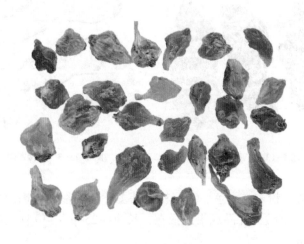

图 4-13-6 小根蒜药材

（2）薤 ①呈略扁的长卵形，高 1～3cm，直径 0.3～1.2cm。②表面淡黄棕色或棕褐色，具浅纵皱纹。③质较软。④断面可见鳞叶 2～3 层。⑤嚼之粘牙。

【显微鉴别】（1）小根蒜　粉末黄白色。①较老的鳞叶外表皮细胞，细胞壁稍连珠状增厚。②鳞叶内表皮细胞呈类长方形，长 68～197μm，宽 29～76μm，细胞排列紧密。③草酸钙柱晶多见，长 17～29μm。④气孔少见，多为不定式，副卫细胞 4 个。⑤螺纹导管直径 12～17μm。

（2）薤　①鳞叶外表皮细胞，细胞壁无明显增厚。②鳞叶内表皮细胞较大，长 258～668μm。

【检查及含量测定】水分不得超过 10.0%，总灰分不得超过 5.0%。用醇溶性浸出物测定法中的热浸法测定，75%乙醇浸出物不得少于 30.0%。

【化学成分】含薤白苷、甲基烯丙基二硫化物、二甲基二硫化物等。

【性味功效】性温，味辛、苦。通阳散结，行气导滞。

百　合
（Baihe，LILII BULBUS）

【来源】为百合科植物卷丹 *Lilium lancifolium* Thunb.、百合 *Lilium brownii* F. E. Brown var. *viridulum* Baker 或细叶百合 *Lilium pumilum* DC. 的干燥肉质鳞叶。

【产地】主产于河北、山西、陕西、安徽、浙江、江西、河南等地。

【采收加工】秋季采挖，洗净，剥取鳞叶，置沸水中略烫，干燥。

【性状鉴别】①呈长椭圆形，长 2～5cm，宽 1～2cm，中部厚 1.3～4mm。②表面黄白色至淡棕黄色，有的微带紫色，有数条纵直平行的白色维管束。③顶端稍尖，基部较宽，边缘薄，微波状，略向内弯曲。④质硬而脆。⑤断面较平坦，角质样。⑥气微，味微苦（图 4-13-7）。

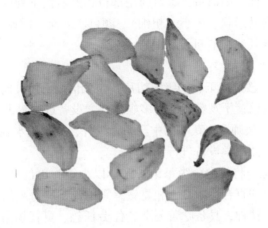

图 4-13-7　百合药材

【显微鉴别】粉末：灰白色。①未糊化淀粉粒呈卵形或长圆形，两端圆或稍平截，直径 5~50μm，长至 80μm；脐点"人"字状、三叉状或马蹄状，层纹明显。②表皮细胞壁薄，微波状；气孔类圆形者直径 56~67μm，长圆形者直径 40~48μm，长 45~61μm，副卫细胞 3~5 个。③螺纹导管直径约至 25μm。

【检查及含量测定】水分不得超过 13.0%，总灰分不得超过 5.0%。用水溶性浸出物测定法中的冷浸法测定，不得少于 18.0%。通过测定吸光度，以标准曲线计算质量，按干燥品计算，含百合多糖无水葡萄糖（$C_6H_{12}O_6$）计，不得少于 21.0%。

【化学成分】含生物碱、淀粉、蛋白质、脂肪等。

【性味功效】性寒，味甘。养阴润肺，清心安神。

技能训练

1. 实训目标

掌握土茯苓、黄精、玉竹、重楼、薤白和百合的性状鉴别要点；掌握玉竹的组织特征和土茯苓粉末特征；通过实训提升学生的职业素质和能力。

2. 准备工作

中药实训室，各药材标本、永久制片、粉末，试剂，显微镜，多媒体教学设备。

3. 训练过程

（1）教师示教

①性状鉴别

教师取土茯苓、黄精、玉竹、重楼、薤白和百合的药材标本进行示讲，根据各药材形状、表面、断面特征鉴定药用部位，然后按下列顺序依次观察和描述。根类中药观察其形状、大小（粗细）、颜色、表面、质地、断面及气味等；根茎类需注意观察其节和节间。

②显微鉴别

a. 组织特征。教师取玉竹的组织切片，在低倍镜下由外向内依次观察，内含物的特征可在高倍镜下观察，通过多媒体教学设备进行示讲。

b. 粉末特征。教师取土茯苓的中药粉末少许，分别用水装片和水合氯醛溶液制片，通过多媒体教学设备进行示讲。

（2）学生训练　将学生分为每组 5 人，以小组为单位进行土茯苓、黄精、玉竹、重楼、薤白和百合性状鉴别和显微鉴别的训练。每组的学生在训练过程中要有团队协作的精神，具备吃苦耐劳、任劳任怨、责任担当、遵守行规、诚实守信、专业形象的职业品质与道德，通过信息技术、创新思维来获得学习资料并能够有计划、自主性地学习，同时关注时政、善于沟通交流，成为具有社会责任与能力的专业技术人员。

（3）实训结束后，教师对各小组的训练过程进行分析与总结，并根据项目考核单进行考核（参照表4-2-1制定），提高学生专业技术水平和职业素质。

4. 实训报告

完成实训报告，并对本次实训的过程进行分析与小结。

任务十四　木香、川木香、白术、苍术和紫菀的鉴定

任务目标

1. 掌握木香、川木香、白术、苍术和紫菀的来源、产地、采收加工与性状鉴别。

2. 掌握川木香和白术的显微鉴别，了解木香和苍术、紫菀的显微鉴别。

3. 熟悉木香、川木香、白术、苍术和紫菀的理化鉴别、检查、化学成分与性味功效。

必备知识

木　香

（Muxiang，AUCKLANDIAE RADIX）

【来源】为菊科植物木香 *Aucklandia lappa* Decne. 的干燥根。

【产地】主产于云南，为栽培品。

【采收加工】秋、冬二季采挖，除去泥沙和须根，切段，大的再纵剖成瓣，干燥后撞去粗皮。

【性状鉴别】①呈圆柱形或半圆柱形，长 5~10cm，直径 0.5~5cm。②表面黄棕色至灰褐色，有明显的皱纹、纵沟及侧根痕。③质坚，不易折断。④断面灰褐色至暗褐色，周边灰黄色或浅棕黄色，形成层环棕色，有放射状纹理及散在的褐色点状油室，老根中心常呈朽木状。⑤气香特异，味微苦。

【显微鉴别】粉末：黄绿色。①菊糖多见，表面现放射状纹理。②木纤维多成束，长梭形，直径 16~24μm，纹孔口横裂缝状、"十"字状或"人"字状。③网纹导管多见，也有具缘纹孔导管，直径 30~90μm。④油室碎片有时可见，内含黄色或棕色分泌物（图4-14-1、图4-14-2）。

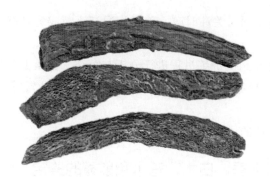

图 4-14-1　木香药材

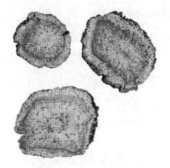

图 4-14-2　木香断面

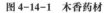

【理化鉴别】（1）经 70%乙醇浸软后的切片，依次滴加 15%α-萘酚溶液 1 滴、硫酸 1 滴，显紫色。

（2）木香挥发油少许，滴加异羟肟酸铁试剂 2~3 滴，反应显橙红色。

【检查及含量测定】饮片水分不得超过 14.0%，总灰分不得超过 4.0%（煨木香不得超过 4.5%）。用醇溶性浸出物测定法中的热浸法测定，乙醇浸出物饮片不得少于 12.0%。高效液相色谱法测定，按干燥品计算，含木香烃内酯（$C_{15}H_{20}O_2$）和去氢木香内酯（$C_{15}H_{18}O_2$）的总量不得少于 1.8%（饮片不得少于 1.5%）。

【化学成分】含挥发油、木香碱、菊糖等。

【性味功效】性温，味辛、苦。行气止痛，健脾消食。

川 木 香

（Chuanmuxiang，VLADIMIRIAE RADIX）

【来源】为菊科植物川木香 *Vladimiria souliei*（Franch.）Ling 或灰毛川木香 *Vladimiria souliei*（Franch.）Ling var. *cinerea* Ling 的干燥根。

【产地】主产于四川、西藏等地。

【采收加工】秋季采挖，除去须根、泥沙及根头上的胶状物，干燥。

【性状鉴别】①呈圆柱形或有纵槽的半圆柱形，稍弯曲，长 10~30cm，直径 1~3cm。②表面黄褐色或棕褐色，具纵皱纹，外皮脱落处可见丝瓜络状细筋脉；根头偶有黑色发黏的胶状物，习称"油头"。③体较轻，质硬脆，易折断。④断面黄白色或黄色，有深黄色稀疏油点及裂隙，木部宽广，有放射状纹理；有的中心呈枯朽状。⑤气微香，味苦，嚼之黏牙（图 4-14-3）。

【显微鉴别】横切面：①木栓层为数列棕色细胞。②韧皮部射线较宽；筛管群与纤维束以及木质部的导管群与纤维束均呈交互径向排列，呈整齐的放射状。③形成层环波状弯曲，纤维束黄色，木化，并伴有石细胞。④髓完好或已

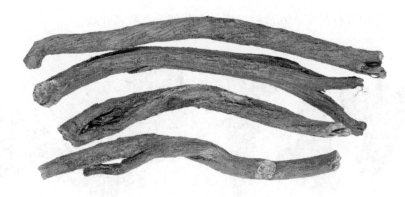

图 4-14-3　川木香药材

破裂。⑤油室散在于射线或髓部薄壁组织中。⑥薄壁细胞中可见菊糖。

【理化鉴别】取川木香挥发油加异羟肟酸铁试剂 2~3 滴，反应显橙红色。

【检查及含量测定】水分不得超过 12.0%，总灰分不得超过 4.0%。高效液相色谱法测定，按干燥品计算，含木香烃内酯和去氢木香内酯的总量不得少于 3.2%。

【化学成分】含挥发油、菊糖等。

【性味功效】性温，味辛、苦。行气止痛。

白　术

（Baizhu，ATRACTYLODIS MACROCEPHALAE RHIZOMA）

【来源】为菊科植物白术 *Atractylodes macrocephala* Koidz. 的干燥根茎。

【产地】主产于浙江、安徽、湖北、湖南等地。多为栽培。

【采收加工】冬季下部叶枯黄、上部叶变脆时采挖，除去泥沙，烘干或晒干，再除去须根。烘干的称"烘术"；晒干的称"生晒术"。

【性状鉴别】①呈不规则的肥厚团块，长 3~13cm，直径 1.5~7cm。②表面灰黄色或灰棕色，有瘤状突起及断续的纵皱和沟纹，并有须根痕，顶端有残留茎基和芽痕。③质坚硬，不易折断。④生晒术断面不平坦，外圈皮部黄白色，中间木部淡黄色或淡棕色，有菊花纹及棕黄色的点状油室散在；烘术断面淡黄白色，角质样，中央有裂隙。⑤气清香，味甘、微辛，嚼之略带黏性（图 4-14-4、图 4-14-5）。

【显微鉴别】（1）根茎横切面　①木栓层为数列扁平细胞，其内侧常夹有断续的石细胞环。②皮层、韧皮部及木射线中有大型油室散在，油室圆形至长圆形，长径 180~340μm，短径 135~180μm。③形成层环明显。④导管群放射状排列，中部有纤维束围绕导管，二者共同形成菱形，靠近中央，有时亦可见纤维束。⑤中央有髓部。⑥薄壁细胞中含菊糖及草酸钙针晶。

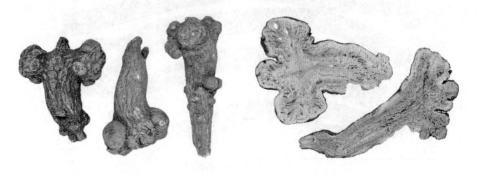

图 4-14-4 白术药材　　　　　　　图 4-14-5 白术断面

（2）粉末　淡黄棕色。①草酸钙针晶细小，长 10～32μm，存在于薄壁细胞中，少数针晶直径至 4μm。纤维黄色，大多成束，长梭形，直径约至 40μm，壁甚厚，木化，孔沟明显。②石细胞淡黄色，类圆形、多角形、长方形或少数纺锤形，直径 37～64μm。③薄壁细胞含菊糖，表面显放射状纹理。④导管分子短小，为网纹导管及具缘纹孔导管，直径至 48μm（图 4-14-6）。

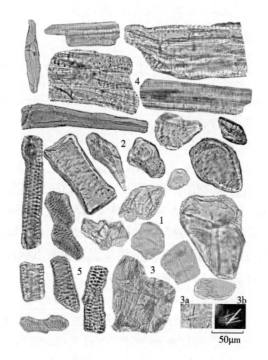

图 4-14-6 白术粉末特征

1—菊糖　2—石细胞　3—草酸钙针晶（3a—可见光下，3b—偏光镜下）　4—纤维　5—导管

【理化鉴别】取粗粉 2g 加乙醚 20mL，振摇 10min，滤过。①取滤液 10mL，挥干，加 10%香草醛的硫酸溶液，显紫色。②取滤液 2mL，待乙醚挥散后，加含 5%对二甲氨基苯甲醛的 10%硫酸溶液 1mL，显玫瑰红色，再于 100℃烘 5min，显紫色。

【检查及含量测定】水分不得超过 15.0%，总灰分不得超过 5.0%。用醇溶性浸出物测定法中的热浸法测定，60%乙醇浸出物不得少于 35.0%。二氧化硫残留量不得超过 400mg/kg。

【化学成分】含挥发油，油中主要有苍术酮、白术内酯 A、白术内酯 B、3-β-乙酰氧基苍术酮等。

【性味功效】性温，味苦、甘。健脾益气，燥湿利水，止汗，安胎。

苍　术
（Cangzhu，ATRACTYLODIS RHIZOMA）

【来源】为菊科植物茅苍术 *Atractylodes lancea*（Thunb.）DC. 或北苍术 *Atractylodes chinensis*（DC.）Koidz. 的干燥根茎。

【产地】茅苍术主产于江苏、湖北、河南等地；北苍术主产于华北及西北地区。

【采收加工】春、秋二季采挖，除去泥沙，晒干，撞去须根。

【性状鉴别】（1）茅苍术　①呈不规则连珠状或结节状圆柱形，略弯曲，偶有分枝，长 3~10cm，直径 1~2cm。②表面灰棕色，有皱纹、横曲纹及残留须根，顶端具茎痕或残留茎基。③质坚实。④断面黄白色或灰白色，散有多数橙黄色或棕红色油室，习称"朱砂点"，暴露稍久，可析出白色细针状结晶，习称"起霜"。⑤气香特异，味微甘、辛、苦（图 4-14-7）。

（2）北苍术　①呈疙瘩块状或结节状圆柱形，长 4~9cm，直径 1~4cm。②表面黑棕色，除去外皮者黄棕色。③质较疏松。④断面散有黄棕色油室，无白毛状结晶析出。⑤香气较淡，味辛、苦（图 4-14-8）。

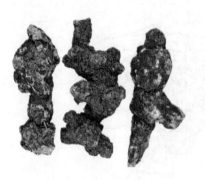
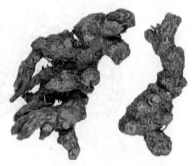

图 4-14-7　茅苍术药材　　　　图 4-14-8　北苍术药材

【显微鉴别】粉末：棕色。①草酸钙针晶细小，长 5~30μm，不规则地充塞于薄壁细胞中。②纤维大多成束，长梭形，直径约至 40μm，壁甚厚，木化。③石细胞甚多，有时与木栓细胞连结，多角形、类圆形或类长方形，直径 20~80μm，壁极厚。④菊糖多见，表面呈放射状纹理。

【理化鉴别】取粉末 1g 加乙醚 5mL，浸渍 15min 后滤过，取滤液 2mL，置于蒸发皿内，待乙醚挥散后，加含 5% 对二甲氨基苯甲醛的 10% 硫酸溶液 1mL，显玫瑰红色，再于 100℃烘 5min，显绿色。

【检查及含量测定】水分不得超过 13.0%（饮片不得超过 11.0%），总灰分不得超过 7.0%（饮片不得超过 5.0%）。高效液相色谱法测定，按干燥品计算，含苍术素（$C_{13}H_{10}O$）不得少于 0.30%。

【化学成分】含挥发油，油中主要有苍术素、茅苍术醇、苍术酮等。

【性味功效】性温，味辛、苦。燥湿健脾，祛风散寒，明目。

紫　菀
（Ziwan，ASTERIS RADIX ET RHIZOMA）

【来源】为菊科植物紫菀 *Aster tataricus* L. f. 的干燥根和根茎。

【产地】主产于河北、安徽等地。

【采收加工】春、秋二季采挖，除去有节的根茎（习称"母根"）和泥沙，编成辫状晒干，或直接晒干。

【性状鉴别】①根茎呈不规则块状，大小不一，顶端有茎、叶的残基；质稍硬。②根茎簇生多数细根，长 3~15cm，直径 0.1~0.3cm，多编成辫状；表面紫红色或灰红色，有纵皱纹；质较柔韧。③气微香，味甜、微苦（图 4-14-9）。

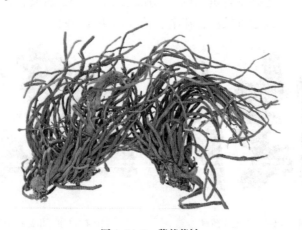

图 4-14-9　紫菀药材

【显微鉴别】横切面：①表皮细胞多萎缩或有时脱落，内含紫红色色素。②下皮细胞 1 列，略切向延长，侧壁及内壁稍厚，有的含紫红色色素。③皮层宽广，有细胞间隙。④分泌道 4~6 个，位于皮层内侧。⑤内皮层明显。⑥中柱小，木质部略呈多角形。⑦韧皮部束位于木质部弧角间。⑧中央通常有髓。

根茎表皮有腺毛，皮层散有石细胞和厚壁细胞。根和根茎薄壁细胞含菊糖，有的含草酸钙簇晶。

【检查及含量测定】水分不得超过 15.0%，总灰分不得超过 15.0%，酸不溶性灰分不得超过 8.0%。用水溶性浸出物测定法中的热浸法测定，不得少于 45.0%。高效液相色谱法测定，按干燥品计算，含紫菀酮（$C_{30}H_{50}O$）不得少于 0.15%。

【化学成分】含紫菀酮、槲皮素、无羁萜、表无羁萜、挥发油、皂苷等。

【性味功效】性温，味辛、苦。润肺下气，消痰止咳。

技能训练

1. 实训目标

掌握木香、川木香、白术、苍术和紫菀的性状鉴别要点；掌握川木香的组织特征和白术的粉末特征；通过实训提升学生的职业素质和能力。

2. 准备工作

中药实训室，各药材标本、永久制片、粉末，试剂，显微镜，多媒体教学设备。

3. 训练过程

（1）教师示教

①性状鉴别

教师取木香、川木香、白术、苍术和紫菀的药材标本进行示讲，根据各药材形状、表面、断面特征鉴定药用部位，然后按下列顺序依次观察和描述。根类中药观察其形状、大小（粗细）、颜色、表面、质地、断面及气味等；根茎类需注意观察其节和节间。

②显微鉴别

a. 组织特征。教师取川木香的组织切片，在低倍镜下由外向内依次观察，内含物的特征可在高倍镜下观察，通过多媒体教学设备进行示讲。

b. 粉末特征。教师取白术的中药粉末少许，分别用水装片和水合氯醛溶液制片，通过多媒体教学设备进行示讲。

（2）学生训练　将学生分为每组 5 人，以小组为单位进行木香、川木香、白术、苍术和紫菀性状鉴别和显微鉴别的训练。每组的学生在训练过程中要有团队协作的精神，具备吃苦耐劳、任劳任怨、责任担当、遵守行规、诚实守信、专业形象的职业品质与道德，通过信息技术、创新思维来获得学习资料并能够有计划、自主性地学习，同时关注时政、善于沟通交流，成为具有社会责任与能力的专业技术人员。

（3）实训结束后，教师对各小组的训练过程进行分析与总结，并根据项目考核单进行考核（参照表4-2-1制定），提高学生专业技术水平和职业素质。

4. 实训报告

完成实训报告，并对本次实训的过程进行分析与小结。

任务十五　延胡索、紫草、天花粉、山药、粉萆薢和红景天的鉴定

【任务目标】

1. 掌握延胡索、紫草、天花粉、山药、粉萆薢和红景天的来源、产地、采收加工与性状鉴别。

2. 掌握山药和粉萆薢的显微鉴别，了解延胡索、紫草、天花粉和红景天的显微鉴别。

3. 熟悉延胡索、紫草、天花粉、山药、粉萆薢和红景天的理化鉴别、检查、化学成分与性味功效。

【必备知识】

延　胡　索

（Yanhusuo，CORYDALIS RHIZOMA）

【来源】为罂粟科植物延胡索 *Corydalis yanhusuo* W. T. Wang 的干燥块茎。

【产地】主产于浙江、湖北、湖南、江苏等地，多为栽培。

【采收加工】夏初茎叶枯萎时采挖，除去须根，洗净，置沸水中煮或蒸至恰无白心时取出，晒干。

【性状鉴别】①呈不规则的扁球形，直径0.5~1.5cm。②表面黄色或黄褐色，有不规则网状皱纹。③顶端有略凹陷的茎痕，底部常有疙瘩状突起。④质硬而脆。⑤断面黄色，角质样，有蜡样光泽。⑥气微，味苦（图4-15-1、图4-15-2）。

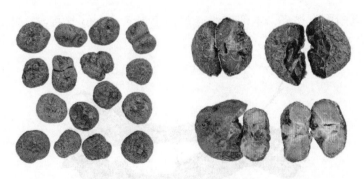

图 4-15-1　延胡索药材　　　　图 4-15-2　延胡索断面

【显微鉴别】粉末：绿黄色。①糊化淀粉粒团块淡黄色或近无色。②下皮厚壁细胞绿黄色，细胞多角形、类方形或长条形，壁稍弯曲，木化，有的呈连珠状增厚，纹孔细密。③螺纹导管直径 $16\sim32\mu m$。

【理化鉴别】（1）药材切面或粉末置紫外线灯下观察，均有亮黄色荧光。

（2）取粉末 0.2g，加稀乙酸 5mL，于水浴上加热 5min，滤过。取滤液 1mL，加碘化铋钾试液 $1\sim2$ 滴，显红棕色；另取滤液 1mL，加碘化汞钾试液 $1\sim2$ 滴，显淡黄色沉淀。

【检查及含量测定】水分不得超过 15.0%，总灰分不得超过 4.0%。以真菌毒素测定法中的黄曲霉毒素测定法进行测定，每 1000g 含黄曲霉毒素 B_1 不得超过 $5\mu g$，含黄曲霉毒素 G_2、黄曲霉毒素 G_1、黄曲霉毒素 B_2、黄曲霉毒素 B_1 的总量不得超过 $10\mu g$。用醇溶性浸出物测定法中的热浸法测定，稀乙醇浸出物不得少于 13.0%。高效液相色谱法测定，按干燥品计算，含延胡索乙素（$C_{21}H_{25}NO_4$）不得少于 0.050%（饮片不得少于 0.040%）。

【化学成分】含多种生物碱，有延胡索甲、乙、丙、丁素等。

【性味功效】性温，味辛、苦。活血，行气，止痛。

紫　草
（Zicao，ARNEBIAE RADIX）

【来源】为紫草科植物新疆紫草 *Arnebia euchroma*（Royle）Johnst. 或内蒙紫草 *Arnebia guttata* Bunge 的干燥根。

【产地】主产于新疆、西藏等地。

【采收加工】春、秋二季采挖，除去泥沙，干燥。

【性状鉴别】（1）新疆紫草（软紫草）　①呈不规则的长圆柱形，多扭曲，长 $7\sim20cm$，直径 $1\sim2.5cm$。②表面紫红色或紫褐色，皮部疏松，呈条形片状，常 10 余层重叠，易剥落。③顶端有的可见分歧的茎残基。④体轻，质松软，易折断。⑤断面不整齐，木部较小，黄白色或黄色。⑥气特异，味微苦、涩（图 4-15-3）。

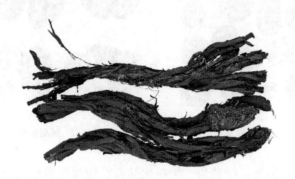

图 4-15-3 新疆紫草药材

（2）内蒙紫草　①呈圆锥形或圆柱形，扭曲，长 6 ~ 20cm，直径 0.5 ~ 4cm。②根头部略粗大，顶端有残茎 1 或多个，被短硬毛。③表面紫红色或暗紫色，皮部略薄，常数层相叠，易剥离。④质硬而脆，易折断。⑤断面较整齐，皮部紫红色，木部较小，黄白色。⑥气特异，味涩。

【显微鉴别】粉末：深紫红色。①非腺毛单细胞，直径 13 ~ 56μm，基部膨大成喇叭状，壁具纵细条纹，有的胞腔内含紫红色色素。②栓化细胞红棕色，表面观呈多角形或圆多角形，含紫红色色素。③薄壁细胞较多，淡棕色或无色，大多充满紫红色色素。④主要为网纹导管，少有具缘纹孔导管，直径 7 ~ 110μm。

【理化鉴别】取粉末 0.5g，置试管中，将试管底部加热，生成红色气体，并于试管壁凝结成红褐色油滴。

【检查及含量测定】水分不得超过 15.0%。含羟基萘醌总色素以左旋紫草素（$C_{16}H_{16}O_5$）计，不得少于 0.80%。高效液相色谱法测定，按干燥品计算，含 β，β'-二甲基丙烯酰阿卡宁（$C_{21}H_{22}O_6$）不得少于 0.30%。

【化学成分】含紫草素、乙酰紫草素、多糖类等。

【性味功效】性寒，味甘、咸。清热凉血，活血解毒，透疹消斑。

天 花 粉

（Tianhuafen，TRICHOSANTHIS RADIX）

【来源】为葫芦科植物栝楼 *Trichosanthes kirilowii* Maxim. 或双边栝楼 *Trichosanthes rosthornii* Harms 的干燥根。

【产地】主产于河南、广西、山东、江苏、贵州、安徽等地。

【采收加工】秋、冬二季采挖，洗净，除去外皮，切段或纵剖成瓣，干燥。

【性状鉴别】①呈不规则圆柱形、纺锤形或瓣块状，长 8~16cm，直径 1.5~5.5cm。②表面黄白色或淡棕黄色，有纵皱纹、细根痕及略凹陷的横长皮孔，有的有黄棕色外皮残留。③质坚实。④断面白色或淡黄色，富粉性，横切面可见黄色木质部小孔，略呈放射状排列，纵切面可见黄色条纹状木质部。⑤气微，味微苦（图 4-15-4）。

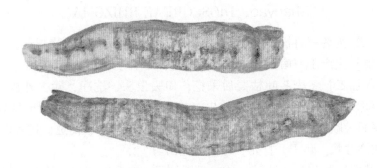

图 4-15-4　天花粉药材

【显微鉴别】粉末：类白色。①淀粉粒甚多，单粒类球形、半圆形或盔帽形，直径 6~48μm，脐点点状、短缝状或"人"字状，层纹隐约可见；复粒由 2~14 分粒组成，常由一个大的分粒与几个小分粒复合。②具缘纹孔导管大，多破碎，有的具缘纹孔呈六角形或方形，排列紧密。③石细胞黄绿色，长方形、椭圆形、类方形、多角形或纺锤形，直径 27~72μm，壁较厚，纹孔细密（图 4-15-5）。

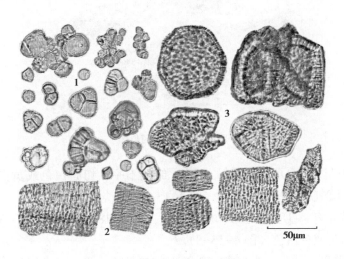

50μm

图 4-15-5　天花粉粉末特征

1—淀粉粒　2—导管　3—石细胞

【检查及含量测定】水分不得超过 15.0%，总灰分不得超过 5.0%（饮片不得超过 4.0%）。用醇溶性浸出物测定法中的冷浸法测定，浸出物不得少于 15.0%（饮片不得少于 12.0%）。二氧化硫残留量不得超过 400mg/kg。

【化学成分】含淀粉、皂苷、泻根醇酸、葫芦素、氨基酸等。

【性味功效】性微寒，味甘、微苦。清热泻火，生津止渴，消肿排脓。

山　药
（Shanyao，DIOSCOREAE RHIZOMA）

【来源】为薯蓣科植物薯蓣 *Dioscorea opposita* Thunb. 的干燥根茎。

【产地】主产于河南温县、武陟、博爱、泌阳等地，均为栽培品。

【采收加工】冬季茎叶枯萎后采挖，切去根头，洗净，除去外皮和须根，干燥，习称"毛山药"；或除去外皮，趁鲜切厚片，干燥，称为"山药片"；也有选择肥大顺直的干燥山药，置清水中，浸至无干心，闷透，切齐两端，用木板搓成圆柱状，晒干，打光，习称"光山药"。

【性状鉴别】（1）毛山药　①略呈圆柱形，弯曲而稍扁，长 15~30cm，直径 1.5~6cm。②表面黄白色或淡黄色，有纵沟、纵皱纹及须根痕，偶有浅棕色外皮残留。③体重，质坚实，不易折断。④断面类白色，富粉性。⑤气微，味淡、微酸，嚼之发黏（图 4-15-6）。

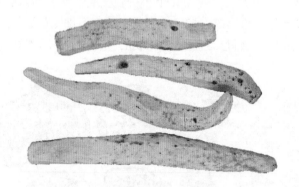

图 5-15-6　毛山药药材

（2）山药片　①为不规则的厚片，皱缩不平，切面白色或黄白色，质坚脆，粉性。②气微，味淡、微酸（图 4-15-7）。

（3）光山药　①呈圆柱形，两端平齐，长 9~18cm，直径 1.5~3cm。②表面光滑，白色或黄白色（图 4-15-8）。

【显微鉴别】粉末：类白色。①淀粉粒单粒扁卵形、三角状卵形、类圆形或矩圆形，直径 8~35μm，脐点点状、"人"字状、"十"字状或短缝状，可见层纹；复粒稀少，由2~3分粒组成。②草酸钙针晶束存在于黏液细胞中，长约至240μm，针晶粗2~5μm。③具缘纹孔导管、网纹导管、螺纹导管及环纹导管直径12~48μm（图4-15-9）。

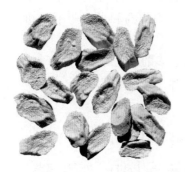

图4-15-7　山药片药材

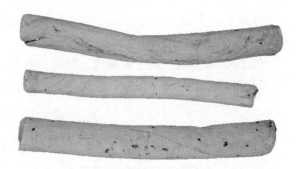

图4-15-8　光山药药材

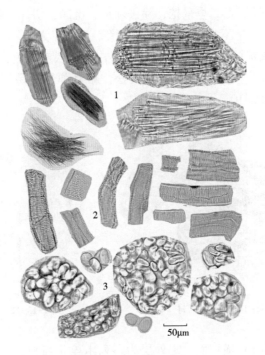

图4-15-9　山药粉末特征
1—草酸钙针晶束　2—导管　3—淀粉粒

【理化鉴别】取粗粉5g加水煮沸，滤过，滤液供试验用。①取滤液1mL加5%氢氧化钠液2滴，再加稀硫酸铜液2滴，显蓝紫色。②取滤液1mL加费林试液1m，置于水浴上加热，产生红色沉淀。③取滤液滴于滤纸上，滴加1%茚三酮丙酮液，加热后立即显紫色。

【检查及含量测定】毛山药和光山药水分不得超过 16.0%、山药片不得超过 12.0%，毛山药和光山药总灰分不得超过 4.0%、山药片不得超过 5.0%。用水溶性浸出物测定法中的冷浸法测定，毛山药和光山药浸出物不得少于 7.0%，山药片浸出物不得少于 10.0%。二氧化硫残留量，毛山药和光山药不得超过 400mg/kg，山药片不得超过 10mg/kg。

【化学成分】含淀粉、黏液质、胆碱、糖蛋白、多酚氧化酶、维生素 C 等。

【性味功效】性平，味甘。补脾养胃，生津益肺，补肾涩精。

粉萆薢
(Fenbixie, DIOSCOREA AEHYPOGLAUCAE RHIZOMA)

【来源】为薯蓣科植物粉背薯蓣 *Dioscorea hypoglauca* Palibin 的干燥根茎。

【产地】主产于浙江、安徽、江西、湖南等地。

【采收加工】秋、冬二季采挖，除去须根，洗净，切片，晒干。

【性状鉴别】①呈不规则的薄片，边缘不整齐，大小不一，厚约 0.5mm。②有的有棕黑色或灰棕色的外皮。③切面黄白色或淡灰棕色，维管束呈小点状散在；新断面近外皮处显淡黄色。④质松，略有弹性，易折断。⑤气微，味辛、微苦（图 4-15-10、图 4-15-11）。

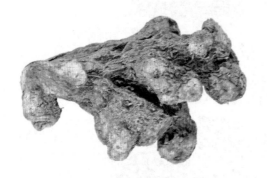

图 4-15-10　粉萆薢药材

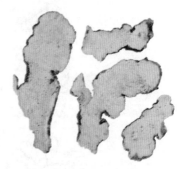

图 4-15-11　粉萆薢切面

【显微鉴别】（1）横切面　①外层为多列木栓化细胞。②皮层较窄，细胞多切向延长，壁略增厚，木化壁纹孔明显；黏液细胞散在，内含草酸钙针晶束。③中柱散生外韧维管束和周木维管束。④薄壁细胞壁略增厚，具纹孔，细胞中含淀粉粒。

（2）粉末　黄白色。①淀粉粒单粒圆形、卵圆形或长椭圆形，直径 5～32μm，长至 40μm，脐点点状或裂缝状；复粒少数，多由 2 分粒组成。②厚壁细胞众多，壁木化，孔沟明显，有的类似石细胞，多角形、梭形或类长方形，直径 40~80μm，长至 224μm。③草酸钙针晶束长 64~84μm。

【检查及含量测定】水分不得超过 11.0%，总灰分不得超过 3.0%。用醇溶性浸出物测定法中的热浸法测定，稀乙醇浸出物不得少于 20.0%。

【化学成分】含薯蓣皂苷元、粉背皂苷 A、纤细薯蓣皂苷、原纤细薯蓣皂苷等。

【性味功效】性平，味苦。利湿去浊，祛风除痹。

红 景 天

（Hongjingtian，RHODIOLAE CRENULATAE RADIX ET RHIZOMA）

【来源】为景天科植物大花红景天 *Rhodiola crenulata*（Hook. f. et Thoms.）H. Ohba 的干燥根和根茎。

【产地】主产于宁夏、甘肃、青海、四川、西藏、云南等地。

【采收加工】秋季花茎凋枯后采挖，除去粗皮，洗净，晒干。

【性状鉴别】①根茎呈圆柱形，粗短，略弯曲，少数有分枝，长 5~20cm，直径 2.9~4.5cm；表面棕色或褐色，粗糙有褶皱，剥开外表皮有一层膜质黄色表皮且具粉红色花纹；宿存部分老花茎，花茎基部被三角形或卵形膜质鳞片；节间不规则，断面粉红色至紫红色，有一环纹，质轻，疏松。②主根呈圆柱形，粗短，长约 20cm，上部直径约 1.5cm，侧根长 10~30cm；断面橙红色或紫红色，有时具裂隙。③气芳香，味微苦涩、后甜（图 4-15-12、图 4-15-13）。

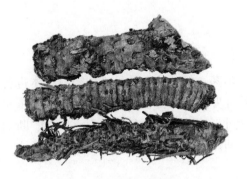

图 4-15-12 红景天药材

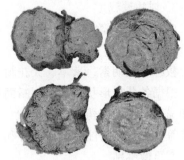

图 4-15-13 红景天断面

【显微鉴别】（1）根横切面 ①木栓层 5~8 列细胞，栓内层细胞椭圆形、类圆形。②中柱占极大部分，有多数维管束排列成 2~4 轮环，外轮维管束较大，为外韧型；内侧 2~3 轮维管束渐小，为周木型。

（2）根茎横切面 ①老根茎有 2~3 条木栓层带，嫩根茎无木栓层带。

②木栓层为数列细胞，栓内层不明显。③皮层窄。④中柱维管束为大型的周韧型维管束，放射状环列；维管束中内侧和外侧的维管组织发达呈对列状，中间为薄壁组织，韧皮部和木质部近等长，被次生射线分隔成细长条形，形成层明显。⑤髓部宽广，由薄壁细胞组成，散生周韧型的髓维管束。⑥薄壁细胞含有棕色分泌物。

【检查及含量测定】水分不得超过 12.0%，总灰分不得超过 8.0%，酸不溶性灰分不得超过 2.0%。用醇溶性浸出物测定法中的热浸法测定，70%乙醇浸出物不得少于 22.0%（饮片不得少于 25.0%）。高效液相色谱法测定，按干燥品计算，含红景天苷（$C_{14}H_{20}O_7$）不得少于 0.50%。

【化学成分】含红景天苷、没食子酸、β-谷甾醇、大花红景天素等。

【性味功效】性平，味甘、苦。益气活血，通脉平喘。

技能训练

1. 实训目标

掌握延胡索、紫草、天花粉、山药、粉萆薢和红景天的性状鉴别要点；掌握粉萆薢的组织特征和山药的粉末特征；通过实训提升学生的职业素质和能力。

2. 准备工作

中药实训室，各药材标本、永久制片、粉末，试剂，显微镜，多媒体教学设备。

3. 训练过程

（1）教师示教

①性状鉴别

教师取延胡索、紫草、天花粉、山药、粉萆薢和红景天的药材标本进行示讲，根据各药材形状、表面、断面特征鉴定药用部位，然后按下列顺序依次观察和描述。根类中药观察其形状、大小（粗细）、颜色、表面、质地、断面及气味等；根茎类需注意观察其节和节间。

②显微鉴别

a. 组织特征。教师取粉萆薢的组织切片，在低倍镜下由外向内依次观察，内含物的特征可在高倍镜下观察，通过多媒体教学设备进行示讲。

b. 粉末特征。教师取山药的中药粉末少许，分别用水装片和水合氯醛溶液制片，通过多媒体教学设备进行示讲。

（2）学生训练　将学生分为每组 5 人，以小组为单位进行延胡索、紫草、天花粉、山药、粉萆薢和红景天性状鉴别和显微鉴别的训练。每组的学生在训练过程中要有团队协作的精神，具备吃苦耐劳、任劳任怨、责任担当、遵守行规、诚实守信、专业形象的职业品质与道德，通过信息技术、创新思维来获得学习资料并能够有计划、自主性地学习，同时关注时政、善于沟通交流，成为具有社会责任与能力的专业技术人员。

（3）实训结束后，教师对各小组的训练过程进行分析与总结，并根据项目考核单进行考核（参照表4-2-1制定），提高学生专业技术水平和职业素质。

4. 实训报告

完成实训报告，并对本次实训的过程进行分析与小结。

任务十六　玄参、地黄、胡黄连、巴戟天、茜草和射干的鉴定

任务目标

1. 掌握玄参、地黄、胡黄连、巴戟天、茜草和射干的来源、产地、采收加工与性状鉴别。

2. 掌握地黄和射干的显微鉴别，了解玄参、胡黄连、巴戟天和茜草的显微鉴别。

3. 熟悉玄参、地黄、胡黄连、巴戟天、茜草和射干的理化鉴别、检查、化学成分与性味功效。

必备知识

玄　参
(Xuanshen, SCROPHULARIAE RADIX)

【来源】为玄参科植物玄参 *Scrophularia ningpoensis* Hemsl. 的干燥根。

【产地】主产于浙江、湖北、江苏、江西等地。

【采收加工】冬季茎叶枯萎时采挖，除去根茎、幼芽、须根及泥沙，晒或烘至半干，堆放3~6d，反复数次至干燥。

【性状鉴别】①呈类圆柱形，中间略粗或上粗下细，有的微弯曲，长6~20cm，直径1~3cm。②表面灰黄色或灰褐色，有不规则的纵沟、横长皮孔样突起和稀疏的横裂纹和须根痕。③质坚实，不易折断。④断面黑色，微有光泽，有的具裂隙。⑤气特异似焦糖，味甘、微苦（图4-16-1、图4-16-2）。

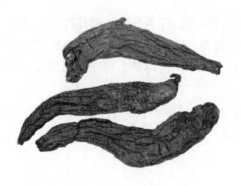

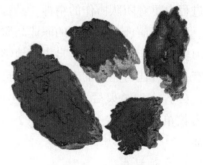

图4-16-1　玄参药材　　　　　图4-16-2　玄参断面

【显微鉴别】横切面：①皮层较宽，石细胞单个散在或 2~5 个成群，多角形、类圆形或类方形，壁较厚，层纹明显。②韧皮射线多裂隙。③形成层成环。④木质部射线宽广，亦多裂隙；导管少数，类多角形，直径约至 113μm，伴有木纤维。⑤薄壁细胞含核状物。

【理化鉴别】取粉末 5g，加甲醇 40mL，水浴回流 3h，滤过，滤液蒸干，残渣加水 10mL 溶解，用正丁醇提取 3 次（10mL，5mL，5mL），合并正丁醇提取液，蒸干，残渣用乙醚洗涤 3 次，每次 2~3mL，弃去乙醚液，残渣加丙酮 2~3mL 溶解，并通过 10g 活性炭柱层析，继用丙酮洗脱，收集洗脱液约 25mL，浓缩至 5mL，做如下试验：取上述供试品溶液 1 滴，点于白瓷板上，加 Godin 试液（1%香草醛乙醇溶液与 3%高氯酸水溶液，临用时等量混合）1 滴，即显紫红色；取上述溶液 1 滴，点于白瓷板上，加间苯三酚试液与浓盐酸等量混合液 1 滴，即显蓝绿色。

【检查及含量测定】水分不得超过 16.0%，总灰分不得超过 5.0%，酸不溶性灰分不得超过 2.0%。用水溶性浸出物测定法中的热浸法测定，浸出物不得少于 60.0%。高效液相色谱法测定，按干燥品计算，含哈巴苷（$C_{15}H_{24}O_{10}$）和哈巴俄苷（$C_{24}H_{30}O_{11}$）的总量不得少于 0.45%。

【化学成分】含生物碱、糖类、氨基酸、脂肪酸、挥发油、胡萝卜素等。

【性味功效】性微寒，味甘、苦、咸。清热凉血，滋阴降火，解毒散结。

地　黄

（Dihuang，REHMANNIAE RADIX）

【来源】为玄参科植物地黄 *Rehmannia glutinosa* Libosch. 的新鲜或干燥块根。

【产地】主产于河南、辽宁、河北、山东、浙江等地。

【采收加工】秋季采挖，除去芦头、须根及泥沙，鲜用；或将地黄缓缓烘焙至约八成干。前者习称"鲜地黄"，后者习称"生地黄"。取生地黄，照酒炖法炖至酒吸尽，取出，晾晒至外皮黏液稍干时，切厚片或块，干燥，即得（每100kg生地黄，用黄酒30~50kg）；或取生地黄，照蒸法蒸至黑润，取出，晒至约八成干时，切厚片或块，干燥，即熟地黄。

【性状鉴别】（1）鲜地黄 ①呈纺锤形或条状，长8~24cm，直径2~9cm。②外皮薄，表面浅红黄色，具弯曲的纵皱纹、芽痕、横长皮孔样突起及不规则疤痕。③肉质，易断。④断面皮部淡黄白色，可见橘红色油点，木部黄白色，导管呈放射状排列。⑤气微，味微甜、微苦（图4-16-3）。

（2）生地黄 ①呈不规则的团块状或长圆形，中间膨大，两端稍细，有的细小，长条状，稍扁而扭曲，长6~12cm，直径2~6cm。②表面棕黑色或棕灰色，极皱缩，具不规则的横曲纹。③体重，质较软而韧，不易折断。④断面棕黄色至黑色或乌黑色，有光泽，具黏性。⑤气微，味微甜（图4-16-4）。

（3）熟地黄 ①不规则的块片、碎块，大小、厚薄不一。②表面乌黑色，有光泽，黏性大。③质柔软而带韧性，不易折断。④断面乌黑色，有光泽。⑤气微，味甜（图4-16-5）。

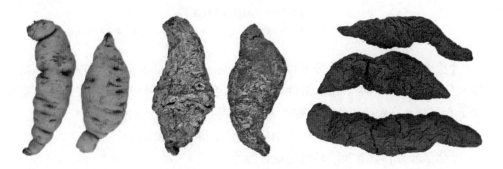

图4-16-3 鲜地黄药材　　图4-16-4 生地黄药材　　图4-16-5 熟地黄药材

【显微鉴别】（1）横切面 ①木栓细胞数列。②栓内层薄壁细胞排列疏松；散有较多分泌细胞，含橙黄色油滴；偶有石细胞。③韧皮部较宽，分泌细胞较少。④形成层成环。⑤木质部射线宽广；导管稀疏，排列成放射状。

（2）粉末 深棕色。①木栓细胞淡棕色。②薄壁细胞类圆形，内含类圆形核状物。③分泌细胞形状与一般薄壁细胞相似，内含橙黄色或橙红色油滴状物。④具缘纹孔导管和网纹导管直径约至92μm（图4-16-6）。

【理化鉴别】取干燥细粉1g，加水10mL，浸泡过夜，取上清液1mL，加入5%α-萘酚乙醇液2~3滴，摇匀后，沿试管壁缓缓加入浓硫酸1mL，两液界面现紫红色环。

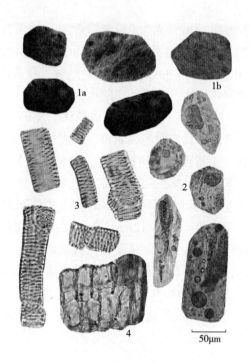

图 4-16-6 地黄粉末特征

1—薄壁细胞（1a—熟地黄，1b—生地黄） 2—分泌细胞 3—导管 4—木栓细胞

【检查及含量测定】水分不得超过 15.0%，总灰分不得超过 8.0%，酸不溶性灰分不得超过 3.0%。用水溶性浸出物测定法中的冷浸法测定，浸出物不得少于 65.0%。高效液相色谱法测定，按干燥品计算，生地黄含梓醇（$C_{15}H_{22}O_{10}$）不得少于 0.20%，含地黄苷 D（$C_{27}H_{42}O_{20}$）不得少于 0.10%。

【化学成分】含苷类、环烯醚萜苷类等。

【性味功效】鲜地黄性寒，味甘、苦；生地黄性寒，味甘；熟地黄性微温，味甘。鲜地黄清热生津，凉血，止血；生地黄清热凉血，养阴生津；熟地黄补血滋阴，益精填髓。

胡 黄 连

（Huhuanglian，PICRORHIZAE RHIZOMA）

【来源】为玄参科植物胡黄连 *Picrorhiza scrophulariiflora* Pennell 的干燥根茎。

【产地】主产于四川、云南、西藏等地区。

【采收加工】秋季采挖，除去须根和泥沙，晒干。

【性状鉴别】①呈圆柱形，略弯曲，偶有分枝，长 3 ~ 12cm，直径 0.3 ~

1cm。②表面灰棕色至暗棕色，粗糙，有较密的环状节，具稍隆起的芽痕或根痕，上端密被暗棕色鳞片状的叶柄残基。③体轻，质硬而脆，易折断。④断面略平坦，淡棕色至暗棕色，木部有4~10个类白色点状维管束排列成环。⑤气微，味极苦（图4-16-7、图4-16-8）。

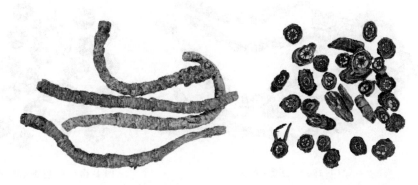

图4-16-7　胡黄连药材　　　　　　图4-16-8　胡黄连断面

【理化鉴别】（1）取粉末进行微量升华后，在显微镜下可见针状、针簇状、棒状结晶。

（2）取粉末5g，加水50mL，置60℃水中温浸20min，滤过。取滤液1mL，加三氯化铁乙醇溶液2滴，产生暗绿色沉淀。另取滤液1mL，加5%α-萘酚的乙醇溶液2滴，摇匀，产生黄白色浑浊，缓缓沿管壁加硫酸0.5mL，两液界面处显紫色环，振摇后颜色变深，加水稀释产生暗紫色沉淀。

【检查及含量测定】水分不得超过13.0%，总灰分不得超过7.0%，酸不溶性灰分不得超过3.0%。用醇溶性浸出物测定法中的热浸法测定，乙醇浸出物不得少于30.0%。高效液相色谱法测定，按干燥品计算，含胡黄连苷Ⅰ（$C_{24}H_{28}O_{11}$）与胡黄连苷Ⅱ（$C_{23}H_{28}O_{13}$）的总量不得少于9.0%。

【化学成分】含胡黄连素、D-甘露醇、香荚兰酸、胡黄连醇等。

【性味功效】性寒，味苦。退虚热，除疳热，清湿热。

巴　戟　天
（Bajitian，MORINDAE OFFICINALIS RADIX）

【来源】茜草科植物巴戟天 *Morinda officinalis* How 的干燥根。

【产地】主产于广东、广西等地。

【采收加工】全年均可采挖，洗净，除去须根，晒至六七成干，轻轻捶扁，晒干。

【性状鉴别】①呈扁圆柱形，略弯曲，长短不等，直径0.5~2cm。②表面灰黄色或暗灰色，具纵纹和横裂纹，有的皮部横向断离露出木部。③质韧。④断面皮部厚，紫色或淡紫色，易与木部剥离；木部坚硬，黄棕色或黄白色，直径1～5mm。⑤气微，味甘而微涩（图4-16-9、图4-16-10）。

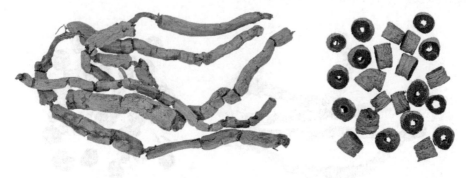

图4-16-9　巴戟天药材　　　　　　图4-16-10　巴戟天断面

【显微鉴别】（1）横切面　①木栓层为数列细胞。②栓内层外侧石细胞单个或数个成群，断续排列成环。③薄壁细胞含有草酸钙针晶束，切向排列。④韧皮部宽广，内侧薄壁细胞含草酸钙针晶束，轴向排列。⑤形成层明显。⑥木质部导管单个散在或2～3个相聚，呈放射状排列，直径至105μm；木纤维较发达；木射线宽1～3列细胞；偶见非木化的木薄壁细胞群。

（2）粉末　淡紫色或紫褐色。①石细胞淡黄色，类圆形、类方形、类长方形、长条形或不规则形，有的一端尖，直径21～96μm，壁厚至39μm，有的层纹明显，纹孔和孔沟明显，有的石细胞形大，壁稍厚。②草酸钙针晶多成束存在于薄壁细胞中，针晶长至184μm。③具缘纹孔导管淡黄色，直径至105μm，具缘纹孔细密。④纤维管胞长梭形，具缘纹孔较大，纹孔口斜缝状或相交呈"人"字形、"十"字形。

【检查及含量测定】水分不得超过15.0%，总灰分不得超过6.0%。用水溶性浸出物测定法中的冷浸法测定，浸出物不得少于50.0%。高效液相色谱法测定，按干燥品计算，含耐斯糖（$C_{24}H_{42}O_{21}$）不得少于2.0%。

【化学成分】含挥发油、氨基酸、有机酸、糖类等。

【性味功效】性微温，味甘、辛。补肾阳，强筋骨，祛风湿。

茜　草
（Qiancao, RUBIAE RADIX ET RHIZOMA）

【来源】为茜草科植物茜草 *Rubia cordifolia* L. 的干燥根和根茎。

【产地】主产于安徽、河北、陕西、河南、山东等地。

【采收加工】春、秋二季采挖，除去泥沙，干燥。

【性状鉴别】①根茎呈结节状，丛生粗细不等的根。②根呈圆柱形，略弯曲，长10~25cm，直径0.2~1cm；表面红棕色或暗棕色，具细纵皱纹和少数细根痕；皮部脱落处呈黄红色。③质脆，易折断。④断面平坦，皮部狭，紫红色，木部宽广，浅黄红色，导管孔多数。⑤气微，味微苦，久嚼刺舌（图4-16-11）。

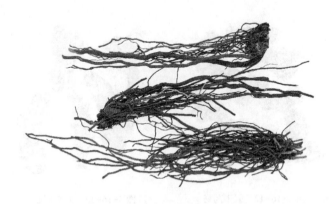

图4-16-11　茜草药材

【显微鉴别】横切面：①木栓细胞6~12列，含棕色物。②栓内层薄壁细胞有的含红棕色颗粒。③韧皮部细胞较小。④形成层不甚明显。⑤木质部为根的主要部分，全部木化，射线不明显。⑥薄壁细胞含草酸钙针晶束。

【理化鉴别】取粉末0.2g，加乙醚5mL，振摇数分钟，滤过。滤液加氢氧化钠试液1mL，振摇，静置使分层，水层显红色；醚层无色，置紫外光灯（365nm）下观察，显天蓝色荧光。

【检查及含量测定】水分不得超过12.0%，总灰分不得超过15.0%，酸不溶性灰分不得超过5.0%。用醇溶性浸出物测定法中的热浸法测定，乙醇浸出物不得少于9.0%。高效液相色谱法测定，按干燥品计算，含大叶茜草素（$C_{17}H_{15}O_4$）不得少于0.40%（饮片不得少于0.20%），羟基茜草素（$C_{14}H_8O_5$）不得少于0.10%（饮片不得少于0.080%）。

【化学成分】含羟基蒽醌衍生物，如茜草素、异茜草素、羟基茜草素等。

【性味功效】性寒，味苦。凉血，祛瘀，止血，通经。

射　干
（Shegan，BELAMCANDAE RHIZOMA）

【来源】为鸢尾科植物射干 *Belamcanda chinensis*（L.）DC. 的干燥根茎。

【产地】主产于湖北、河南、江苏、安徽等地。

【采收加工】春初刚发芽或秋末茎叶枯萎时采挖，除去须根和泥沙，干燥。

【性状鉴别】①呈不规则结节状，长 3～10cm，直径 1～2cm。②表面黄褐色、棕褐色或黑褐色，皱缩，有较密的环纹。③上面有数个圆盘状凹陷的茎痕，偶有茎基残存；下面有残留细根及根痕。④质硬。⑤断面淡黄色或鲜黄色，颗粒性，具散在筋脉小点或筋脉纹，有的可见环纹。⑥气微，味苦、微辛（图 4-16-12、图 4-16-13）。

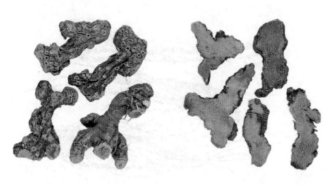

图 4-16-12　射干药材　　　　　图 4-16-13　射干断面

【显微鉴别】（1）横切面　①表皮有时残存。②木栓细胞多列。③皮层稀有叶迹维管束；内皮层不明显。④中柱维管束为周木型和外韧型，靠外侧排列较紧密。⑤薄壁组织中含有草酸钙柱晶、淀粉粒及油滴。

（2）粉末　橙黄色。①草酸钙柱晶较多，棱柱形，多已破碎，完整者长 49～240（315）μm，直径约至 49μm。②淀粉粒单粒圆形或椭圆形，直径 2～17μm，脐点点状；复粒极少，由 2～5 分粒组成。③薄壁细胞类圆形或椭圆形，壁稍厚或连珠状增厚，有单纹孔。④木栓细胞棕色，垂周壁微波状弯曲，有的含棕色物。

【检查及含量测定】水分不得超过 10.0%，总灰分不得超过 7.0%。用醇溶性浸出物测定法中的热浸法测定，乙醇浸出物不得少于 18.0%。高效液相色谱法测定，按干燥品计算，含次野鸢尾黄素（$C_{20}H_{18}O_8$）不得少于 0.10%。

【化学成分】含鸢尾苷元、鸢尾黄酮、鸢尾黄酮苷、射干异黄酮、射干酮、香草乙醛、射干醛、射干醇等。

【性味功效】性寒，味苦。清热解毒，消痰，利咽。

技能训练

1. 实训目标

掌握玄参、地黄、胡黄连、巴戟天、茜草和射干的性状鉴别要点；掌握射干和地黄的组织特征和粉末特征；通过实训提升学生的职业素质和能力。

2. 准备工作

中药实训室，各药材标本、永久制片、粉末，试剂，显微镜，多媒体教学设备。

3. 训练过程

（1）教师示教

①性状鉴别

教师取玄参、地黄、胡黄连、巴戟天、茜草和射干的药材标本进行示讲，根据各药材形状、表面、断面特征鉴定药用部位，然后按下列顺序依次观察和描述。根类中药观察其形状、大小（粗细）、颜色、表面、质地、断面及气味等；根茎类需注意观察其节和节间。

②显微鉴别

a. 组织特征。教师取射干的组织切片，在低倍镜下由外向内依次观察，内含物的特征可在高倍镜下观察，通过多媒体教学设备进行示讲。

b. 粉末特征。教师取地黄的中药粉末少许，分别用水装片和水合氯醛溶液制片，通过多媒体教学设备进行示讲。

（2）学生训练　将学生分为每组5人，以小组为单位进行玄参、地黄、胡黄连、巴戟天、茜草和射干性状鉴别和显微鉴别的训练。每组的学生在训练过程中要有团队协作的精神，具备吃苦耐劳、任劳任怨、责任担当、遵守行规、诚实守信、专业形象的职业品质与道德，通过信息技术、创新思维来获得学习资料并能够有计划、自主性地学习，同时关注时政、善于沟通交流，成为具有社会责任与能力的专业技术人员。

（3）实训结束后，教师对各小组的训练过程进行分析与总结，并根据项目考核单进行考核（参照表4-2-1制定），提高学生专业技术水平和职业素质。

4. 实训报告

完成实训报告，并对本次实训的过程进行分析与小结。

任务十七　莪术、姜黄、郁金、高良姜、干姜和百部的鉴定

（任务目标）

1. 掌握莪术、姜黄、郁金、高良姜、干姜和百部的来源、产地、采收加工与性状鉴别。

2. 掌握干姜和百部的显微鉴别，了解莪术、郁金、姜黄和高良姜的显微鉴别。

3. 熟悉莪术、姜黄、郁金、高良姜、干姜和百部的理化鉴别、检查、化学成分与性味功效。

必备知识

莪　术

（Ezhu，CURCUAM RHIZOMA）

【来源】为姜科植物蓬莪术 *Curcuma phaeocaulis* VaL.、广西莪术 *Curcuma kwangsiensis* S. G. Lee et C. F. Liang 或温郁金 *Curcuma wenyujin* Y. H. Chen et C. Ling 的干燥根茎。后者习称"温莪术"。

【产地】主产于广西、四川等地。

【采收加工】冬季茎叶枯萎后采挖，洗净，蒸或煮至透心，晒干或低温干燥后除去须根和杂质。

【性状鉴别】（1）蓬莪术　①呈卵圆形、长卵形、圆锥形或长纺锤形，顶端多钝尖，基部钝圆，长 2～8cm，直径 1.5～4cm。②表面灰黄色至灰棕色，上部环节突起，有圆形微凹的须根痕或残留的须根，有的两侧各有 1 列下陷的芽痕和类圆形的侧生根茎痕，有的可见刀削痕。③体重，质坚实。④断面灰褐色至蓝褐色，蜡样，常附有灰棕色粉末；皮层与中柱易分离；内皮层环纹明显，呈棕褐色，散在"筋脉"小点。⑤气微香，味微苦而辛（图 4-17-1、图 4-17-2）。

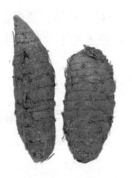
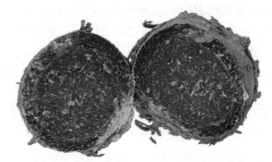

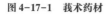
图 4-17-1　莪术药材　　　　　　　图 4-17-2　莪术断面

（2）广西莪术　环节稍突起，断面黄棕色至棕色，常附有淡黄色粉末，内皮层环纹黄白色。

（3）温莪术　①断面黄棕色至棕褐色，常附有淡黄色至黄棕色粉末。②气香或微香。

【显微鉴别】（1）横切面　①木栓细胞数列，有时已除去。②皮层散有叶迹维管束；内皮层明显。③中柱较宽，维管束外韧型，散在，沿中柱鞘部位的维管束较小，排列较密。④薄壁细胞充满糊化的淀粉粒团块，薄壁组织中有含金黄色油状物的细胞散在。

（2）粉末　黄色或棕黄色。①油细胞多破碎，完整者直径62~110μm，内含黄色油状分泌物。②导管多为螺纹导管、梯纹导管，直径20~65μm。③纤维孔沟明显，直径15~35μm；淀粉粒大多糊化。

【理化鉴别】吸光度：取中粉30mg，精密称量，置具塞锥形瓶中，加三氯甲烷10mL，超声处理40min或浸泡24h，滤过，滤液转移至10mL量瓶中，加三氯甲烷至刻度，摇匀，在242nm波长处有最大光吸收，吸光度不得低于0.45。

【检查及含量测定】水分不得超过14.0%，总灰分不得超过7.0%，酸不溶性灰分不得超过2.0%。用醇溶性浸出物测定法中的热浸法测定，稀乙醇浸出物不得少于7.0%。挥发油测定法，挥发油不得少于1.5%（饮片不得少于1.0%）。

【化学成分】含挥发油，油中有莪术呋喃酮、表莪术呋喃酮、莪术呋喃烃、莪术双酮、莪术醇、樟脑、龙脑等。

【性味功效】性温，味辛、苦。行气破血，消积止痛。

姜　黄

（Jianghuang，CURCUMAE LONGAE RHIZOMA）

【来源】为姜科植物姜黄 *Curcuma Longa* L. 的干燥根茎。

【产地】主产于四川、福建等地。

【采收加工】冬季茎叶枯萎时采挖，洗净，煮或蒸至透心，晒干，除去须根。

【性状鉴别】①呈不规则卵圆形、圆柱形或纺锤形，常弯曲，有的具短叉状分枝，长2~5cm，直径1~3cm。②表面深黄色，粗糙，有皱缩纹理和明显环节，并有圆形分枝痕及须根痕。③质坚实，不易折断。④断面棕黄色至金黄色，角质样，有蜡样光泽，内皮层环纹明显，维管束呈点状散在。⑤气香特异，味苦、辛（图4-17-3）。

【显微鉴别】横切面：①表皮细胞扁平，壁薄；皮层宽广，有叶迹维管束。②外侧近表皮处有6~8列木栓细胞，扁平。③内皮层细胞凯氏点明显。④中柱鞘为1~2列薄壁细胞。⑤维管束外韧型，散列，近中柱鞘处较多，向内渐减少。⑥薄壁细胞含油滴、淀粉粒及红棕色色素。

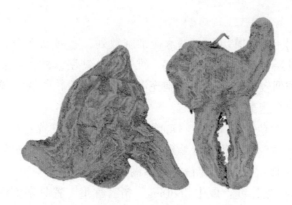

图 4-17-3 姜黄药材

【理化鉴别】（1）取粉末少量，置滤纸上，滴加乙醇及乙醚各 1 滴，待干，除去粉末，滤纸染成黄色，加热硼酸饱和溶液 1 滴，则渐变为橙红色。再加氨试液 1 滴，则变成蓝黑色，后渐变为褐色，久置，则又变为橙红色。

（2）取细粉 10mg，加乙酸酐 2mL，振摇后加硫酸 1～2 滴，在荧光灯（365nm）下呈血红色。

【检查及含量测定】水分不得超过 16.0%（饮片不得超过 13.0%），总灰分不得超过 7.0%。用醇溶性浸出物测定法中的热浸法测定，稀乙醇浸出物不得少于 12.0%。挥发油测定法，挥发油不得少于 7.0%（饮片不得少于 5.0%）。高效液相色谱法测定，按干燥品计算，含姜黄素（$C_{21}H_{20}O_6$）不得少于 1.0%（饮片不得少于 0.90%）。

【化学成分】含姜黄素类、挥发油、糖类、甾醇等。

【性味功效】性温，味辛、苦。破血行气，通经止痛。

郁 金

（Yujin，CURCUMAE RADIX）

【来源】为姜科植物温郁金 *Curcuma wenyujin* Y. H. Chen et C. Ling、姜黄 *Curcuma Longa* L.、广西莪术 *Curcuma kwangsiensis* S. G. Lee et C. F. Liang 或蓬莪术 *Curcuma phaeocaulis* Vai. 的干燥块根。前两者分别习称"温郁金"和"黄丝郁金"，其余按性状不同习称"桂郁金"或"绿丝郁金"。

【产地】主产于浙江、四川、广东、广西、云南、福建、台湾等地。

【采收加工】冬季茎叶枯萎后采挖，除去泥沙和细根，蒸或煮至透心，干燥。

【性状鉴别】（1）温郁金 ①呈长圆形或卵圆形，稍扁，有的微弯曲，两端渐尖，长 3.5～7cm，直径 1.2～2.5cm。②表面灰褐色或灰棕色，具不规则的纵皱纹，纵纹隆起处色较浅。③质坚实。④断面灰棕色，角质样；内皮层环明显。⑤气微香，味微苦（图4-17-4、图4-17-5）。

（2）黄丝郁金 ①呈纺锤形，有的一端细长，长2.5~4.5cm，直径1~1.5cm。②表面棕灰色或灰黄色，具细皱纹。③断面橙黄色，外周棕黄色至棕红色。④气芳香，味辛辣（图4-17-6）。

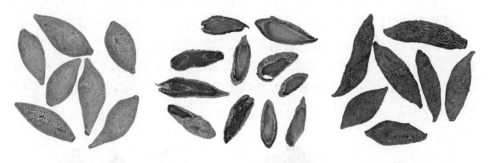

图4-17-4 温郁金药材　　　图4-17-5 温郁金断面　　　图4-17-6 黄丝郁金药材

（3）桂郁金 ①呈长圆锥形或长圆形，长2~6.5cm，直径1~1.8cm。②表面具疏浅纵纹或较粗糙网状皱纹。③气微，味微辛、苦。

（4）绿丝郁金 ①呈长椭圆形，较粗壮，长1.5~3.5cm，直径1~1.2cm。②气微，味淡。

【显微鉴别】（1）温郁金横切面 ①表皮细胞有时残存，外壁稍厚。②根被狭窄，为4~8列细胞，壁薄，略呈波状，排列整齐。③皮层宽约为根直径的1/2，油细胞难察见，内皮层明显。④中柱韧皮部束与木质部束各40~55个，间隔排列。⑤木质部束导管2~4个，并有微木化的纤维，导管多角形，壁薄，直径20~90μm。⑥薄壁细胞中可见糊化淀粉粒。

（2）黄丝郁金横切面 ①根被最内层细胞壁增厚。②中柱韧皮部束与木质部束各22~29个，间隔排列；有的木质部导管与纤维连接成环。③油细胞众多。④薄壁组织中随处散有色素细胞。

（3）桂郁金横切面 ①根被细胞偶有增厚，根被内方有1~2列厚壁细胞，成环，层纹明显。②中柱韧皮部束与木质部束各42~48个，间隔排列；导管类圆形，直径可达160μm。

（4）绿丝郁金横切面 ①根被细胞无增厚。②中柱外侧的皮层处常有色素细胞。③韧皮部皱缩，木质部束64~72个，导管扁圆形。

【检查及含量测定】水分不得超过15.0%，总灰分不得超过9.0%。

【化学成分】含姜黄素类、挥发油、多糖、微量元素、淀粉等。

【性味功效】性寒，味辛、苦。活血止痛，行气解郁，清心凉血，利胆退黄。

高 良 姜

（Gaoliangjiang，ALPINIAE OFFICINARUM RHIZOMA）

【来源】为姜科植物高良姜 *Alpinia officinarum* Hance 的干燥根茎。

【产地】主产于台湾、海南、广东、广西、云南等地。

【采收加工】夏末秋初采挖，除去须根和残留的鳞片，洗净，切段，晒干。

【性状鉴别】①呈圆柱形，多弯曲，有分枝，长 5~9cm，直径 1~1.5cm。②表面棕红色至暗褐色，有细密的纵皱纹和灰棕色的波状环节，节间长 0.2~1cm，一面有圆形的根痕。③质坚韧，不易折断。④断面灰棕色或红棕色，外周色较淡；纤维性，具多数散在的筋脉小点；中柱圆形，约占 1/3。⑤气香，味辛辣（图 4-17-7、图 4-17-8）。

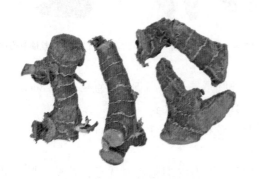

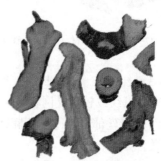

图 4-17-7　高良姜药材　　　　　图 4-17-8　高良姜断面

【显微鉴别】横切面：①表皮细胞外壁增厚，有的含红棕色物。②皮层中叶迹维管束较多，外韧型。③内皮层明显。④中柱外韧维管束甚多，束鞘纤维成环，木化。⑤皮层及中柱薄壁组织中散有多数分泌细胞，内含黄色或红棕色树脂状物；薄壁细胞充满淀粉粒。

【理化鉴别】（1）取本品乙醚浸出液挥干，得芳香辛辣的黄色油状物，加浓硫酸 1 滴与香草醛结晶 1 粒，即显紫红色。

（2）取 95%乙醇浸出液 1 滴，滴于滤纸上，氨熏后显黄色；挥去氨后颜色变浅，喷以 1%三氯化铝试液，置荧光灯下观察，显黄绿色荧光。

【检查及含量测定】水分不得超过 16.0%（饮片不得超过 13.0%），总灰分不得超过 4.0%。高效液相色谱法测定，按干燥品计算，高良姜素（$C_{15}H_{10}O_5$）不得少于 0.70%。

【化学成分】含挥发油、高良姜素、山柰酚、槲皮素、高良姜酚等。

【性味功效】性热，味辛。温胃止呕，散寒止痛

干　姜
（Ganjiang，ZINGIBERIS RHIZOMA）

【来源】　为姜科植物姜 *Zingiber officinale* Rosc. 的干燥根茎。

【产地】　主产于四川、贵州等地。

【采收加工】　冬季采挖，除去须根和泥沙，晒干或低温干燥。趁鲜切片晒干或低温干燥者称为"干姜片"。

【性状鉴别】　（1）干姜　①呈扁平块状，具指状分枝，长3~7cm，厚1~2cm。②表面灰黄色或浅灰棕色，粗糙，具纵皱纹和明显的环节。③分枝处常有鳞叶残存，分枝顶端有茎痕或芽。④质坚实。⑤断面黄白色或灰白色，粉性或颗粒性，内皮层环纹明显，维管束及黄色油点散在。⑥气香、特异，味辛辣（图4-17-9）。

（2）干姜片　①呈不规则纵切片或斜切片，具指状分枝，长1~6cm，宽1~2cm，厚0.2~0.4cm。②外皮灰黄色或浅黄棕色，粗糙，具纵皱纹及明显的环节。③切面灰黄色或灰白色，略显粉性，可见较多的纵向纤维，有的呈毛状。④质坚实，断面纤维性。⑤气香、特异，味辛辣（图4-17-10）。

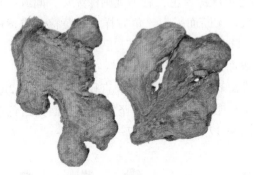

图4-17-9　干姜药材

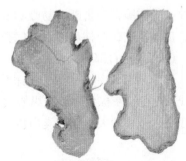

图4-17-10　干姜片药材

【显微鉴别】　粉末：淡黄棕色。①淀粉粒众多，长卵圆形、三角状卵形、椭圆形、类圆形或不规则形，直径5~40μm，脐点点状，位于较小端，也有呈裂缝状者，层纹有的明显。②油细胞及树脂细胞散于薄壁组织中，内含淡黄色油滴或暗红棕色物质。③纤维成束或散离，先端钝尖，少数分叉，有的一边呈波状或锯齿状，直径15~40μm，壁稍厚，非木化，具斜细纹孔，常可见薄的横隔。④梯纹导管、螺纹导管及网纹导管多见，少数为环纹导管，直径15~70μm。⑤导管或纤维旁有时可见内含暗红棕色物的管状细胞，直径12~20μm。

【检查及含量测定】　水分不得超过19.0%，总灰分不得超过6.0%。含挥发油不得少于0.8%。用水溶性浸出物测定法中的热浸法测定，浸出物不得少于22.0%。高效液相色谱法测定，按干燥品计算，含6-姜辣素（$C_{17}H_{26}O_4$）不得少于0.60%。

【化学成分】含挥发油，主要为姜烯酮、α-姜黄烯、姜醇、姜烯、没药烯、6-姜辣素、龙脑、柠檬醛、芳樟醇、桉油精等。

【性味功效】性热，味辛。温中散寒，回阳通脉，温肺化饮。

百　部
（Baibu，STEMONAE RADIX）

【来源】为百部科植物直立百部 *Stemona sessilifolia*（Miq.）Miq.、蔓生百部 *Stemona japonica*（Bl.）Miq. 或对叶百部 *Stemona tuberosa* Lour. 的干燥块根。

【产地】直立百部和蔓生百部均主产于安徽、江苏、浙江等地；对叶百部主产于湖北、广东、福建等地。

【采收加工】春、秋二季采挖，除去须根，洗净，置沸水中略烫或蒸至无白心，取出，晒干。

【性状鉴别】（1）直立百部 ①呈纺锤形，上端较细长，皱缩弯曲，长5～12cm，直径0.5～1cm。②表面黄白色或淡棕黄色，有不规则深纵沟，间或有横皱纹。③质脆，易折断，易吸潮变软。④断面平坦，角质样，淡黄棕色或黄白色，皮部较宽，中柱扁缩。⑤气微，味先甜后苦。

（2）蔓生百部 两端稍狭细，表面多不规则皱褶和横皱纹。

（3）对叶百部 ①呈长纺锤形或长条形，长8～24cm，直径0.8～2cm。②表面浅黄棕色至灰棕色，具浅纵皱纹或不规则纵槽。③质坚实。④断面黄白色至暗棕色，中柱较大，髓部类白色（图4-17-11、图4-17-12）。

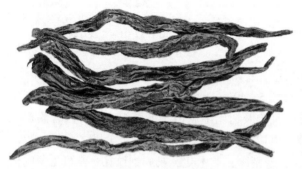

图4-17-11　对叶百部药材

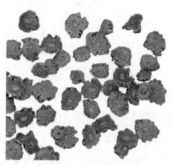

图4-17-12　对叶百部断面

【显微鉴别】（1）直立百部横切面 ①根被为3～4列细胞，壁木栓化及木化，具致密的细条纹。②皮层较宽。③中柱韧皮部束与木质部束各 19~27 个，间隔排列，韧皮部束内侧有少数非木化纤维。④木质部束导管 2~5 个，并有木纤维和管胞，导管类多角形，径向直径约至 48μm，偶有导管深入至髓部。⑤髓部散有少数细小纤维。

（2）蔓生百部横切面　①根被为 3~6 列细胞。②韧皮部纤维木化。③导管径向直径约至 184μm，通常深入至髓部，与外侧导管束呈 2~3 轮排列。

（3）对叶百部横切面　①根被为 3 列细胞，细胞壁无细条纹，其最内层细胞的内壁特厚。②皮层外侧散有纤维，类方形，壁微木化。③中柱韧皮部束与木质部束各 32~40 个。④木质部束导管圆多角形，直径至 107μm，其内侧与木纤维和微木化的薄壁细胞连接成环层。

【理化鉴别】取粉末 5g，加 70%乙醇 50mL，加热回流 1h，滤过，滤液蒸去乙醇，残渣加浓氨试液调节 pH 至 10~11，再加三氯甲烷 5mL 振摇提取，分取三氯甲烷层，蒸干，残渣加 1%盐酸溶液 5mL 使溶解，滤过。滤液分为两份，一份滴加碘化铋钾试液，生成橙红色沉淀；另一份滴加硅钨酸试液，生成乳白色沉淀。

【检查及含量测定】饮片水分不得超过 12.0%。用水溶性浸出物测定法中的热浸法测定，浸出物不得少于 50.0%。

【化学成分】直立百部块根含直立百部碱、霍多林碱、原百部碱等；蔓生百部块根含百部碱、蔓生百部碱、次百部碱等；对叶百部块根含对叶百部碱、异对叶百部碱、次对叶百部碱等。

【性味功效】性微温，味甘、苦。润肺下气止咳，杀虫灭虱。

技能训练

1. 实训目标

掌握莪术、姜黄、郁金、高良姜、干姜和百部的性状鉴别要点；掌握百部的组织特征和干姜的粉末特征；通过实训提升学生的职业素质和能力。

2. 准备工作

中药实训室，各药材标本、永久制片、粉末，试剂，显微镜，多媒体教学设备。

3. 训练过程

（1）教师示教

①性状鉴别

教师取莪术、姜黄、郁金、高良姜、干姜和百部的药材标本进行示讲，根据各药材形状、表面、断面特征鉴定药用部位，然后按下列顺序依次观察和描述。根类中药观察其形状、大小（粗细）、颜色、表面、质地、断面及气味等；

根茎类需注意观察其节和节间。

②显微鉴别

a. 组织特征。教师取百部的组织切片，在低倍镜下由外向内依次观察，内含物的特征可在高倍镜下观察，通过多媒体教学设备进行示讲。

b. 粉末特征。教师取干姜的中药粉末少许，分别用水装片和水合氯醛溶液制片，通过多媒体教学设备进行示讲。

（2）学生训练　将学生分为每组 5 人，以小组为单位进行莪术、姜黄、郁金、高良姜、干姜和百部性状鉴别和显微鉴别的训练。每组的学生在训练过程中要有团队协作的精神，具备吃苦耐劳、任劳任怨、责任担当、遵守行规、诚实守信、专业形象的职业品质与道德，通过信息技术、创新思维来获得学习资料并能够有计划、自主性地学习，同时关注时政、善于沟通交流，成为具有社会责任与能力的专业技术人员。

（3）实训结束后，教师对各小组的训练过程进行分析与总结，并根据项目考核单进行考核（参照表 4-2-1 制定），提高学生专业技术水平和职业素质。

4. 实训报告

完成实训报告，并对本次实训的过程进行分析与小结。

任务十八　天南星、半夏、白附子、石菖蒲、泽泻和地榆的鉴定

任务目标

1. 掌握天南星、半夏、白附子、石菖蒲、泽泻和地榆的来源、产地、采收加工与性状鉴别。

2. 掌握半夏和石菖蒲的显微鉴别，了解天南星、白附子、泽泻和地榆的显微鉴别。

3. 熟悉天南星、半夏、白附子、石菖蒲、泽泻和地榆的理化鉴别、检查、化学成分与性味功效。

必备知识

天 南 星

（Tiannanxing，ARISAEMATIS RHIZOMA）

【来源】为天南星科植物天南星 *Arisaema erubescens* （Wall.） Schotts、异叶

天南星 *Arisaema heterophyllum* Bl. 或东北天南星 *Arisaema amurense* Maxim. 的干燥块茎。

【产地】主产于陕西、四川、甘肃、贵州、云南等地。

【采收加工】秋、冬二季茎叶枯萎时采挖，除去须根及外皮，干燥。

【性状鉴别】①呈扁球形，高 1～2cm，直径 1.5～6.5cm。②表面类白色或淡棕色，较光滑，顶端有凹陷的茎痕，周围有麻点状根痕，有的块茎周边有小扁球状侧芽。③质坚硬，不易破碎。④断面不平坦，白色，粉性。⑤气微辛，味麻辣（图 4-18-1）。

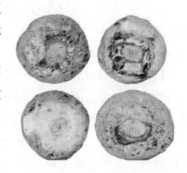

图 4-18-1　天南星药材

【显微鉴别】粉末：类白色。①淀粉粒以单粒为主，圆球形或长圆形，直径 2～17μm，脐点点状、裂缝状，大粒层纹隐约可见；复粒少数，由 2～12 分粒组成。②草酸钙针晶散在或成束存在于黏液细胞中，长 63～131μm；草酸钙方晶多见于导管旁的薄壁细胞中，直径 3～20μm。

【理化鉴别】取粉末 2g，以温水 20mL 浸泡 4h 后，滤过。滤液浓缩点样，按纸层析法，以甲醇展开，喷以 0.2%茚三酮溶液，80℃烘干 10min，现蓝紫色斑点。

【检查及含量测定】水分不得超过 15.0%，总灰分不得超过 5.0%。用醇溶性浸出物测定法中的热浸法测定，稀乙醇浸出物不得少于 9.0%。通过测定吸光度，以标准曲线计算质量，按干燥品计算，含总黄酮以芹菜素（$C_{15}H_{10}O_5$）计，不得少于 0.050%。

【化学成分】含鸟氨酸、瓜氨酸、精氨酸、谷氨酸、γ-氨基丁酸等。

【性味功效】性温，味苦、辛。散结消肿。

半　夏

（Banxia，PINELLIAE RHIZOMA）

【来源】为天南星科植物半夏 *Pineilia ternata*（Thunb.）Breit. 的干燥块茎。

【产地】主产于四川、湖北、河南、贵州、安徽等地。

【采收加工】夏、秋二季采挖，洗净，除去外皮和须根，晒干。

（1）法半夏　取半夏，大小分开，用水浸泡至内无干心，取出；另取甘草适量，加水煎煮两次，合并煎液，倒入用适量水制成的石灰液中，搅匀，加入上述已浸透的半夏，浸泡，每日搅拌 1～2 次，并保持浸液 pH 在 12 以上，至剖面黄色均匀，口尝微有麻舌感时，取出，洗净，阴干或烘干，即得（每 100kg

净半夏，用甘草 15kg、生石灰 10kg）。

（2）姜半夏 取净半夏，大小分开，用水浸泡至内无干心时，取出；另取生姜切片煎汤，加白矾与半夏共煮透，取出，晾干，或晾至半干，干燥；或切薄片，干燥（每 100kg 净半夏，用生姜 25kg、白矾 12.5kg）。

（3）清半夏 取净半夏，大小分开，用 8% 白矾溶液浸泡或煮至内无干心，口尝微有麻舌感，取出，洗净，切厚片，干燥（每 100kg 净半夏，煮法用白矾 12.5kg，浸泡法用白矾 20kg）。

【性状鉴别】（1）半夏 ①类球形，有的稍偏斜，直径 0.7~1.6cm。②表面白色或浅黄色，顶端有凹陷的茎痕，周围密布麻点状根痕；下面钝圆，较光滑。③质坚实。④断面洁白，富粉性。⑤气微，味辛辣、麻舌而刺喉。

（2）法半夏 ①呈类球形或破碎成不规则颗粒状。②表面淡黄白色、黄色或棕黄色。③质较松脆或硬脆。④断面黄色或淡黄色，颗粒者质稍硬脆。⑤气微，味淡略甘、微有麻舌感（图 4-18-2）。

（3）姜半夏 ①呈片状、不规则颗粒状或类球形。②表面棕色至棕褐色。③质硬脆。④断面淡黄棕色，常具角质样光泽。⑤气微香，味淡、微有麻舌感，嚼之略粘牙（图 4-18-3）。

（4）清半夏 ①呈椭圆形、类圆形或不规则的片。②切面淡灰色至灰白色或黄白色至黄棕色，可见灰白色点状或短线状维管束迹，有的残留栓皮处下方显淡紫红色斑纹。③质脆，易折断。④断面略呈粉性或角质样。⑤气微，味微涩、微有麻舌感（图 4-18-4）。

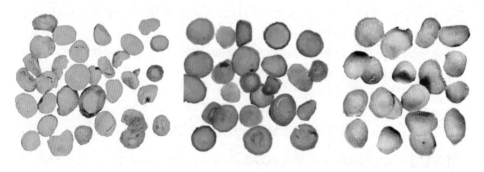

图 4-18-2 法半夏药材　　图 4-18-3 姜半夏药材　　图 4-18-4 清半夏药材

【显微鉴别】粉末：类白色。①淀粉粒甚多，单粒类圆形、半圆形或圆多角形，直径 2~20μm，脐点裂缝状、"人"字状或星状；复粒由 2~6 分粒组成。②草酸钙针晶束存在于椭圆形黏液细胞中，或随处散在，针晶长 20~144μm。③螺纹导管直径 10~24μm（图 4-18-5）。

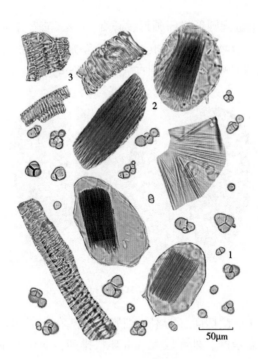

图 4-18-5 半夏粉末特征
1—淀粉粒 2—草酸钙针晶束 3—导管

【检查及含量测定】水分不得超过 13.0%，总灰分不得超过 4.0%（法半夏不得超过 9.0%、姜半夏不得超过 7.5%、清半夏不得超过 4.5%）。用水溶性浸出物测定法中的冷浸法测定，浸出物不得少于 7.5%（法半夏饮片不少于5.0%、姜半夏饮片不少于 10.0%、清半夏饮片不少于 7.0%）。白矾限量按干燥品计算，清半夏含十二水合硫酸铝钾［KAl（SO$_4$）$_2$·12H$_2$O］不得超过 10.0%（姜半夏不得超过 8.5%）。

【化学成分】含挥发油、脂肪、烟碱、天冬氨酸、精氨酸等。

【性味功效】半夏：性温，味辛；有毒；燥湿化痰，降逆止呕，消痞散结。法半夏、清半夏：性温，味辛；燥湿化痰。姜半夏：性温，味辛；温中化痰，降逆止呕。

白 附 子
（Baifuzi，TYPHONII RHIZOMA）

【来源】为天南星科植物独角莲 *Typhonium giganteum* Engl. 的干燥块茎。

【产地】主产于河南、陕西、湖北、四川等地。

【采收加工】秋季采挖，除去须根和外皮，晒干。

【性状鉴别】①呈椭圆形或卵圆形，长 2~5cm，直径 1~3cm。②表面白色至黄白色，略粗糙，有环纹及须根痕，顶端有茎痕或芽痕。③质坚硬。④断面白色，粉性。⑤气微，味淡、麻辣刺舌（图 4-18-6）。

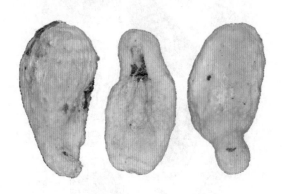

图 4-18-6　白附子药材

【显微鉴别】（1）横切面　①木栓细胞有时残存。②内皮层不明显。③薄壁组织中散有大型黏液腔，外侧较大，常环状排列，向中心渐小而少，黏液细胞随处可见，内含草酸钙针晶束。④维管束散列，外韧型及周木型。⑤薄壁细胞含众多淀粉粒。

（2）粉末　黄白色。①淀粉粒甚多，单粒球形或类球形，直径 2~29μm，脐点点状、裂缝状或"人"字状；复粒由 2~12 分粒组成，以 2~4 分粒者多见。②草酸钙针晶散在或成束存在于黏液细胞中，针晶长约至 97（136）μm，螺纹导管、环纹导管直径 9~45μm。

【检查及含量测定】水分不得超过 15.0%（饮片不得超过 13.0%），总灰分不得超过 4.0%。用醇溶性浸出物测定法中的热浸法测定，70% 乙醇浸出物不得少于 7.0%（饮片不得少于 15.0%）。

【化学成分】含 β-谷甾醇、葡萄糖苷、内消旋肌醇、蔗糖等。

【性味功效】性温，味辛。祛风痰，定惊搐，解毒散结，止痛。

石 菖 蒲
（Shichangpu，ACORI TATARINOWII RHIZOMA）

【来源】为天南星科植物石菖蒲 *Acorus tatarinowii* Schott 的干燥根茎。

【产地】主产于我国四川、浙江、江苏、湖南等地。

【采收加工】秋、冬二季采挖，除去须根和泥沙，晒干。

【性状鉴别】①呈扁圆柱形，多弯曲，常有分枝，长 3~20cm，直径 0.3~1cm。②表面棕褐色或灰棕色，粗糙，有疏密不匀的环节，节间长 0.2~0.8cm，具细纵纹，一面残留须根或圆点状根痕；叶痕呈三角形，左右交互排列，有的其上有毛鳞状的叶基残余。③质硬。④断面纤维性，类白色或微红色，内皮层环明显，可见多数维管束小点及棕色油细胞。⑤气芳香，味苦、微辛（图4-18-7、图4-18-8）。

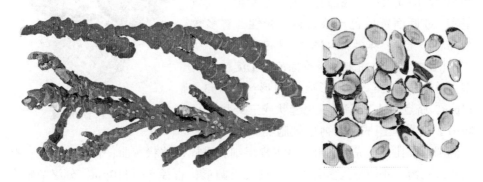

图4-18-7　石菖蒲药材　　　　　　　　　图4-18-8　石菖蒲断面

【显微鉴别】（1）横切面　①表皮细胞外壁增厚，棕色，有的含红棕色物。②皮层宽广，散有纤维束和叶迹维管束；叶迹维管束外韧型，维管束鞘纤维成环，木化；内皮层明显。③中柱维管束周木型及外韧型，维管束鞘纤维较少。④纤维束和维管束鞘纤维周围细胞中含草酸钙方晶，形成晶纤维。⑤薄壁组织中散有类圆形油细胞；并含淀粉粒。

（2）粉末　灰棕色。①淀粉粒单粒球形、椭圆形或长卵形，直径2~9μm；复粒由2~20（或更多）分粒组成。②纤维束周围细胞中含草酸钙方晶，形成晶纤维。③草酸钙方晶呈多面形、类多角形、双锥形，直径4~16μm。④分泌细胞呈类圆形或长圆形，胞腔内充满黄绿色、橙红色或红色分泌物。

【检查及含量测定】水分不得超过13.0%，总灰分不得超过10.0%。用醇溶性浸出物测定法中的冷浸法测定，稀乙醇浸出物不得少于12.0%（饮片不得少于10.0%）。挥发油测定，不得少于1.0%（饮片不得少于0.7%）。

【化学成分】含挥发油、糖类、有机酸、氨基酸等。

【性味功效】性温，味辛、苦。开窍豁痰，醒神益智，化湿开胃。

泽　泻

（Zexie，ALISMATIS RHIZOMA）

【来源】为泽泻科植物东方泽泻 *Alisma orientale*（Sam.）Juzep. 或泽泻 *Alisma plantago-aquatica* Linn. 的干燥块茎。

【产地】主产福建、四川、江西、贵州、云南等地。

【采收加工】冬季茎叶开始枯萎时采挖，洗净，干燥，除去须根和粗皮。

【性状鉴别】①呈类球形、椭圆形或卵圆形，长 2~7cm，直径 2~6cm。②表面淡黄色至淡黄棕色，有不规则的横向环状浅沟纹和多数细小突起的须根痕，底部有的有瘤状芽痕。③质坚实。④断面黄白色至淡黄色，粉性，有多数细孔。⑤气微，味微苦（图 4-18-9）。

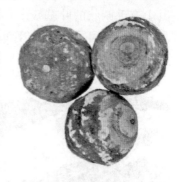

图 4-18-9　泽泻药材

【显微鉴别】粉末：淡黄棕色。①淀粉粒甚多，单粒长卵形、类球形或椭圆形，直径 3~14μm，脐点"人"字状、短缝状或三叉状；复粒由 2~3 分粒组成。②薄壁细胞类圆形，具多数椭圆形纹孔，集成纹孔群。③内皮层细胞垂周壁波状弯曲，较厚，木化，有稀疏细孔沟。④油室大多破碎，完整者类圆形，直径 54~110μm，分泌细胞中有时可见油滴。

【检查及含量测定】水分不得超过 14.0%（饮片不得超过 12.0%），总灰分不得超过 5.0%。用醇溶性浸出物测定法中的热浸法测定，乙醇浸出物不得少于 10.0%。高效液相色谱法测定，按干燥品计算，含 23-乙酰泽泻醇 B（$C_{32}H_{50}O_5$）和 23-乙酰泽泻醇 C（$C_{32}H_{48}O_6$）的总量不得少于 0.10%。

【化学成分】含三萜类化合物、挥发油、生物碱、L-天冬素、脂肪酸、树脂、蛋白质和多量淀粉等。

【性味功效】性寒，味甘、淡。利水渗湿，泄热，化浊降脂。

地　榆
（Diyu，SANGUISORBAE RADIX）

【来源】为蔷薇科植物地榆 *Sanguisorba officinalis* L. 或长叶地榆 *Sanguisorba officinalis* L. var. *longifolia*（Bert.）Yu et Li 的干燥根。后者习称"绵地榆"。

【产地】主产于江苏，安徽，河南，河北，浙江等地。

【采收加工】春季将发芽时或秋季植株枯萎后采挖，除去须根，洗净，干燥；或趁鲜切片，干燥。

【性状鉴别】（1）地榆　①呈不规则纺锤形或圆柱形，稍弯曲，长 5~25cm，直径 0.5~2cm。②表面灰褐色至暗棕色，粗糙，有纵纹。③质硬。④断面较平坦，粉红色或淡黄色，木部略呈放射状排列。⑤气微，味微苦涩（图 4-18-10）。

（2）绵地榆　①呈长圆柱形，稍弯曲，着生于短粗的根茎上。②表面红棕色或棕紫色，有细纵纹。③质坚韧。④断面黄棕色或红棕色，皮部有多数黄白色或黄棕色绵状纤维。⑤气微，味微苦涩（图4-18-11）。

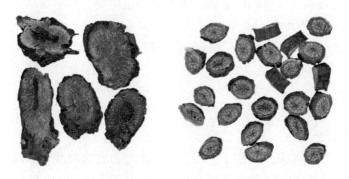

图4-18-10　地榆断面　　　　　图4-18-11　绵地榆断面

【显微鉴别】1. 横切面

（1）地榆　①木栓层为数列棕色细胞。②栓内层细胞长圆形。③韧皮部有裂隙。④形成层环明显。⑤木质部导管径向排列，纤维非木化，初生木质部明显。⑥薄壁细胞内含多数草酸钙簇晶、细小方晶及淀粉粒。

（2）绵地榆　①栓内层内侧与韧皮部有众多的单个或成束的纤维，韧皮射线明显。②木质部纤维少。

2. 粉末

（1）地榆　灰黄色至土黄色。①草酸钙簇晶众多，棱角较钝，直径18~65μm。②淀粉粒众多，多单粒，长11~25μm，直径3~9μm，类圆形、广卵形或不规则形，脐点多为裂缝状，层纹不明显。③木栓细胞黄棕色，长方形，有的胞腔内含黄棕色块状物或油滴状物。④导管多为网纹导管和具缘纹孔导管，直径13~60μm。⑤纤维较少，单个散在或成束，细长，直径5~9μm，非木化，孔沟不明显。⑥草酸钙方晶直径5~20μm。

（2）绵地榆　粉末红棕色。韧皮纤维众多，单个散在或成束，壁厚，直径7~26μm，较长，非木化。

【理化鉴别】（1）取粉末2g，加乙醇20mL，加热回流约10min，滤过，滤液滴加氨试液调节pH至8~9，滤过，滤渣备用，滤液蒸干，残渣加水10mL使溶解，滤过，取滤液5mL，蒸干，加乙酸酐1mL与硫酸2滴，溶液显红紫色，放置后变为棕褐色。

（2）取（1）项下的备用滤渣少量，加水2mL，加三氯化铁试液2滴，显蓝黑色。

【检查及含量测定】水分不得超过14.0%（饮片不得超过12.0%），总灰分不得超过10.0%，酸不溶性灰分不得超过2.0%。以鞣质含量测定法测定，按干燥品计算，鞣质不得少于 8.0%。用醇溶性浸出物测定法中的热浸法测定，稀乙醇浸出物不得少于 23.0%。高效液相色谱法测定，按干燥品计算，含没食子酸（$C_7H_6O_5$）不得少于 1.0%。

【化学成分】含三萜皂苷、鞣质、鞣花酸、β-谷甾醇等。

技能训练

1. 实训目标

掌握天南星、半夏、白附子、石菖蒲、泽泻和地榆的性状鉴别要点；掌握半夏和白附子的组织特征和粉末特征；通过实训提升学生的职业素质和能力。

2. 准备工作

中药实训室，各药材标本、永久制片、粉末，试剂，显微镜，多媒体教学设备。

3. 训练过程

（1）教师示教

①性状鉴别

教师取天南星、半夏、白附子、石菖蒲、泽泻和地榆的药材标本进行示讲，根据各药材形状、表面、断面特征鉴定药用部位，然后按下列顺序依次观察和描述。根类中药观察其形状、大小（粗细）、颜色、表面、质地、断面及气味等；根茎类需注意观察其节和节间。

②显微鉴别

a. 组织特征。教师取石菖蒲的组织切片，在低倍镜下由外向内依次观察，内含物的特征可在高倍镜下观察，通过多媒体教学设备进行示讲。

b. 粉末特征。教师取半夏的中药粉末少许，分别用水装片和水合氯醛溶液制片，通过多媒体教学设备进行示讲。

（2）学生训练　将学生分为每组 5 人，以小组为单位进行天南星、半夏、白附子、石菖蒲、泽泻和地榆性状鉴别和显微鉴别的训练。每组的学生在训练过程中要有团队协作的精神，具备吃苦耐劳、任劳任怨、责任担当、遵守行规、诚实守信、专业形象的职业品质与道德，通过信息技术、创新思维来获得学习资料并能够有计划、自主性地学习，同时关注时政、善于沟通交流，成为具有社会责任与能力的专业技术人员。

（3）实训结束后，教师对各小组的训练过程进行分析与总结，并根据项目考核单进行考核（参照表 4-2-1 制定），提高学生专业技术水平和职业素质。

4. 实训报告

完成实训报告，并对本次实训的过程进行分析与小结。

任务十九　远志、三棱、香附、续断、骨碎补和仙茅的鉴定

任务目标

1. 掌握远志、三棱、香附、续断、骨碎补和仙茅的来源、产地、采收加工与性状鉴别。

2. 掌握三棱和香附的显微鉴别，了解远志、续断、骨碎补和仙茅的显微鉴别。

3. 熟悉远志、三棱、香附、续断、骨碎补和仙茅的理化鉴别、检查、化学成分与性味功效。

必备知识

远　志
（Yuanzhi，POLYGALAE RADIX）

【来源】为远志科植物远志 *Polygala tenuifolia* Willd. 或卵叶远志 *Polygala sibirica* L. 的干燥根。

【产地】主产于山西、陕西、河南、河北等地。

【采收加工】春、秋二季采挖，除去须根和泥沙，晒干；或抽去木心，晒干。

【性状鉴别】①呈圆柱形，略弯曲，长 2~30cm，直径 0.2~1cm。②表面灰黄色至灰棕色，有较密并深陷的横皱纹、纵皱纹及裂纹，老根的横皱纹较密更深陷，略呈结节状。③质硬而脆，易折断。④断面皮部棕黄色，木部黄白色，皮部易与木部剥离，抽取木心者中空。⑤气微，味苦、微辛，嚼之有刺喉感（图 4-19-1、图 4-19-2）。

【显微鉴别】横切面：①木栓细胞 10 余列。②栓内层为 20 余列薄壁细胞，有切向裂隙。③韧皮部较宽广，常现径向裂隙。④形成层成环。⑤有木心者木质部发达，均木化，射线宽 1~3 列细胞。⑥薄壁细胞大多含脂肪油滴，有的含草酸钙簇晶和方晶。

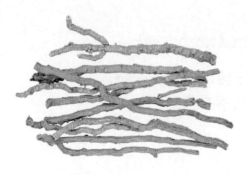

图 4-19-1 远志（带木心）药材

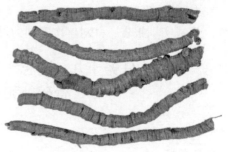

图 4-19-2 远志（去木心）药材

【检查及含量测定】水分不得超过 12.0%，总灰分不得超过 6.0%，饮片酸不溶性灰分不得超过 3.0%。真菌毒素测定法测定黄曲霉毒素（同延胡索）。用醇溶性浸出物测定法中的热浸法测定，70%乙醇浸出物不得少于 30.0%。高效液相色谱法测定，按干燥品计算，含细叶远志皂苷（$C_{36}H_{56}O_{12}$），不得少于 2.0%，含远志山酮Ⅲ（$C_{25}H_{28}O_{15}$）不得少于 0.15%，含 3，6′-二芥子酰基蔗糖（$C_{34}H_{42}O_{19}$）不得少于 0.50%。

【化学成分】含皂苷、含远志醇、N-乙酰氨基葡萄糖、脂肪、树脂等。

【性味功效】性温，味苦、辛。安神益智，交通心肾，祛痰，消肿。

三 棱

（Sanleng，SPARGANII RHIZOMA）

【来源】为黑三棱科植物黑三棱 *Sparganium stoloniferum* Buch. -Ham. 的干燥块茎。

【产地】主产于江苏、河南、山东、江西、辽宁、安徽、浙江等地。

【采收加工】冬季至次年春采挖，洗净，削去外皮，晒干。

【性状鉴别】①呈圆锥形，略扁，长 2~6cm，直径 2~4cm。②表面黄白色或灰黄色，有刀削痕，须根痕小点状，略呈横向环状排列。③体重，质坚实。④断面灰白色或黄白色，粗糙，有多数明显的细筋脉点。⑤气微，味淡，嚼之微有麻辣感（图 4-19-3、图 4-19-4）。

【显微鉴别】（1）横切面 ①皮层为通气组织，薄壁细胞不规则形细胞间有大的腔隙。②内皮层细胞排列紧密。③中柱薄壁细胞类圆形，壁略厚，内含淀粉粒。④维管束外韧型及周木型，散在，导管非木化。⑤皮层及中柱均散有分泌细胞，内含棕红色分泌物。

（2）粉末 黄白色。①淀粉粒甚多，单粒类圆形、类多角形或椭圆形，直径 2~10μm，较大粒隐约可见点状或裂缝状脐点，分泌细胞内含红棕色分泌物。

②纤维多成束，壁较厚，微木化或木化，有稀疏单斜纹孔。③木化薄壁细胞呈类长方形、长椭圆形或不规则形，壁呈连珠状，微木化。

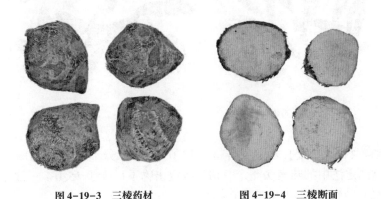

图 4-19-3　三棱药材　　　　图 4-19-4　三棱断面

【检查及含量测定】水分不得超过 15.0%（饮片不得超过 13.0%），总灰分不得超过 6.0%（饮片不得超过 5.0%）。用醇溶性浸出物测定法中的热浸法测定，稀乙醇浸出物不得少于 7.5%。

【化学成分】含挥发油、淀粉等。

【性味功效】性平，味辛、苦。破血行气，消积止痛。

香　附
（Xiangfu，CYPERI RHIZOMA）

【来源】为莎草科植物莎草 *Cyperus rotundus* L. 的干燥根茎。

【产地】主产于山东、浙江、湖南、河南等地。

【采收加工】秋季采挖，燎去毛须，置沸水中略煮或蒸透后晒干；或燎后直接晒干。

【性状鉴别】①呈纺锤形，有的略弯曲，长 2～3.5cm，直径 0.5～1cm。②表面棕褐色或黑褐色，有纵皱纹，并有 6～10 个略隆起的环节，节上有未除净的棕色毛须和须根断痕；去净毛须者较光滑，环节不明显。③质硬。④经蒸煮者断面黄棕色或红棕色，角质样；生晒者断面色白而显粉性，内皮层环纹明显，中柱色较深，点状维管束散在。⑤气香，味微苦（图 4-19-5、图 4-19-6）。

【显微鉴别】粉末：浅棕色。①分泌细胞类圆形，直径 35～72μm，内含淡黄棕色至红棕色分泌物，其周围 5～8 个细胞呈放射状环列。②表皮细胞多角形，常带有下皮纤维和厚壁细胞。③下皮纤维成束，深棕色或红棕色，直径 7～22μm，壁厚。④厚壁细胞类方形、类圆形或形状不规则，壁稍厚，纹孔明显。⑤石细胞少数，类方形、类圆形或类多角形，壁较厚。

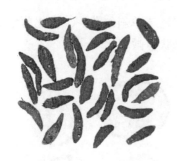 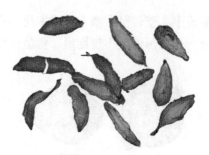

图4-19-5　香附药材　　　　　　　　**图4-19-6　香附断面**

【检查及含量测定】水分不得超过13.0%，总灰分不得超过4.0%。用醇溶性浸出物测定法中的热浸法测定，稀乙醇浸出物不得少于15.0%（饮片不得少于11.5%）。挥发油不得少于1.0%。

【化学成分】含葡萄糖、果糖、淀粉、挥发油等。

【性味功效】性平，味辛、微苦、微甘。疏肝解郁，理气宽中，调经止痛。

续　断
(Xuduan，DIPSACI RADIX)

【来源】为川续断科植物川续断 *Dipsacus asper* Wall. ex Henry 的干燥根。

【产地】主产于湖北、四川、湖南、贵州等地。

【采收加工】秋季采挖，除去根头和须根，用微火烘至半干，堆置"发汗"至内部变绿色时，再烘干。

【性状鉴别】①呈圆柱形，略扁，有的微弯曲，长5~15cm，直径0.5~2cm。②表面灰褐色或黄褐色，有稍扭曲或明显扭曲的纵皱及沟纹，可见横列的皮孔样斑痕和少数须根痕。③质软，久置后变硬，易折断。④断面不平坦，皮部墨绿色或棕色，外缘褐色或淡褐色，木部灰黄色或黄褐色，导管束纹呈放射状排列，形成层部位多有深色环。⑤气微香，味苦、微甜而后涩（图4-19-7、图4-19-8）。

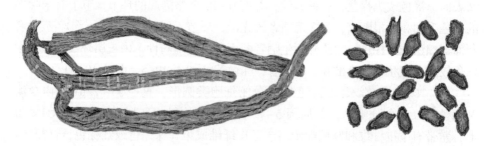

图4-19-7　续断药材　　　　　　　　**图4-19-8　续断断面**

【显微鉴别】（1）横切面　①木栓细胞数列。栓内层较窄。②韧皮部筛管群稀疏散在。③形成层环明显或不甚明显。④木质部射线宽广，导管近形成层处分布较密，向内渐稀少，常单个散在或2~4个相聚。⑤髓部小，细根多无髓。⑥薄壁细胞含草酸钙簇晶。

（2）粉末　黄棕色。①草酸钙簇晶甚多，直径15~50μm，散在或存在于皱缩的薄壁细胞中，有时数个排列成紧密的条状。②纺锤形薄壁细胞壁稍厚，有斜向交错的细纹理。③具缘纹孔导管和网纹导管直径约至72（90）μm。④木栓细胞淡棕色，表面观类长方形、类方形、多角形或长多角形，壁薄。

【理化鉴别】（1）取粗粉2g，加水20mL，60℃水浴加热30min，滤过，取滤液5mL，用力振摇，产生持久性泡沫。

（2）取粗粉1g，加乙醇10mL，回流1h，滤过。取滤液2mL加1%三氯化铁试液2~3滴，显污绿色；另取滤液滴于滤纸上，滴加香草醛-盐酸试液，显红色。

【检查及含量测定】水分不得超过10.0%，总灰分不得超过12.0%，酸不溶性灰分不得超过3.0%。用水溶性浸出物测定法中的热浸法测定，浸出物不得少于45.0%。高效液相色谱法测定，按干燥品计算，含川续断皂苷Ⅵ（$C_{47}H_{76}O_{18}$）不得少于2.0%（饮片不得少于1.5%）。

【化学成分】含生物碱、挥发油、续断碱等。

【性味功效】性微温，味苦、辛。补肝肾，强筋骨，续折伤，止崩漏。

骨 碎 补
（Gusuibu，DRYNARIAE RHIZOMA）

【来源】为水龙骨科植物槲蕨 *Drynaria fortune*（Kunze）J. Sm. 的干燥根茎。

【产地】主产于浙江、福建、台湾、广东、广西、江西、湖北等地。

【采收加工】全年均可采挖，除去泥沙，干燥，或再燎去茸毛（鳞片）。

【性状鉴别】①呈扁平长条状，多弯曲，有分枝，长5~15cm，宽1~1.5cm，厚0.2~0.5cm。②表面密被深棕色至暗棕色的小鳞片，柔软如毛，经火燎者呈棕褐色或暗褐色，两侧及上表面均具突起或凹下的圆形叶痕，少数有叶柄残基和须根残留。③体轻，质脆，易折断。④断面红棕色，维管束呈黄色点状，排列成环。⑤气微，味淡、微涩（图4-19-9、图4-19-10）。

【显微鉴别】（1）横切面　①表皮细胞1列，外壁稍厚。②鳞片基部着生于表皮凹陷处，由3~4列细胞组成；内含类棕红色色素。③维管束周韧型，17~28个排列成环；各维管束外周有内皮层，可见凯氏点；木质部管胞类多角形。

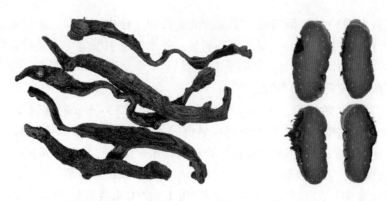

图4-19-9　骨碎补药材　　　　　　　　图4-19-10　骨碎补断面

（2）粉末　棕褐色。①鳞片碎片棕黄色或棕红色，体部细胞呈长条形或不规则形，直径13~86μm，壁稍弯曲或平直，边缘常有毛状物，两细胞并生，先端分离；柄部细胞形状不规则。②基本组织细胞微木化，孔沟明显，直径37~101μm。

【检查及含量测定】水分不得超过15.0%（饮片不得超过14.0%），总灰分不得超过8.0%（饮片不得超过7.0%）。用醇溶性浸出物测定法中的热浸法测定，稀乙醇浸出物不得少于16.0%。高效液相色谱法测定，按干燥品计算，含柚皮苷（$C_{27}H_{32}O_{14}$）不得少于0.50%。

【化学成分】含淀粉、葡萄糖、柚皮苷等。

【性味功效】性温，味苦。疗伤止痛，补肾强骨；外用消风祛斑。

仙　茅

（Xianmao，CURCULIGINIS RHIZOMA）

【来源】为石蒜科植物仙茅 *Curculigo orchioides* Gaertn. 的干燥根茎。

【产地】主产于四川、云南、贵州，此外，广东、广西等地也有。

【采收加工】秋、冬二季采挖，除去根头和须根，洗净，干燥。

【性状鉴别】①呈圆柱形，略弯曲，长3~10cm，直径0.4~1.2cm。②表面棕色至褐色，粗糙，有细孔状的须根痕和横皱纹。③质硬而脆，易折断。④断面不平坦，灰白色至棕褐色，近中心处色较深。⑤气微香，味微苦、辛（图4-19-11、图4-19-12）。

【显微鉴别】横切面：①木栓细胞3~10列。②皮层宽广，偶见根迹维管束，皮层外缘有的细胞含草酸钙方晶。③内皮层明显。④中柱维管束周木型及外韧型，散列。⑤薄壁组织中散有多数黏液细胞，类圆形，直径60~200μm，内含草酸钙针晶束，长50~180μm；薄壁细胞充满淀粉粒。

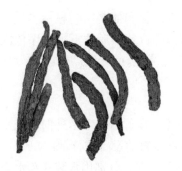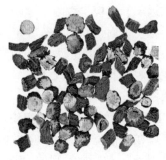

图 4-19-11　仙茅药材　　　　　图 4-19-12　仙茅断面

【理化鉴别】（1）取粉末 1g，加水 10mL，浸泡过夜，于 60℃ 水浴温浸 20min，滤过。滤液蒸干，加乙醇 2mL 溶解残渣，滤过，滤液中加等体积 10% α-萘酚乙醇溶液，摇匀，沿等壁滴加浓硫酸，两液界面处产生紫红色环。

（2）取粉末 5g，加三氯甲烷 10mL，室温浸泡 24h，滤过。滤液浓缩至 3mL，取浓缩液 1 滴，滴在滤纸上，干后在荧光灯下显淡蓝色荧光。将剩余浓缩液蒸干，加乙醇 2mL 溶解，取上清液于试管中，加入等体积 3% 碳酸钠水溶液，于水浴上煮沸 3~5min，放冷，加入重氮化试剂 0.5mL，显红色。

【检查及含量测定】杂质（须根、芦头）不得超过 4%，水分不得超过 13.0%，总灰分不得超过 10.0%，酸不溶性不得超过 2.0%。用醇溶性浸出物测定法中的热浸法测定，乙醇浸出物不得少于 7.0%。高效液相色谱法测定，按干燥品计算，含仙茅苷（$C_{22}H_{26}O_{11}$）不得少于 0.10%（饮片不得少于 0.080%）。

【化学成分】含鞣质、脂肪、树脂、淀粉等。

【性味功效】性热，味辛。补肾阳，强筋骨，祛寒湿。

(技能训练)

1. 实训目标

掌握远志、三棱、香附、续断、骨碎补和仙茅的性状鉴别要点；掌握三棱的组织特征和香附的粉末特征；通过实训提升学生的职业素质和能力。

2. 准备工作

中药实训室，各药材标本、永久制片、粉末，试剂，显微镜，多媒体教学设备。

3. 训练过程

（1）教师示教

①性状鉴别

教师取远志、三棱、香附、续断、骨碎补和仙茅的药材标本进行示讲，根据各药材形状、表面、断面特征鉴定药用部位，然后按下列顺序依次观察和描述。根类中药观察其形状、大小（粗细）、颜色、表面、质地、断面及气味等；根茎类需注意观察其节和节间。

②显微鉴别

a. 组织特征。教师取三棱的组织切片，在低倍镜下由外向内依次观察，内含物的特征可在高倍镜下观察，通过多媒体教学设备进行示讲。

b. 粉末特征。教师取香附的中药粉末少许，分别用水装片和水合氯醛溶液制片，通过多媒体教学设备进行示讲。

（2）学生训练　将学生分为每组 5 人，以小组为单位进行远志、三棱、香附、续断、骨碎补和仙茅性状鉴别和显微鉴别的训练。每组的学生在训练过程中要有团队协作的精神，具备吃苦耐劳、任劳任怨、责任担当、遵守行规、诚实守信、专业形象的职业品质与道德，通过信息技术、创新思维来获得学习资料并能够有计划、自主性地学习，同时关注时政、善于沟通交流，成为具有社会责任与能力的专业技术人员。

（3）实训结束后，教师对各小组的训练过程进行分析与总结，并根据项目考核单进行考核（参照表 4-2-1 制定），提高学生专业技术水平和职业素质。

4. 实训报告

完成实训报告，并对本次实训的过程进行分析与小结。

思政小课堂

梁外甘草的故事

长白山以西 1500km，内蒙古库布齐沙漠犹如一条黄龙，横亘于鄂尔多斯高原，这里光照强烈，干旱少雨，昼夜温差非常大。不同于塞上江南，库布齐沙漠的环境恶劣、艰辛，但却使生命焕发出更强大的力量。放眼望去，无尽的沙漠里只有零星的草木挣扎着，处处透露着大自然残酷的一面，即便如此，仍有一味著名本草——梁外甘草，其道地产区仅在于此。

甘草，以根入药，因味甜而得名，具有补气健脾、清热解毒、祛痰止咳、缓急止痛、调和诸药之功效。中医所谓"十方九草"指的便是甘草，东汉张仲景的《伤寒论》中共 112 种药方，用甘草者就达 70 方；另有统计指出，近 1/2 的止咳类中成药含有甘草，使用频率为诸药之首。这是因为甘草不仅能祛痰止咳，还能在药方中发挥调和诸药的作用，素有"朝中国老，药中甘草"的美誉。

位于库布齐沙漠的杭锦旗是梁外干草的主要产地。独特的气候和土壤结构，使这里生长的甘草品质上佳。国医大师金世元老先生曾说："（梁外）甘草粉性大，过去新鲜甘草刨出来后先把皮刮去，里边的淀粉干燥了，会往里收缩，就跟老房的瓦垄一样，我们管其叫抽沟瓦垄，别处产的甘草就没有这个特点。"因此杭锦旗也被誉为"中国甘草之乡"。

大量的药用需求，使得中国的甘草资源曾一度告急，所幸在人工种草和围栏护育的双重努力下，顽强的甘草很快恢复了生机。对当地人来说，采大留小是收草的原则，取之有度是早就约定俗成的规矩。人们长期对中药资源进行掠夺式的采伐，会导致中药资源日益减少、枯竭，有些甚至已经濒危，如西北的甘草、麻黄等药材，其本身又是防沙治沙的植被，无节制的采挖加速了土壤沙漠化进程和生态环境恶化。因此，要合理利用资源、保护生态环境，树立科学发展观。

项目思考

1. 如何通过显微鉴别区分双子叶植物和单子叶植物的根？
2. 牛膝和川牛膝有何不同？
3. 简述何首乌与制何首乌的区别。
4. 南柴胡和北柴胡性状有何不同？
5. 简述人参中重金属及有害元素的限量。
6. 简述三七性状鉴别时其主根、筋条、剪口的不同。
7. 羌活和宽叶羌活有何不同？
8. 简述川乌、草乌、附子三者的区别。
9. 简述味连、雅连、云连的鉴别要点。
10. 如何区分白芍与赤芍？
11. 试述甘草和黄芪的鉴别要点。
12. 如何区分党参、西党参与川党参？
13. 简述龙胆和坚龙胆的鉴别要点。
14. 川贝母可分为哪些品类？其鉴别要点有何不同？
15. 大黄精、鸡头黄精和姜形黄精有何不同？
16. 如何区分白术与苍术？
17. 新疆紫草与内蒙紫草有何不同？
18. 鲜地黄、生地黄、熟地黄三者性味功效有何不同？
19. 百部可分为哪些品类？其有何不同？
20. 法半夏、姜半夏、清半夏分别是如何加工的？

项目五　茎木类中药鉴定

任务一　概述

任务目标

1. 了解茎类中药与木类中药的定义。
2. 掌握茎木类中药的性状鉴别和显微鉴别要点。

必备知识

茎木类中药是以植物茎入药的药材总称，分为茎类和木类两类。

茎类中药指植物的地上茎或茎的一部分，经采收加工而得，包括木本植物的茎藤，如大血藤、鸡血藤等；茎枝，如桑枝、桂枝等；茎刺，如皂角刺。草本植物的茎藤，如首乌藤等；茎的翅状附属物，如鬼箭羽等；茎的髓部，如通草、灯心草等。

木类中药指以木本植物茎形成层以内的木质部入药的药材，通称木材。木材又分边材和心材，边材形成较晚、水分较多、颜色较浅，心材形成较早、位于木质部内部，蓄积了树脂、树胶、鞣质、油类等较多的物质，颜色较深，质地致密。木类中药多采用心材部分，如苏木、沉香、降香等；少数用心材，如沉香等。

一、性状鉴别

茎木类中药性状鉴别一般应注意观察其形状、大小、粗细、颜色、表面、质地、横切面、折断面和气味等。其中表面纹理、颜色、气味及必要的水试或火试等特征较为重要。

木质藤茎和茎枝多呈圆柱形或扁圆柱形，有的扭曲不直，粗细、大小不一。表面多为灰黄色至黄褐色，少数为棕色或红色，多有明显的节和节间。外表粗糙，可见深浅不一的纵横裂纹及皮孔，节膨大，具叶痕、枝痕和芽痕。质地坚硬，粗茎不易折断，折断面纤维性或裂片状，断面有年轮，皮部较薄，木部占大部分，放射状的木质部与射线相间排列，习称"车轮纹""菊花心"等；有的导管小孔明显，如川木通、青风藤等。中央常有疏松的白色髓部，有的呈空洞状。气味常有助于鉴别，如海风藤味苦，有辛辣感；青风藤味苦而无辛辣感。

草质藤茎较细长，多呈圆柱形、类方柱形，有的可见数条纵向的隆起棱线。表面呈浅黄绿色、紫红褐色，节和节间、叶痕均较明显。质脆，易折断，断面中央大多有髓部，有的呈空洞状。

木类中药多呈不规则的块状、厚片状或长条状。表面颜色不一，多数具有棕褐色树脂与木部黄白相间的条纹或斑块。有的可见年轮。质地和气味常有助于鉴别，如沉香质重，具有特异香气；白木香质轻，香气较淡。

二、显微鉴别

茎木类中药常制成横切片、纵切片、解离组织片、粉末片等，以进行观察。

（一）茎类中药的组织构造

以茎入药的大部分为双子叶木本植物或草质藤本植物。

1. 周皮（或表皮）

观察木栓细胞的形状、层数、增厚情况、有无落皮层等。幼嫩茎的周皮尚不发达，常可见表皮组织。

2. 皮层

木栓形成层如发生在皮层以内，则初生皮层就不存在，而被栓内层（次生皮层）代替；木栓形成层如发生在皮层，则初生皮层部分存在，其外侧常分化为厚角组织或厚壁组织。注意观察其存在与否及其在横切面所占比例、细胞的形态、内含物等。

3. 中柱鞘

观察中柱鞘是否明显存在，有无石细胞或纤维等厚壁组织，以及其形态和排列情况等。

4. 韧皮部

韧皮部由筛管、韧皮薄壁组织、韧皮纤维和韧皮射线组成，观察各种细胞的形态及排列情况、有无分泌组织。

5. 形成层

形成层一般呈环状，观察其是否明显。

6. 木质部

木质部由导管、木薄壁细胞、木纤维和木射线组成，观察各组织细胞的形态和排列情况。

7. 髓部

髓部大多由薄壁细胞构成，多具明显的细胞间隙，细胞壁有时可见圆形单纹孔，有的髓周围具厚壁细胞，散在或形成环髓纤维或环髓石细胞。草质茎髓部较发达，木质茎髓部较小。

此外，还应注意细胞内含物如草酸钙结晶、碳酸钙结晶和淀粉粒的有无以及其形状等。对于厚壁组织，可通过解离组织制片观察细胞形态、细胞壁的厚度、有无壁孔和分隔以及木化程度等。

（二）木类中药的组织构造

常分别制作横切面、径向纵切面、切向纵切面三个方向的切面进行观察。

1. 导管

注意导管分子的形状、宽度、长度及导管壁上纹孔的类型。导管多为具缘纹孔及网纹导管；导管分子的末梢壁倾斜或横生，纹孔呈圆形穿孔或斜梯形。此外，还应注意导管中有无侵填体及其形状和颜色。

2. 木纤维

木纤维占木材的大部分。纵切面观为狭长的厚壁细胞，胞腔狭小，壁厚，有斜裂隙状的单纹孔，有的纤维腔中具有中隔，形成分隔纤维。横切面观多呈类三角形，具胞腔。

3. 木薄壁细胞

木薄壁细胞为贮藏养料的生活细胞，呈短柱形，有时内含淀粉粒或草酸钙结晶，细胞壁多木质化或有单纹孔。

4. 木射线

细胞形状与木薄壁细胞相似，但不同的切面，射线表现形式不一。横切面射线呈辐射状线条，显示射线的宽度和长度；切向切面射线轮廓略呈纺锤形，显示射线的宽度和高度；径向切面所见各组成细胞均纵切，细胞呈长形，从中部向四周横叠，显示射线的高度和长度。射线细胞胞腔内常含淀粉粒或草酸钙结晶，细胞壁常增厚或有纹孔。

任务二 木通、大血藤、川木通、钩藤、 首乌藤和络石藤的鉴定

任务目标

1. 理解木通、大血藤、川木通、钩藤、首乌藤和络石藤来源、产地、采收加工与性状鉴别。

2. 掌握木通、大血藤的显微鉴别，了解川木通、钩藤、首乌藤和络石藤的显微鉴别。

3. 熟悉木通、大血藤、川木通、钩藤、首乌藤和络石藤的理化鉴别、检查、化学成分与性味功效。

必备知识

木 通
（Mutong，AKEBIAE CAULIS）

【来源】为木通科植物木通 *Akebia quinata*（Thunb.）Decne.、三叶木通 *Akebia trifoliata*（Thunb.）Koidz. 或白木通 *Akebia trifoliata*（Thunb.）Koidz. var. *australis*（Diels）Rehd. 的干燥藤茎。

【产地】主产于四川、湖北、湖南、广西等地。

【采收加工】秋季采收，截取茎部，除去细枝，阴干。

【性状鉴别】①呈圆柱形，常稍扭曲，长 30~70cm，直径 0.5~2cm。②表面灰棕色至灰褐色，外皮粗糙而有许多不规则的裂纹或纵沟纹，具突起的皮孔。③节部膨大或不明显，具侧枝断痕。④体轻，质坚实，不易折断。⑤断面不整齐，皮部较厚，黄棕色，可见淡黄色颗粒状小点，木部黄白色，射线呈放射状排列，髓小或有时中空，黄白色或黄棕色。⑥气微，味微苦而涩（图 5-2-1、图 5-2-2）。

【显微鉴别】粉末：粉末浅棕色或棕色。①含晶石细胞方形或长方形，胞腔内含 1 至数个棱晶。②中柱鞘纤维细长棱形，直径 10~40μm，胞腔内含密集的小棱晶，周围常可见含晶石细胞；木纤维长棱形，直径 8~28μm，壁增厚，具裂隙状单纹孔或小的具缘纹孔。③具缘纹孔导管直径 20~110（220）μm，纹孔椭圆形、卵圆形或六边形。

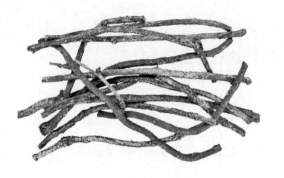

图 5-2-1 木通药材

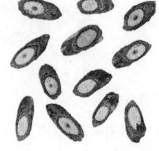

图 5-2-2 木通断面

【理化鉴别】（1）取粗粉 1g，加水 10mL，煮沸 2~3min，趁热滤过，取滤液置试管中，用力振摇，产生持久性泡沫，加热后泡沫不消失。

（2）水提取液蒸干，加 1~2mL 乙酸酐溶解，再加浓硫酸-乙酸酐试剂。颜色由黄转为红色、紫色、蓝色。

【检查及含量测定】水分不得超过 10.0%，总灰分不得超过 6.5%。高效液相色谱法测定，按干燥品计算，含木通苯乙醇苷 B（$C_{23}H_{26}O_{11}$）不得少于 0.15%。

【化学成分】含豆甾醇、皂苷、齐墩果酸、葡萄糖、鼠李糖等。

【性味功效】性寒，味苦。利尿通淋，清心除烦，通经下乳。

大 血 藤
（Daxueteng，SARGENTODOXAE CAULIS）

【来源】为木通科植物大血藤 Sargentodoxa cuneata（Oliv.）Rehd. et Wils. 的干燥藤茎。

【产地】主产于湖北、四川、江西、河南、江苏、浙江、安徽等地。

【采收加工】秋、冬二季采收，除去侧枝，截段，干燥。

【性状鉴别】①呈圆柱形，略弯曲，长 30~60cm，直径 1~3cm。②表面灰棕色，粗糙，外皮常呈鳞片状剥落，剥落处显暗红棕色，有的可见膨大的节和略凹陷的枝痕或叶痕。③质硬，体轻，易折断。④断面皮部红棕色环状，有数处向内嵌入木部，木部黄白色，有多数细孔状导管，射线呈放射状排列。⑤气微，味微涩（图 5-2-3、图 5-2-4）。

【显微鉴别】横切面：①木栓层由多列细胞组成，内壁常木化增厚，细胞内含棕红色物。②皮层石细胞常数个成群，石细胞呈长卵形、类圆形，胞腔内有的含草酸钙方晶。③维管束约 12 个，外韧型，射线宽广。④韧皮部含黄棕色物质的分泌细胞，呈切向排列，与筛管群相间隔；有少数石细胞群散在。

⑤束内形成层明显。⑥木质部导管多单个散在，类圆形，直径约至400μm，周围有木纤维，壁厚木化。⑦射线宽广，外侧石细胞较多，有的含数个草酸钙方晶。⑧髓部较小，可见石细胞群。⑨薄壁细胞含棕色或棕红色物。

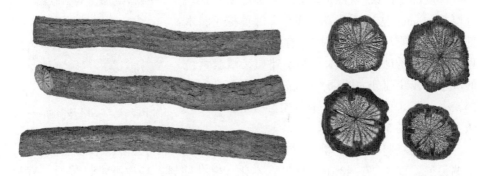

图5-2-3　大血藤药材　　　　　　　　图5-2-4　大血藤断面

【理化鉴别】薄层色谱法：取粗粉0.5g，加甲醇20mL，超声处理20min，离心，上清液回收溶剂至干，残渣加甲醇2mL使溶解，作为供试品溶液。另取大血藤对照药材0.5g，同法制成对照药材溶液。吸取上述两种溶液各2~4μL，分别点于同一硅胶G薄层板上，以三氯甲烷-甲醇-丙酮-水（6：3：1：1）的下层溶液为展开剂，展开，取出，晾干，置碘蒸气中熏至斑点显色清晰。供试品色谱中，在与对照药材色谱相应的位置上，显相同颜色的斑点。

【检查及含量测定】水分不得超过12.0%，总灰分不得超过4.0%。用醇溶性浸出物测定法中的热浸法测定，乙醇浸出物不得少于8.0%。通过测定吸光度，以标准曲线计算质量，按干燥品计算，含总酚以没食子酸（$C_7H_8O_6$）计，不得少于6.8%。高效液相色谱法测定，按干燥品计算，含红景天苷不得少于0.040%，含绿原酸（$C_{16}H_{18}O_9$）不得少于0.20%。

【化学成分】含鞣质、大黄素、大黄素甲醚、β-谷甾醇、胡萝卜苷等。

【性味功效】性平，味苦。清热解毒，活血，祛风止痛。

川　木　通
（Chuanmutong，CLEMATIDIS ARMANDII CAULIS）

【来源】为毛茛科植物小木通 *Clematis armandii* Franch. 或绣球藤 *Clematis montana* Buch. -Ham. 的干燥藤茎。

【产地】小木通主产于四川、湖南、陕西、贵州、湖北等地；绣球藤主产于四川、陕西、湖北、甘肃、安徽、广西、云南、贵州等地。

【采收加工】春、秋二季采收，除去粗皮，晒干，或趁鲜切厚片，晒干。

【性状鉴别】①呈长圆柱形，略扭曲，长50~100cm，直径2~3.5cm。②表面黄棕色或黄褐色，有纵向凹沟及棱线；节膨大，有叶痕及侧枝痕。③残存皮部易撕裂。④质坚硬，不易折断。⑤切片厚2~4mm，边缘不整齐，残存皮部黄棕色，木部浅黄棕色或浅黄色，宽广，有黄白色放射状纹理及裂隙（绣球藤大的木质部束外端又被淡黄色的次生射线纹理分为两束），其间布满导管孔，髓部较小，类白色或黄棕色，有的中心有空腔。⑥气微，味淡（图5-2-5）。

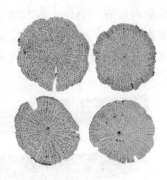

图5-2-5　川木通断面

【显微鉴别】粉末：粉末黄白色至黄褐色。①纤维甚多，木纤维长梭形，末端尖狭，直径17~43μm，壁厚，木化，壁孔明显；韧皮纤维长梭形，直径18~60μm，壁厚，木化、胞腔常狭小。②导管为具缘纹孔导管和网纹导管，直径39~190μm。③石细胞类长方形、梭形或类三角形，壁厚而木化，孔沟及纹孔明显。

【理化鉴别】取粉末1g，加乙醇10mL，浸泡1h，加热3min，放冷，滤过，取滤液0.5mL，置小瓷皿中，蒸干，残渣加2%磷钼酸溶液2滴溶解，加浓氨试液1滴，显蓝色。

【检查及含量测定】水分不得超过12%，总灰分不得超过3%。用醇溶性浸出物测定法中的热浸法测定，75%乙醇浸出物不得少于4.0%。

【化学成分】含绣球藤皂苷、常春藤皂苷元、无羁萜、β-香树脂醇、β-谷甾醇、正二十五烷、正二十八醇等。

【性味功效】性寒，味苦。利尿通淋，清心除烦，通经下乳。

钩　藤
（Gouteng，UNCARIAE RAMULUS CUMUNCIS）

【来源】为茜草科植物钩藤 Uncaria rhynchophylla（Miq.）Miq. ex Havil.、大叶钩藤 Uncaria macrophylla Wall.、毛钩藤 Uncaria hirsuta Havil.、华钩藤 Uncaria sinensis（Oliv.）Havil. 或无柄果钩藤 Uncaria sessilifrudus Roxb. 的干燥带钩茎枝。

【产地】主产于广西、江西、湖南、浙江、广东等地。

【采收加工】秋、冬二季采收，去叶，切段，晒干。

【性状鉴别】①茎枝呈圆柱形或类方柱形，长2~3cm，直径0.2~0.5cm。②表面红棕色至紫红色者具细纵纹，光滑无毛；黄绿色至灰褐色者有的可见白色点状皮孔，被黄褐色柔毛。③多数枝节上对生两个向下弯曲的钩（不育花序梗），或仅一侧有钩，另一侧为突起的疤痕；钩略扁或稍圆，先端细尖，基部较阔；钩基部的枝上可见叶柄脱落后的窝点状痕迹和环状的托叶痕。④质坚韧。⑤断面黄棕色，皮部纤维性，髓部黄白色或中空。⑥气微，味淡（图5-2-6）。

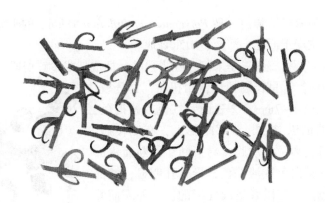

图 5-2-6 钩藤药材

【显微鉴别】（1）钩藤粉末 淡黄棕色至红棕色。①韧皮薄壁细胞成片，细胞延长，界限不明显，次生壁常与初生壁脱离，呈螺旋状或不规则扭曲状。②纤维成束或单个散在，多断裂，直径 $10\sim26\mu m$，壁厚 $3\sim11\mu m$。③具缘纹孔导管多破碎，直径可达 $56\mu m$，纹孔排列较密。④表皮细胞棕黄色，表面观呈多角形或稍延长，直径 $11\sim34\mu m$。⑤草酸钙砂晶存在于长圆形的薄壁细胞中，密集，有的含砂晶细胞连接成行。

（2）华钩藤粉末 与钩藤相似。

（3）大叶钩藤粉末 单细胞非腺毛多见，多细胞非腺毛 2~15 细胞。

（4）毛钩藤粉末 非腺毛 1~5 细胞。

（5）无柄果钩藤粉末 少见非腺毛，1~7 细胞。可见厚壁细胞，类长方形，长 $41\sim121\mu m$，直径 $17\sim32\mu m$。

【理化鉴别】取粉末 1g，加浓氨试液湿润，加三氯甲烷 30mL，振摇提取 30min，滤过，滤液蒸干，残渣加 1%盐酸溶液 5mL 溶解，滤过，滤液分置三支试管中，一管中加碘化铋钾试液 1~2 滴，即生成黄色沉淀；一管中加碘化汞钾试液 1~2 滴，即生成白色沉淀；另一管中加硅钨酸试液 1~2 滴，即生成白色沉淀。

【检查及含量测定】水分不得超过 10.0%，总灰分不得超过 3.0%。用醇溶性浸出物测定法中的热浸法测定，乙醇浸出物不得少于 6.0%。

【化学成分】含钩藤碱、异钩藤碱、柯诺辛因碱、异柯诺辛因碱、柯楠因碱、二氢柯楠因碱、硬毛帽柱木碱、硬毛帽柱木因碱等。

【性味功效】性凉，味甘。息风定惊，清热平肝。

首 乌 藤

(Shouwuteng，POLYGONI MULTIFLORI CAULIS)

【来源】为蓼科植物何首乌 *Polygonum multiflorum* Thunb. 的干燥藤茎。

【产地】主产于河北、河南、山东等地。

【采收加工】秋、冬二季采割，除去残叶，捆成把或趁鲜切段，干燥。

【性状鉴别】①呈长圆柱形，稍扭曲，具分枝，长短不一，直径4~7mm。②表面紫红色或紫褐色，粗糙，具扭曲的纵皱纹，节部略膨大，有侧枝痕，外皮菲薄，可剥离。③质脆，易折断。④断面皮部紫红色，木部黄白色或淡棕色，导管孔明显，髓部疏松，类白色。⑤切段者呈圆柱形的段；外表面紫红色或紫褐色，切面皮部紫红色，木部黄白色或淡棕色，导管孔明显，髓部疏松，类白色。⑥气微，味微苦涩（图5-2-7）。

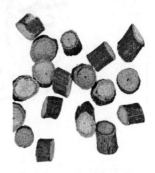

图5-2-7 首乌藤切段

【显微鉴别】横切面：①表皮细胞有时残存。②木栓细胞3~4列，含棕色色素。③皮层较窄。④中柱鞘纤维束断续排列成环，纤维壁甚厚，木化；在纤维束间时有石细胞群。⑤韧皮部较宽；形成层成环。⑥木质部导管类圆形，直径约至204μm，单个散列或数个相聚；髓较小。⑦薄壁细胞含草酸钙簇晶。

【检查及含量测定】水分不得超过12.0%，总灰分不得超过10.0%，酸不溶性不得超过12.0%。用醇溶性浸出物测定法中的热浸法测定，乙醇浸出物不得少于12.0%。高效液相色谱法测定，按干燥品计算，含2，3，5，4′-四羟基二苯乙烯-2-O-β-D-葡萄糖苷不得少于0.20%。

【化学成分】含蒽醌类、黄酮、鞣质等。

【性味功效】性平，味甘。养血安神，祛风通络。

络 石 藤

(Luoshiteng，TRACHELOSPERMI CAULIS ET FOLIUM)

【来源】为夹竹桃科植物络石 *Trachelospermum jasminoides*（Lindl.）Lem. 的干燥带叶藤茎。

【产地】主产于江苏、安徽、湖北、山东等地。

【采收加工】冬季至次春采割，除去杂质，晒干。

【性状鉴别】①茎呈圆柱形，弯曲，多分枝，长短不一，直径 1~5mm；表面红褐色，有点状皮孔和不定根；质硬，断面淡黄白色，常中空。②叶对生，有短柄；展平后叶片呈椭圆形或卵状披针形，长 1~8cm，宽 0.7~3.5cm；全缘，略反卷，上表面暗绿色或棕绿色，下表面色较淡；革质。③气微，味微苦（图 5-2-8）。

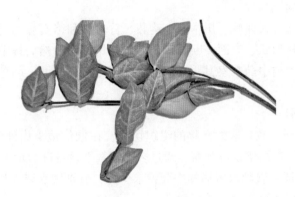

图 5-2-8　络石藤药材

【显微鉴别】茎横切面：①木栓层为棕红色数列木栓细胞；表面可见单细胞非腺毛，壁厚，具壁疣。②木栓层内侧为石细胞环带，木栓层与石细胞环带之间有草酸钙方晶分布。③皮层狭窄。④韧皮部薄，外侧有非木化的纤维束，断续排列成环。⑤形成层成环。⑥木质部均由木化细胞组成，导管多单个散在。⑦木质部内方尚有形成层和内生韧皮部。⑧髓部木化纤维成束，周围薄壁细胞内含草酸钙方晶。⑨髓部常破裂。

【检查及含量测定】水分不得超过 8.0%，总灰分不得超过 11.0%，酸不溶性灰分不得超过 4.5%。高效液相色谱法测定，按干燥品计算，含络石苷（$C_{27}H_{34}O_{12}$）不得少于 0.45%（饮片不得少于 0.40%）。

【化学成分】含牛蒡苷、络石糖苷、罗汉松树脂酚苷、降络石糖苷、橡胶肌醇、β-谷甾醇葡萄糖苷等。

【性味功效】性微寒，味苦。祛风通络，凉血消肿。

技能训练

1. 实训目标

掌握木通、大血藤、川木通、钩藤、首乌藤和络石藤的性状鉴别要点；掌握大血藤的组织特征和木通的粉末特征；通过实训提升学生的职业素质和能力。

2. 准备工作

中药实训室，各药材标本、永久制片、粉末，试剂，显微镜，多媒体教学设备。

3. 训练过程

（1）教师示教

①性状鉴别

教师取木通、大血藤、川木通、钩藤、首乌藤和络石藤的药材标本进行示讲，根据各药材形状、表面、断面特征鉴定药用部位，然后按下列顺序依次观察和描述。茎木类中药观察其形状、大小（粗细）、表面、颜色、质地、折断面及气味等。

②显微鉴别

a. 组织特征。教师取大血藤的组织切片，在低倍镜下由外向内依次观察，内含物的特征可在高倍镜下观察，通过多媒体教学设备进行示讲。

b. 粉末特征。教师取木通的中药粉末少许，分别用水装片和水合氯醛溶液制片，通过多媒体教学设备进行示讲。

（2）学生训练　将学生分为每组5人，以小组为单位进行木通、大血藤、川木通、钩藤、首乌藤和络石藤性状鉴别和显微鉴别的训练。每组的学生在训练过程中要有团队协作的精神，具备吃苦耐劳、任劳任怨、责任担当、遵守行规、诚实守信、专业形象的职业品质与道德，通过信息技术、创新思维来获得学习资料并能够有计划、自主性地学习，同时关注时政、善于沟通交流，成为具有社会责任与能力的专业技术人员。

（3）实训结束后，教师对各小组的训练过程进行分析与总结，并根据项目考核单进行考核（参照表4-2-1制定），提高学生专业技术水平和职业素质。

4. 实训报告

完成实训报告，并对本次实训的过程进行分析与小结。

任务三　苏木、鸡血藤、降香、皂角刺、沉香和通草的鉴定

（任务目标）

1. 掌握苏木、鸡血藤、降香、皂角刺、沉香和通草的来源、产地、采收加工与性状鉴别。

2. 掌握鸡血藤、沉香的显微鉴别，了解苏木、降香、皂角刺和通草的显微鉴别。

3. 熟悉苏木、鸡血藤、降香、皂角刺、沉香和通草的理化鉴别、检查、化

学成分与性味功效。

【必备知识】

苏　木
（Sumu，SAPPAN LIGNUM）

【来源】为豆科植物苏木 *Caesalpinia sappan* L. 的干燥心材。

【产地】主产于广西、云南、台湾、广东、四川等地。

【采收加工】多于秋季采伐，除去白色边材，干燥。

【性状鉴别】①呈长圆柱形或对剖半圆柱形，长 10～100cm，直径 3～12cm。②表面黄红色至棕红色，具刀削痕，常见纵向裂缝。③质坚硬。④断面略具光泽，年轮明显，有的可见暗棕色、质松、带亮星的髓部。⑤气微，味微涩（图 5-3-1）。

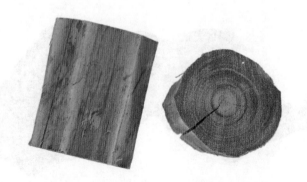

图 5-3-1　苏木药材

【显微鉴别】横切面：①射线宽 1～2 列细胞。②导管直径约至 160μm，常含黄棕色或红棕色物。③木纤维多角形，壁极厚。④木薄壁细胞壁厚，木化，有的含草酸钙方晶。⑤髓部薄壁细胞不规则多角形，大小不一，壁微木化，具纹孔。

【理化鉴别】（1）取一小块，滴加氢氧化钙试液，显深红色。

（2）取粉末 1g，加水 50mL，放置 4h，时时振摇，滤过，滤液显橘红色，置紫外光灯（365nm）下观察，显黄绿色荧光；取滤液 5mL，加氢氧化钠试液 2 滴，显猩红色，置紫外光灯（365nm）下观察，显蓝色荧光，再加盐酸使呈酸性后，溶液变为橙色，置紫外光灯（365nm）下观察，显黄绿色荧光。

【检查及含量测定】水分不得超过 12.0%。用醇溶性浸出物测定法中的热浸法测定，乙醇浸出物不得少于 7.0%。

【化学成分】含巴西苏木素、苏木酚、挥发油、鞣质等。

【性味功效】性平，味甘、咸。活血祛瘀，消肿止痛。

鸡 血 藤
（Jixueteng，SPATHOLOBI CAULIS）

【来源】为豆科植物密花豆 *Spatholobus suberectus* Dunn 的干燥藤茎。

【产地】主产于云南、广西、福建、广东等地。

【采收加工】秋、冬二季采收，除去枝叶，切片，晒干。

【性状鉴别】①呈椭圆形、长矩圆形或不规则的斜切片，厚 0.3~1cm。②栓皮灰棕色，有的可见灰白色斑，栓皮脱落处显红棕色。③质坚硬。④切面木部红棕色或棕色，导管孔多数；韧皮部有树脂状分泌物呈红棕色至黑棕色，与木部相间排列呈数个同心性椭圆形环或偏心性半圆形环；髓部偏向一侧。⑤气微，味涩（图 5-3-2）。

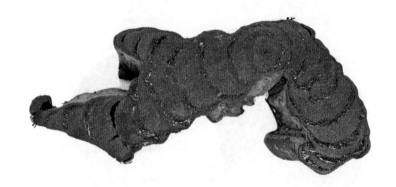

图 5-3-2　鸡血藤药材

【显微鉴别】（1）横切面　①木栓细胞数列，含棕红色物。皮层较窄，散有石细胞群，胞腔内充满棕红色物；薄壁细胞含草酸钙方晶。②异型维管束，由韧皮部与木质部相间排列成数轮。③韧皮部最外侧为石细胞群与纤维束组成的厚壁细胞层；射线多被挤压；分泌细胞甚多，充满棕红色物，常数个至 10 多个切向排列成带状；纤维束较多，非木化至微木化，周围细胞含草酸钙方晶，形成晶纤维，含晶细胞壁木化增厚；石细胞群散在。④木质部射线有的含棕红色物；导管多单个散在，类圆形，直径约至 400μm；木纤维束也均形成晶纤维；木薄壁细胞少数含棕红色物。

（2）粉末　棕黄色。①棕红色块散在，形状、大小及颜色深浅不一。②以具缘纹孔导管为主，直径 20~400μm，有的含黄棕色物。③石细胞单个散在或

2~3 个成群，淡黄色，呈长方形、类圆形、类三角形或类方形，直径 14 ~ 75μm，层纹明显。④纤维束周围的细胞含草酸钙方晶，形成晶纤维。⑤草酸钙方晶呈类双锥形或不规则形。

【检查及含量测定】水分不得超过 13.0%，总灰分不得超过 4.0%。用醇溶性浸出物测定法中的热浸法测定，乙醇浸出物不得少于 8.0%。

【化学成分】含黄酮类、萜类、甾醇类、蒽醌类、内酯类、苷类等。

【性味功效】性温，味苦、甘。活血补血，调经止痛，舒筋活络。

降 香
(Jiangxiang，DALBERGIAE ODORIFERAE LIGNUM)

【来源】为豆科植物降香檀 *Dalbergia odorifera* T. Chen 树干和根的干燥心材。

【产地】主产于海南、云南等地。

【采收加工】全年均可采收，除去边材，阴干。

【性状鉴别】①呈类圆柱形或不规则块状。②表面紫红色或红褐色，切面有致密的纹理。③质硬，有油性，入水下沉，火烧有黑烟及油冒出，残留白色灰烬。④气微香，味微苦（图 5-3-3）。

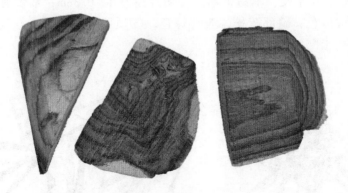

图 5-3-3 降香药材

【显微鉴别】粉末：棕紫色或黄棕色。①具缘纹孔导管巨大，完整者直径约至 300μm，多破碎，具缘纹孔大而清晰，管腔内含红棕色或黄棕色物。②纤维成束，棕红色，直径 8~26μm，壁甚厚，有的纤维束周围细胞含草酸钙方晶，形成晶纤维，含晶细胞的壁不均匀木化增厚。③草酸钙方晶直径 6~22μm。④木射线宽 1~2 列细胞，高至 15 细胞，壁稍厚，纹孔较密。⑤色素块红棕色、黄棕色或淡黄色。

【理化鉴别】（1）粉末 1g，加石油醚（30~60℃）10mL，浸渍 15min，同时振摇，滤过。滤液挥干后，残渣加 5% 香草醛硫酸溶液 1~2 滴，即显棕红色，放置后渐变紫红色。

（2）粉末约1g，加乙醇10mL，置水浴上回流5min，滤过。取滤液1mL，置蒸发皿中蒸干，残渣加入硼酸饱和的丙酮溶液及10%枸橼酸丙酮溶液各1mL，继续蒸干，残渣置紫外线灯（365μm）下观察，显黄色荧光。

【检查及含量测定】用醇溶性浸出物测定法中的热浸法测定，乙醇浸出物不得少于8.0%。含挥发油不得少于1.0%。

【化学成分】含挥发油、黄酮类、双异黄烷类等。

【性味功效】性温，味辛。化瘀止血，理气止痛。

皂 角 刺
（Zaojiaoci，GLEDITSIAE SPINA）

【来源】为豆科植物皂荚 *Gleditsia sinensis* Lam. 的干燥棘刺。

【产地】主产于江苏、湖北、河北、山西、河南、山东等地。

【采收加工】全年均可采收，干燥；或趁鲜切片，干燥。

【性状鉴别】①为主刺和1~2次分枝的棘刺；主刺长圆锥形，长3~15cm或更长，直径0.3~1cm；分枝刺长1~6cm，刺端锐尖。②表面紫棕色或棕褐色。③体轻，质坚硬，不易折断。④切片厚0.1~0.3cm，常带有尖细的刺端；木部黄白色，髓部疏松，淡红棕色。⑤质脆，易折断。⑥气微，味淡（图5-3-4、图5-3-5）。

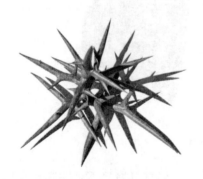
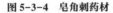
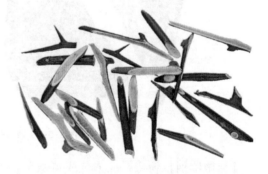

图5-3-4 皂角刺药材　　　　　　　　图5-3-5 皂角刺切片

【显微鉴别】横切面：①表皮细胞1列，外被角质层，有时可见单细胞非腺毛。②皮层为2~3列薄壁细胞，细胞中有的含棕红色物。③中柱鞘纤维束断续排列成环，纤维束周围的细胞有的含草酸钙方晶，偶见簇晶，纤维束旁常有单个或2~3个相聚的石细胞，壁薄。④韧皮部狭窄。⑤形成层成环。⑥木质部连接成环，木射线宽1~2列细胞。⑦髓部宽广，薄壁细胞含少量淀粉粒。

【理化鉴别】取粉末 1g，加乙醇 20mL，置水浴上回流 15min，滤过。取滤液 1mL，加少量镁粉与盐酸 3~4 滴，显红色。

【化学成分】含黄酮苷、酚类、氨基酸等。

【性味功效】性温，味辛。消肿托毒，排脓，杀虫。

沉　香
（Chenxiang，AQUILARIAE LIGNUM RESINATUM）

【来源】为瑞香科植物白木香 *Aquilaria sinensis*（Lour.）Gilg 含有树脂的木材。

【产地】主产于台湾、广东、广西等地。

【采收加工】全年均可采收，割取含树脂的木材，除去不含树脂的部分，阴干。

【性状鉴别】①呈不规则块、片状或盔帽状，有的为小碎块。②表面凹凸不平，有刀痕，偶有孔洞，可见黑褐色树脂与黄白色木部相间的斑纹，孔洞及凹窝表面多呈朽木状。③质较坚实。④断面刺状。⑤气芳香，味苦。⑥燃烧时有浓烟及强烈香气，并有黑色油状物渗出（图 5-3-6）。

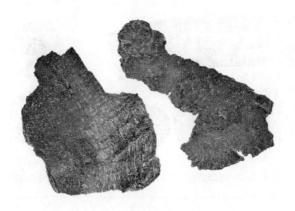

图 5-3-6　沉香药材

【显微鉴别】横切面：①射线宽 1~2 列细胞，充满棕色树脂。②导管圆多角形，直径 42~128μm，有的含棕色树脂。③木纤维多角形，直径 20~45μm，壁稍厚，木化。④木间韧皮部扁长椭圆状或条带状，常与射线相交，细胞壁薄，非木化，内含棕色树脂；其间散有少数纤维，有的薄壁细胞含草酸钙柱晶。

【理化鉴别】取醇溶性浸出物，进行微量升华，得黄褐色油状物，香气浓郁；于油状物上加盐酸 1 滴与香草醛少量，再滴加乙醇 1~2 滴，渐显樱红色，放置后颜色加深。

【检查及含量测定】用醇溶性浸出物测定法中的热浸法测定，乙醇浸出物不得少于10.0%。高效液相色谱法测定，按干燥品计算，含沉香四醇（$C_{17}H_{18}O_6$）不得少于0.10%。

【化学成分】含挥发油、苄基丙酮、对甲氧基苄基丙酮、沉香四醇等。

【性味功效】性微温，味辛、苦。行气止痛，温中止呕，纳气平喘。

通 草

（Tongcao，TETRAPANACIS MEDULLA）

【来源】五加科植物通脱木 *Tetrapanax papyrifer*（Hook.）K. Koch 的干燥茎髓。

【产地】主产于福建、台湾、广西、湖南、湖北、云南、贵州等地。

【采收加工】秋季割取茎，截成段，趁鲜取出髓部，理直，晒干。

【性状鉴别】①呈圆柱形，长20~40cm，直径1~2.5cm。②表面白色或淡黄色，有浅纵沟纹。③体轻，质松软，稍有弹性，易折断。④断面平坦，显银白色光泽，中部有直径0.3~1.5cm的空心或半透明的薄膜，纵剖面呈梯状排列，实心者少见。⑤气微，味淡（图5-3-7、图5-3-8）。

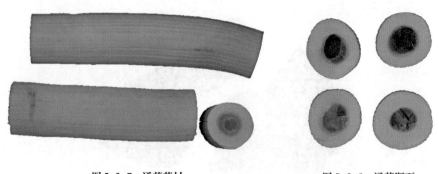

图5-3-7　通草药材　　　　　　　　　图5-3-8　通草断面

【显微鉴别】横切面：全部为薄壁细胞，椭圆形、类圆形或近多角形，外侧的细胞较小，纹孔明显，有的细胞含草酸钙簇晶，直径15~64μm。

【检查及含量测定】水分不得超过16.0%，总灰分不得超过8.0%。

【化学成分】含肌醇、灰分、脂肪、蛋白质、戊聚糖、糖醛酸等。

【性味功效】性微寒，味甘、淡。清热利尿，通气下乳。

技能训练

1. 实训目标

掌握苏木、鸡血藤、降香、皂角刺、沉香和通草的性状鉴别要点；掌握沉香的组织特征和鸡血藤的粉末特征；通过实训提升学生的职业素质和能力。

2. 准备工作

中药实训室，各药材标本、永久制片、粉末，试剂，显微镜，多媒体教学设备。

3. 训练过程

（1）教师示教

①性状鉴别

教师取苏木、鸡血藤、降香、皂角刺、沉香和通草的药材标本进行示讲，根据各药材形状、表面、断面特征鉴定药用部位，然后按下列顺序依次观察和描述。茎木类中药观察其形状、大小（粗细）、表面、颜色、质地、折断面及气味等。

②显微鉴别

a. 组织特征。教师取沉香的组织切片，在低倍镜下由外向内依次观察，内含物的特征可在高倍镜下观察，通过多媒体教学设备进行示讲。

b. 粉末特征。教师取鸡血藤的中药粉末少许，分别用水装片和水合氯醛溶液制片，通过多媒体教学设备进行示讲。

（2）学生训练　将学生分为每组 5 人，以小组为单位进行苏木、鸡血藤、降香、皂角刺、沉香和通草性状鉴别和显微鉴别的训练。每组的学生在训练过程中要有团队协作的精神，具备吃苦耐劳、任劳任怨、责任担当、遵守行规、诚实守信、专业形象的职业品质与道德，通过信息技术、创新思维来获得学习资料并能够有计划、自主性地学习，同时关注时政、善于沟通交流，成为具有社会责任与能力的专业技术人员。

（3）实训结束后，教师对各小组的训练过程进行分析与总结，并根据项目考核单进行考核（参照表 4-2-1 制定），提高学生专业技术水平和职业素质能力。

4. 实训报告

完成实训报告，并对本次实训的过程进行分析与小结。

任务四　桑寄生、槲寄生、石斛、铁皮石斛、桂枝和桑枝的鉴定

（任务目标）

1. 掌握桑寄生、槲寄生、石斛、铁皮石斛、桂枝和桑枝的来源、产地、采收加工与性状鉴别。

2. 掌握铁皮石斛、桑枝的显微鉴别，了解桑寄生、槲寄生、石斛和桂枝的显微鉴别。

3. 熟悉桑寄生、槲寄生、石斛、铁皮石斛、桂枝和桑枝的理化鉴别、检查、化学成分与性味功效。

必备知识

桑 寄 生
（Sangjisheng，TAXILLI HERBA）

【来源】 为桑寄生科植物桑寄生 *Taxillus chinensis* （DC.） Danser 的干燥带叶茎枝。

【产地】 主产于广东、广西、云南、贵州、四川、江西等地。

【采收加工】 冬季至次春采割，除去粗茎，切段，干燥，或蒸后干燥。

【性状鉴别】①茎枝呈圆柱形，长 3~4cm，直径 0.2~1cm；表面红褐色或灰褐色，具细纵纹，并有多数细小突起的棕色皮孔，嫩枝有的可见棕褐色茸毛；质坚硬，断面不整齐，皮部红棕色，木部色较浅。②叶多卷曲，具短柄；叶片展平后呈卵形或椭圆形，长 3~8cm，宽 2~5cm；表面黄褐色，幼叶被细茸毛，先端钝圆，基部圆形或宽楔形，全缘；革质。③气微，味涩（图 5-4-1）。

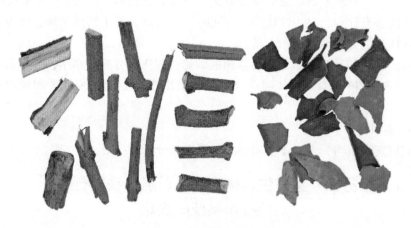

图 5-4-1　桑寄生药材

【显微鉴别】（1）茎横切面　①表皮细胞有时残存。②木栓层为 10 余列细胞，有的含棕色物。③皮层窄，老茎有石细胞群，薄壁细胞含棕色物。④中柱鞘部位有石细胞群和纤维束，断续环列。⑤韧皮部甚窄，射线散有石细胞。

⑥束内形成层明显。⑦木质部射线宽1~4列细胞，近髓部也可见石细胞；导管单个散列或2~3个相聚。⑧髓部有石细胞群，薄壁细胞含棕色物。⑨有的石细胞含草酸钙方晶或棕色物。

（2）粉末　黄棕色。①石细胞类方形、类圆形，偶有分枝，有的壁三面厚，一面薄，含草酸钙方晶。②纤维成束，直径约17μm。具缘纹孔导管、网纹导管及螺纹导管多见。③星状毛分枝碎片少见。

【检查及含量测定】取粗粉10g，加80%乙醇50mL，加热回流30min，滤过，滤液蒸干，残渣加热水10mL使溶解，滤过，滤液加乙醚振摇提取4次，每次15mL，弃去乙醚层，取下层水溶液，加醋酸铅饱和溶液至沉淀完全，滤过，滤液加乙醇10mL，加硫酸钠饱和溶液脱铅，滤过，滤液加三氯甲烷振摇提取3次，每次15mL，合并三氯甲烷液，浓缩至1mL。取浓缩液点于滤纸上，干后滴加碱性3，5-二硝基苯甲酸溶液（取二硝基苯甲酸试液与氢氧化钠试液各1mL，混合），不得显紫红色。

【化学成分】含槲皮素、槲皮苷、右旋儿茶酚等。

【性味功效】性平，味苦、甘。祛风湿，补肝肾，强筋骨，安胎元。

槲 寄 生
（Hujisheng，VISCI HERBA）

【来源】为桑寄生科植物槲寄生 *Viscum coloratum* （Komar.）Nakai 的干燥带叶茎枝。

【产地】主产于宁夏、甘肃、青海、台湾、广西等地。

【采收加工】冬季至次春采割，除去粗茎，切段，干燥，或蒸后干燥。

【性状鉴别】①茎枝呈圆柱形，2~5叉状分枝，长约30cm，直径0.3~1cm；表面黄绿色、金黄色或黄棕色，有纵皱纹；节膨大，节上有分枝或枝痕；体轻，质脆，易折断，断面不平坦，皮部黄色，木部浅黄色，有放射状纹理，髓部常偏向一边。②叶对生于枝梢，易脱落，无柄；叶片呈长椭圆状披针形，长2~7cm，宽0.5~1.5cm；先端钝圆，基部楔形，全缘；表面黄绿色，有细皱纹，主脉5出，中间3条明显；革质。③气微，味微苦，嚼之有黏性（图5-4-2、图5-4-3）。

【显微鉴别】（1）茎横切面　①表皮细胞长方形，外被黄绿色角质层，厚19~80μm；皮层较宽广，纤维数十个成束，微木化；老茎石细胞甚多，单个散在或数个成群，韧皮部较窄，老茎散有石细胞。②形成层不明显。③木质部散有纤维束；导管周围纤维甚多，并有少数异形细胞。④髓明显。⑤薄壁细胞含草酸钙簇晶和少数方晶。

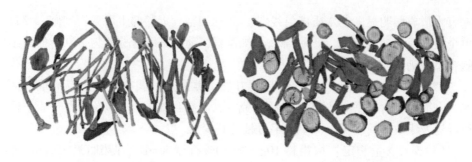

图 5-4-2　槲寄生药材　　　　　　　　图 5-4-3　槲寄生饮片

（2）茎粉末　淡黄色。①表皮碎片黄绿色，细胞类长方形，可见气孔。②纤维成束，直径 $10\sim34\mu m$，壁较厚，略成波状，微木化。③异形细胞形状不规则，壁较厚，微木化，胞腔大。④草酸钙簇晶直径 $17\sim45\mu m$；方晶较少，直径 $8\sim30\mu m$。⑤石细胞类方形、类多角形或不规则形，直径 $42\sim102\mu m$。

【检查及含量测定】杂质不得超过 2%，水分不得超过 12.0%，总灰分不得超过 9.0%，酸不溶性灰分不得超过 2.5%。用醇溶性浸出物测定法中的热浸法测定，稀乙醇浸出物不得少于 20.0%。高效液相色谱法测定，按干燥品计算，含紫丁香苷（$C_{17}H_{24}O_9$）不得少于 0.040%（饮片不得少于 0.025%）。

【化学成分】含三萜类、甾醇类、黄酮类、苷类、有机酸、微量元素等。

【性味功效】性平，味苦。祛风湿，补肝肾，强筋骨，安胎元。

石　斛

（Shihu，DENDROBII CAULIS）

【来源】为兰科植物金钗石斛 Dendrobium nobile Lindl. 、霍山石斛 Dendrobium huoshanense C. Z. Tang et S. J. Cheng、鼓槌石斛 Dendrobium chrysotoxum Lindl. 或流苏石斛 Dendrobium fimbriatum Hook. 的栽培品及其同属植物近似种的新鲜或干燥茎。

【产地】金钗石斛主产于台湾、湖北、广东、广西、四川、贵州、云南等地；霍山石斛主产于大别山区的安徽霍山；鼓槌石斛产于云南南部至西部等地；流苏石斛分布于广西、贵州、云南等地。

【采收加工】全年均可采收，鲜用者除去根和泥沙；干用者采收后，除去杂质，用开水略烫或烘软，再边搓边烘晒，至叶鞘搓净，干燥。霍山石斛 11 月至翌年 3 月采收，除去叶、根须及泥沙等杂质，洗净，鲜用，或加热除去叶鞘制成干条；或边加热边扭成螺旋状或弹簧状，干燥，称霍山石斛"枫斗"。

【性状鉴别】（1）鲜石斛　①呈圆柱形或扁圆柱形，长约 30cm，直径 0.4～1.2cm。②表面黄绿色，光滑或有纵纹，节明显，色较深，节上有膜质叶鞘。③肉质多汁，易折断。④气微，味微苦而回甜，嚼之有黏性。

（2）金钗石斛　①呈扁圆柱形，长 20~40cm，直径 0.4~0.6cm，节间长 2.5~3cm。②表面金黄色或黄中带绿色，有深纵沟。③质硬而脆。④断面较平坦而疏松，黄白色至黄褐色，有多数散在的筋脉点。⑤气微，味苦（图 5-4-4）。

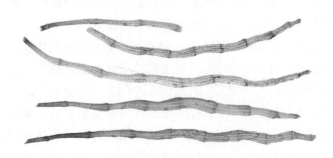

图 5-4-4　金钗石斛药材

（3）霍山石斛　①干条　呈直条状或不规则弯曲形，长 2~8cm，直径 1~4mm；表面淡黄绿色至黄绿色，偶有黄褐色斑块，有细纵纹，节明显，节上有的可见残留的灰白色膜质叶鞘；一端可见茎基部残留的短须根或须根痕，另一端为茎尖，较细；质硬而脆，易折断；断面平坦，灰黄色至灰绿色，略角质状；气微，味淡，嚼之有黏性。②鲜品　稍肥大；肉质，易折断；断面淡黄绿色至深绿色；气微，味淡，嚼之有黏性且少有渣。③枫斗　呈螺旋形或弹簧状，通常为 2~5 个旋纹，茎拉直后性状同干条。

（4）鼓槌石斛　①呈粗纺锤形，中部直径 1~3cm，具 3~7 节。②表面光滑，金黄色，有明显凸起的棱。③质轻而松脆。④断面海绵状。⑤气微，味淡，嚼之有黏性（图 5-4-5）。

（5）流苏石斛　①呈长圆柱形，长 20~150cm，直径 0.4~1.2cm，节明显，节间长 2~6cm。②表面黄色至暗黄色，有深纵槽。③质疏松。④断面平坦或呈纤维性。⑤味淡或微苦，嚼之有黏性（图 5-4-6）。

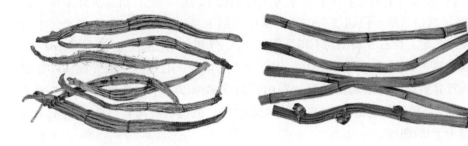

图 5-4-5　鼓槌石斛药材　　　　图 5-4-6　流苏石斛药材

【显微鉴别】1. 横切面

（1）金钗石斛　①表皮细胞1列，扁平，外被鲜黄色角质层。②基本组织细胞大小较悬殊，有壁孔，散在多数外韧维管束，排成7~8圈。③维管束外侧纤维束新月形或半圆形，其外侧薄壁细胞有的含类圆形硅质块，木质部有1~3个导管直径较大。④含草酸钙针晶细胞多见于维管束旁。

（2）霍山石斛　①表皮细胞1列，扁平，外壁及侧壁稍增厚，微木化，外被黄色或橘黄色角质层，有的外层可见无色的薄壁细胞组成的叶鞘层。②基本薄壁组织细胞多角形，大小相似，其间散在9~47个维管束，近维管束处薄壁细胞较小，维管束为有限外韧型，维管束鞘纤维群呈单帽状，偶成双帽状，纤维1~2列，外侧纤维直径通常小于内侧纤维，有的外侧小型薄壁细胞中含有硅质块。③草酸钙针晶束多见于近表皮处薄壁细胞或近表皮处维管束旁的薄壁细胞中。

（3）鼓槌石斛　①表皮细胞扁平，外壁及侧壁增厚，胞腔狭长形；角质层淡黄色。②基本组织细胞大小差异较显著。③多数外韧维管束略排成10~12圈。④木质部导管大小相似。⑤有的可见含草酸钙针晶束细胞。

（4）流苏石斛　①表皮细胞扁圆形或类方形，壁增厚或不增厚。②基本组织细胞大小相近或有差异，散列多数外韧维管束，略排成数圈。③维管束外侧纤维束新月形或呈帽状，其外缘小细胞有的含硅质块；内侧纤维束无或有，有的内外侧纤维束连接成鞘。④有的薄壁细胞中含草酸钙针晶束和淀粉粒。

2. 粉末　灰绿色或灰黄色。①角质层碎片黄色；表皮细胞表面观呈长多角形或类多角形，垂周壁连珠状增厚。②束鞘纤维成束或离散，长梭形或细长，壁较厚，纹孔稀少，周围具排成纵行的含硅质块的小细胞。③木纤维细长，末端尖或钝圆，壁稍厚。④网纹导管、梯纹导管或具缘纹孔导管直径12~50μm。⑤草酸钙针晶成束或散在。

【检查及含量测定】干石斛水分不得超过12.0%，干石斛总灰分不得超过5.0%（霍山石斛不得超过7.0%）。霍山石斛干品用醇溶性浸出物测定法中的热浸法测定，稀乙醇浸出物不得少于8.0%。气相色谱法测定，按干燥品计算，金钗石斛含石斛碱（$C_{16}H_{25}NO_2$）不得少于0.40%。通过测定吸光度，以标准曲线计算质量，按干燥品计算，霍山石斛含多糖以无水葡萄糖计，不得少于17.0%。高效液相色谱法测定，按干燥品计算，鼓槌石斛含毛兰素（$C_{18}H_{22}O_5$）不得少于0.030%。

【化学成分】含石斛碱、石斛胺、石斛次碱、石斛星碱等。

【性味功效】性微寒，味甘。益胃生津，滋阴清热。

铁 皮 石 斛

（Tiepishihu，DENDROBII OFFICINALIS CAULIS）

【来源】 为兰科植物铁皮石斛 *Dendrobium officinale* Kimura et Migo 的干燥茎。

【产地】 主产于安徽、浙江、云南、福建等地。

【采收加工】 11 月至翌年 3 月采收，除去杂质，剪去部分须根，边加热边扭成螺旋形或弹簧状，烘干；或切成段，干燥或低温烘干。前者习称“铁皮枫斗”（耳环石斛）；后者习称“铁皮石斛”。

【性状鉴别】 （1）铁皮枫斗　①呈螺旋形或弹簧状，通常为 2~6 个旋纹，茎拉直后长 3.5~8cm，直径 0.2~0.4cm。②表面黄绿色或略带金黄色，有细纵皱纹，节明显，节上有时可见残留的灰白色叶鞘；一端可见茎基部留下的短须根。③质坚实，易折断。④断面平坦，灰白色至灰绿色，略角质状。⑤气微，味淡，嚼之有黏性（图 5-4-7）。

（2）铁皮石斛　呈圆柱形的段，长短不等（图 5-4-8）。

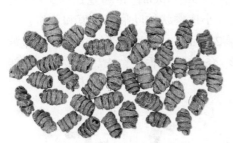

图 5-4-7　铁皮枫斗药材

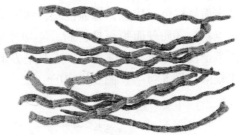

图 5-4-8　铁皮石斛（干条）药材

【显微鉴别】 横切面：①表皮细胞 1 列，扁平，外壁及侧壁稍增厚、微木化，外被黄色角质层，有的外层可见无色的薄壁细胞组成的叶鞘层。②基本薄壁组织细胞多角形，大小相似，其间散在多数维管束，略排成 4~5 圈，维管束外韧型，外围排列有厚壁的纤维束，有的外侧小型薄壁细胞中含有硅质块。③含草酸钙针晶束的黏液细胞多见于近表皮处。

【理化鉴别】 薄层色谱法：取粉末 1g，加三氯甲烷-甲醇（9:1）混合溶液 15mL，超声处理 20min，滤过，滤液作为供试品溶液。另取铁皮石斛对照药材 1g，同法制成对照药材溶液，吸取上述两种溶液各 2~5μL，分别点于同一硅胶 G 薄层板上，以甲苯-甲酸乙酯-甲酸（6:3:1）为展开剂，展开，取出，烘干，喷以 10% 硫酸乙醇溶液，在 95℃ 加热约 3min，置紫外线灯（365nm）下检视。供试品色谱中，在与对照药材色谱相应的位置上，显相同颜色的荧光斑点。

【检查及含量测定】水分不得超过12%，总灰分不得超过6.0%。用醇溶性浸出物测定法中的热浸法测定，乙醇浸出物不得少于6.5%。通过测定吸光度，以标准曲线计算质量，按干燥品计算，含铁皮石斛多糖以无水葡萄糖计，不得少于25.0%。高效液相色谱法测定，按干燥品计算，含甘露糖（$C_6H_{12}O_6$）应为13.0%~38.0%。

【化学成分】含石斛多糖、石斛碱、氨基酸等。

【性味功效】性微寒，味甘。益胃生津，滋阴清热。

桂 枝
（Guizhi，CINNAMOMI RAMULUS）

【来源】为樟科植物肉桂 Cinnamomum cassia Presl 的干燥嫩枝。

【产地】主产于广东、广西等地。

【采收加工】春、夏二季采收，除去叶，晒干，或切片后晒干。

【性状鉴别】①呈长圆柱形，多分枝，长30~75cm，粗端直径0.3~1cm。②表面红棕色至棕色，有纵棱线、细皱纹及小疙瘩状的叶痕、枝痕和芽痕，皮孔点状。③质硬而脆，易折断。④切片厚2~4mm，切面皮部红棕色，木部黄白色至浅黄棕色，髓部类圆形或略呈方形。⑤有特异香气，味甜、微辛，皮部味较浓（图5-4-9、图5-4-10）。

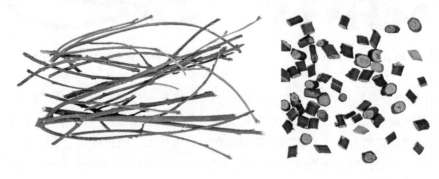

图5-4-9 桂枝药材   图5-4-10 桂枝切片

【显微鉴别】（1）横切面 ①表皮细胞1列，嫩枝有时可见单细胞非腺毛。②木栓细胞3~5列，最内侧1列细胞外壁增厚。③皮层有油细胞及石细胞散在。④中柱鞘石细胞群断续排列成环，并伴有纤维束。⑤韧皮部有分泌细胞和纤维散在。⑥形成层明显。⑦木质部射线宽1~2列细胞，含棕色物；导管单个散列或 2 至数个相聚；木纤维壁较薄，与木薄壁细胞不易区别。⑧髓部细胞壁略厚，木化。⑨射线细胞偶见细小草酸钙针晶。

（2）粉末　红棕色。①石细胞类方形或类圆形，直径 30~64μm，壁厚，有的一面菲薄。②韧皮纤维大多成束或单个散离，无色或棕色，梭状，有的边缘齿状突出，直径 12~40μm，壁甚厚，木化，孔沟不明显。③油细胞类圆形或椭圆形，直径 41~104μm。④木纤维众多，常成束，具斜纹孔或相交呈"十"字形。⑤木栓细胞黄棕色，表面观多角形，含红棕色物。⑥导管主为具缘纹孔，直径约至 76μm。

【检查及含量测定】水分不得超过 12.0%，总灰分不得超过 3.0%。用醇溶性浸出物测定法中的热浸法测定，乙醇浸出物不得少于 6.0%。高效液相色谱法测定，按干燥品计算，含桂皮醛（C_9H_8O）不得少于 1.0%。

【化学成分】含挥发油、反式桂皮酸、香豆素、鞣质等。

【性味功效】性温，味辛、甘。发汗解肌，温通经脉，助阳化气，平冲降气。

桑　枝
（Sangzhi，MORI RAMULUS）

【来源】为桑科植物桑 Morus alba L. 的干燥嫩枝。

【产地】主产于江苏、浙江、安徽、湖南、河北、四川等地。

【采收加工】春末夏初采收，去叶，晒干；或趁鲜切片，晒干。

【性状鉴别】①呈长圆柱形，少有分枝，长短不一，直径 0.5~1.5cm。②表面灰黄色或黄褐色，有多数黄褐色点状皮孔及细纵纹，并有灰白色略呈半圆形的叶痕和黄棕色的腋芽。③质坚韧，不易折断。④断面纤维性，切片厚 0.2~0.5cm，皮部较薄，木部黄白色，射线放射状，髓部白色或黄白色。⑤气微，味淡（图 5-4-11）。

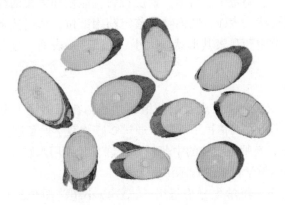

图 5-4-11　桑枝药材

【显微鉴别】粉末：灰黄色。①纤维较多，成束或散在，淡黄色或无色，略弯曲，直径 10~30μm，壁厚 5~15μm，弯曲处呈皱襞，胞腔甚细。②石细胞淡黄色，呈类圆形、类方形，直径 15~40μm，壁厚 5~20μm，胞腔小。③含晶厚壁细胞成群或散在，形状、大小与石细胞近似，胞腔内含草酸钙方晶 1~2 个。④草酸钙方晶存在于厚壁细胞中或散在，直径 5~20μm。⑤木栓细胞表面观呈多角形，垂周壁平直或弯曲。

【检查及含量测定】水分不得超过 11.0%（饮片不得超过 10.0%），总灰分不得超过 4.0%。用醇溶性浸出物测定法中的热浸法测定，乙醇浸出物不得少于 3.0%。

【化学成分】含鞣质、蔗糖、果糖、水苏糖、葡萄糖、麦芽糖等。

【性味功效】性平，味微苦。祛风湿，利关节。

技能训练

1. 实训目标

掌握桑寄生、槲寄生、石斛、铁皮石斛、桂枝和桑枝的性状鉴别要点；掌握铁皮石斛的组织特征和桑枝的粉末特征；通过实训提升学生的职业素质和能力。

2. 准备工作

中药实训室，各药材标本、永久制片、粉末，试剂，显微镜，多媒体教学设备。

3. 训练过程

（1）教师示教

①性状鉴别

教师取桑寄生、槲寄生、石斛、铁皮石斛、桂枝和桑枝的药材标本进行示讲，根据各药材形状、表面、断面特征鉴定药用部位，然后按下列顺序依次观察和描述。茎木类中药观察其形状、大小（粗细）、表面、颜色、质地、折断面及气味等。

②显微鉴别

a. 组织特征。教师取铁皮石斛的组织切片，在低倍镜下由外向内依次观察，内含物的特征可在高倍镜下观察，通过多媒体教学设备进行示讲。

b. 粉末特征。教师取桑枝的中药粉末少许，分别用水装片和水合氯醛溶液制片，通过多媒体教学设备进行示讲。

（2）学生训练　将学生分为每组 5 人，以小组为单位进行桑寄生、槲寄生、石斛、铁皮石斛、桂枝和桑枝性状鉴别和显微鉴别的训练。每组的学生在训练过程中要有团队协作的精神，具备吃苦耐劳、任劳任怨、责任担当、遵守行规、诚实守信、专业形象的职业品质与道德，通过信息技术、创新思维来获得学习资料并能够有计划、自主性地学习，同时关注时政、善于沟通交流，成为具有社会责任与能力的专业技术人员。

（3）实训结束后，教师对各小组的训练过程进行分析与总结，并根据项目考核单进行考核（参照表4-2-1制定），提高学生专业技术水平和职业素质。

4. 实训报告

完成实训报告，并对本次实训的过程进行分析与小结。

（思政小课堂）

"香港"与沉香的渊源

沉香，也称为莞香，自古以来便是名贵中药，珍稀收藏，文人雅士至宝。沉香是中国、日本、印度、东南亚以及中东国家和地区传统使用的香料，也是中国大量使用的重要名贵药材，在世界上已有上千年的应用历史。自古民间就有"沉檀龙麝"之说，沉香被誉为"万香之王""植物香的钻石"，被列为众香之首。

宋元时期，香港在行政上隶属广东东莞。从明代开始，香港岛南部的一个小港湾，很多香贩走水路将沉香运往九龙尖沙咀，再运往海外，由于大量沉香从小船上卸下等待大船转运，那弥漫四溢的香气穿透咸涩的海风，港口香气扑鼻，香料经过的地方地名多被带上一个"香"字，比如尖沙咀又叫香埠头，石排湾也叫香港仔。后来英国侵略军在香港南部登陆，经过香港村的时候问这是哪里？村民用当地的土话回答"香港"，英军遂将"Hong Kong"作为了全岛屿的名字。香港的名字是由于沉香通过香港这个地方转运到世界各地而得，香港自古以来便是中国的领土。

据说当时由香港转运的沉香，质量上乘，被称为"海南珍奇"，香港当地许多人也以生产沉香为业，香港与其生产的香料一起，名声大噪，逐渐为远近各地认可。不久，沉香被列为贡品，并造就了当时鼎盛的制香、运香业。自清康熙年间海禁迁界之后，沉香的生产和转运已经衰落，今香港地区只剩少量野生白木香树。

1997年香港回归之际，深港两地青年为了庆祝香港回归祖国怀抱，在深圳仙湖植物园按照祖国版图设计，共同种下了1997棵白木香树，这片树林名叫"香港回归纪念林"，两岸居民亲切地叫它"回归林"或"版图林"，回归林依山坡而建，占地面积近33000m²。如今"香港回归纪念林"长势良好，1997棵白木香已由原来的半米高长到五六米，墨绿诱人，对面是邓小平 1992 年在仙湖植物园亲手栽植的高山榕，如今也已是根深枝繁叶茂，共同见证了深港两地几十年来的时代巨变。

由于人们以前对沉香索取无度，导致其资源枯竭，瑞香科植物白木香树属于国家二级濒危树种。由于现代中药种植技术的科技化发展，我国南方省区已成功商业化种植白木香，为该资源的持续利用提供了基础。

我们应增强继承和发扬中医药文化的信心和具备爱国主义情怀。

项目思考

1. 简述木类中药组织切面的观察要点。
2. 木通与川木通有何区别？
3. 简述鸡血藤与大血藤性状鉴别要点。
4. 石斛常见的类型有哪些？其鉴别要点有哪些？
5. 桂枝和桑枝如何进行区分？

项目六 皮类中药鉴定

任务一 概述

任务目标

1. 了解皮类中药的定义。
2. 掌握皮类中药的性状鉴别和显微鉴别要点。

必备知识

皮类中药来源于裸子植物或被子植物（主要是双子叶植物）的茎干、枝条或根的形成层以外的部分。皮类中药由外向内有木栓层、皮层和韧皮部三部分。根据其来源部位不同，可分为干皮和根皮，其中以干皮入药为多。

一、性状鉴别

皮类中药因植物来源、入药部位、采集和加工干燥的方法不同，其外表形态特征也各不相同。主要观察皮类中药的形状、外表面、内表面、质地、折断面及气味等。

（一）形状

干皮指粗大老树上剥的皮，大多粗大而厚，呈长条状或板片状；枝皮呈细条状或卷筒状；根皮呈短片状或筒状。其形状常以如下语言描述。

1. 平坦状

皮片呈板片状，较平整，如黄柏、杜仲等。

2. 弯曲状

皮片多向内弯曲，常为较薄的干皮或枝皮，在干燥过程中，因内外层组织散失水分不同形成弯曲，由于弯曲程度不同，可分为以下几种。

（1）反曲状 皮片向外表面稍弯曲，皮的外层呈凹陷状，如石榴皮。

（2）槽状（半管状） 皮片两边向内方弯曲形如槽，如企边桂、合欢皮等。

（3）筒状（管状） 卷曲度大，皮片两边向内弯曲至两侧相接成管状，形如圆筒，常见于加工时抽去木心的皮类中药，如秦皮、牡丹皮等。

（4）单卷筒状 皮片一侧向内卷曲成筒，至两侧重叠，如肉桂、厚朴等。

（5）双卷筒状 皮片两侧各自向内方卷曲成双筒状，如厚朴。

（6）复卷筒状 几个单卷或双卷的皮重叠在一起呈筒状，如锡兰桂皮。

其中卷筒状、双卷筒状和复卷筒状是人为加工的，主要是为了便于贮藏和运输。

（二）外表面

观察其颜色，光滑或粗糙程度，有无裂纹、纵纹及皮孔等。外表面为皮的外面，多呈灰黑色、灰褐色、棕褐色或棕黄色。有的树干皮的外表面常有斑片状的地衣、苔藓等附生，呈现不同的颜色。有的外表面常有片状剥离的落皮层和纵横深浅不同的裂纹，有的具各种形状的突起物而使树皮表面呈现不同程度的粗糙。多数树皮可见横向皮孔，有的呈纵向延长，皮孔的边缘略突起，中央略向下凹。皮孔的形状、颜色、分布的密度常是皮类中药鉴别的特征之一。少数皮类中药的外表面有刺或有钉状物。有的皮类中药因木栓层已除去或部分除去而较光滑。

（三）内表面

观察其颜色、纹理粗细、有无油性等。

内表面的颜色差别较大，常呈红棕色、紫褐色、黄色、黄白色等。部分含油的皮类中药其内表面刻画后可见油痕，可根据油痕的情况并结合气味等，判断该药材的质量。一般较外表面色浅且平滑，或具有粗细不等的纵向皱纹，有的显网状纹理。

（四）折断面

皮类中药横向折断面的特征与各组织的组成及其排列方式密切相关，通常反映皮类中药组织构造特征，如纤维及石细胞的有无及其排列状态，淀粉粒、草酸钙结晶体的有无等。折断面常见的性状有以下几种。

1. 平坦状

组织中富含薄壁细胞但无纤维或石细胞群，折断面较平坦，如牡丹皮。

2. 颗粒状

组织中富含石细胞群，折断时呈颗粒状突起，如肉桂。

3. 纤维状

组织中富含纤维，折断时呈细纤维状或刺状物突出，如合欢皮、桑白皮等。

4. 层状

组织构造中纤维束和薄壁组织成环带状间隔排列，折断时形成明显的层片状，如苦楝皮、黄柏等。

5. 粉尘

有的皮类中药组织疏松，在折断时有粉尘散出，表示含有淀粉，如白鲜皮。

6. 胶丝

有的皮类中药在折断时有橡胶丝相连，如杜仲。

（五）气味

气味也是鉴别中药的重要方法，它和皮中所含成分有密切关系，有的中药外形相似，但气味却完全不同。例如，桂皮和肉桂外形相似，但肉桂味甜而微辛，桂皮味辛辣而凉。

二、显微鉴别

（一）组织特征

皮类中药的组织构造一般可分为周皮、皮层及韧皮部三部分，其中韧皮部（次生韧皮部）占极大部分。

1. 周皮

周皮包括木栓层、木栓形成层及栓内层三部分。木栓层细胞多整齐地径向排列成行，细胞呈扁平形，切向延长，壁薄，栓化或木化，含黄棕色或红棕色物质，有的细胞壁均匀或不均匀增厚并木化，有的具明显的壁孔或层纹，并强木化。木栓形成层细胞常为一列扁平薄壁细胞，在一般的皮类中药中不易区别。栓内层壁较薄，位于木栓形成层的内侧，径向排列成行，细胞壁不木栓化，不含红棕色物质，有的细胞中含叶绿体而显绿色，故又称为绿皮层。

2. 皮层

皮层多由薄壁细胞组成，略呈切向延长，可见细胞间隙，靠近周皮部分常分化成厚角组织。皮层中可见到纤维、石细胞和各种分泌组织，如油细胞、乳管、黏液细胞等。细胞内含物有淀粉粒和草酸钙结晶。

3. 韧皮部

韧皮部包括韧皮部束和射线两部分。

（1）韧皮部束　其外侧有的为初生韧皮部，筛管群常呈颓废状而皱缩，最外侧常有厚壁组织如纤维束、石细胞群，石细胞群伴纤维形成环带或断续的环带，也称为中柱鞘纤维。次生韧皮部占大部分，除筛管和伴胞外，常有厚壁组织、分泌组织等，应注意其分布位置、分布特点和细胞特征。有的薄壁细胞内常可见各种结晶体或淀粉粒。鉴别时注意观察纤维、石细胞的有无及其形状、壁的厚度、纹孔、木化程度、存在形式和排列情况，有无分泌组织、淀粉粒及草酸钙结晶等。

（2）射线　可分为髓射线和韧皮射线两种，由薄壁细胞构成，不木化，细胞中常含有淀粉粒和草酸钙结晶。髓射线较长，常呈弯曲状，外侧渐宽呈喇叭口状；韧皮射线较短。鉴别时注意观察射线的宽度和形状。

（二）粉末特征

皮类中药的粉末鉴别，应注意观察其细胞的形状、长度、宽度，细胞壁的厚度、壁孔和壁沟的情况，层纹清楚与否，以及细胞内含物等。

皮类中药的粉末中观察不到木质部及髓部的组织和细胞，如导管、管胞、木纤维、木薄壁细胞等。

任务二　厚朴、杜仲、秦皮、牡丹皮和香加皮的鉴定

任务目标

1. 理解厚朴、杜仲、秦皮、牡丹皮和香加皮来源、产地、采收加工与性状鉴别。

2. 掌握厚朴、秦皮的显微鉴别，了解杜仲、牡丹皮和香加皮的显微鉴别。

3. 熟悉厚朴、杜仲、秦皮、牡丹皮和香加皮的理化鉴别、检查、化学成分与性味功效。

厚　朴
（Houpo，MAGNOLIAE OFFICINALIS CORTEX）

【来源】为木兰科植物厚朴 *Magnolia officinalis* Rehd. et Wils. 或凹叶厚朴 *Magnolia officinalis* Rehd. et Wils. var. *biloba* Rehd. et Wils. 的干燥干皮、根皮及枝皮。

【产地】厚朴主产于四川、湖北、陕西、甘肃等地，习称"川朴"；凹叶厚朴主产于江苏、江西、安徽、浙江、福建、广西等地，习称"温朴"。

【采收加工】4~6月剥取，根皮和枝皮直接阴干；干皮置沸水中微煮后堆置阴湿处，"发汗"至内表面变紫褐色或棕褐色时，蒸软，取出，卷成筒状，干燥。

【性状鉴别】（1）干皮　①呈卷筒状或双卷筒状，长30~35cm，厚0.2~0.7cm，习称"筒朴"；近根部的干皮一端展开如喇叭口，长13~25cm，厚0.3~0.8cm，习称"靴筒朴"。②外表面灰棕色或灰褐色，粗糙，有时呈鳞片状，较易剥落，有明显椭圆形皮孔和纵皱纹，刮去粗皮者显黄棕色。③内表面紫棕色或深紫褐色，较平滑，具细密纵纹，划之显油痕。④质坚硬，不易折断。⑤断面颗粒性，外层灰棕色，内层紫褐色或棕色，有油性，有的可见小亮星。⑥气香，味辛辣、微苦（图6-2-1、图6-2-2）。

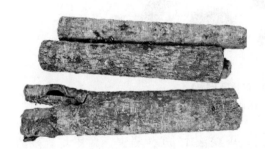

图6-2-1　厚朴药材

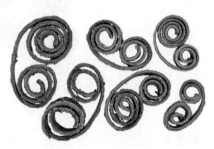

图6-2-2　厚朴断面

（2）根皮（根朴）　①呈单筒状或不规则块片，有的弯曲似鸡肠，习称"鸡肠朴"。②质硬，较易折断。③断面呈纤维性。

（3）枝皮（枝朴）　①呈单筒状，长10~20cm，厚0.1~0.2cm。②质脆，易折断。③断面呈纤维性。

【显微鉴别】（1）横切面　①木栓层为10余列细胞；有的可见落皮层。②皮层外侧有石细胞环带，内侧散有多数油细胞和石细胞群。③韧皮部射线宽1~3列细胞；纤维多数个成束；有油细胞散在。

（2）粉末　棕色。①纤维甚多，直径15~32μm，壁甚厚，有的呈波浪形或一边呈锯齿状，木化，孔沟不明显。②石细胞类方形、椭圆形、卵圆形或不规则分枝状，直径11~65μm，有时可见层纹。③油细胞椭圆形或类圆形，直径50~85μm，含黄棕色油状物（图6-2-3）。

【理化鉴别】取粗粉3g，加三氯甲烷30mL，回流30min，滤过。滤液供以下试验：①取三氯甲烷液5mL置试管中，在荧光灯下顶面观显紫色，侧面观

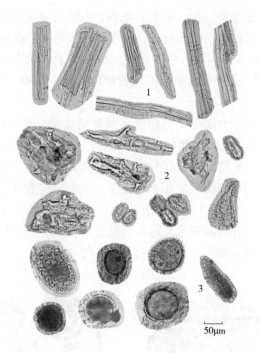

图 6-2-3 厚朴粉末特征
1—纤维 2—石细胞 3—油细胞

上面显黄绿色，下面显棕色。②取三氯甲烷液 15mL，蒸去三氯甲烷，残渣加 95% 乙醇 10mL 溶解，滤过，分别取滤液各 1mL，加 5% 三氯化铁甲醇溶液（1∶1）1 滴，显蓝黑色；加米伦试剂 1 滴，显棕色沉淀；加间苯三酚盐酸溶液 5 滴，显红色沉淀。

【检查及含量测定】水分不得超过 15.0%（饮片不得超过 10.0%），总灰分不得超过 7.0%（饮片不得超过 5.0%），酸不溶性灰分不得超过 3.0%。高效液相色谱法测定，按干燥品计算，含厚朴酚（$C_{18}H_{18}O_2$）与和厚朴酚（$C_{18}H_{18}O_2$）的总量不得少于 2.0%。

【化学成分】含挥发油、木脂素、厚朴酚、和厚朴酚、木兰箭毒碱、鞣质等。

【性味功效】性温，味苦、辛。燥湿消痰，下气除满。

杜 仲

（Duzhong，EUCOMMIAE CORTEX）

【来源】为杜仲科植物杜仲 *Eucommia ulmoides* Oliv. 的干燥树皮。

【产地】主产于贵州、四川、湖北等地，多为栽培。

【采收加工】4~6月剥取，刮去粗皮，堆置"发汗"至内皮呈紫褐色，晒干。

【性状鉴别】①呈板片状或两边稍向内卷，大小不一，厚0.3~0.7cm。②外表面淡棕色或灰褐色，有明显的皱纹或纵裂槽纹，有的树皮较薄，未去粗皮，可见明显的皮孔；内表面暗紫色，光滑。③质脆，易折断。④断面有细密、银白色、富弹性的橡胶丝相连。⑤气微，味稍苦（图6-2-4、图6-2-5）。

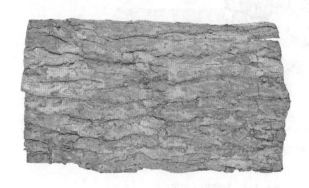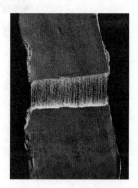

图6-2-4 杜仲药材　　　　　　　　　图6-2-5 杜仲断面

【显微鉴别】粉末：棕色。①橡胶丝成条或扭曲成团，表面显颗粒性。②石细胞甚多，大多成群，类长方形、类圆形、长条形或形状不规则，长约至180μm，直径20~80μm，壁厚，有的胞腔内含橡胶团块。③木栓细胞表面观多角形，直径15~40μm，壁不均匀增厚，木化，有细小纹孔；侧面观长方形，壁三面增厚，一面薄，孔沟明显（图6-2-6）。

【理化鉴别】（1）取粉末1g，加三氯甲烷10mL，浸渍2h，滤过。滤液挥干，加乙醇1mL，产生具弹性的胶膜。

（2）在紫外线灯下，外表面显暗紫褐色荧光，内表面显黄棕色荧光，断面显紫色荧光。

【检查及含量测定】饮片水分不得超过13.0%，总灰分不得超过10.0%。用醇溶性浸出物测定法中的热浸法测定，75%乙醇浸出物不得少于11.0%（饮片不得少于12.0%）。高效液相色谱法测定，含松脂醇二葡萄糖苷（$C_{32}H_{42}O_{16}$）不得少于0.10%。

【化学成分】含杜仲酸、杜仲胶、生物碱、绿原酸、树脂等。

【性味功效】性温，味甘。补肝肾，强筋骨，安胎。

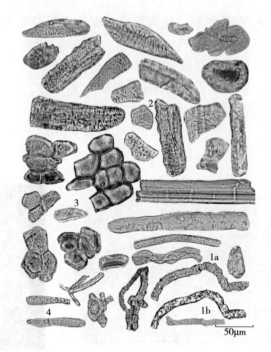

图 6-2-6 杜仲粉末特征

1—橡胶丝（1a—可见光下，1b—偏光镜下） 2—石细胞 3—木栓细胞 4—筛管分子

秦　皮

（Qinpi，FRAXINI CORTEX）

【来源】　为木樨科植物苦枥白蜡树 *Fraxinus rhynchophylla* Hance、白蜡树 *Fraxinus chinensis* Roxb.、尖叶白蜡树 *Fraxinus szaboana* Lingelsh. 或宿柱白蜡树 *Fraxinus stylosa* Lingelsh. 的干燥枝皮或干皮。

【产地】　主产于辽宁、黑龙江、吉林、河南、陕西、河北、四川等地。

【采收加工】　春、秋二季剥取，晒干。

【性状鉴别】　（1）枝皮　①呈卷筒状或槽状，长 10～60cm，厚 0.15～0.3cm。②外表面灰白色、灰棕色至黑棕色或相间呈斑状，平坦或稍粗糙，并有灰白色圆点状皮孔及细斜皱纹，有的具分枝痕；内表面黄白色或棕色，平滑。③质硬而脆。④断面纤维性，黄白色。⑤气微，味苦。

（2）干皮　①为长条状块片，厚 0.3～0.6cm。②外表面灰棕色，具龟裂状沟纹及红棕色圆形或横长的皮孔。③质坚硬。④断面纤维性较强，易成层剥离，呈裂片状。

【显微鉴别】　横切面：①木栓层为 5～10 列细胞。②栓内层为数列多角形厚角细胞。③皮层较宽，纤维及石细胞单个散在或成群。④中柱鞘部位有石细胞及纤维束组成的环带，偶有间断。⑤韧皮部射线宽1~3列细胞；纤维束及少数石细胞成层状排列，中间贯穿射线，形成"井"字形。⑥薄壁细胞含草酸钙砂晶。

【理化鉴别】（1）取秦皮，加热水浸泡，浸出液在日光下可见碧蓝色荧光。

（2）取粉末1g，加95%乙醇10mL，置水浴上回流10min，滤过，取滤液2滴置于试管中，加水10mL稀释，在反射光下显天蓝色荧光；取滤液1mL，加1%三氯化铁试液2~3滴，显暗绿色，再加氨试液3滴与水6mL，摇匀，对光观察，显深红色。

【检查及含量测定】水分不得超过7.0%，总灰分不得超过8.0%（饮片不得超过6.0%）。用醇溶性浸出物测定法中的热浸法测定，乙醇浸出物不得少于8.0%（饮片不得少于10.0%）。高效液相色谱法测定，按干燥品计算，含秦皮甲素（$C_{15}H_{16}O_9$）和秦皮乙素（$C_9H_6O_4$）的总量不得少于1.0%（饮片不得少于0.80%）。

【化学成分】含香豆素类、鞣制、皂苷、油等。

【性味功效】性寒，味苦、涩。清热燥湿，收涩止痢，止带，明目。

牡 丹 皮
（Mudanpi，MOUTAN CORTEX）

【来源】为毛茛科植物牡丹 *Paeonia suffruticosa* Andr. 的干燥根皮。

【产地】主产于安徽、四川、河南、山东等地。

【采收加工】秋季采挖根部，除去细根和泥沙，剥取根皮，晒干，习称"连丹皮"；或刮去粗皮，除去木心，晒干，习称"刮丹皮"。

【性状鉴别】（1）连丹皮 ①呈筒状或半筒状，有纵剖开的裂缝，略向内卷曲或张开，长5~20cm，直径0.5~1.2cm，厚0.1~0.4cm。②外表面灰褐色或黄褐色，有多数横长皮孔样突起和细根痕，栓皮脱落处粉红色；内表面淡灰黄色或浅棕色，有明显的细纵纹，常见发亮的结晶（丹皮酚）。③质硬而脆，易折断。④断面较平坦，淡粉红色，粉性。⑤气芳香，味微苦而涩（图6-2-7、图6-2-8）。

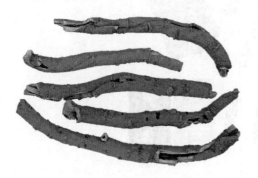

图6-2-7 连丹皮药材

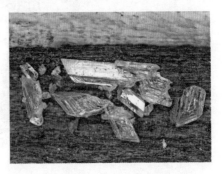

图6-2-8 连丹皮结晶

（2）刮丹皮　外表面有刮刀削痕，外表面红棕色或淡灰黄色，有时可见灰褐色斑点状残存外皮（图6-2-9）。

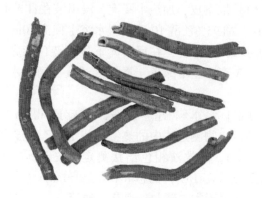

图6-2-9　刮丹皮药材

【显微鉴别】粉末：淡红棕色。①淀粉粒甚多，单粒类圆形多角形，直径3~16μm，脐点点状、裂缝状或飞鸟状；复粒由2~6分粒组成。②草酸钙簇晶直径9~45μm，有时含晶细胞连接，簇晶排列成行，或一个细胞含数个簇晶。③连丹皮可见木栓细胞长方形，壁稍厚，浅红色（图6-2-10）。

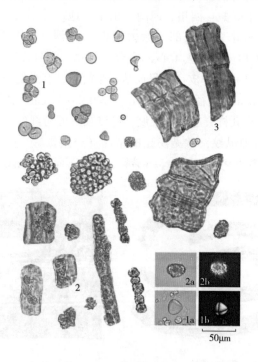

图6-2-10　牡丹皮粉末特征

1—淀粉粒（1a—可见光下，1b—偏光镜下）　2—草酸钙簇晶（2a—可见光下，2b—偏光镜下）　3—木栓细胞

【理化鉴别】（1）取粉末 0.15g，加无水乙醇 25mL，振摇数分钟，滤过。取滤液 1mL，用无水乙醇稀释至 25mL，在 274nm 波长处，有最大吸收。

（2）取粉末进行微量升华，升华物在显微镜下呈长柱形、针状、羽状结晶，于结晶上滴加三氯化铁醇溶液，则结晶溶解而显暗紫色。

【检查及含量测定】水分不得超过 13.0%，总灰分不得超过 5.0%。用醇溶性浸出物测定法中的热浸法测定，乙醇浸出物不得少于 15.0%。高效液相色谱法测定，按干燥品计算，含丹皮酚不得少于 1.2%。

【化学成分】含丹皮酚、芍药苷、挥发油、苯甲酸、苯甲酰芍药苷等。

【性味功效】性微寒，味苦、辛。清热凉血，活血化瘀。

香加皮
（Xiangjiapi，PERIPLOCAE CORTEX）

【来源】为萝藦科植物杠柳 *Periploca sepium* Bge. 的干燥根皮。

【产地】主产于山西、河南、河北、山东、四川、甘肃、湖南等地。

【采收加工】春、秋二季采挖，剥取根皮，晒干。

【性状鉴别】①呈卷筒状或槽状，少数呈不规则的块片状，长 3~10cm，直径 1~2cm，厚 0.2~0.4cm。②外表面灰棕色或黄棕色，栓皮松软常呈鳞片状，易剥落；内表面淡黄色或淡黄棕色，较平滑，有细纵纹。③体轻，质脆，易折断。④断面不整齐，黄白色。⑤有特异香气，味苦（图 6-2-11）。

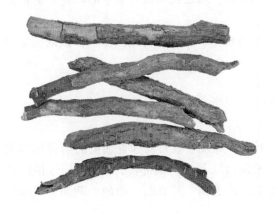

图 6-2-11　香加皮药材

【显微鉴别】粉末：淡棕色。①草酸钙方晶直径 9~20μm。②石细胞长方形或类多角形，直径 24~70μm。③乳管含无色油滴状颗粒。④木栓细胞棕黄色，呈多角形。⑤淀粉粒甚多，单粒类圆形或长圆形，直径 3~11μm，复粒由 2~6 分粒组成。

【理化鉴别】（1）取粉末 10g，置 250mL 烧瓶中，加水 150mL，加热蒸馏，馏出液具特异香气，收集馏出液 10mL，分置两支试管中。一管中加 1%三氯化铁溶液 1 滴，即显红棕色；另一管中加硫酸肼饱和溶液 5mL 与醋酸钠结晶少量，稍加热，放冷，生成淡黄绿色沉淀，置紫外线灯（365nm）下观察，显强烈的黄色荧光。

（2）取粉末 1g，加乙醇 10mL，加热回流 1h，滤过，滤液置 25mL 量瓶中，加乙醇至刻度，摇匀，精密量取 1mL，置 20mL 量瓶中，加乙醇至刻度，摇匀，照紫外–可见分光光度法测定，在 278nm 的波长处有最大光吸收。

【检查及含量测定】水分不得超过 13.0%，总灰分不得超过 10.0%，酸不溶性灰分不得超过 4.0%。用醇溶性浸出物测定法中的热浸法测定，稀乙醇浸出物不得少于 20.0%。高效液相色谱法测定，于 60℃干燥 4h，含 4-甲氧基水杨醛（$C_8H_8O_3$）不得少于 0.20%。

【化学成分】含强心苷、杠柳毒苷、葡萄糖苷等。

【性味功效】性温，味辛、苦。利水消肿，祛风湿，强筋骨。

技能训练

1. 实训目标

掌握厚朴、杜仲、秦皮、牡丹皮和香加皮的性状鉴别要点；掌握秦皮的组织特征和厚朴的粉末特征；通过实训提升学生的职业素质和能力。

2. 准备工作

中药实训室，各药材标本、永久制片、粉末，试剂，显微镜，多媒体教学设备。

3. 训练过程

（1）教师示教

①性状鉴别

教师取厚朴、杜仲、秦皮、牡丹皮和香加皮的药材标本进行示讲，根据各药材形状、表面、断面特征鉴定药用部位，然后按下列顺序依次观察和描述。皮类中药观察其形状、内表面、外表面、质地、断面、气味等，包括茎皮、枝皮或根皮等部位。

②显微鉴别

a. 组织特征。教师取秦皮的组织切片，在低倍镜下由外向内依次观察，内含物的特征可在高倍镜下观察，通过多媒体教学设备进行示讲。

b. 粉末特征。教师取厚朴的中药粉末少许，分别用水装片和水合氯醛溶液制片，通过多媒体教学设备进行示讲。

（2）学生训练 将学生分为每组 5 人，以小组为单位进行厚朴、杜仲、秦皮、牡丹皮和香加皮性状鉴别和显微鉴别的训练。每组的学生在训练过程中要有团队协作的精神，具备吃苦耐劳、任劳任怨、责任担当、遵守行规、诚实守信、专业形象的职业品质与道德，通过信息技术、创新思维来获得学习资料并能够有计划、自主性地学习，同时关注时政、善于沟通交流，成为具有社会责任与能力的专业技术人员。

（3）实训结束后，教师对各小组的训练过程进行分析与总结，并根据项目考核单进行考核（参照表 4-2-1 制定），提高学生专业技术水平和职业素质。

4. 实训报告

完成实训报告，并对本次实训的过程进行分析与小结。

任务三 黄柏、关黄柏、白鲜皮、地骨皮和桑白皮的鉴定

任务目标

1. 理解黄柏、关黄柏、白鲜皮、地骨皮和桑白皮来源、产地、采收加工与性状鉴别。

2. 掌握黄柏、白鲜皮的显微鉴别，了解关黄柏、地骨皮和桑白皮的显微鉴别。

3. 熟悉黄柏、关黄柏、白鲜皮、地骨皮和桑白皮的理化鉴别、检查、化学成分与性味功效。

黄　柏
（Huangbo，PHELLODENDRI CHINENSIS CORTEX）

【来源】为芸香科植物川黄檗（俗称黄皮树）*Phellodendron chinense* Schneid. 的干燥树皮，习称"川黄柏"。

【产地】主产于四川、贵州、湖北、云南等地。

【采收加工】剥取树皮后，除去粗皮，晒干。

【性状鉴别】①呈板片状或浅槽状，长宽不一，厚 0.1~0.6cm。②外表面黄褐色或黄棕色，平坦或具纵沟纹，有的可见皮孔痕及残存的灰褐色粗皮；内表面暗黄色或淡棕色，具细密的纵棱纹。③体轻，质硬。④断面纤维性，呈裂片状分层，深黄色。⑤气微，味极苦，嚼之有黏性（图 6-3-1、图 6-3-2）。

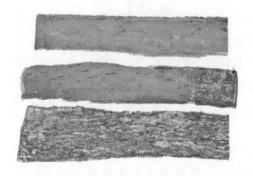

图 6-3-1　黄柏药材

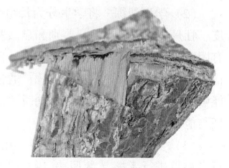

图 6-3-2　黄柏断面

【显微鉴别】粉末：鲜黄色。①纤维鲜黄色，直径 16~38μm，常成束，周围细胞含草酸钙方晶，形成晶纤维；含晶细胞壁木化增厚。②石细胞鲜黄色，类圆形或纺锤形，直径 35~128μm，有的呈分枝状，枝端锐尖，壁厚，层纹明显；有的可见大型纤维状的石细胞，长可达 900μm。③草酸钙方晶众多（图 6-3-3）。

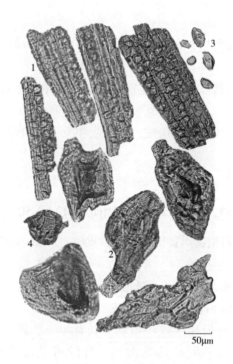

图 6-3-3　黄柏粉末特征

1—晶纤维　2—石细胞　3—草酸钙方晶　4—黏液细胞

【理化鉴别】（1）取粉末 1g，加乙醚 10mL，振摇后，滤过，滤液挥干，残渣加冰醋酸 1mL 使溶解，再加硫酸 1 滴，放置，溶液显紫棕色。

（2）取粉末 0.5g，加甲醇 10mL，水浴温热数分钟，放冷，滤过，取滤液 1mL，加稀盐酸 1mL 与漂白粉少量，显樱红色。

【检查及含量测定】水分不得超过 12.0%，总灰分不得超过 8.0%。用醇溶性浸出物测定法中的冷浸法测定，稀乙醇浸出物不得少于 14.0%。高效液相色谱法测定，按干燥品计算，含小檗碱以盐酸小檗碱（$C_{20}H_{17}NO_4 \cdot HCl$）计，不得少于 3.0%；含黄柏碱以盐酸黄柏碱（$C_{20}H_{23}NO_4 \cdot HCl$）计，不得少于 0.34%。

【化学成分】含小檗碱、黄柏碱、木兰花碱、掌叶防己碱等。

【性味功效】性寒，味苦。清热燥湿，泻火除蒸，解毒疗疮。

关 黄 柏

（Guanhuangbo，PHELLODENDRI AMURENSIS CORTEX）

【来源】为芸香科植物黄檗 *Phellodendron amurense* Rupr. 的干燥树皮。

【产地】主产于吉林、辽宁、黑龙江、河北等地。

【采收加工】剥取树皮，除去粗皮，晒干。

【性状鉴别】①呈板片状或浅槽状，长宽不一，厚 0.2~0.4cm。②外表面黄绿色或淡棕黄色，较平坦，有不规则的纵裂纹，皮孔痕小而少见，偶有灰白色的粗皮残留；内表面黄色或黄棕色。③体轻，质较硬。④断面鲜黄色或黄绿色，纤维性，有的呈裂片状分层，鲜黄色或黄绿色。⑤气微，味极苦，嚼之有黏性（图 6-3-4、图 6-3-5）。

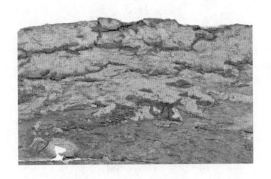

图 6-3-4 关黄柏表面

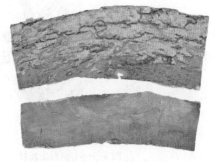

图 6-3-5 关黄柏药材

【显微鉴别】粉末：绿黄色或黄色。①纤维鲜黄色，直径 16~38μm，常成束，周围细胞含草酸钙方晶，形成晶纤维；含晶细胞壁木化增厚。②石细胞鲜黄色，类圆形或纺锤形，直径 35~80μm，有的呈分枝状，壁厚，层纹明显。

③草酸钙方晶直径约 24μm。

【理化鉴别】取粉末约 1g，加乙醚 10mL，振摇后，滤过，滤液挥干，残渣加乙酸 1mL 溶解，再加硫酸 1 滴，放置，溶液显紫棕色。

【检查及含量测定】水分不得超过 11.0%，总灰分不得超过 9.0%。用醇溶性浸出物测定法中的热浸法测定，60% 乙醇浸出物不得少于 17.0%。高效液相色谱法测定，按干燥品计算，含盐酸小檗碱不得少于 0.60%，盐酸巴马汀（$C_{21}H_{22}NO_4 \cdot HCl$）不得少于 0.30%。

【化学成分】含小檗碱、黄柏碱、掌叶防己碱、黄柏酮、黄柏内酯等。

【性味功效】性寒，味苦。清热燥湿，泻火除蒸，解毒疗疮。

白 鲜 皮
（Baixianpi，DICTAMNI CORTEX）

【来源】为芸香科植物白鲜 *Dictamnus dasycarpus* Turcz. 根皮。

【产地】主产于辽宁、山东、河北、四川等地。

【采收加工】春、秋二季采挖根部，除去泥沙和粗皮，剥取根皮，干燥。

【性状鉴别】①呈卷筒状，长 5~15cm，直径 1~2cm，厚 0.2~0.5cm。②外表面灰白色或淡灰黄色，具细纵皱纹和细根痕，常有突起的颗粒状小点；内表面类白色，有细纵纹。③质脆，折断时有粉尘飞扬。④断面类白色，不平坦，略呈层片状，剥去外层，迎光可见闪烁的小亮点。⑤有羊膻气，味微苦（图 6-3-6、图 6-3-7）。

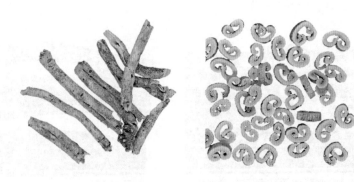

图 6-3-6 白鲜皮药材　　　　　　图 6-3-7 白鲜皮断面

【显微鉴别】横切面：①木栓层为 10 余列细胞。②栓内层狭窄，纤维多单个散在，黄色，直径 25~100μm，壁厚，层纹明显。③韧皮部宽广，射线宽 1~3 列细胞；纤维单个散在。④薄壁组织中有多数草酸钙簇晶，直径 5~30μm。

【理化鉴别】取粉末 1g，加甲醇 20mL，超声处理 30min，滤过，滤液蒸干，残渣加甲醇 1mL 溶解，作为供试品溶液。

【检查及含量测定】水分不得超过 14.0%。用水溶性浸出物测定法中的冷浸法测定，浸出物不得少于 20.0%。高效液相色谱法测定，按干燥品计算，含梣酮（$C_{14}H_{16}O_3$）不得少于 0.050%，黄柏酮（$C_{26}H_{34}O_7$）不得少于 0.15%。

【化学成分】含白鲜碱、谷甾醇、黄柏酮、葫芦巴碱、胆碱、梣酮。

【性味功效】性寒，味苦。清热燥湿，祛风解毒。

地 骨 皮
（Digupi，LYCII CORTEX）

【来源】为茄科植物枸杞 *Lycium chinense* Mill. 或宁夏枸杞 *Lycium barbarum* L. 的干燥根皮。

【产地】枸杞主产于河北、河南、山西、陕西等地，多为野生；宁夏枸杞主产于宁夏、甘肃等地。

【采收加工】春初或秋后采挖根部，洗净，剥取根皮，晒干。

【性状鉴别】①呈筒状或槽状，长 3 ~ 10cm，宽 0.5 ~ 1.5cm，厚 0.1 ~ 0.3cm。②外表面灰黄色至棕黄色，粗糙，有不规则纵裂纹，易成鳞片状剥落；内表面黄白色至灰黄色，较平坦，有细纵纹。③体轻，质脆，易折断。④断面不平坦，外层黄棕色，内层灰白色。⑤气微，味微甘而后苦（图 6-3-8）。

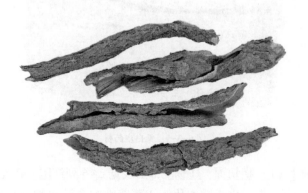

图 6-3-8 地骨皮药材

【显微鉴别】横切面：①木栓层为 4 ~ 10 余列细胞，其外有较厚的落皮层。②韧皮射线大多宽 1 列细胞；纤维单个散在或 2 至数个成束。③薄壁细胞含草酸钙砂晶，并含多数淀粉粒。

【理化鉴别】（1）药材断面置紫外线灯下观察，外面木栓层呈棕色，韧皮部呈淡蓝色荧光（陈旧的药材呈淡黄色荧光）。

（2）粉末的 5% 水浸液或碱性水浸液均显深污绿色荧光。粉末的 70% 乙醇提取液在紫外线灯下观察，显淡蓝色荧光。

【检查及含量测定】水分不得超过 11.0%，总灰分不得超过 11.0%，酸不溶性灰分不得超过 3.0%。

【化学成分】含桂皮酸、亚油酸、亚麻酸、蜂花酸、枸杞酰胺等。

【性味功效】性寒，味甘。凉血除蒸，清肺降火。

桑 白 皮
（Sangbaipi，MORI CORTEX）

【来源】为桑科植物桑 *Morus alba* L. 的干燥根皮。

【产地】主产于安徽、河南、浙江、江苏、湖南等地。

【采收加工】秋末叶落时至次春发芽前采挖根部，刮去黄棕色粗皮，纵向剖开，剥取根皮，晒干。

【性状鉴别】①呈扭曲的卷筒状、槽状或板片状，长短宽窄不一，厚 0.1~0.4cm。②外表面白色或淡黄白色，较平坦，有的残留橙黄色或棕黄色鳞片状粗皮；内表面黄白色或灰黄色，有细纵纹。③体轻，质韧，纤维性强，难折断，易纵向撕裂，撕裂时有粉尘飞扬。④气微，味微甘（图6-3-9）。

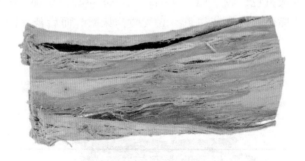

图6-3-9 桑白皮药材

【显微鉴别】（1）横切面 ①韧皮部射线宽 2~6 列细胞。②乳管散有。③纤维单个散在或成束，非木化或微木化。④薄壁细胞含淀粉粒，有的细胞含草酸钙方晶。⑤较老的根皮中，散在夹有石细胞的厚壁细胞群，胞腔大多含方晶。

（2）粉末 灰黄色。①纤维甚多，多碎断，直径 13~26μm，壁厚，非木化至微木化。②草酸钙方晶直径 11~32μm。③石细胞类圆形、类方形或形状不规则，直径 22~52μm，壁较厚或极厚，纹孔和孔沟明显，胞腔内有的含方晶。④含晶厚壁细胞。⑤淀粉粒甚多，单粒类圆形，直径 4~16μm，复粒由 2~8 分粒组成。

【理化鉴别】（1）取粉末 0.2g，加乙醇 8mL，水浴加热 5min，滤过。取滤液 2mL，加镁粉少许混匀，滴加浓盐酸数滴，溶液呈樱红色，并有气泡产生。

（2）取粗粉 5g，加苯 20mL 回流提取 15min，滤过。滤液蒸干，残渣用少量三氯甲烷溶解于小试管中，加冰醋酸 1mL，沿试管壁缓缓加入浓硫酸 1mL 使溶液成两层，两液界面显红色环。

【检查及含量测定】水分不得超过 10.0%。

【化学成分】含黄酮类衍生物、桦皮酸、香豆素类化合物等。

【性味功效】性寒，味甘。泻肺平喘，利水消肿。

技能训练

1. 实训目标

掌握黄柏、关黄柏、白鲜皮、地骨皮和桑白皮的性状鉴别要点；掌握白鲜皮的组织特征和黄柏的粉末特征；通过实训提升学生的职业素质和能力。

2. 准备工作

中药实训室，各药材标本、永久制片、粉末，试剂，显微镜，多媒体教学设备。

3. 训练过程

（1）教师示教

①性状鉴别

教师取黄柏、关黄柏、白鲜皮、地骨皮和桑白皮的药材标本进行示讲，根据各药材形状、表面、断面特征鉴定药用部位，然后按下列顺序依次观察和描述。皮类中药观察其形状、内表面、外表面、质地、断面、气味等，包括茎皮、枝皮或根皮等部位。

②显微鉴别

a. 组织特征。教师取白鲜皮的组织切片，在低倍镜下由外向内依次观察，内含物的特征可在高倍镜下观察，通过多媒体教学设备进行示讲。

b. 粉末特征。教师取黄柏的中药粉末少许，分别用水装片和水合氯醛溶液制片，通过多媒体教学设备进行示讲。

（2）学生训练　将学生分为每组 5 人，以小组为单位进行黄柏、关黄柏、白鲜皮、地骨皮和桑白皮性状鉴别和显微鉴别的训练。每组的学生在训练过程中要有团队协作的精神，具备吃苦耐劳、任劳任怨、责任担当、遵守行规、诚实守信、专业形象的职业品质与道德，通过信息技术、创新思维来获得学习资料并能够有计划、自主性地学习，同时关注时政、善于沟通交流，成为具有社会责任与能力的专业技术人员。

（3）实训结束后，教师对各小组的训练过程进行分析与总结，并根据项目考核单进行考核（参照表4-2-1制定），提高学生专业技术水平和职业素质。

4. 实训报告

完成实训报告，并对本次实训的过程进行分析与小结。

任务四　肉桂、合欢皮、土荆皮、苦楝皮和五加皮的鉴定

任务目标

1. 理解肉桂、合欢皮、土荆皮、苦楝皮和五加皮来源、产地、采收加工与性状鉴别。

2. 掌握肉桂、五加皮的显微鉴别，了解合欢皮、土荆皮和苦楝皮的显微鉴别。

3. 熟悉肉桂、合欢皮、土荆皮、苦楝皮和五加皮的理化鉴别、检查、化学成分与性味功效。

肉　桂

（Rougui，CINNAMOMI CORTEX）

【来源】为樟科植物肉桂 Cinnamomum cassia Presl 的干燥树皮。

【产地】主产于广东、广西、福建等地。

【采收加工】每年分两期采收，分别为 4~5 月和 9~10 月，以第二期产量大，香气浓，质量佳。采收时选取适龄肉桂树，按一定的长度、宽度剥下树皮，放于阴凉处，按各种规格修整，或置于木制的"桂夹"内压制成型，阴干或先放置阴凉处 2~3d 后，于弱光下晒干。根据采收加工方法不同，有如下加工品。

（1）企边桂　为剥取 10 年生以上的干皮，将两端削成斜面，突出桂心，夹在木制的凹凸板中间，压成两侧向内卷曲的浅槽状。

（2）桂通（官桂）　为剥取栽培 5~6 年生幼树的干皮和粗枝皮，或老树枝皮，不经压制，自然卷曲，呈筒状。

（3）板桂　剥取老年树最下部近地面的干皮，夹在木制的桂夹内，晒至九成干，经纵横堆叠，压制，约一个月完全干燥，成为扁平板状。

（4）桂碎　在桂皮加工过程中产生的碎块。

【性状鉴别】①呈槽状或卷筒状，长 30~40cm，宽或直径 3~10cm，厚 0.2~0.8cm。②外表面灰棕色，稍粗糙，有不规则的细皱纹和横向突起的皮孔，有的可见灰白色的斑纹；内表面红棕色，略平坦，有细纵纹，划之显油痕。③质硬而脆，易折断。④断面不平坦，外层棕色而较粗糙，内层红棕色而油润，两层间有一条黄棕色的线纹。⑤气香浓烈，味甜、辣（图6-4-1）。

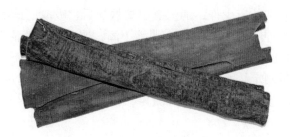

图 6-4-1　肉桂药材

【显微鉴别】（1）横切面　①木栓层为数列细胞，最内层细胞外壁增厚，木化。②皮层散有石细胞和分泌细胞。③中柱鞘部位有石细胞群，断续排列成环，外侧伴有纤维束，石细胞通常外壁较薄。④韧皮部射线宽 1~2 列细胞，含细小草酸钙针晶；纤维常 2~3 个成束；油细胞随处可见。⑤薄壁细胞含淀粉粒。

（2）粉末　红棕色。①纤维大多单个散在，长梭形，长 195~920μm，直径约至 50μm，壁厚，木化，纹孔不明显。②石细胞类方形或类圆形，直径 32~88μm，壁厚，有的一面薄。③油细胞类圆形或长圆形，直径 45~10μm。④草酸钙针晶细小，散在于射线细胞中。⑤木栓细胞多角形，含红棕色物（图 6-4-2）。

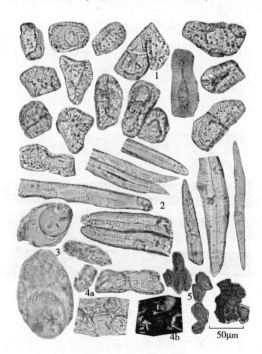

图 6-4-2　肉桂粉末特征

1—石细胞　2—纤维　3—油细胞　4—草酸钙针晶（4a—可见光下，4b—偏光镜下）　5—木栓细胞

【理化鉴别】取粉末少许，加三氯甲烷振摇后，吸取三氯甲烷液 2 滴，于载玻片上，待干，再加 10%的盐酸苯肼液 1 滴，加盖玻片置显微镜下观察，可见桂皮醛苯腙的杆状结晶析出。

【检查及含量测定】水分不得超过 15.0%，总灰分不得超过 5.0%。挥发油不得少于 1.2%。高效液相色谱法测定，按干燥品计算，含桂皮醛不得少于 1.5%。

【化学成分】含挥发油、鞣质、黏液、树脂等。

【性味功效】性大热，味辛、甘。补火助阳，引火归元，散寒止痛，温通经脉。

合 欢 皮
（Hehuanpi，ALBIZIAE CORTEX）

【来源】为豆科植物合欢 *Albizia julibrissin* Durazz. 的干燥树皮。

【产地】主产于湖北、江苏、安徽、浙江等地。

【采收加工】夏、秋二季剥取，晒干。

【性状鉴别】①呈卷曲筒状或半筒状，长 40~80cm，厚 0.1~0.3cm。②外表面灰棕色至灰褐色，稍有纵皱纹，有的成浅裂纹，密生明显的椭圆形横向皮孔，棕色或棕红色，偶有突起的横棱或较大的圆形枝痕，常附有地衣斑；内表面淡黄棕色或黄白色，平滑，有细密纵纹。③质硬而脆，易折断。④断面呈纤维性片状，淡黄棕色或黄白色。⑤气微香，味淡、微涩、稍刺舌，而后喉头有不适感（图 6-4-3）。

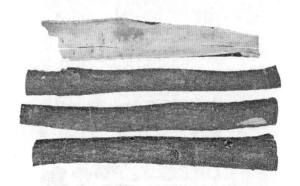

图 6-4-3 合欢皮药材

【显微鉴别】粉末：灰黄色。①石细胞类长圆形、类圆形、长方形、长条形或不规则形，直径 16~58μm，壁较厚，孔沟明显，有的分枝。②纤维细长，直径 7~22μm，常成束，周围细胞含草酸钙方晶，形成晶纤维，含晶细胞壁不均匀增厚，木化或微木化。③草酸钙方晶直径5～26μm。④韧皮薄壁细胞较小，壁稍厚，径向面观纹孔圆形，有的集成纹孔团；切向面观细胞壁略呈连珠状增厚。

【理化鉴别】（1）取粉末1g，加水10mL，置60℃水浴中温浸1h，滤过。取滤液各3滴，分置两支试管中，一管中加0.1mol/L盐酸溶液5mL，另一管中加0.1mol/L氢氧化钠溶液5mL，强力振摇1min，碱液管泡沫比酸液管泡沫高一倍以上。

（2）取粉末1g，加水10mL，置60℃水浴中温浸1h，滤过。取滤液0.5mL，加生理盐水2mL及2%兔红细胞生理盐水混悬液2.5mL，摇匀，有溶血现象。

【检查及含量测定】水分不得超过10.0%，总灰分不得超过6.0%。用醇溶性浸出物测定法中的热浸法测定，稀乙醇浸出物不得少于12.0%（饮片不得少于10.0%）。高效液相色谱法测定，按干燥品计算，含（—）-丁香树脂酚-4-O-β-D-呋喃芹糖基-1，2-β-D-吡喃葡萄糖苷（$C_{33}H_{44}O_{17}$）不得少于0.030%。

【化学成分】含鞣质、黄酮类、三萜皂苷、挥发油、甾醇类、糖苷等。

【性味功效】性平，味甘。解郁安神，活血消肿。

土 荆 皮
(Tujingpi，DICTAMNI CORTEX)

【来源】为松科植物金钱松 *Pseudolarix amabilis*（Nelson）Rehd. 的干燥根皮或近根树皮。

【产地】主产于浙江、安徽、江苏等地。

【采收加工】夏季剥取，晒干。

【性状鉴别】（1）根皮 ①呈不规则的长条状，扭曲而稍卷，大小不一，厚2～5mm。②外表面灰黄色，粗糙，有皱纹和灰白色横向皮孔样突起，粗皮常呈鳞片状剥落，剥落处红棕色；内表面黄棕色至红棕色，平坦，有细致的纵向纹理。③质韧。④折断面呈裂片状，可层层剥离。⑤气微，味苦而涩（图6-4-4）。

（2）树皮 ①呈板片状，厚约至8mm，粗皮较厚。②外表面龟裂状，内表面较粗糙。

【显微鉴别】粉末：淡棕色或棕红色。①石细胞多，类长方形、类圆形或不规则分枝状，直径30～96μm，含黄棕色块状物。②筛胞大多成束，直径20～40μm，侧壁上有多数椭圆形筛域。③黏液细胞类圆形，直径100～300μm。④树脂细胞纵向连接成管状，含红棕色至黄棕色树脂状物，有的埋有草酸钙方晶。⑤木栓细胞壁稍厚，有的木化，并有纹孔。

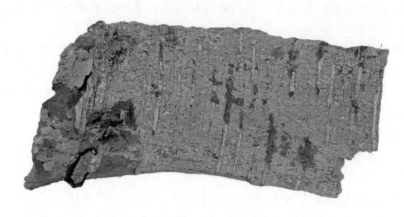

图6-4-4 土荆皮药材

【检查及含量测定】水分不得超过 13.0%，总灰分不得超过 6.0%（饮片不得超过 5.0%），酸不溶性灰分不得超过 2.0%。用醇溶性浸出物测定法中的热浸法测定，75%乙醇浸出物不得少于 15.0%。高效液相色谱法测定，按干燥品计算，含土荆皮乙酸（$C_{23}H_{28}O_8$）不得少于 0.25%。

【化学成分】含土荆皮乙酸、酚类、鞣质、色素等。

【性味功效】性温，味辛；有小毒。杀虫，疗癣，止痒。

苦 楝 皮

（Kulianpi，CORTEX MELIAE）

【来源】为楝科植物川楝 *Melia toosendan* Sieb. et Zucc. 或楝 *Melia azedarach* L. 的干燥树皮和根皮。

【产地】川楝主产于四川、云南、贵州、甘肃等地；楝主产于山西、甘肃、山东、江苏等地。

【采收加工】春、秋二季剥取，晒干，或除去粗皮，晒干。

【性状鉴别】①呈不规则板片状、槽状或半卷筒状，长宽不一，厚 0.2～0.6cm。②外表面灰棕色或灰褐色，粗糙，有交织的纵皱纹和点状灰棕色皮孔，除去粗皮者淡黄色；内表面类白色或淡黄色。③质韧，不易折断。④断面纤维性，呈层片状，易剥离；取一段用手折叠揉搓，可分为多层薄片，层层黄白相间，每层薄片有极细的网纹。⑤气微，味苦（图6-4-5、图6-4-6）。

【显微鉴别】粉末：红棕色。①纤维多成束，周围薄壁细胞含草酸钙方晶，形成晶鞘纤维。②草酸钙方晶较多，呈正方形、多面形或类双锥形，直径 14～25μm。③木栓细胞多角形，内含红棕色。

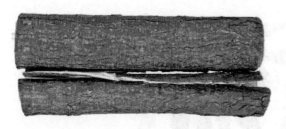

图6-4-5 苦楝皮（树皮）药材

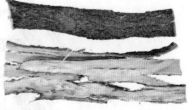

图6-4-6 苦楝皮（根皮）药材

【理化鉴别】取粉末1g，加乙醚10mL，振摇并浸渍2h，滤过，做如下实验：①取滤液1mL，于蒸发皿中蒸干，滴加对二甲氨基苯甲醛试液4~5滴，显红色。②取滤液1mL，置试管中，挥干后，加乙酸酐1mL，搅拌，沿管壁加硫酸数滴，乙酸酐层显绿色，硫酸层显红色至紫红色。③取滤液点于滤纸上，紫外线灯（254nm）下检视，川楝树皮斑点显紫色荧光，楝树皮显粉红色荧光。

【检查及含量测定】水分不得超过12.0%，总灰分不得超过10.0%。照高效液相色谱-质谱法测定，按干燥品计算，含川楝素（$C_{30}H_{38}O_{11}$）应为0.010%~0.20%。

【化学成分】含川楝素、苦楝萜酮内酯、苦楝萜醇内酯、苦楝皮萜酮等。

【性味功效】性寒，味苦。杀虫，疗癣。

五 加 皮
（Wujiapi，ACANTHOPANACIS CORTEX）

【来源】为五加科植物细柱五加 *Acanthopanax gracilistylus* W. W. Smith 的干燥根皮。

【产地】主产于湖北、河南、四川、湖南等地。

【采收加工】夏、秋二季采挖根部，洗净，剥取根皮，晒干。

【性状鉴别】①呈不规则卷筒状，长5~15cm，直径0.4~1.4cm，厚约0.2cm。②外表面灰褐色，有稍扭曲的纵皱纹和横长皮孔样斑痕；内表面淡黄色或灰黄色，有细纵纹。③体轻，质脆，易折断。④断面不整齐，灰白色。⑤气微香，味微辣而苦（图6-4-7）。

【显微鉴别】（1）横切面 ①木栓层为数列细胞。②栓内层窄，有少数分泌道散在。③韧皮部宽广，外侧有裂隙，射线1~5列细胞；分泌道较多，周围分泌细胞4~11个。④薄壁细胞含草酸钙簇晶及细小淀粉粒。

（2）粉末 灰白色。①草酸钙簇晶直径8~64μm，有时含晶细胞连接，簇晶排列成行。②木栓细胞长方形或多角形，壁薄；老根皮的木栓细胞有时壁不均匀增厚，有少数纹孔。③分泌道碎片含无色或淡黄色分泌物。④淀粉粒甚

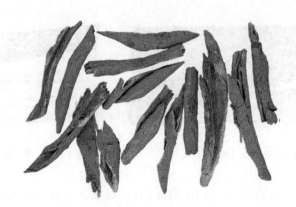

图6-4-7 五加皮药材

多，单粒多角形或类球形，直径2~8μm；复粒由2分粒至数十分粒组成。

【检查及含量测定】水分不得超过12.0%（饮片不得超过11.0%），总灰分不得超过11.5%，酸不溶性不得超过3.3%。用醇溶性浸出物测定法中的热浸法测定，乙醇浸出物不得少于10.5%。

【化学成分】含紫丁香苷、刺五加苷、亚麻酸、树脂、挥发油等。

【性味功效】性温，味辛、苦。祛风除湿，补益肝肾，强筋壮骨，利水消肿。

技能训练

1. 实训目标

掌握肉桂、合欢皮、土荆皮、苦楝皮和五加皮的性状鉴别要点；掌握五加皮的组织特征和肉桂的粉末特征；通过实训提升学生的职业素质和能力。

2. 准备工作

中药实训室，各药材标本、永久制片、粉末，试剂，显微镜，多媒体教学设备。

3. 训练过程

（1）教师示教

①性状鉴别

教师取肉桂、合欢皮、土荆皮、苦楝皮和五加皮的药材标本进行示讲，根据各药材形状、表面、断面特征鉴定药用部位，然后按下列顺序依次观察和描述。皮类中药观察其形状、内表面、外表面、质地、断面、气味等，包括茎皮、枝皮或根皮等部位。

②显微鉴别

a. 组织特征。教师取五加皮的组织切片，在低倍镜下由外向内依次观察，内含物的特征可在高倍镜下观察，通过多媒体教学设备进行示讲。

　　b. 粉末特征。教师取肉桂的中药粉末少许，分别用水装片和水合氯醛溶液制片，通过多媒体教学设备进行示讲。

　　（2）学生训练　将学生分为每组5人，以小组为单位进行肉桂、合欢皮、土荆皮、苦楝皮和五加皮性状鉴别和显微鉴别的训练。每组的学生在训练过程中要有团队协作的精神，具备吃苦耐劳、任劳任怨、责任担当、遵守行规、诚实守信、专业形象的职业品质与道德，通过信息技术、创新思维来获得学习资料并能够有计划、自主性地学习，同时关注时政、善于沟通交流，成为具有社会责任与能力的专业技术人员。

　　（3）实训结束后，教师对各小组的训练过程进行分析与总结，并根据项目考核单进行考核（参照表4-2-1制定），提高学生专业技术水平和职业素质。

　　4. 实训报告

　　完成实训报告，并对本次实训的过程进行分析与小结。

思政小课堂

良药苦口利于行——黄柏

　　黄柏，出自《神农本草经》，与苦参、黄连、龙胆共称为四大苦药。古人有云："良药苦口而利于病"，成语"良药苦口"出自《孔子家语·六本》，意思是良药虽然很苦，但却有利于治疗疾病。生活中，我们吃到的药大多数都是苦的，故良药苦口成为大家的共识，形成凡药都苦的理念。但事实上，中药有五种味道，即辛、甘、酸、苦、咸，只是以苦味药居多而已，一剂方药煎熬后，苦味总能掩盖其他气味。中医说，苦能燥、能泄、能坚，故有清热解毒、燥湿、泻下、泻火、泄气、降气、通便的作用。黄柏正是一味极为苦寒的中药，其味虽苦寒，但在清热燥湿方面却切实有效。

　　相传金元年间，长安有一个名叫王善夫的富商，患上了小便不通之症，其大腹便便，肚子坚硬如磐石，壅塞之极，导致双腿凸出，腿脚肿胀得破裂出黄水，吃不下、睡不着，苦不堪言。王善夫的病久治不愈，他找到当时的名医李东垣求治。李东垣详细询问病因和其他医生所用处方，想到《素问》中"无阳则阴无以生，无阴则阳无以化，膀胱者州都之官，津液藏焉，气化则能出矣"的提法，推断他小便不通是体内阴阳（寒热）不平衡所致。李东垣对王善夫说："你这是吃得太好了，山珍海味积热损伤了你的肾水。导致膀胱久而干涸，小便不化，火又逆上，而为呕咳。"随后，李东垣对症下药，开了以黄柏为主药的方剂让王善夫煎熬服用，没多久，王善夫感觉前阴如火烧刀刺一般炽热，尿液一下子像山洪暴发一样奔涌而出。而后，他腿脚上的肿胀也消散了，身体很快恢复如常。从此，黄柏的神奇药效一直为民间所传颂。

据明代李濂的《医史·东垣老人传》记载，李东垣，本名杲，字明之。其为中医"脾胃学说"的创始人、中国医学史上"金元四大家"之一。李杲自幼家中富有钱财，但身为富二代的他，却始终坚持君子的操守，"建书院，延待儒士""极力赈救"。可见，这位金元大医有一颗仁慈之心、一个高洁的灵魂。古语有云："学而仁则医"。凡是大医，不仅有着精湛的医术，而且还有高尚的品德，更能著书立说，影响后人。李东垣是如此，张仲景、华佗、孙思邈等医者更是如此。他们为天下的医者做出了光辉的榜样。

我们要培养文化素养，树立文化自信，坚定理想信念、练就过硬本领、发扬担当精神、投身强国伟业！

项目思考

1. 皮类中药折断面常见的性状有哪些？并举例说明。
2. 皮类中药组织构造可分为哪三部分？其鉴别要点有哪些？
3. 黄柏和关黄柏有何不同？
4. 肉桂、杜仲、黄柏、苦楝皮内表面各有何特征？
5. 如何区分厚朴与肉桂？

项目七　叶类中药鉴定

任务一　概述

任务目标

1. 了解叶类中药的定义。
2. 掌握叶类中药的性状鉴别和显微鉴别要点。

必备知识

叶是植物的重要营养器官，着生于茎节上，其主要功能是光合作用、蒸腾作用和气体交换。叶类中药是以药用植物的叶入药的药材，如桑叶、艾叶、番泻叶、枇杷叶等。

一、性状鉴别

叶类中药一般多用完整而成熟的叶，多为单叶，如桑叶；少数用复叶的小叶，如番泻叶；有时带有部分嫩枝，如紫苏叶。完整的叶由叶片、叶柄和托叶三部分组成。

观察叶类中药时，应注意叶片的形状、大小、色泽、叶端、叶基、叶缘、叶脉、表面、叶柄的有无或长短以及质地、气味等。叶类中药质地多草质、革质，叶片大多薄，经采制、干燥和包装等过程，多已皱缩或破碎，需在水中浸泡湿润平展后才能识别。在观察叶片的表面特征时，可借助放大镜仔细观察叶的上下表面的茸毛、腺点（油室）、腺鳞等。

二、显微鉴别

（一）组织特征

叶的横切面显微鉴别，主要观察叶的表皮、叶肉和主脉三部分的特征。

1. 表皮

叶的表皮位于叶片的表面，多为一列扁平的薄壁细胞，呈扁平的长方形，排列整齐而紧密，存在于腹面的称上表皮，存在于背面的称下表皮。注意观察上、下表皮的气孔及茸毛等特征。

2. 叶肉

叶肉位于上表皮、下表皮之间，是叶片进行光合作用的主要部位，分为栅栏组织和海绵组织两部分。

（1）栅栏组织　位于上表皮之下，由一列或数列排列紧密的长圆柱状薄壁细胞组成，细胞长轴与上表皮垂直排列，呈栅栏状，故称为栅栏组织。

（2）海绵组织　位于栅栏组织下方，与下表皮相连，由类圆形或不规则的长圆形薄壁细胞组成，细胞排列疏松，具有较多的间隙。

多数植物叶的上表皮下方有栅栏组织而下表皮上方无栅栏组织，或其栅栏组织与海绵组织显著分化，这种叶称异面叶或两面叶，如薄荷叶、枇杷叶等。少数植物的叶无栅栏组织与海绵组织的明显分化，这种叶称等面叶，如番泻叶、罗布麻叶等。

3. 叶脉

叶脉是叶片中的维管束，分布于叶肉组织中间。叶的主脉是叶内最发达的维管束。主脉上表皮、下表皮以下往往有多层厚角组织细胞，少数叶的主脉上侧可见栅栏组织通过。维管束多为外韧型，少数为双韧型。木质部通常位于维管束的上方，略呈半月形，韧皮部位于下方。

（二）粉末特征

1. 表皮细胞

注意观察上表皮、下表皮细胞的形状、气孔及茸毛的有无等特征。

2. 茸毛

为鉴别叶类中药的重要特征，分腺毛和非腺毛两类。

（1）腺毛　具有头和柄两部分，头部大多含分泌物，注意观察头部的细胞数、排列情况及柄部的细胞数和行数等。

（2）非腺毛　不具有头，通常由数个细胞连接而成，基部较粗，顶端渐尖；外壁多光滑，有的呈疣状突起，如番泻叶。

3. 气孔

注意整个气孔的形状、大小、类型，保卫细胞的形状及内含物，副卫细胞的数目、大小及形状等。

4. 结晶

叶肉组织细胞有的含草酸钙结晶，有的含碳酸钙晶，注意观察结晶的形状、大小和存在形式。

5. 厚壁组织

主脉碎片中可见纤维，有的为晶纤维，如枇杷叶、番泻叶等。

叶类中药的显微鉴别还应注意观察分泌组织的有无，如桉叶中具油室，桑叶中具乳汁管。叶类中药一般不含淀粉粒。

任务二 蓼大青叶、大青叶、淫羊藿、艾叶、桑叶和石韦的鉴定

任务目标

1. 理解蓼大青叶、大青叶、淫羊藿、艾叶、桑叶和石韦来源、产地、采收加工与性状鉴别。

2. 掌握蓼大青叶和艾叶的显微鉴别，了解蓼大青叶、大青叶、淫羊藿、桑叶和石韦的显微鉴别。

3. 熟悉蓼大青叶、大青叶、淫羊藿、艾叶、桑叶和石韦的理化鉴别、检查、化学成分与性味功效。

蓼 大 青 叶

（Liaodaqingye，POLYGONI TINCTORII FOLIUM）

【来源】为蓼科植物蓼蓝 *Polygonum tinctorium* Ait. 的干燥叶。

【产地】主产于辽宁、河北、陕西、山东等地。

【采收加工】夏、秋二季枝叶茂盛时采收两次，除去茎枝和杂质，干燥。

【性状鉴别】①多皱缩、破碎，完整者展平后呈椭圆形，长3~8cm，宽2~5cm。②蓝绿色或黑蓝色，先端钝，基部渐狭，全缘。③叶脉浅黄棕色，于下表面略突起。④叶柄扁平，偶带膜质托叶鞘。⑤质脆。⑥气微，味微涩而稍苦（图7-2-1）。

【显微鉴别】叶表面观：①表皮细胞多角形，垂周壁平直或微波状弯曲；气孔平轴式，少数不等式。②腺毛头部4~8细胞；柄2个细胞并列，也有多细胞构成多列的。③非腺毛多列性，壁木化增厚，常见于叶片边缘和主脉处。④叶肉组织含多量蓝色至蓝黑色色素颗粒。⑤草酸钙簇晶多见，直径12~80μm。

【检查及含量测定】高效液相色谱法测定，按干燥品计算，含靛蓝（$C_{16}H_{10}O_2N_2$）不得少于0.55%。

【化学成分】含靛玉红、靛蓝、虫漆蜡醇、β-谷甾醇等。

【性味功效】性寒，味苦。清热解毒，凉血消斑。

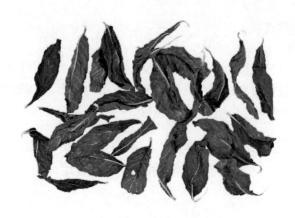

图7-2-1 蓼大青叶药材

大 青 叶

（Daqingye，ISATIDIS FOLIUM）

【来源】为十字花科植物菘蓝 *Isatis indigotica* Fort. 的干燥叶。

【产地】主产于江苏、安徽、河北、河南、浙江等地。

【采收加工】夏、秋二季分2~3次采收，除去杂质，晒干。

【性状鉴别】①多皱缩卷曲，有的破碎。②完整叶片展平后呈长椭圆形至长圆状倒披针形，长5~20cm，宽2~6cm；上表面暗灰绿色，有的可见色较深稍突起的小点；先端钝，全缘或微波状，基部狭窄下延至叶柄呈翼状；叶柄长4~10cm，淡棕黄色。③质脆易碎。④气微，味微酸、苦、涩（图7-2-2）。

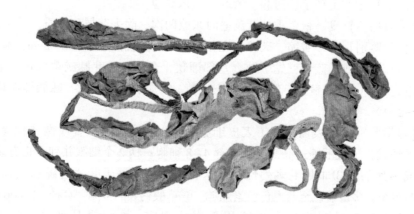

图7-2-2 大青叶药材

【显微鉴别】粉末：绿褐色。①下表皮细胞垂周壁稍弯曲，略呈连珠状增厚；气孔不等式，副卫细胞3~4个。②叶肉组织分化不明显；叶肉细胞中含蓝色细小颗粒状物，也含橙皮苷样结晶（图7-2-3）。

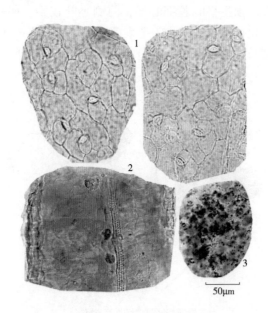

图7-2-3　大青叶粉末特征图
1—下表皮细胞　2—叶肉组织　3—颗粒物

【理化鉴别】（1）粉末进行微量升华，可得蓝色或紫红色细小针状、片状或簇状结晶。

（2）粉末水浸液在紫外光灯下有蓝色荧光。

【检查及含量测定】水分不得超过13.0%（饮片不得超过10.0%）。用醇溶性浸出物测定法中的热浸法测定，乙醇浸出物不得少于16.0%。高效液相色谱法测定按干燥品计算，含靛玉红（$C_{16}H_{10}N_2O_2$）不得少于0.020%。

【化学成分】含靛玉红、靛蓝、呋喃木糖酮酸等。

【性味功效】性寒，味苦。清热解毒，凉血消斑。

淫　羊　藿
（Yinyanghuo，EPIMEDII FOLIUM）

【来源】为小檗科植物淫羊藿 *Epimedium brevicornu* Maxim.、箭叶淫羊藿 *Epimedium sagittatum*（Sieb. et Zucc.）Maxim.、柔毛淫羊藿 *Epimedium pubescens* Maxim. 或朝鲜淫羊藿 *Epimedium koreanum* Nakai 的干燥叶。

【产地】主产于陕西、辽宁、山西、湖北、四川、广西等地。

【采收加工】夏、秋季茎叶茂盛时采收，晒干或阴干。

【性状鉴别】（1）淫羊藿　①茎细圆柱形，长约20cm，表面黄绿色或淡黄色，具光泽。②茎生叶对生，二回三出复叶；小叶片卵圆形，长 3~8cm，宽 2~6cm；先端微尖，顶生小叶基部心形，两侧小叶较小，偏心形，外侧较大，呈耳状，边缘具黄色刺毛状细锯齿；上表面黄绿色，下表面灰绿色，主脉 7~9 条，基部有稀疏细长毛，细脉两面突起，网脉明显；小叶柄长 1~5cm。③叶片近革质。④气微，味微苦（图 7-2-4）。

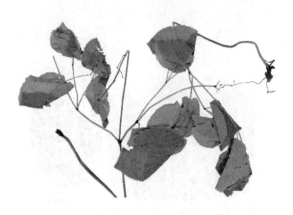

图 7-2-4　淫羊藿药材

（2）箭叶淫羊藿　①一回三出复叶，小叶片长卵形至卵状披针形，长 4~12cm，宽 2.5~5cm；先端渐尖，两侧小叶基部明显偏斜，外侧多呈箭形。②下表面疏被粗短伏毛或近无毛。③叶片革质。

（3）柔毛淫羊藿　一回三出复叶；叶下表面及叶柄密被绒毛状柔毛。

（4）朝鲜淫羊藿　①二回三出复叶；小叶较大，长 4~10cm，宽 3.5~7cm，先端长尖。②叶片较薄。

【显微鉴别】叶表面观：（1）淫羊藿　上表皮、下表皮细胞垂周壁深波状弯曲，沿叶脉均有异细胞纵向排列，内含 1 至多个草酸钙柱晶；下表皮气孔众多，不定式，有时可见非腺毛。

（2）箭叶淫羊藿　上表皮、下表皮细胞较小；下表皮气孔较密，具有多数非腺毛脱落形成的疣状突起，有时可见非腺毛。

（3）柔毛淫羊藿　下表皮气孔较稀疏，具有多数细长的非腺毛。

（4）朝鲜淫羊藿　下表皮气孔和非腺毛均易见。

【理化鉴别】取粉末 1g，加乙醇 20mL，热回流 1h，滤液浓缩至 5mL。取 1mL 于试管中，加镁粉少许，摇匀，加浓盐酸数滴，水浴加热 1~2min，显红色。

【检查及含量测定】杂质不得超过 3.0%，水分不得超过 12.0%，总灰分不得超过 8.0%。用醇溶性浸出物测定法中的热浸法测定，稀乙醇浸出物不得少于 15.0%。通过测定吸光度，以标准曲线计算质量，按干燥品计算，叶片含总黄酮以淫羊藿苷（$C_{33}H_{40}O_{15}$）计，不得少于 5.0%。高效液相色谱法测定，按干燥品计算，含朝藿定 A（$C_{39}H_{50}O_{20}$）、朝藿定 B（$C_{38}H_{48}O_{19}$）、朝藿定 C（$C_{39}H_{50}O_{19}$）和淫羊藿苷的总量，朝鲜淫羊藿不得少于 0.50%，淫羊藿、柔毛淫羊藿、箭叶淫羊藿均不得少于 1.5%。

【化学成分】含去甲淫羊藿苷、淫羊藿苷、淫羊藿脂素、挥发油等。

【性味功效】性温，味辛、甘。补肾阳，强筋骨，祛风湿。

艾　叶
（Aiye，ARTEMISIAE ARGYI FOLIUM）

【来源】为菊科植物艾 *Artemisia argyi* Levi. et Vant. 的干燥叶。

【产地】全国大部分地区均有产。

【采收加工】夏季花未开时采摘，除去杂质，晒干。

【性状鉴别】①多皱缩、破碎，有短柄。②完整叶片展平后呈卵状椭圆形，羽状深裂，裂片椭圆状披针形，边缘有不规则的粗锯齿；上表面灰绿色或深黄绿色，有稀疏的柔毛和腺点；下表面密生灰白色绒毛。③质柔软。④气清香，味苦（图 7-2-5）。

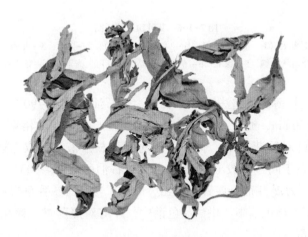

图 7-2-5　艾叶药材

【显微鉴别】粉末：绿褐色。①非腺毛有两种：一种为"T"形毛，顶端细胞长而弯曲，两臂不等长，柄 2~4 个细胞；另一种为单列性非腺毛，3~5 个细胞，顶端细胞特长而扭曲，常断落。②腺毛表面观呈鞋底形，由 4 个、6 个细胞相对叠合而成，无柄。③表皮细胞表面观不规则形，气孔长圆形，直径 14~27μm，副卫细胞 3~6 个。④草酸钙簇晶，直径 3~7μm，存在于叶肉细胞中（图7-2-6）。

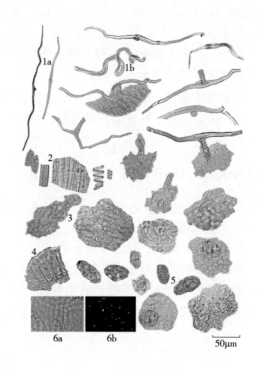

图7-2-6 艾叶粉末特征图

1—"T"形非腺毛（1a—放大20倍，1b—单列性非腺毛） 2—导管 3—叶表皮细胞及气孔
4—叶栅状细胞 5—腺毛 6—草酸钙簇晶（6a—可见光下，6b—偏光镜下）

【理化鉴别】薄层色谱法：取粉末2g，加石油醚（60～90℃）25mL，置水浴上加热回流30min，滤过，滤液挥干，残渣加正己烷1mL溶解，作为供试品溶液。另取艾叶对照药材1g，同法制成对照药材溶液。吸取上述两种溶液各2～5μL，分别点于同一硅胶G薄层板上，以石油醚（60～90℃）-甲苯-丙酮（10∶8∶0.5）为展开剂，展开，取出，晾干，喷以1%香草醛硫酸溶液，在105℃加热至斑点显色清晰。供试品色谱中，在与对照药材色谱相应的位置上，显相同颜色的斑点。

【检查及含量测定】水分不得超过15.0%，总灰分不得超过12.0%，酸不溶性不得超过3.0%。气相色谱法测定，按干燥品计算，含桉油精（$C_{10}H_{18}O$）不得少于0.050%，含龙脑（$C_{10}H_{18}O$）不得少于0.020%。

【化学成分】含挥发油、侧柏酮、豆甾醇等。

【性味功效】性温，味辛、苦；有小毒。温经止血，散寒止痛；外用祛湿止痒。

桑 叶
(Sangye，MORI FOLIUM)

【来源】 为桑科植物桑 *Morus alba* L. 的干燥叶。

【产地】 主产于江苏、浙江等地。

【采收加工】 初霜后采收，除去杂质，晒干。

【性状鉴别】 ①多皱缩、破碎；完整者有柄，叶片展平后呈卵形或宽卵形，长 8~15cm，宽 7~13cm。②先端渐尖，基部截形、圆形或心形，边缘有锯齿或钝锯齿，有的不规则分裂。③上表面黄绿色或浅黄棕色，有的有小疣状突起；下表面颜色稍浅，叶脉突出，小脉网状，脉上被疏毛，脉基具簇毛。④质脆。⑤气微，味淡、微苦涩（图 7-2-7）。

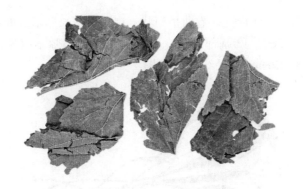

图 7-2-7 桑叶药材

【显微鉴别】 粉末：黄绿色或黄棕色。①上表皮有含钟乳体的大型晶细胞，钟乳体直径 47~77μm。②下表皮气孔不定式，副卫细胞 4~6 个。③非腺毛单细胞，长 50~230μm。④草酸钙簇晶直径 5~16μm；偶见方晶。

【检查及含量测定】 水分不得超过 15.0%，总灰分不得超过 13.0%，酸不溶性灰分不得超过 4.5%。用醇溶性浸出物测定法中的热浸法测定，无水乙醇浸出物不得少于 5.0%。高效液相色谱法测定，按干燥品计算，含芦丁（$C_{27}H_{30}O_{16}$）不得少于 0.10%。

【化学成分】 含黄酮类、生物碱类、香豆素类、氨基酸、有机酸等。

【性味功效】 性寒，味甘、苦。疏散风热，清肺润燥，清肝明目。

石 韦
(Shiwei，PYRROSIAE FOLIUM)

【来源】 为水龙骨科植物庐山石韦 *Pyrrosia sheareri* （Bak.） Ching、石韦

Pyrrosia lingua（Thunb.）Farwell 或有柄石韦 *Pyrrosia petiolosa*（Christ）Ching 的干燥叶。

【产地】主产于浙江、湖北、河南、河北、江苏等地。

【采收加工】全年均可采收，除去根茎和根，晒干或阴干。

【性状鉴别】（1）庐山石韦　①叶片略皱缩，展平后呈披针形，长 10～25cm，宽 3～5cm。②先端渐尖，基部耳状偏斜，全缘，边缘常向内卷曲；上表面黄绿色或灰绿色，散布有黑色圆形小凹点；下表面密生红棕色星状毛，有的侧脉间布满棕色圆点状的孢子囊群。③叶柄具四棱，长 10～20cm，直径 1.5～3mm，略扭曲，有纵槽。④叶片革质。⑤气微，味微涩苦。

（2）石韦　①叶片披针形或长圆披针形，长 8～12cm，宽 1～3cm。基部楔形，对称。②孢子囊群在侧脉间，排列紧密而整齐。③叶柄长 5～10cm，直径约 1.5mm。

（3）有柄石韦　①叶片多卷曲呈筒状，展平后呈长圆形或卵状长圆形，长 3～8cm，宽 1～2.5cm。②基部楔形，对称；下表面侧脉不明显，布满孢子囊群。③叶柄长 3～12cm，直径约 1mm（图 7-2-8）。

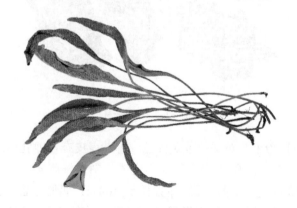

图 7-2-8　有柄石韦药材

【显微鉴别】粉末：①星状毛体部 7～12 个细胞，辐射状排列成上、下两轮，每个细胞呈披针形，顶端急尖，有的表面有纵向或不规则网状纹理；柄部 1～9 个细胞。②孢子囊环带细胞，表面观扁长方形。③孢子极面观椭圆形，赤道面观肾形，外壁具疣状突起。④叶下表皮细胞多角形，垂周壁连珠状增厚，气孔类圆形。⑤纤维长梭形，胞腔内充满红棕色或棕色块状物。

【理化鉴别】取石韦、庐山石韦、华北石韦、有柄石韦粉末各 5g，置索氏提取器中，用甲醇提取至提取液近无色。取提取液各 2mL 分置试管中，加镁粉少许，再加浓盐酸 1～2 滴，除有柄石韦外，其余 3 种石韦提取液均沿管壁出现粉红色。

【检查及含量测定】杂质不得超过 3%，水分不得超过 13.0%，总灰分不得超过 7.0%。用醇溶性浸出物测定法中的热浸法测定，稀乙醇浸出物不得少于 18.0%。高效液相色谱法测定，按干燥品计算，含绿原酸不得少于 0.20%。

【化学成分】含绵马三萜、皂苷、蒽醌、黄酮、β-谷甾醇等。

【性味功效】性微寒，味甘、苦。利尿通淋，清肺止咳，凉血止血。

技能训练

1. 实训目标

掌握蓼大青叶、大青叶、淫羊藿、艾叶、桑叶和石韦的性状鉴别要点；掌握大青叶、淫羊藿的组织特征和艾叶的粉末特征；通过实训提升学生的职业素质能力。

2. 准备工作

中药实训室，各药材标本、永久制片、粉末，试剂，显微镜，多媒体教学设备。

3. 训练过程

（1）教师示教

①性状鉴别

教师取蓼大青叶、大青叶、淫羊藿、艾叶、桑叶和石韦的药材标本进行示讲，根据各药材状态、类型、叶片和叶柄特征鉴定药用部位，然后按下列顺序依次观察和描述。叶类中药观察其叶片的形状、大小、颜色、表面特征、质地、叶缘、叶端、叶基、叶脉、分裂情况，叶柄的有无、形状、长短，有无托叶等特征。

②显微鉴别

a. 组织特征。教师取蓼大青叶的组织切片，在低倍镜下由外向内依次观察，内含物的特征可在高倍镜下观察，通过多媒体教学设备进行示讲。

b. 粉末特征。教师取艾叶的中药粉末少许，分别用水装片和水合氯醛溶液制片，通过多媒体教学设备进行示讲。

（2）学生训练　将学生分为每组 5 人，以小组为单位进行蓼大青叶、大青叶、淫羊藿、艾叶、桑叶和石韦性状鉴别和显微鉴别的训练。每组的学生在训练过程中要有团队协作的精神，具备吃苦耐劳、任劳任怨、责任担当、遵守行规、诚实守信、专业形象的职业品质与道德，通过信息技术、创新思维来获得学习资料并能够有计划、自主性地学习，同时关注时政、善于沟通交流，成为具有社会责任与能力的专业技术人员。

（3）实训结束后，教师对各小组的训练过程进行分析与总结，并根据项目考核单进行考核（参照表4-2-1制定），提高学生专业技术水平和职业素质。

4. 实训报告

完成实训报告，并对本次实训的过程进行分析与小结。

任务三　枇杷叶、番泻叶、枸骨叶、紫苏叶、侧柏叶和罗布麻叶的鉴定

任务目标

1. 理解枇杷叶、番泻叶、枸骨叶、紫苏叶、侧柏叶和罗布麻叶来源、产地、采收加工与性状鉴别。

2. 掌握枇杷叶和紫苏叶的显微鉴别，了解番泻叶、枸骨叶、侧柏叶和罗布麻叶的显微鉴别。

3. 熟悉枇杷叶、番泻叶、枸骨叶、紫苏叶、侧柏叶和罗布麻叶的理化鉴别、检查、化学成分与性味功效。

枇 杷 叶
（Pipaye，ERIOBOTRYAE FOLIUM）

【来源】为蔷薇科植物枇杷 *Eriobotrya japonica*（Thunb.）Lindl. 的干燥叶。

【产地】主产于广东、江苏、浙江、福建、湖北等地。

【采收加工】全年均可采收，晒至七八成干时，扎成小把，再晒干。

【性状鉴别】①呈长圆形或倒卵形，长12~30cm，宽4~9cm。②先端尖，基部楔形，边缘有疏锯齿，近基部全缘。③上表面灰绿色、黄棕色或红棕色，较光滑；下表面密被黄色茸毛，主脉于下表面显著突起，侧脉羽状；叶柄极短，被棕黄色茸毛。④革质而脆，易折断。⑤气微，味微苦（图7-3-1）。

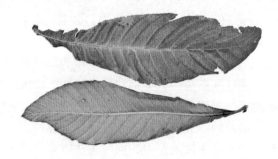

图7-3-1　枇杷叶药材

【显微鉴别】叶横切面：①上表皮细胞扁方形，外被厚角质层；下表皮有多数单细胞非腺毛，常弯曲，近主脉处多弯成"人"字形，气孔可见。②栅栏组织为3~4列细胞，海绵组织疏松，均含草酸钙方晶和簇晶。③主脉维管束外韧型，近环状；束鞘纤维束排列成不连续的环，壁木化，其周围薄壁细胞含草酸钙方晶，形成晶纤维；薄壁组织中散有黏液细胞，并含草酸钙方晶。

【检查及含量测定】水分不得超过13.0%（饮片不得超过10.0%），总灰分不得超过9.0%（饮片不得超过7.0%）。用醇溶性浸出物测定法中的热浸法测定，75%乙醇浸出物不得少于18.0%（饮片不得少于16.0%）。高效液相色谱法测定，按干燥品计算，含齐墩果酸和熊果酸（$C_{30}H_{48}O_3$）的总量不得少于0.70%。

【化学成分】含挥发油、苦杏仁苷、熊果酸、齐墩果酸、鞣质等。

【性味功效】性微寒，味苦。清肺止咳，降逆止呕。

番 泻 叶
（Fanxieye，SENNAE FOLIUM）

【来源】为豆科植物狭叶番泻 *Cassia angustifolia* Vahl 或尖叶番泻 *Cassia acutifolia* Delile 的干燥小叶。

【产地】主产于广东、广西、云南、台湾等地。

【采收加工】生长盛期选晴天采下叶片，及时摊晒，经常翻动，晒时勿堆积过厚，免使叶色变黄，晒至干燥或40~50℃烘干。

【性状鉴别】（1）狭叶番泻 ①呈长卵形或卵状披针形，长1.5~5cm，宽0.4~2cm，叶端急尖，叶基稍不对称，全缘。②上表面黄绿色，下表面浅黄绿色，无毛或近无毛，叶脉稍隆起。③革质。④气微弱而特异，味微苦，稍有黏性。

（2）尖叶番泻 呈披针形或长卵形，略卷曲，叶端短尖或微突，叶基不对称，两面均有细短茸毛（图7-3-2）。

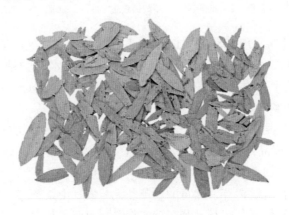

图7-3-2 尖叶番泻药材

【显微鉴别】粉末：淡绿色或黄绿色。①晶纤维多，草酸钙方晶直径 12 ~ 15μm。②非腺毛单细胞，长 100 ~ 350μm，直径 12 ~ 25μm，壁厚，有疣状突起。③草酸钙簇晶存在于叶肉薄壁细胞中，直径 9 ~ 20μm。④上下表皮细胞表面观呈多角形，垂周壁平直；上下表皮均有气孔，主为平轴式，副卫细胞大多为 2 个，也有 3 个的（图 7-3-3）。

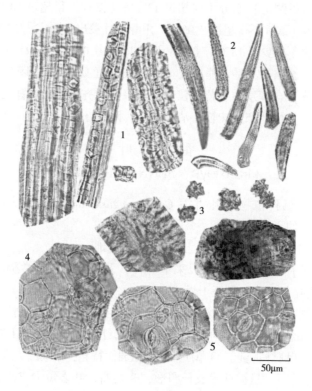

图 7-3-3　番泻叶粉末特征

1—晶纤维　2—非腺毛　3—草酸钙簇晶　4—表皮细胞　5—气孔

【理化鉴别】取粉末 25mg，加水 50mL 和盐酸 2mL，置水浴中加热 15min，放冷，加乙醚 40mL，振摇提取，分取醚层，通过无水硫酸钠层脱水，滤过，取滤液 5mL，蒸干，放冷，加氨试液 5mL，溶液显黄色或橙色，置水浴中加热 2min 后，变为紫红色。

【检查及含量测定】杂质不得超过 6%，水分不得超过 10.0%。高效液相色谱法测定，按干燥品计算，含番泻苷 A（$C_{42}H_{38}O_{20}$）和番泻苷 B（$C_{42}H_{38}O_{20}$）的总量不得少于 1.1%。

【化学成分】含番泻苷、大黄酸、芦荟大黄素、山柰苷等。

【性味功效】性寒，味甘、苦。泻热行滞，通便，利水。

枸 骨 叶
(Gouguye，ILICIS CORNUTAE FOLIUM)

【来源】 为冬青科植物枸骨 *Ilex cornuta* Lindl. et Paxt. 的干燥叶。

【产地】 主产于河南、湖北、安徽、江苏等地。

【采收加工】 秋季采收，除去杂质，晒干。

【性状鉴别】 ①呈类长方形或矩圆状长方形，偶有长卵圆形，长 3～8cm，宽 1.5～4cm。②先端具 3 枚较大的硬刺齿，顶端 1 枚常反曲，基部平截或宽楔形，两侧有时各具刺齿 1～3 枚，边缘稍反卷；长卵圆形叶常无刺齿。③上表面黄绿色或绿褐色，有光泽，下表面灰黄色或灰绿色。④叶脉羽状，叶柄较短。⑤革质，硬而厚。⑥气微，味微苦（图 7-3-4）。

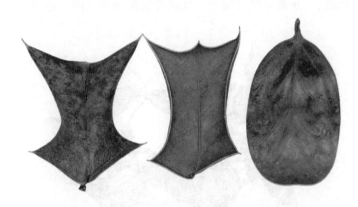

图 7-3-4 枸骨叶药材

【显微鉴别】 叶片近基部横切面：①上表皮细胞类方形，壁厚，外被厚的角质层，主脉处有单细胞非腺毛；下表皮细胞略小，可见气孔。②栅栏组织为 2～4 列细胞，海绵组织疏松；主脉处上、下表皮内为 1 至数列厚角细胞。③主脉维管束外韧型，其上、下方均具木化纤维群。④叶缘表皮内常依次为厚角细胞和石细胞半环带，再内为木化纤维群；叶缘近叶柄处仅有数列厚角细胞，近基部以上渐无厚角组织。⑤叶缘表皮内和主脉处下表皮内厚角组织中偶有石细胞，韧皮部下方的纤维群外也偶见。⑥薄壁组织和下表皮细胞常含草酸钙簇晶。

【检查及含量测定】 水分不得超过 8.0%，总灰分不得超过 6.0%。

【化学成分】 含三萜烯、咖啡碱、皂苷、鞣质、苦味质等。

【性味功效】 性凉，味苦。清热养阴，益肾，平肝。

紫 苏 叶
(Zisuye, PERILLAE FOLIUM)

【来源】为唇形科植物紫苏 *Perilla frutescens*（L.）Britt. 的干燥叶（或带嫩枝）。

【产地】主产于江苏、湖北、广东、广西、河南、浙江、河北等地。

【采收加工】夏季枝叶茂盛时采收，除去杂质，晒干。

【性状鉴别】①叶片多皱缩卷曲、破碎，完整者展平后呈卵圆形，长 4~11cm，宽 2.5~9cm。②先端长尖或急尖，基部圆形或宽楔形，边缘具圆锯齿。③两面紫色或上表面绿色，下表面紫色，疏生灰白色毛，下表面有多数凹点状的腺鳞。④叶柄长 2~7cm，紫色或紫绿色。⑤质脆。⑥带嫩枝者，枝的直径 2~5mm，紫绿色，断面中部有髓。⑦气清香，味微辛（图 7-3-5）。

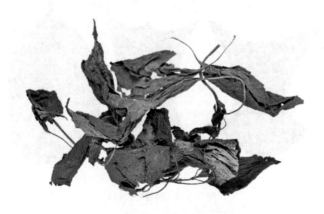

图 7-3-5 紫苏叶药材

【显微鉴别】粉末：棕绿色。①非腺毛 1~7 个细胞，直径 16~346μm，表面具线状纹理，有的细胞充满紫红色或粉红色物。②腺毛头部多为 2 个细胞，直径 17~36μm，柄单细胞。③腺鳞常破碎，头部 4~8 个细胞。④表皮细胞不规则形，垂周壁波状弯曲，气孔直轴式，下表皮气孔较多。⑤草酸钙簇晶细小，存在于叶肉细胞中。

【理化鉴别】叶的表面制片，表皮细胞中某些细胞内含有紫色素，滴加 10%盐酸溶液，立即显红色；或滴加 5%氢氧化钾溶液，即显鲜绿色，后变为黄绿色。

【检查及含量测定】水分不得超过 12.0%。含挥发油不得少于 0.40%。

【化学成分】含紫苏醛、紫苏醇、紫苏酮、柠檬烯、薄荷酮等。

【性味功效】性温，味辛。解表散寒，行气和胃。

侧 柏 叶
（Cebaiye，PLATYCLADI FOLIUM）

【来源】 为柏科植物侧柏 *Platycladus orientalis* （L.） Franco 的干燥枝梢和叶。

【产地】 全国大部分地区均有产。

【采收加工】 多在夏、秋二季采收，阴干。

【性状鉴别】 ①多分枝，小枝扁平。②叶细小鳞片状，交互对生，贴伏于枝上，深绿色或黄绿色。③质脆，易折断。④气清香，味苦涩、微辛（图7-3-6）。

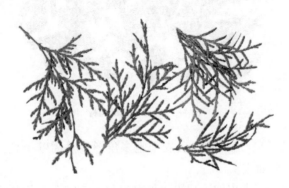

图7-3-6　侧柏叶药材

【显微鉴别】 粉末：黄绿色。①叶上表皮细胞长方形，壁略厚。②下表皮细胞类方形；气孔甚多，凹陷型，保卫细胞较大，侧面观呈哑铃状。③薄壁细胞含油滴。④纤维细长，直径约18μm。⑤具缘纹孔管胞有时可见。

【检查及含量测定】 杂质不得超过6%，水分不得超过11.0%，总灰分不得超过10.0%，酸不溶性灰分不得超过3.0%。用醇溶性浸出物测定法中的热浸法测定，乙醇浸出物不得少于15.0%。高效液相色谱法测定，按干燥品计算，含槲皮苷（$C_{21}H_{20}O_{11}$）不得少于0.10%。

【化学成分】 含挥发油、黄酮类、蜡质等。

【性味功效】 性寒，味苦、涩。凉血止血，化痰止咳，生发乌发。

罗 布 麻 叶
（Luobumaye，APOCYNI VENETI FOLIUM）

【来源】 为夹竹桃科植物罗布麻 *Apocynum venetum* L. 的干燥叶。

【产地】 中国淮河、秦岭、昆仑山以北各地都有罗布麻分布。

【采收加工】 夏季采收，除去杂质，干燥。

【性状鉴别】①多皱缩卷曲，有的破碎，完整叶片展平后呈椭圆状披针形或卵圆状披针形，长2~5cm，宽0.5~2cm。②淡绿色或灰绿色，先端钝，有小芒尖，基部钝圆或楔形，边缘具细齿，常反卷，两面无毛，叶脉于下表面突起；叶柄细，长约4mm。③质脆。④气微，味淡（图7-3-7）。

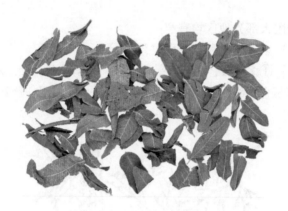

图7-3-7　罗布麻叶药材

【显微鉴别】（1）表面观　表皮细胞多角形，垂周壁平直，表面有颗粒状角质纹理；气孔平轴式。

（2）横切面　①表皮细胞扁平，外壁突起。②叶两面均具栅栏组织，上表皮内栅栏细胞多为2列，下表皮内多为1列，细胞极短，海绵组织细胞2~4列，含棕色物。③主脉维管束双韧型，维管束周围和韧皮部散有乳汁管。

【检查及含量测定】水分不得超过11.0%，总灰分不得超过12.0%，酸不溶性灰分不得超过5.0%。用醇溶性浸出物测定法中的热浸法测定，75%乙醇浸出物不得少于20.0%。高效液相色谱法测定，按干燥品计算，含金丝桃苷（$C_{21}H_{20}O_{12}$）不得少0.30%。

【化学成分】含芸香苷、儿茶素、蒽醌、谷氨酸、丙氨酸、缬氨酸、氯化钾等。

【性味功效】性凉，味甘、苦。平肝安神，清热利水。

技能训练

1. 实训目标

掌握枇杷叶、番泻叶、枸骨叶、紫苏叶、侧柏叶和罗布麻叶的性状鉴别要点；掌握枇杷叶的组织特征和紫苏叶的粉末特征；通过实训提升学生的职业素质和能力。

2. 准备工作

中药实训室，各药材标本、永久制片、粉末，试剂，显微镜，多媒体教学设备。

3. 训练过程

（1）教师示教

①性状鉴别

教师取枇杷叶、番泻叶、枸骨叶、紫苏叶、侧柏叶和罗布麻叶的药材标本进行示讲，根据各药材形状、表面、断面特征鉴定药用部位，然后按下列顺序依次观察和描述。叶类中药观察其叶片的形状、大小、颜色、表面特征、质地、叶缘、叶端、叶基、叶脉。分裂情况，叶柄的有无、形状、长短，有无托叶等特征。

②显微鉴别

a. 组织特征。教师取枇杷叶的组织切片，在低倍镜下由外向内依次观察，内含物的特征可在高倍镜下观察，通过多媒体教学设备进行示讲。

b. 粉末特征。教师取紫苏叶的中药粉末少许，分别用水装片和水合氯醛溶液制片，通过多媒体教学设备进行示讲。

（2）学生训练　将学生分为每组 5 人，以小组为单位进行枇杷叶、番泻叶、枸骨叶、紫苏叶、侧柏叶和罗布麻叶性状鉴别和显微鉴别的训练。每组的学生在训练过程中要有团队协作的精神，具备吃苦耐劳、任劳任怨、责任担当、遵守行规、诚实守信、专业形象的职业品质与道德，通过信息技术、创新思维来获得学习资料并能够有计划、自主性地学习，同时关注时政、善于沟通交流，成为具有社会责任与能力的专业技术人员。

（3）实训结束后，教师对各小组的训练过程进行分析与总结，并根据项目考核单进行考核（参照表 4-2-1 制定），提高学生专业技术水平和职业素质能力。

4. 实训报告

完成实训报告，并对本次实训的过程进行分析与小结。

思政小课堂

"艾"在端午

端午节，又称端阳节、龙舟节、重五节、天中节等，是集祭祖、祈福、欢庆、娱乐和饮食为一体的民俗大节。端午节源于自然天象崇拜，由上古时代祭龙演变而来。仲夏端午，"苍龙七宿"飞升于正南中央，处在全年最"中正"

之位，正如《易经·乾卦》第五爻："飞龙在天"。端午是"飞龙在天"的吉祥日，龙及龙舟文化始终贯穿在端午节的传承历史中。

战国时期的楚国诗人屈原在秦军攻破楚国国都后，抱石投江，以身殉国，后来人们亦在端午节纪念屈原；也有纪念伍子胥、曹娥及介子推等说法。端午节在传承发展中杂糅了多种民俗为一体，因各地地域文化不同而又存在着节日习俗内容或细节上的差异。

2006年5月20日，湖北省宜昌市秭归县申报的端午节（屈原故里端午习俗）经中华人民共和国国务院批准列入第一批国家级非物质文化遗产名录。屈原故里的端午一般三次过。五月初五小端午挂菖蒲、艾叶，饮雄黄酒；五月十五大端午龙舟竞渡；五月二十五末端午送瘟船，亲友团聚。

"彼采艾兮，一日不见，如三岁兮"，其中的"艾"即艾叶。艾叶来源于菊科植物艾的干燥叶，药用时可分为生艾叶、艾绒、艾卷、艾叶炭，具有温经止血、散寒止痛、祛湿止痒之功效。《本草中国（第二季）·天赐》中，艾叶经过反复捣杵被制作成艾条，在医者艾灸疗法的运用下，治愈了险些失明的患者。此外，艾草也是药食同源的植物，在日常生活中为独具风味的地方美食。在盛产艾草的湖北蕲春，人们善用艾叶与不同食材搭配，摘取艾叶的新鲜嫩芽，焯水后切碎，与面粉搅拌均匀，艾叶的清香混合着面粉的甘甜，经过高温蒸制，最终成为口感绵密、软糯滋润的艾窝窝。

在学习过程中应深入了解中华传统文化，培养民族自豪感，增强文化自信，激发爱国情怀，同时提高对中医药事业的认同与热爱。

项目思考

1. 叶类中药粉末制片主要应观察哪些特征？试举例说明。
2. 如何区分蓼大青叶与大青叶？
3. 淫羊藿常见的药材有哪些？其不同点有哪些？
4. 简述狭叶番泻与尖叶番泻性状鉴别的要点。
5. 简述艾叶的粉末鉴别特征。

项目八　花类中药鉴定

任务一　概述

任务目标

1. 了解花类中药的定义。
2. 掌握花类中药的性状鉴别和显微鉴别要点。

必备知识

花类中药是以干燥的花、花序或花的某一部分入药的药材。大多是植物未开放的花蕾或已开放的花朵经采收加工而得，有的是完整的花序，少数是花的一部分，如雄蕊、柱头、花粉等。

一、性状鉴别

花类中药由于经过采制、干燥，常皱缩或有破碎，故观察时一般须先在温水中浸泡展开，如果花或花序较小，肉眼辨别不清，可用放大镜或解剖镜进行观察。以花朵入药者，要注意观察萼片、花瓣、雄蕊和雌蕊的数目及其着生位置、形状、颜色、被毛与否、气味等；以花序入药者，除单朵花的观察外，需注意花序类别、总苞片或苞片的数目、形状、大小、颜色等；药用部位是花的某一部分者，则着重观察入药部位的特征。

二、显微鉴别

花类中药的显微鉴别，可根据不同的药用部分，分别进行表面制片或粉末制片观察；花梗、膨大花托、较厚的花萼和苞片需制作横切片观察。

（一）组织特征

1. 花萼和苞片

花萼和苞片构造与叶片相似，通常叶肉组织分化不明显，多呈海绵组织状，或含有结晶的细胞、分泌组织和异性细胞等。鉴别时主要观察表面观为主，注意上下表皮细胞的形态、有无气孔、茸毛的分布、气孔和茸毛的类型等特征。

2. 花冠

花冠又称为花瓣，其构造变异较大，上表皮细胞常呈乳头状或茸毛状突起，无气孔；下表皮细胞壁有时呈波状弯曲，偶有茸毛及气孔。相当于叶肉的部分，由数层排列疏松的大型薄壁细胞组成，有的可见分泌组织，如丁香具有油室、红花具有管状分泌组织等。

3. 雄蕊

雄蕊由花丝和花药两部分组成。花药由两个药瓣组成，每瓣有两个药室，为花粉囊，内有花粉粒。注意观察花丝表皮细胞、花粉囊内壁细胞的壁增厚情况；花粉囊内花粉粒的形状、大小、外壁上各种雕纹，以及萌发孔的类型、数目等。

4. 雌蕊

雌蕊由子房、花柱和柱头三部分组成。将子房横切后，注意观察胚珠着生的位置。子房壁表皮细胞多为薄壁细胞，表皮常有茸毛和各种形状的突起，如闹羊花的表皮细胞分化成多细胞束状毛。花柱表皮细胞无特殊变化，有的分化成毛状物，如红花花柱内部常为薄壁细胞组成的通道。柱头表皮细胞常有分化，特别是顶端表皮细胞，有的呈乳头状突起，如红花；有的呈绒毛状，如西红花。

5. 花梗和花托

有些带有部分花梗和花托的中药，其横切面构造与茎相似，注意观察表皮、皮层、内皮层、维管束及髓部是否明显，有无厚壁组织、分泌组织存在，有无草酸钙结晶、淀粉粒等特征。

（二）粉末特征

花类中药粉末特征，要注意观察花粉粒的形状、表面特征、萌发孔的有无等主要特征，以及草酸钙结晶、分泌组织及色素细胞等的有无。

任务二 松花粉、辛夷、槐花、丁香、玫瑰花和月季花的鉴定

任务目标

1. 理解松花粉、辛夷、槐花、丁香、玫瑰花和月季花来源、产地、采收加工与性状鉴别。

2. 掌握丁香和玫瑰花的显微鉴别，了解松花粉、辛夷、槐花和月季花的显微鉴别。

3. 熟悉松花粉、辛夷、槐花、丁香、玫瑰花和月季花的理化鉴别、检查、化学成分与性味功效。

松 花 粉
（Songhuafen，PINI POLLEN）

【来源】为松科植物马尾松 *Pinus massoniana* Lamb.、油松 *Pinus tabuliformis* Carr. 或同属数种植物的干燥花粉。

【产地】马尾松主产于长江流域；油松主产于东北、华北和西北各地。

【采收加工】春季花刚开时，采摘花穗，晒干，收集花粉，除去杂质。

【性状鉴别】①呈淡黄色的细粉。②体轻，易飞扬，手捻有滑润感。③气微，味淡。④入水不沉（图8-2-1）。

【显微鉴别】粉末：淡黄色。①花粉粒椭圆形，长45~55μm，直径29~40μm，表面光滑。②两侧各有一膨大的气囊，气囊壁有明显的网状纹理，网眼多角形（图8-2-2）。

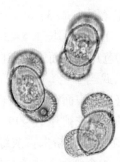

图8-2-1 松花粉药材　　　　　图8-2-2 花粉粒显微

【理化鉴别】取粉末 3g，加甲醇 30mL，浸泡过夜，滤过，滤液供下述试验：①取滤液 1mL，置蒸发皿中，水浴蒸干，残渣加乙酸 0.5mL 溶解后，加乙酸酐-浓硫酸（19:1）试剂 1mL，溶液立即由黄色渐变为红色、紫色、污绿色。②取滤液 3mL，蒸干后，加饱和硼酸丙酮溶液 1mL 和 10%柠檬酸丙酮溶液 1mL，水浴蒸干，于紫外线灯（254nm）下观察，有明显的黄色荧光。

【检查及含量测定】水分不得超过 13.0%，总灰分不得超过 8.0%。

【化学成分】含脂肪、蛋白质、黄酮类、色素等。

【性味功效】性温，味甘。收敛止血，燥湿敛疮。

辛　夷
（Xinyi，MAGNOLIAE FLOS）

【来源】为木兰科植物望春花 *Magnolia biondii* Pamp.、玉兰 *Magnolia denudata* Desr. 或武当玉兰 *Magnolia sprengeri* Pamp. 的干燥花蕾。

【产地】主产于河南、湖北、安徽、浙江、陕西、四川等地。

【采收加工】冬末春初花未开放时采收，除去枝梗，阴干。

【性状鉴别】（1）望春花　①呈长卵形，似毛笔头，长 1.2~2.5cm，直径 0.8~1.5cm。②基部常具短梗，长约 5mm，梗上有类白色点状皮孔。③苞片 2~3 层，每层 2 片，两层苞片间有小鳞芽，苞片外表面密被灰白色或灰绿色茸毛，内表面类棕色，无毛。④花被片 9 片，棕色，外轮花被片 3 片，条形，约为内两轮长的 1/4，呈萼片状，内两轮花被片 6 片，每轮 3 片，轮状排列。⑤雄蕊和雌蕊多数，螺旋状排列。⑥体轻，质脆。⑦气芳香，味辛凉而稍苦（图 8-2-3）。

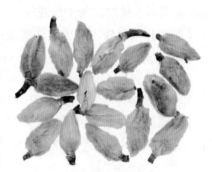

图 8-2-3　辛夷药材

（2）玉兰　①长 1.5~3cm，直径 1~1.5cm。②基部枝梗较粗壮，皮孔浅棕色。③苞片外表面密被灰白色或灰绿色茸毛。④花被片 9 片，内外轮同型。

（3）武当玉兰　①长 2~4cm，直径 1~2cm。②基部枝梗粗壮，皮孔红棕色。③苞片外表面密被淡黄色或淡黄绿色茸毛，有的最外层苞片茸毛已脱落而呈黑褐色。④花被片 10~12（15）片，内外轮无显著差异。

【显微鉴别】粉末：灰绿色或淡黄绿色。①非腺毛甚多，散在，多碎断；完整者 2~4 个细胞，也有单细胞的，壁厚 4~13μm，基部细胞短粗膨大，细胞壁极度增厚似石细胞。②石细胞多成群，呈椭圆形、不规则形或分枝状，壁厚 4~20μm，孔沟不甚明显，胞腔中可见棕黄色分泌物。③油细胞较多，类圆形，有的可见微小油滴。④苞片表皮细胞扁方形，垂周壁连珠状。

【理化鉴别】薄层色谱法：取粗粉 1g，加三氯甲烷 10mL，密塞，超声处理 30min，滤过，滤液蒸干，残渣加三氯甲烷 2mL 溶解，作为供试品溶液。另取木兰脂素对照品，加甲醇制成每 1mL 含 1mg 对照品的溶液，作为对照品溶液。吸取上述两种溶液各 2~10μL，分别点于同一硅胶 H 薄层板上，以三氯甲烷–乙醚（5∶1）为展开剂，展开，取出，晾干，喷以 10%硫酸乙醇溶液，在 90℃加热至斑点显色清晰。供试品色谱中，在与对照品色谱相应的位置上，显相同的紫红色斑点。

【检查及含量测定】水分不得超过 18.0%。含挥发油不得少于 1.0%。高效液相色谱法测定，按干燥品计算，含木兰脂素（$C_{23}H_{28}O_7$）不得少于 0.40%。

【化学成分】含木兰脂素、挥发油、黄酮类、生物碱等。

【性味功效】性温，味辛。散风寒，通鼻窍。

槐　花
（Huaihua，SOPHORAE FLOS）

【来源】为豆科植物槐 *Sophora japonica* L. 的干燥花及花蕾。

【产地】主产于河北、山东、河南、江苏、广东、广西、辽宁等地。

【采收加工】夏季花开放或花蕾形成时采收，及时干燥，除去枝、梗及杂质。前者习称"槐花"，后者习称"槐米"。

【性状鉴别】（1）槐花　①皱缩而卷曲，花瓣多散落。②完整者花萼钟状，黄绿色，先端 5 浅裂；花瓣 5 片，黄色或黄白色，一片较大，近圆形，先端微凹，其余 4 片长圆形。③雄蕊 10 个，其中 9 个基部连合，花丝细长。④雌蕊圆柱形，弯曲。⑤体轻。⑥气微，味微苦。

（2）槐米　①呈卵形或椭圆形，长 2~6mm，直径约 2mm。②花萼下部有数条纵纹。③萼的上方为黄白色未开放的花瓣。④花梗细小。⑤体轻，手捻即碎。⑥气微，味微苦涩（图 8-2-4）。

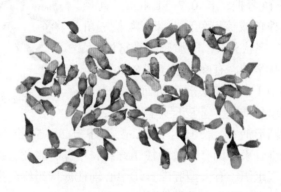

图 8-2-4　槐米药材

【显微鉴别】粉末：黄绿色。①花粉粒类球形或钝三角形，直径 14 ~ 19μm。②具 3 个萌发孔。③萼片表皮表面观呈多角形；非腺毛 1 ~ 3 个细胞，长 86 ~ 660μm。④气孔不定式，副卫细胞 4 ~ 8 个。⑤草酸钙方晶较多。

【理化鉴别】取 0.2g，加乙醇 5mL，水浴温热 5min，滤过。取滤液 2mL，加镁粉少许，混匀，滴加盐酸数滴，即显樱红色。

【检查及含量测定】水分不得超过 11.0%，总灰分槐花不得超过 14.0%、槐米不得超过 9.0%，酸不溶性灰分槐花不得超过 8.0%、槐米不得超过 3.0%。用醇溶性浸出物测定法中的热浸法测定，30% 甲醇浸出物槐花不得少于 37.0%、槐米不得少于 43.0%。通过测定吸光度，以标准曲线计算质量，按干燥品计算，含总黄酮以芦丁（$C_{27}H_{30}O_{16}$）计，槐花不得少于 8.0%、槐米不得少于 20.0%。高效液相色谱法测定按干燥品计算，含芦丁槐花不得少于 6.0%、槐米不得少于 15.0%。

【化学成分】含芦丁、芸香苷、槐花米甲素、鞣质等。

【性味功效】性微寒，味苦。凉血止血，清肝泻火。

丁　香
（Dingxiang，CARYOPHYLLI FLOS）

【来源】为桃金娘科植物丁香 *Eugenia caryophyllata* Thunb. 的干燥花蕾。

【产地】原产于马来西亚、印度尼西亚、东非沿岸等地；主产于广东、广西等地。

【采收加工】当花蕾由绿色转红时采摘，晒干。

【性状鉴别】①略呈研棒状，长 1 ~ 2cm；花冠圆球形，直径 0.3 ~ 0.5cm，花瓣 4 片，复瓦状抱合，棕褐色或褐黄色，花瓣内为雄蕊和花柱，搓碎后可见众多黄色细粒状的花药。②萼筒圆柱状，略扁，有的稍弯曲，长 0.7 ~ 1.4cm，直径 0.3 ~ 0.6cm，红棕色或棕褐色，上部有 4 枚三角状的萼片，"十"字状分开。③质坚实，富油性。④气芳香浓烈，味辛辣、有麻舌感（图 8-2-5）。

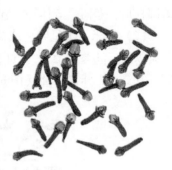

图 8-2-5　丁香药材

【显微鉴别】（1）萼筒中部横切面　①表皮细胞 1 列，有较厚角质层。②皮层外侧散有 2 ~ 3 列径向延长的椭圆形油室，长 150 ~ 200μm；其下有 20 ~ 50 个小型双韧维管束，断续排列成环，维管束外围有少数中柱鞘纤维，壁厚，木化。③内侧为数列薄壁细胞组成的通气组织，有大型腔隙。④中心轴柱薄壁组织间散有多数细小维管束，薄壁细胞含众多细小草酸钙簇晶。

（2）粉末 暗红棕色。①纤维梭形，顶端钝圆，壁较厚，有的胞腔内含棕色物。②花粉粒众多，极面观三角形，赤道表面观双凸镜形，赤道轴长 12～20μm，具 3 副合沟。③草酸钙簇晶众多，直径 4～26μm，棱角多尖锐，有的稍钝，偶有方晶状，存在于较小的薄壁细胞中，常数个连接成行。④油室多破碎，分泌细胞界限不清，含黄色油状物。⑤花粉囊内壁细胞断面观类长方形，表面观类多角形或类方形，垂周壁连珠状。⑥导管为螺纹导管，直径 4～18μm。⑦气孔类圆形，不定式。⑧石细胞类方形，类圆形或不规则形，有的一端有分枝（图 8-2-6）。

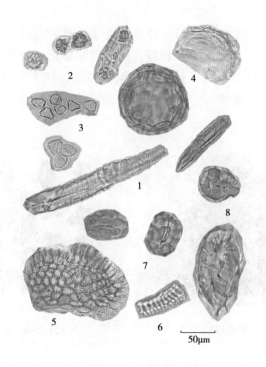

图 8-2-6 丁香粉末特征
1—纤维 2—草酸钙簇晶 3—花粉粒 4—油室
5—花粉囊内壁细胞 6—导管 7—气孔 8—石细胞

【理化鉴别】取粉末 1g，置小试管中，加三氯甲烷 3mL，浸渍 5min：①吸取三氯甲烷浸液 2～3 滴于载玻片上，速加 3%氢氧化钠的氯化钠饱和液 1 滴，加盖破片，片刻即有簇状细针形丁香酚钠结晶产生。②取三氯甲烷浸出液，滴加适量 50%氢氧化钾溶液与丁香酚作用，形成丁香酚钾的针状结晶。

【检查及含量测定】杂质不得超过 4%，水分不得超过 12.0%。气相色谱法测定，按干燥品计算，含丁香酚（$C_{10}H_{12}O_2$）不得少于 11.0%。

【化学成分】含挥发油、齐墩果酸、鞣质、脂肪等。

【性味功效】性温，味辛。温中降逆，补肾助阳。

玫 瑰 花
（Meiguihua，ROSAE RUGOSAE FLOS）

【来源】为蔷薇科植物玫瑰 *Rosa rugosa* Thunb. 的干燥花蕾。

【产地】主产于江苏、浙江、福建、山东、四川、河北等地。

【采收加工】春末夏初花将开放时分批采摘，及时低温干燥。

【性状鉴别】①略呈半球形或不规则团状，直径 0.7～1.5cm。②残留花梗上被细柔毛，花托半球形，与花萼基部合生；萼片 5 片，披针形，黄绿色或棕绿色，被有细柔毛；花瓣多皱缩，展平后宽卵形，呈覆瓦状排列，紫红色，有的黄棕色；雄蕊多数，黄褐色；花柱多数，柱头在花托口集成头状，略突出，短于雄蕊。③体轻，质脆。④气芳香浓郁，味微苦涩（图 8-2-7、图 8-2-8）。

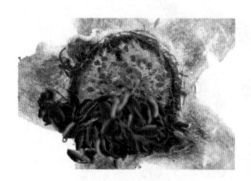

图 8-2-7　玫瑰花花柱与柱头

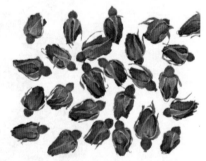

图 8-2-8　玫瑰花药材

【显微鉴别】萼片表面观：①非腺毛较密，单细胞，多弯曲，长 136～680μm，壁厚，木化。②腺毛头部多细胞，扁球形，直径 64～180μm，柄部多细胞，多列性，长 50～340μm，基部有时可见单细胞分枝。③草酸钙簇晶直径 9～25μm。

【理化鉴别】取粗粉 2g，加乙醚 20mL，振摇 1h，滤过。取滤液 2mL 置蒸发皿中，挥干乙醚，滴加数滴 5% 香草醛浓硫酸液，即显紫红色。

【检查及含量测定】水分不得超过 12.0%，总灰分不得超过 7.0%。用醇溶性浸出物测定法中的热浸法测定，20% 乙醇浸出物不得少于 28.0%。

【化学成分】含挥发油、含槲皮苷、苦味质、鞣质、脂肪、有机酸等。

【性味功效】性温，味甘、微苦。行气解郁，和血，止痛。

月 季 花

(Yuejihua, ROSAE CHINENSIS FLOS)

【来源】 为蔷薇科植物月季 *Rosa chinensis* Jacq. 的干燥花。

【产地】 全国大部分地区均有产。

【采收加工】 全年均可采收,花微开时采摘,阴干或低温干燥。

【性状鉴别】 ①呈类球形,直径 1.5~2.5cm。②花托长圆形,萼片 5 片,暗绿色,先端尾尖;花瓣呈覆瓦状排列,有的散落,长圆形,紫红色或淡紫红色;雄蕊多数,黄色。③体轻,质脆。④气清香,味淡、微苦(图 8-2-9、图 8-2-10)。

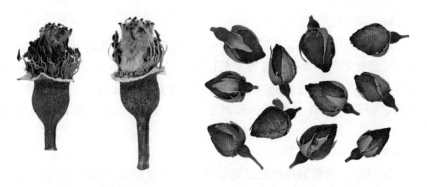

图 8-2-9 月季花花柱与柱头   图 8-2-10 月季花药材

【显微鉴别】 粉末:淡棕色。①单细胞非腺毛有两种:一种较细长,多弯曲,长 85~280μm,直径 13~23μm;另一种粗长,先端尖或钝圆,长约至 1200μm,直径 38~65μm。②花粉粒类球形,直径 30~45μm,具 3 条孔沟,表面有细密点状雕纹,有的中心有一圆形核状物。③草酸钙簇晶直径 19~40μm,棱角较短尖。④花瓣上表皮细胞外壁突起,有细密脑纹状纹理;下表皮细胞垂周壁波状弯曲。

【理化鉴别】 取粗粉 2g,加乙醚 20mL,振摇浸泡 1h,滤过。取滤液 2mL 置蒸发皿中,待乙醚挥发后加数滴 5%香草醛浓硫酸液,显紫褐色。

【检查及含量测定】 水分不得超过 12.0%,总灰分不得超过 5.0%。高效液相色谱法测定,按干燥品计算,含金丝桃苷($C_{21}H_{20}O_{12}$)和异槲皮苷($C_{21}H_{20}O_{12}$)的总量不得少于 0.38%。

【化学成分】 含挥发油、没食子酸、槲皮苷、鞣质、色素等。

【性味功效】 性温,味甘。活血调经,疏肝解郁。

技能训练

1. 实训目标

掌握松花粉、辛夷、槐花、丁香、玫瑰花和月季花的性状鉴别要点；掌握松玫瑰花的组织特征和丁香的粉末特征；通过实训提升学生的职业素质和能力。

2. 准备工作

中药实训室，各药材标本、永久制片、试剂、粉末，显微镜，多媒体教学设备。

3. 训练过程

（1）教师示教

①性状鉴别

教师取松花粉、辛夷、槐花、丁香、玫瑰花和月季花的药材标本进行示讲，根据各药材形状、表面特征鉴定药用部位，然后按下列顺序依次观察和描述。花类中药观察其单花的花萼、花冠、雄蕊群、雌蕊群，花序的类别、形状、中轴、苞片、小花的数目，形状、大小、颜色、表面特征、质地和气味等。

②显微鉴别

a. 组织特征。教师取玫瑰花的组织切片，在低倍镜下由外向内依次观察，内含物的特征可在高倍镜下观察，通过多媒体教学设备进行示讲。

b. 粉末特征。教师取丁香的中药粉末少许，分别用水装片和水合氯醛溶液制片，通过多媒体教学设备进行示讲。

（2）学生训练　将学生分为每组 5 人，以小组为单位进行松花粉、辛夷、槐花、丁香、玫瑰花和月季花性状鉴别和显微鉴别的训练。每组的学生在训练过程中要有团队协作的精神，具备吃苦耐劳、任劳任怨、责任担当、遵守行规、诚实守信、专业形象的职业品质与道德，通过信息技术、创新思维来获得学习资料并能够有计划、自主性地学习，同时关注时政、善于沟通交流，成为具有社会责任与能力的专业技术人员。

（3）实训结束后，教师对各小组的训练过程进行分析与总结，并根据项目考核单进行考核（参照表 4-2-1 制定），提高学生专业技术水平和职业素质。

4. 实训报告

完成实训报告，并对本次实训的过程进行分析与小结。

任务三 洋金花、金银花、山银花、蒲黄和合欢花的鉴定

任务目标

1. 理解洋金花、金银花、山银花、蒲黄和合欢花来源、产地、采收加工与性状鉴别。

2. 掌握洋金花、金银花和山银花的显微鉴别，了解蒲黄和合欢花的显微鉴别。

3. 熟悉洋金花、金银花、山银花、蒲黄和合欢花的理化鉴别、检查、化学成分与性味功效。

洋 金 花
(Yangjinhua，DATURAE FLOS)

【来源】 为茄科植物白花曼陀罗 *Datura metel* L. 的干燥花。

【产地】 主产于辽宁、河北、江苏、浙江、河南等地。

【采收加工】 4~11 月花初开时采收，晒干或低温干燥。

【性状鉴别】 ①多皱缩成条状，完整者长 9~15cm。②花萼呈筒状，长为花冠的 2/5，灰绿色或灰黄色，先端 5 裂，基部具纵脉纹 5 条，表面微有茸毛；花冠呈喇叭状，淡黄色或黄棕色，先端 5 浅裂，裂片有短尖，短尖下有明显的纵脉纹 3 条，两裂片之间微凹；雄蕊 5 个，花丝贴生于花冠筒内，长为花冠的 3/4；雌蕊 1，柱头棒状。③烘干品质柔韧，气特异；晒干品质脆，气微，味微苦（图 8-3-1）。

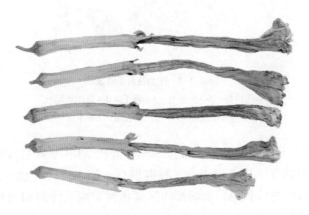

图 8-3-1 洋金花药材

【显微鉴别】粉末：淡黄色。①花粉粒类球形或长圆形，直径 42~65μm，表面有条纹状雕纹。②花萼非腺毛 1~3 个细胞，壁具疣突；腺毛头部 1~5 个细胞，柄 1~5 个细胞。③花冠裂片边缘非腺毛 1~10 个细胞，壁微具疣突；有的非腺毛粗大，基部直径约至 128μm，顶端钝圆。④花丝基部非腺毛粗大，1~5 个细胞，基部直径约至 128μm，顶端钝圆。⑤花萼、花冠薄壁细胞中有草酸钙砂晶、方晶及簇晶。⑥花冠上表皮细胞表面观类多角形，垂周壁薄，较平直，外壁呈乳头状突起；下表皮细胞表面观类长方形，垂周壁薄，波状弯曲；上下表皮均有不定式气孔。⑦黄棕色块存在于薄壁组织间或位于导管旁，直径约 5~18μm；有的黄棕色块脱出散在。⑧导管主要为螺纹导管、环纹导管，直径 6~40μm（图 8-3-2）。

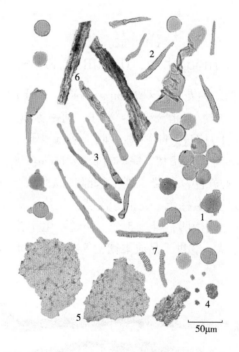

图 8-3-2 洋金花粉末特征
1—花粉粒 2—非腺毛 3—腺毛 4—草酸钙结晶
5—花冠表皮碎片 6—棕色块 7—导管

【理化鉴别】洋金花乙醇浸出液浓缩至稠膏状，用 1%盐酸溶解，滤过。滤液加浓氨试液至碱性，用乙醚提取，提取液在水浴上蒸干，加 4 滴发烟硝酸，再蒸发至干，残渣显浅黄色，加新配的氢氧化钾无水乙醇饱和溶液数滴，即显蓝紫色，后为棕红色。

【检查及含量测定】水分不得超过 11.0%，总灰分不得超过 11.0%，酸不溶性灰分不得超过 2.0%。用醇溶性浸出物测定法中的热浸法测定，乙醇浸出物不得少于 9.0%。高效液相色谱法测定，按干燥品计算，含东莨菪碱（$C_{17}H_{21}NO_4$）不得少于 0.15%。

【化学成分】含生物碱、黄酮、内酯等。

【性味功效】性温，味辛；有毒。平喘止咳，解痉定痛。

金 银 花
（Jinyinhua, LONICERAE JAPONICAE FLOS）

【来源】为忍冬科植物忍冬 *Lonicera japonica* Thunb. 的干燥花蕾或带初开的花。

【产地】主产于山东、河南等。

【采收加工】夏初花开放前采收，干燥。

【性状鉴别】①呈棒状，上粗下细，略弯曲，长 2～3cm，上部直径约 3mm，下部直径约 1.5mm。②表面黄白色或绿白色（贮久色渐深），密被短柔毛。偶见叶状苞片。③花萼绿色，先端 5 裂，裂片有毛，长约 2mm。④开放者花冠筒状，先端二唇形；雄蕊 5 个，附于筒壁，黄色；雌蕊 1 个，子房无毛。⑤气清香，味淡、微苦（图 8-3-3）。

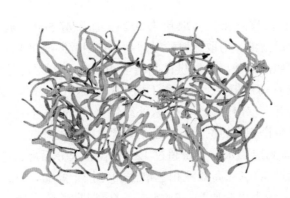

图 8-3-3 金银花药材

【显微鉴别】粉末：浅黄棕色或黄绿色。①腺毛较多，头部倒圆锥形、类圆形或略扁圆形，4～33 个细胞，排成 2～4 层，直径 30～64（108）μm，柄部 1～5 个细胞，长可达 700μm。②非腺毛有两种：一种为厚壁非腺毛，单细胞，长可达 900μm，表面有微细疣状或泡状突起，有的具螺纹；另一种为薄壁非腺毛，单细胞，甚长，弯曲或皱缩，表面有微细疣状突起。③草酸钙簇晶直径 6～45μm。④花粉粒类圆形或三角形，表面具细密短刺及细颗粒状雕纹，具 3 个孔沟（图 8-3-4）。

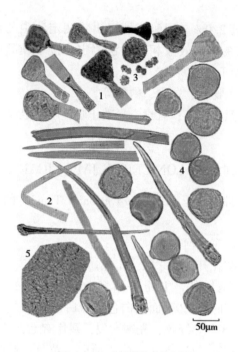

图 8-3-4 金银花粉末特征
1—腺毛 2—非腺毛 3—草酸钙簇晶 4—花粉粒 5—花粉囊内壁细胞

【理化鉴别】薄层色谱法：取粉末 0.2g，加甲醇 5mL，放置 12h，滤过，取滤液作为供试品溶液。另取绿原酸对照品，加甲醇制成每 1mL 含 1mg 对照品的溶液，作为对照品溶液。吸取供试品溶液 10~20μL、对照品溶液 10μL，分别点于同一硅胶 H 薄层板上，以乙酸丁酯-甲酸-水（7:2.5:2.5）的上层溶液为展开剂，展开，取出，晾干，置紫外线灯（365nm）下检视。供试品色谱中，在与对照品色谱相应的位置上，显相同颜色的荧光斑点。

【检查及含量测定】水分不得超过 12.0%，总灰分不得超过 10.0%，酸不溶性灰分不得超过 3.0%。高效液相色谱法测定按干燥品计算，含绿原酸不得少于 1.5%，含酚酸类以绿原酸、3，5-二-O-咖啡酰奎宁酸（$C_{25}H_{24}O_{12}$）和 4，5-二-O-咖啡酰奎宁酸（$C_{25}H_{24}O_{12}$）的总量计，不得少于 3.8%，含木樨草苷（$C_{21}H_{20}O_{11}$）不得少于 0.050%。

【化学成分】含绿原酸、异绿原酸、木犀草素、葡萄糖苷、芳樟醇等。

【性味功效】性寒，味甘。清热解毒，疏散风热。

山 银 花
（Shanyinhua，LONICERAE FLOS）

【来源】为忍冬科植物灰毡毛忍冬 *Lonicera macranthoides* Hand.-Mazz.、红

腺忍冬 *Lonicera hypoglauca* Miq.、华南忍冬 *Lonicera confusa* DC. 或黄褐毛忍冬 *Lonicera fulvoto mentosa* Hsu et S. C. Cheng 的干燥花蕾或带初开的花。

【产地】主产于广东、广西、云南等地。

【采收加工】夏初花开放前采收，干燥。

【性状鉴别】（1）灰毡毛忍冬　①呈棒状而稍弯曲，长3~4.5cm，上部直径约2mm，下部直径约1mm。②表面黄色或黄绿色。③总花梗集结成簇，开放者花冠裂片不及全长一半。④质稍硬，手捏之稍有弹性。⑤气清香，味微苦甘（图8-3-5）。

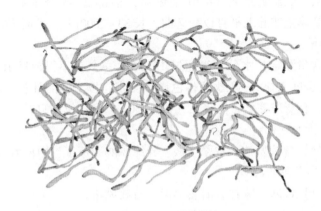

图8-3-5　山银花药材

（2）红腺忍冬　①长2.5~4.5cm，直径0.8~2mm。②表面黄白色至黄棕色，无毛或疏被毛，萼筒无毛，先端5裂，裂片长三角形，被毛，开放者花冠下唇反转，花柱无毛。

（3）华南忍冬　①长1.6~3.5cm，直径0.5~2mm。②萼筒和花冠密被灰白色毛。

（4）黄褐毛忍冬　①长1~3.4cm，直径1.5~2mm。②花冠表面淡黄棕色或黄棕色，密被黄色茸毛。

【显微鉴别】表面制片：

（1）灰毡毛忍冬　①腺毛较少，头部大多圆盘形，顶端平坦或微凹，侧面观5~16细胞，直径37~228μm；柄部2~5个细胞，与头部相接处常为2（3）个细胞并列，长32~240μm，直径15~51μm。②厚壁非腺毛较多，单细胞，似角状，多数甚短，长21~240（315）μm，表面微具疣状突起，有的可见螺纹，呈短角状者体部胞腔不明显；基部稍扩大，似三角状。③草酸钙簇晶，偶见。④花粉粒，直径54~82μm。

（2）红腺忍冬　①腺毛极多，头部盾形而大，顶面观8~40个细胞，侧面观 7~10 个细胞；柄部 1~4 个细胞，极短，长 5~56μm。②厚壁非腺毛长短悬殊，长 38~1408μm，表面具细密疣状突起，有的胞腔内含草酸钙结晶。

（3）华南忍冬　①腺毛较多，头部倒圆锥形或盘形，侧面观 20~60（100）细胞；柄部 2~4 个细胞，长 50~176（248）μm。②厚壁非腺毛，单细胞，长 32~623（848）μm，表面有微细疣状突起，有的具螺纹，边缘有波状角质隆起。

（4）黄褐毛忍冬　①腺毛有两种类型：一种较长大，头部倒圆锥形或倒卵形，侧面观 12~25 个细胞，柄部微弯曲，3~5（6）个细胞，长 88~470μm；另一种较短小，头部顶面观 4~10 个细胞，柄部 2~5 个细胞，长 24~130（190）μm。②厚壁非腺毛平直或稍弯曲，长 33~2000μm，表面疣状突起较稀，有的具菲薄横隔。

【检查及含量测定】水分不得超过 15.0%，总灰分不得超过 10.0%，酸不溶性灰分不得超过 3.0%。高效液相色谱法测定，按干燥品计算，含绿原酸不得少于 2.0%，含灰毡毛忍冬皂苷乙（$C_{65}H_{106}O_{32}$）和川续断皂苷乙（$C_{53}H_{86}O_{22}$）的总量不得少于 5.0%。

【化学成分】含挥发油、木犀草素、异绿原酸、芦丁、槲皮素、金丝桃苷、亚麻酸乙酯、香芹酚等。

【性味功效】性寒，味甘。清热解毒，疏散风热。

蒲 黄

（Puhuang，TYPHAE FLOS）

【来源】为香蒲科植物水烛香蒲 *Typha angustifolia* L.、东方香蒲 *Typha orientalis* Presl 或同属植物的干燥花粉。

【产地】水烛香蒲主产于江苏、浙江、山东、安徽等地；东方香蒲主产于贵州、山东、山西、东北等地。

【采收加工】夏季采收蒲棒上部的黄色雄花序，晒干后碾轧，筛取花粉。

【性状鉴别】①呈黄色粉末。②体轻，放水中则飘浮水面。③手捻有滑腻感，易附着手指上。④气微，味淡（图 8-3-6）。

【显微鉴别】粉末：黄色。花粉粒类圆形或椭圆形，直径 17~29μm，表面有网状雕纹，周边轮廓线光滑，呈凸波状或齿轮状，具单孔，不甚明显（图 8-3-7）。

【理化鉴别】（1）取蒲黄 0.1g，加乙醇 5mL，温浸，滤过。取滤液 1mL，加盐酸 2~3 滴，镁粉少许，溶液渐显樱红色。

（2）取蒲黄 0.2g，加水 10mL，温浸，滤过。取滤液 1mL，加三氯化铁试液 1 滴，显淡绿棕色。

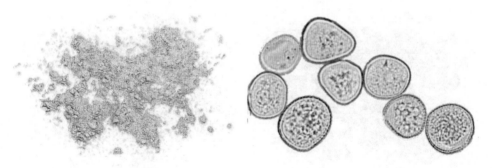

图 8-3-6 蒲黄药材　　　　　　图 8-3-7 蒲黄花粉粒

【检查及含量测定】杂质不得超过 10.0%，水分不得超过 13.0%，总灰分不得超过 10.0%，酸不溶性灰分不得超过 4.0%。用醇溶性浸出物测定法中的热浸法测定，乙醇浸出物不得少于 15.0%。高效液相色谱法测定，按干燥品计算，含异鼠李素-3-O-新橙皮苷（$C_{28}H_{32}O_{16}$）和香蒲新苷（$C_{34}H_{42}O_{20}$）的总量不得少于 0.50%。

【化学成分】含脂肪、黄酮类、挥发油、多糖、酸类、香蒲新苷等。

【性味功效】性平，味甘。止血，化瘀，通淋。

合 欢 花
（Hehuanhua，ALBIZIAE FLOS）

【来源】为豆科植物合欢 Albizia julibrissin Durazz. 的干燥花序或花蕾。

【产地】主产于河北、河南、湖北等地。

【采收加工】夏季花开放时择晴天采收或花蕾形成时采收，及时晒干。前者习称"合欢花"，后者习称"合欢米"。

【性状鉴别】（1）合欢花 ①头状花序，皱缩成团。②总花梗长 3~4cm，有时与花序脱离，黄绿色，有纵纹，被稀疏毛茸。③花全体密被毛茸，细长而弯曲，长 0.7~1cm，淡黄色或黄褐色，无花梗或几无花梗。④花萼筒状，先端有 5 个小齿；花冠筒长约为萼筒的 2 倍，先端 5 裂，裂片披针形；雄蕊多数，花丝细长，黄棕色至黄褐色，下部合生，上部分离，伸出花冠筒外。⑤气微香，味淡（图 8-3-8）。

（2）合欢米 ①呈棒槌状，长 2~6mm，膨大部分直径约 2mm，淡黄色至黄褐色，全体被茸毛，花梗极短或无。②花萼筒状，先端有 5 个小齿；花冠未开放；雄蕊多数，细长并弯曲，基部连合，包于花冠内。③气微香，味淡（图 8-3-9）。

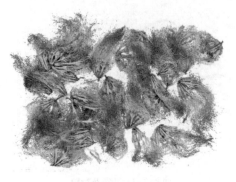

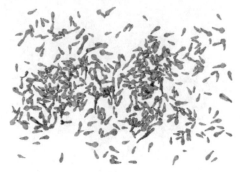

图 8-3-8　合欢花药材　　　　　　　　　　图 8-3-9　合欢米药材

【显微鉴别】粉末：灰黄色。①非腺毛单细胞，长 81~447μm。②草酸钙方晶较多，存在于薄壁细胞中，直径 3~31μm。③复合花粉粒呈扁球形，为 16 合体，直径 81~146μm，外围 8 个分体围在四周；单个分体呈类方形或长球形。

【理化鉴别】（1）取粉末 0.5g，加生理盐水 5mL，水浴煮沸 2min，滤过。取滤液 2mL，加 2% 红细胞生理盐水混悬液 2mL，摇匀，可见溶血现象。

（2）取粉末 2g，加甲醇 15mL，冷浸过夜，滤过。取滤液 1mL，加铁氰化钾-三氯化铁试剂数滴，显蓝色。

【检查及含量测定】杂质不得超过 2.0%，水分不得超过 15.0%，总灰分不得超过 10.0%，酸不溶性灰分不得超过 3.0%。用醇溶性浸出物测定法中的热浸法测定，稀乙醇浸出物不得少于 25.0%。高效液相色谱法测定，按干燥品计算，含槲皮苷（$C_{21}H_{20}O_{11}$）不得少于 1.0%。

【化学成分】含皂苷、鞣质、氨基酸等。

【性味功效】性平，味甘。解郁安神。

技能训练

1. 实训目标

掌握洋金花、金银花、山银花、蒲黄和合欢花的性状鉴别要点；掌握山银花的组织特征和洋金花、金银花的粉末特征；通过实训提升学生的职业素质和能力。

2. 准备工作

中药实训室，各药材标本、永久制片、粉末，试剂，显微镜，多媒体教学设备。

3. 训练过程

（1）教师示教

①性状鉴别

教师取洋金花、金银花、山银花、蒲黄和合欢花的药材标本进行示讲，根据各药材形状、表面特征鉴定药用部位，然后按下列顺序依次观察和描述。花类中药观察其单花的花萼、花冠、雄蕊群、雌蕊群，花序的类别、形状、中轴、苞片、小花的数目，形状、大小、颜色、表面特征、质地和气味等。

②显微鉴别

a. 组织特征。教师取山银花的组织切片，在低倍镜下由外向内依次观察，内含物的特征可在高倍镜下观察，通过多媒体教学设备进行示讲。

b. 粉末特征。教师取洋金花、金银花的中药粉末少许，分别用水装片和水合氯醛溶液制片，通过多媒体教学设备进行示讲。

（2）学生训练 将学生分为每组 5 人，以小组为单位进行洋金花、金银花、山银花、蒲黄和合欢花性状鉴别和显微鉴别的训练。每组的学生在训练过程中要有团队协作的精神，具备吃苦耐劳、任劳任怨、责任担当、遵守行规、诚实守信、专业形象的职业品质与道德，通过信息技术、创新思维来获得学习资料并能够有计划、自主性地学习，同时关注时政、善于沟通交流，成为具有社会责任与能力的专业技术人员。

（3）实训结束后，教师对各小组的训练过程进行分析与总结，并根据项目考核单进行考核（参照表 4-2-1 制定），提高学生专业技术水平和职业素质。

4. 实训报告

完成实训报告，并对本次实训的过程进行分析与小结。

任务四 旋覆花、款冬花、菊花、野菊花、红花和西红花的鉴定

任务目标

1. 理解旋覆花、款冬花、菊花、野菊花、红花和西红花来源、产地、采收加工与性状鉴别。

2. 掌握旋覆花和红花的显微鉴别，了解款冬花、菊花、野菊花和西红花的显微鉴别。

3. 熟悉旋覆花、款冬花、菊花、野菊花、红花和西红花的理化鉴别、检查、化学成分与性味功效。

旋 覆 花

(Xuanfuhua, INULAE FLOS)

【来源】为菊科植物旋覆花 *Inula japonica* Thunb. 或欧亚旋覆花 *Inula britannica* L. 的干燥头状花序。

【产地】主产于河南、江苏、河北、浙江、安徽、黑龙江、吉林等地。

【采收加工】夏、秋二季花开放时采收，除去杂质，阴干或晒干。

【性状鉴别】①呈扁球形或类球形，直径 1~2cm。②总苞由多数苞片组成，呈覆瓦状排列，苞片披针形或条形，灰黄色，长 4~11mm；总苞基部有时残留花梗，苞片及花梗表面被白色茸毛，舌状花 1 列，黄色，长约 1cm，多卷曲，常脱落，先端 3 齿裂；管状花多数，棕黄色，长约 5mm，先端 5 齿裂；子房顶端有多数白色冠毛，长 5~6mm。③有的可见椭圆形小瘦果。④体轻，易散碎。⑤气微，味微苦（图 8-4-1、图 8-4-2）。

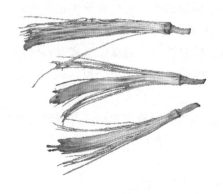

图 8-4-1　管状花

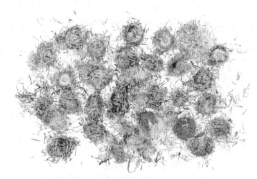

图 8-4-2　旋覆花药材

【显微鉴别】表面观：①苞片非腺毛 1~8 细胞，多细胞者基部膨大，顶端细胞特长；内层苞片另有 2~3 细胞并生的非腺毛。②冠毛为多列性非腺毛，边缘细胞稍向外突出。③子房表皮细胞含草酸钙柱晶，长约至 48μm，直径 2~5μm；子房非腺毛 2 列性，一列为单细胞，另一列通常 2 个细胞，长 90~220μm。④苞片、花冠腺毛棒槌状，头部多细胞，多排成 2 列，围有角质囊，柄部多细胞，2 列。⑤花粉粒类球形，直径 22~33μm，外壁有刺，长约 3μm，具 3 个萌发孔。

【化学成分】含大花旋覆花素、旋覆花素、槲皮素、异槲皮素、咖啡酸、绿原酸、菊糖、蒲公英甾醇等。

【性味功效】性温，味苦、辛、咸。降气，消痰，行水。

款 冬 花
(Kuandonghua，FARFARAE FLOS)

【来源】 为菊科植物款冬 *Tussilago farfara* L. 的干燥花蕾。

【产地】 主产于河南、湖北、四川、西藏等地区。

【采收加工】 12 月或地冻前花尚未出土时采挖，除去花梗和泥沙，阴干。

【性状鉴别】 ①呈长圆棒状，单生或 2～3 个基部连生，长 1～2.5cm，直径 0.5～1cm。②上端较粗，下端渐细或带有短梗，外面被有多数鱼鳞状苞片。③苞片外表面紫红色或淡红色，内表面密被白色絮状茸毛。④体轻，撕开后可见白色茸毛。⑤气香，味微苦而辛，带黏性，嚼之呈棉絮状 (图 8-4-3)。

【显微鉴别】 粉末：棕色。①非腺毛较多，单细胞，扭曲盘绕成团，直径 5～24μm。②腺毛略呈棒槌形，头部 4～8 个细胞，柄部细胞 2

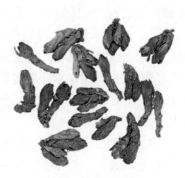

图 8-4-3 款冬花药材

列。③花粉粒细小，类球形，直径 25～48μm，表面具尖刺，3 个萌发孔。④冠毛分枝状，各分枝单细胞，先端渐尖。⑤分泌细胞类圆形或长圆形，含黄色分泌物。

【理化鉴别】 取粗粉 1g，置索氏提取器中，用乙醇提取至提取液近无色，浓缩至约 5mL，做以下试验：①取浓缩液 1mL，置水试管中，加镁粉少许，再加盐酸 2～3 滴，溶液显棕红色。②取浓缩液 1mL，置蒸发皿中，水浴蒸干，残渣用三氯甲烷 1mL 溶解，转入试管中，沿管壁缓加入浓硫酸 1mL，使分两层，三氯甲烷层显绿色荧光，硫酸层显红色荧光。

【检查及含量测定】 用醇溶性浸出物测定法中的热浸法测定，乙醇浸出物不得少于 20.0% (饮片不得少于 22.0%)。高效液相色谱法测定，按干燥品计算，含款冬酮 ($C_{23}H_{34}O_5$) 不得少于 0.070%。

【化学成分】 含款冬二醇、山金车二醇、降香醇、蒲公英黄色素等。

【性味功效】 性温，味辛、微苦。润肺下气，止咳化痰。

菊 花
(Juhua，CHRYSANTHEMI FLOS)

【来源】 为菊科植物菊 *Chrysanthemum morifolium* Ramat. 的干燥头状花序。

【产地】 主产于安徽亳州、滁州、歙县，以及浙江、江苏等地。

【采收加工】 9～11 月花盛开时分批采收，阴干或焙干，或熏、蒸后晒干。

药材按产地和加工方法不同，分为"亳菊""滁菊""贡菊""杭菊""怀菊"。

【性状鉴别】（1）亳菊 ①呈倒圆锥形或圆筒形，有时稍压扁呈扇形，直径1.5~3cm，离散。②总苞碟状；总苞片3~4层，卵形或椭圆形，草质，黄绿色或褐绿色，外面被柔毛，边缘膜质。③花托半球形，无托片或托毛。④舌状花数层，雌性，位于外围，类白色，劲直，上举，纵向折缩，散生金黄色腺点；管状花多数，两性，位于中央，为舌状花所隐藏，黄色，顶端5齿裂。⑤瘦果不发育，无冠毛。⑥体轻，质柔润，干时松脆。⑦气清香，味甘、微苦。

（2）滁菊 ①呈不规则球形或扁球形，直径1.5~2.5cm。②舌状花类白色，不规则扭曲，内卷，边缘皱缩，有时可见淡褐色腺点；管状花大多隐藏。

（3）贡菊 ①呈扁球形或不规则球形，直径1.5~2.5cm。②舌状花白色或类白色，斜升，上部反折，边缘稍内卷而皱缩，通常无腺点；管状花少，外露（图8-4-4）。

（4）杭菊 ①呈碟形或扁球形，直径2.5~4cm，常数个相连成片。②舌状花类白色或黄色，平展或微折叠，彼此粘连，通常无腺点；管状花多数，外露（图8-4-5）。

（5）怀菊 ①呈不规则球形或扁球形，直径1.5~2.5cm。②多数为舌状花，舌状花类白色或黄色，不规则扭曲，内卷，边缘皱缩，有时可见腺点；管状花大多隐藏（图8-4-6）。

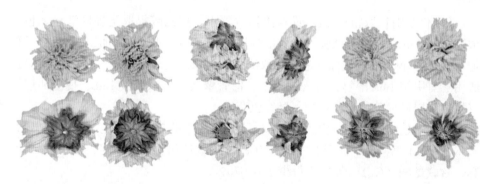

图8-4-4 贡菊药材　　　图8-4-5 杭菊药材　　　图8-4-6 怀菊药材

【显微鉴别】粉末：黄白色。①花粉粒类球形，直径32~37μm，表面有网孔纹及短刺，具3条孔沟。②"T"形毛较多，顶端细胞长大，两臂近等长，柄2~4个细胞。③腺毛头部鞋底状，6~8个细胞两两相对排列。④草酸钙簇晶较多，细小。

【检查及含量测定】水分不得超过15.0%。高效液相色谱法测定，按干燥品计算，含绿原酸不得少于0.20%，含木犀草苷不得少于0.080%，含3,5-O-

二咖啡酰基奎宁酸不得少于 0.70%。

【化学成分】含绿原酸、挥发油、腺嘌呤、胆碱、菊苷、黄酮类等。

【性味功效】性微寒，味甘、苦。散风清热，平肝明目，清热解毒。

野 菊 花
(Yejuhua, CHRYSANTHEMI INDICI FLOS)

【来源】为菊科植物野菊 *Chrysanthemum indicum* L. 的干燥头状花序。

【产地】主产江苏、四川、广西、山东等地。

【采收加工】秋、冬二季花初开放时采摘，晒干，或蒸后晒干。

【性状鉴别】①呈类球形，直径 0.3~1cm，棕黄色。②总苞由 4~5 层苞片组成，外层苞片卵形或条形，外表面中部灰绿色或浅棕色，通常被白毛，边缘膜质；内层苞片长椭圆形，膜质，外表面无毛。③总苞基部有的残留总花梗。④舌状花 1 轮，黄色至棕黄色，皱缩卷曲；管状花多数，深黄色。⑤体轻。⑥气芳香，味苦（图 8-4-7）。

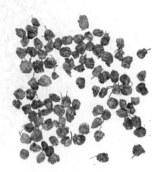

图 8-4-7　野菊花药材

【显微鉴别】粉末：黄棕色。①花粉粒黄色，类圆形，直径 20~33μm，每裂片 4~5 个刺。②腺毛头部鞋底形，4~6（8）个细胞，两面相对排列，长径 35~120μm，短径 33~67μm，外被角质层。③ "T" 形毛较多，顶端细胞长大，壁一长一短，直径 23~50μm，壁稍厚或一边稍厚，基部 1~13 个细胞，其中一个稍膨大或皱缩。

【理化鉴别】取粉末 3g，加乙醇 40mL，加热回流 1h，滤过，滤液做下述试验：①取滤液 1 滴，点于滤纸上，喷洒三氯化铝试液，晾干，置紫外线灯（365nm）下观察，显黄绿色荧光。②取滤液 2mL，加镁粉少量与盐酸 4~5 滴，加热，显棕红色。

【检查及含量测定】水分不得超过 14.0%，总灰分不得超过 9.0%，酸不溶性灰分不得超过 2.0%。高效液相色谱法测定，按干燥品计算，含蒙花苷（$C_{28}H_{32}O_{14}$）不得少于 0.80%。

【化学成分】含野菊花内酯、矢车菊苷、苦味素、白菊酮、挥发油等。

【性味功效】性微寒，味苦、辛。清热解毒，泻火平肝。

红 花
(Honghua, CARTHAMI FLOS)

【来源】为菊科植物红花 *Carthamus tinctorius* L. 的干燥花。

【产地】主产河南、湖南、四川、新疆、西藏等地。

【采收加工】夏季花由黄变红时采摘，阴干或晒干。

【性状鉴别】①为不带子房的管状花，长 1~2cm。②表面红黄色或红色。花冠筒细长，先端 5 裂，裂片呈狭条形，长 5~8mm；雄蕊 5 个，花药聚合成筒状，黄白色；柱头长圆柱形，顶端微分叉。③质柔软。④气微香，味微苦（图 8-4-8）。

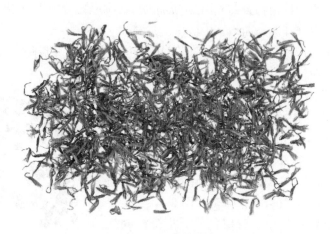

图 8-4-8 红花药材

【显微鉴别】粉末：橙黄色。①花冠、花丝、柱头碎片多见，有长管状分泌细胞常位于导管旁，直径约至 66μm，含黄棕色至红棕色分泌物。②花冠裂片顶端表皮细胞外壁突起呈短绒毛状。③柱头和花柱上部表皮细胞分化成圆锥形单细胞毛，先端尖或稍钝。④花粉粒类圆形、椭圆形或橄榄形，直径约至 60μm，具 3 个萌发孔，外壁有齿状突起。⑤草酸钙方晶存在于薄壁细胞中，直径 2~6μm（图 8-4-9）。

【理化鉴别】取红花 1g，加稀乙醇 10mL，浸渍。倾取浸出液，于装浸出液的试管内悬挂一滤纸条，滤纸条下部进入液面，5min 后把滤纸条放入水中，随即取出，滤纸条上部显淡黄色，下部显淡红色。

【检查及含量测定】杂质不得超过 2%，水分不得超过 13.0%，总灰分不得超过 15.0%，酸不溶性灰分不得超过 5.0%。用水溶性浸出物测定法中的冷浸法测定，浸出物不得少于 30.0%。高效液相色谱法测定，按干燥品计算，含羟基红花黄色素 A（$C_{27}H_{32}O_{16}$）不得少于 1.0%，含山柰酚（$C_{15}H_{10}O_6$）不得少于 0.050%。

【化学成分】含红花黄色素、红花苷、红花油、红花多糖、有机酸等。

【性味功效】性温，味辛。活血通经，散瘀止痛。

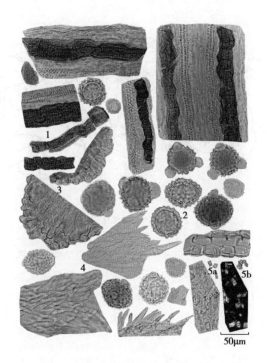

图 8-4-9　红花粉末特征

1—分泌细胞　2—花粉粒　3—花冠裂片　4—柱头和花柱上部表皮细胞
5—草酸钙方晶（5a—可见光下，5b—偏光镜下）

西 红 花

（Xihonghua，CROCI FLOS）

【来源】为鸢尾科植物番红花 *Crocus sativus* L. 的干燥柱头。

【产地】原产于西班牙、希腊、法国、俄罗斯等；主产于浙江、四川、西藏等地。

【采收加工】10 月中旬至 11 月上旬开花，宜在上午 8 时~11 时采花。将盛开的整朵花从基部连花冠一起摘回室内进行加工。取出柱头和花柱，放在通风处阴干或薄摊于白纸上晒干，或在 40~50℃烘箱内烘干。

【性状鉴别】①呈线形，三分枝，长约 3cm。②暗红色，上部较宽而略扁平，顶端边缘显不整齐的齿状，内侧有一短裂隙，下端有时残留一小段黄色花柱。③体轻，质松软，无油润光泽，干燥后质脆易断。④气特异，微有刺激性，味微苦（图 8-4-10）。

【显微鉴别】粉末：橙红色。①表皮细胞表面观长条形，壁薄，微弯曲，有的外壁凸出呈乳头状或绒毛状，表面隐约可见纤细纹理。②柱头顶端表皮细

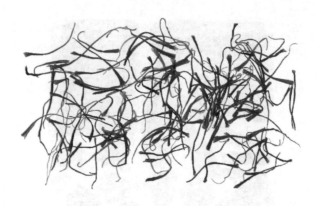

图 8-4-10　西红花药材

胞绒毛状，直径 26~56μm，表面有稀疏纹理。③草酸钙结晶聚集于薄壁细胞中，呈颗粒状、圆簇状、梭形或类方形，直径 2~14μm。

【理化鉴别】（1）取西红花浸水中，可见橙黄色呈直线下降，并逐渐扩散，水被染成黄色，无沉淀。柱头呈喇叭状，有短缝；在短时间内，用针拨之不破碎。

（2）取西红花少量，置白瓷板上，加硫酸 1 滴，酸液显蓝色，后经紫色缓缓变为红褐色或棕色。

【检查及含量测定】干燥失重不得超过 12.0%。总灰分不得超过 7.5%。用醇溶性浸出物测定法中的热浸法测定，30%乙醇浸出物不得少于 55.0%。高效液相色谱法测定，按干燥品计算，含西红花苷-Ⅰ（$C_{44}H_{64}O_{24}$）和西红花苷-Ⅱ（$C_{38}H_{54}O_{19}$）的总量不得少于 10.0%，含苦番红花素（$C_{16}H_{26}O_7$）不得少于 5.0%。

【化学成分】含西红花苷、西红花酸、玉米黄素、西红花苦苷、挥发油等。

【性味功效】性平，味甘。活血化瘀，凉血解毒，解郁安神。

（　技能训练　）

1. 实训目标

掌握旋覆花、款冬花、菊花、野菊花、红花和西红花的性状鉴别要点；掌握旋覆花的组织特征和红花的粉末特征；通过实训提升学生的职业素质和能力。

2. 准备工作

中药实训室，各药材标本、永久制片、粉末，试剂，显微镜，多媒体教学设备。

3. 训练过程

（1）教师示教

①性状鉴别

教师取旋覆花、款冬花、菊花、野菊花、红花和西红花的药材标本进行示讲，根据各药材形状、表面特征鉴定药用部位，然后按下列顺序依次观察和描述。花类中药观察其单花的花萼、花冠、雄蕊群、雌蕊群，花序的类别、形状、中轴、苞片、小花的数目，形状、大小、颜色、表面特征、质地和气味等。

②显微鉴别

a. 组织特征。教师取旋覆花的组织切片，在低倍镜下由外向内依次观察，内含物的特征可在高倍镜下观察，通过多媒体教学设备进行示讲。

b. 粉末特征。教师取红花的中药粉末少许，分别用水装片和水合氯醛溶液制片，通过多媒体教学设备进行示讲。

（2）学生训练　将学生分为每组 5 人，以小组为单位进行旋覆花、款冬花、菊花、野菊花、红花和西红花性状鉴别和显微鉴别的训练。每组的学生在训练过程中要有团队协作的精神，具备吃苦耐劳、任劳任怨、责任担当、遵守行规、诚实守信、专业形象的职业品质与道德，通过信息技术、创新思维来获得学习资料并能够有计划、自主性地学习，同时关注时政、善于沟通交流，成为具有社会责任与能力的专业技术人员。

（3）实训结束后，教师对各小组的训练过程进行分析与总结，并根据项目考核单进行考核（参照表 4-2-1 制定），提高学生专业技术水平和职业素质。

4. 实训报告

完成实训报告，并对本次实训的过程进行分析与小结。

思政小课堂

“红色的金子”——西红花

西红花也称藏红花，事实上，藏红花并不产于西藏，而是原产于中东及欧洲地中海一带，明代从印度传入我国西藏，故而有了藏红花这个俗称。它与红花一样可活血化瘀，《本草纲目》称其解郁安神，久服令人欣喜，它以花及柱头入药。平均 80 到 100 朵鲜花能收获 1g 花丝，尤显名贵。由于西红花集多种用途于一身，在国内外需求量极大，经济价值居世界药用植物之首，被誉为“红色的金子”。

直到二十世纪八十年代，这种娇贵的花朵，才首度引种成功。养育它的土地，就在长江的出海口——上海崇明。每年十一月初，崇明岛上的藏红花于室内开花，昼开夜闭，须在晴天的日出前人工完成采摘，才能避免花朵枯萎而失去应用价值或柱头沾上雄蕊的花粉而影响质量，采收后必须干燥脱水才能分级出售。因为西红花来源有限，所以价比黄金。现西红花已在浙江、江苏、上海、河南等地引种成功，通过国家鉴定，国产西红花品质优于进口西红花。饮水不忘挖井人，西红花栽培的成功离不开药用植物专家的努力，他们的历史贡献值得人们去铭记。

西红花为贵重药材，来源稀少，因此市场上常有伪品出现。为调查某药材市场的西红花质量情况，当地药品监督管理部门的工作人员对市场上的西红花进行了采集，通过检验发现西红花的伪品分为两类：第一类是菊科植物红花的管状花、西红花的雄蕊或莲须、玉米须等染色伪充的，他们都是植物加工染色而制成的丝状物，这类伪品往往都是红色的，没有黄色花柱部分，顶端也不蓬大呈喇叭状，取少许样品浸入水中，水被染成橙红色，可以用显微鉴别来鉴别其柱头的形状；第二类伪品是纸张与淀粉的加工品，它是将化学纸浆做成丝状，外面包上淀粉，经染色并加少许油脂而成，水试后水面会出现油花，而且水被染成红棕色，放在水中观察，也不会膨大成喇叭状，用针拨动特别容易折断。未来在工作岗位上，看到类似的伪品样品，我们一定要用自己的专业知识去理智判断。这些西红花的伪品，要么没有效果，要么对身体有伤害，还浪费老百姓的钱财。我们一定要遵纪守法、增强法治意识。在《中华人民共和国药品管理法》中，对生产和销售假药、劣药的行为，从严设定了法律责任。我们要精益求精，要用自己所学的专业知识，准确鉴别西红花，为临床提供优质的药学服务。中医药是中华民族的瑰宝，我们要传承精华，加快推动中医药现代化，希望同学们都能成为完成这个历史重任的参与者和贡献者。

项目思考

1. 花类中药的组织特征有哪些？试举例说明。
2. 辛夷常见的药材有哪些？其性状鉴别有何不同？
3. 简述丁香粉末显微特征。
4. 有两包中药粉末，分别为洋金花和金银花，我们该如何鉴别区分？
5. 菊花和野菊花性状有何不同？
6. 如何区分红花与西红花？

项目九　果实及种子类中药鉴定

任务一　概述

1. 了解果实类中药与种子类中药的定义。
2. 掌握果实类中药与种子类中药的性状鉴别和显微鉴别要点。

一、果实类中药

果实类中药指采用植物未成熟、近成熟或完全成熟的果实，或果实的一部分入药。如采收果实的果皮、果肉、宿萼、中果皮维管束或整个果穗，经加工而得。

（一）性状鉴别

果实类中药应注意观察其形状、大小、颜色、顶端、基部、表面、质地、破断面及气味等。形状常为圆球形或扁圆球形，顶部常留柱基，基部有果柄脱落后的痕迹；表面大多干缩有皱纹，肉质果更为明显；果皮表面常稍有光泽，有的有茸毛和凹下的油点；有的具有隆起的肋线棱角。有的果实类中药，气味是鉴别其真伪及品质优劣的重要依据，有的具浓烈的香气或特殊的味。完整的果实常含有种子，剖开后注意观察种子的数目、形状和位置。

（二）显微鉴别

完整果实类中药的组织构造通常包括果皮及种子。果皮可分为外果皮、中果皮和内果皮三部分。

1. 外果皮

结构类似叶的下表皮，为果皮的最外层组织。通常为一列表皮薄壁细胞，有的外壁和侧壁增厚；外被角质层，角质层纹理的形式、粗细及疏密度不同；有的具气孔、茸毛等特征，多数为非腺毛，少数具腺毛，或具腺磷；表皮细胞中含有色素、有色物质或结晶等，或表皮细胞间嵌有油细胞，有的表皮细胞伸入果肉中间形成胞间分泌腔隙，称为壁内腺。有的外果皮由表皮与下皮细胞组成，且下皮有时分化成石细胞、厚角组织，有的下皮细胞含棕色物。

2. 中果皮

结构类似叶肉组织，于外果皮与内果皮之间，通常较厚，大多由多层薄壁细胞组成。细胞中有时含淀粉粒。在中部有细小的维管束散在，多为外韧型，也有双韧型或两个外韧型维管束合成的维管束柱。多汁肉果中果皮细胞壁常呈连珠状增厚，有的坚硬干果中果皮全为石细胞，有的有网纹细胞。应注意观察厚壁组织、分泌组织及细胞内含物的有无、类型、分布特点，如石细胞、油细胞、油室、油管、乳汁管、淀粉粒、草酸钙砂晶或橙皮苷结晶等。

3. 内果皮

结构类似叶的上表皮，为果皮的最内层，大多为一列薄壁细胞，有的部分或全部为石细胞；有的核果内果皮由多层石细胞组成；有的为多列纤维，上下层纤维相交错排列；有的为多列纤维及石细胞；有的是由5~8个狭长的薄壁细胞互相并列为一群，各群斜向联合，形成镶嵌细胞层；有的内果皮产生了汁囊，汁囊发育成多细胞的毛；有的为结晶细胞层。

二、种子类中药

种子类中药指采用植物的成熟种子或种子的一部分入药。多数用完整的种子，如桃仁；少数用种子的一部分，有的用种皮，如绿豆衣；有的用种仁，如肉豆蔻；有的用假种皮，如肉豆蔻衣；有的用去掉子叶的胚，如莲子芯；有的用发了芽的种子，如大豆黄卷；有的用其发酵加工品，如淡豆豉。

（一）性状鉴别

种子类中药注意观察种子的形状、大小、颜色、表面、种仁、水试等。

形状大多呈圆球形、类圆球形或扁圆球形等，少数种子呈线形、纺锤形或心形。种皮的表面常有各种纹理，也有具茸毛。剥去种皮可见种仁部分，有的种子具发达的胚乳；无胚乳的种子，则子叶常特别肥厚。胚大多直立，少数弯曲。有的种子遇水显黏性。

（二）显微鉴别

大多数种子由种皮、胚乳和胚三部分组成。种子类中药的显微鉴别特征主要观察种皮。

1. 种皮

种皮位于种子的最外层，构造较复杂，种子通常只有一层种皮，有的有内、外两层种皮。种皮常由下列一种或数种组织组成。

（1）表皮层　多数种皮的表皮由 1 列薄壁细胞组成，有的表皮细胞中单独或成群地嵌有石细胞；有的表皮层全由石细胞组成；有的部分或全部表皮分化成非腺毛；有的具腺毛；有的表皮上有气孔；有的表皮细胞成为狭长的栅栏细胞，其细胞壁常有不同程度的木化增厚；有的表皮细胞中含有色素或充满黏液；有的表皮细胞含结晶体。

（2）栅栏细胞层　有些种子的表皮下方有栅栏细胞层，由 1 列或 2~3 列狭长的细胞排列而成，壁多木化增厚；也有内壁或侧壁增厚而外壁薄的；有的栅栏细胞靠外壁胞腔中含球状碳酸钙结晶团；有的在栅栏细胞的外缘处，可见一条折射率较强的折光带。

（3）油细胞层　有些种子的表皮层下，有油细胞层，内贮挥发油。

（4）色素层　有颜色的种子，除表皮层可含色素物质外，内层细胞或者内种皮细胞中也可含色素物质。

（5）石细胞层　有的表皮内层几乎全为石细胞；或表皮层内侧有一至数层石细胞；或内种皮为石细胞层，其内壁、侧壁均增厚，胞腔中含小硅晶。有的种子石细胞层石细胞形如哑铃或呈骨状，称为骨状支持细胞层。

（6）营养层　多数种子的种皮中，常有数列贮有淀粉粒的薄壁细胞，为营养层。成熟种子的营养层常因种子发育过程中淀粉被消耗而成为扁缩颓废的薄层。

2. 胚乳

胚乳常由贮藏多量脂肪和糊粉粒的薄壁细胞组成，细胞中有的含淀粉粒或草酸钙结晶。有内胚乳、外胚乳之分，种子大多具内胚乳。在无胚乳的种子中，也可见到 1~2 列残存的内胚乳细胞。有的种子外胚乳较发达，与内胚乳同时存在；有的外胚乳成颓废组织。

胚乳细胞大多为细胞壁纤维素或半纤维性增厚的厚壁细胞，壁上有微细的纹孔；新鲜时有的微细的纹孔可见胞间连丝；有的含草酸钙结晶；有的在糊粉粒中有小簇晶存在。少数种子有发达的外胚乳；也有少数种子的种皮和外胚乳的折合层不规则地伸入于内胚乳中形成错入组织，或外胚乳伸入于内胚中而形成错入组织。

3. 胚

胚是种子中未发育的幼体，包括胚根、胚茎、胚芽及子叶四部分。子叶占胚的较大部分，其构造与叶相似，其表皮下方常可看到明显的栅栏组织；少数子叶中有分泌腔，子叶细胞中含有簇晶。胚的其他部分一般由薄壁细胞组成，内含大量脂肪、糊粉粒或淀粉粒。在植物器官中只有种子含有糊粉粒，故糊粉粒是种子类中药粉末的主要标志。糊粉粒是种子中贮藏的非晶形的颗粒状的蛋白质，其形状、大小和构造常因植物种类而异，在中药鉴定中具有重要意义。

任务二　木瓜、山楂、乌梅、苦杏仁、桃仁和金樱子的鉴定

任务目标

1. 理解木瓜、山楂、乌梅、苦杏仁、桃仁和金樱子来源、产地、采收加工与性状鉴别。

2. 掌握山楂和金樱子的显微鉴别，了解木瓜、乌梅、苦杏仁和桃仁的显微鉴别。

3. 熟悉木瓜、山楂、乌梅、苦杏仁、桃仁和金樱子的理化鉴别、检查、化学成分与性味功效。

木　瓜
（Mugua，CHAENOMELIS FRUCTUS）

【来源】为蔷薇科植物贴梗海棠 *Chaenomeles speciosa*（Sweet）Nakai 的干燥近成熟果实。

【产地】主产于安徽、浙江、湖北、四川等地。

【采收加工】夏、秋二季果实绿黄时采收，置沸水中烫至外皮灰白色，对半纵剖，晒干。

【性状鉴别】①长圆形，多纵剖成两半，长 4～9cm，宽 2～5cm，厚 1～2.5cm。②外表面紫红色或红棕色，有不规则的深皱纹；剖面边缘向内卷曲，果肉红棕色，中心部分凹陷，棕黄色；种子扁长三角形，多脱落。③质坚硬。④气微清香，味酸（图 9-2-1、图 9-2-2）。

【显微鉴别】粉末：黄棕色至棕红色。①石细胞较多，成群或散在，无色、淡黄色或橙黄色，圆形、长圆形或类多角形，直径 20～82μm，层纹明显，孔沟细，胞腔含棕色或橙红色物。②外果皮细胞多角形或类多角形，直径 10～35μm，胞腔内含棕色或红棕色物。③中果皮薄壁细胞，淡黄色或浅棕色，类圆形，皱缩，偶含细小草酸钙方晶。

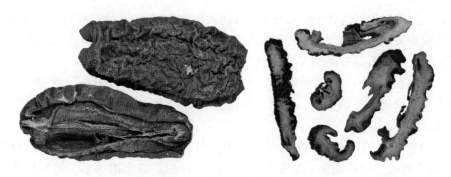

图 9-2-1 木瓜药材　　　　　　　　　　图 9-2-2 木瓜剖面

【理化鉴别】取粉末 1g，加 70% 乙醇 10mL，加热回流 1h，滤液供试验：①取滤液 1mL，蒸干，残渣加乙酸酐 1mL 使溶解，倾入试管中，沿管壁加硫酸 1~2 滴，两液界面显紫红色环，上层液显棕黄色。②取滤液滴于滤纸上，待干，喷洒三氯化铝试液，干燥后，于紫外线灯（365nm）下观察，显蓝色荧光。

【检查及含量测定】水分不得超过 15.0%，总灰分不得超过 5.0%，pH 应为 3.0~4.0。用醇溶性浸出物测定法中的热浸法测定，乙醇浸出物不得少于 15.0%。高效液相色谱法测定，按干燥品计算，含齐墩果酸（$C_{30}H_{48}O_3$）和熊果酸（$C_{30}H_{48}O_3$）的总量不得少于 0.50%。

【化学成分】含苹果酸、酒石酸、柠檬酸、皂苷、黄酮类等。

【性味功效】性温，味酸。舒筋活络，和胃化湿。

山　楂
（Shanzha，CRATAEGI FRUCTUS）

【来源】为蔷薇科植物山里红 *Crataegus pinnatifida* Bge. var. *major* N. E. Br. 或山楂 *Crataegus pinnatifida* Bge. 的干燥成熟果实。

【产地】主产于山东、江苏、安徽、河南、内蒙古等地。

【采收加工】秋季果实成熟时采收，切片，干燥。

【性状鉴别】①呈圆形片，皱缩不平，直径 1~2.5cm，厚 0.2~0.4cm。②外皮红色，具皱纹，有灰白色小斑点。③果肉深黄色至浅棕色。④中部横切片具 5 粒浅黄色果核，但核多脱落而中空。⑤有的片上可见短而细的果梗或花萼残迹。⑥气微清香，味酸、微甜（图 9-2-3）。

【显微鉴别】粉末：暗红棕色至棕色。①石细胞单个散在或成群，无色或淡黄色，类多角形、长

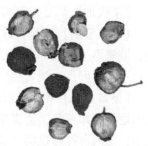

图 9-2-3 山楂药材

圆形或不规则形，直径 19~125μm，孔沟及层纹明显，有的胞腔内含深棕色物。②果皮表皮细胞表面观呈类圆形或类多角形，壁稍厚，胞腔内常含红棕色或黄棕色物。③草酸钙方晶或簇晶存于果肉薄壁细胞中。

【理化鉴别】（1）取粉末 1g，加乙醚 10mL，振摇混合 2min，滤过。滤液蒸干，残留物加乙酸 1mL，溶解，再加硫酸 1~2 滴，溶液呈紫红色，渐变为紫色。

（2）取山楂浸膏 5g 置圆底烧瓶中，加 95% 乙醇 40mL 回流 3 次，每次 30min，滤过，合并滤液，浓缩至近干，加 10mL 蒸馏水溶解后，每次以 5mL 正丁醇提取，至无黄酮显色反应，减压回收正丁醇至近干，加适量 30% 乙醇溶解，滤过，移至 25mL 容量瓶中，加 30% 乙醇至刻度，摇匀。取乙醇溶液做以下试验：①取乙醇溶液滴于滤纸上，滴加 1% 三氯化铝乙醇溶液，干后置紫外线光（365nm）下观察，可见黄或黄绿色荧光斑点。②取乙醇液滴于滤纸上，置氨蒸气上熏 30s，立即置紫外线灯下观察，可见极明显的黄或黄绿色荧光斑点。

【检查及含量测定】水分不得超过 12.0%，总灰分不得超过 3.0%。铅、镉、砷、汞、铜测定法测定重金属及有害元素（同人参）。用醇溶性浸出物测定法中的热浸法测定，乙醇浸出物不得少于 21.0%。用氢氧化钠滴定法测定，按干燥品计算，含有机酸以枸橼酸（$C_6H_8O_7$）计，不得少于 5.0%。

【化学成分】含山楂酸、柠檬酸、黄酮类、内酯、糖类、鞣质、皂苷、维生素 C 等。

【性味功效】性微温，味酸、甘。消食健胃，行气散瘀，化浊降脂。

乌　梅
（Wumei，MUME FRUCTUS）

【来源】为蔷薇科植物梅 *Prunus mume*（Sieb.）Sieb. et Zucc. 的干燥近成熟果实。

【产地】主产于四川、浙江、福建、湖南、贵州等地。

【采收加工】夏季果实近成熟时采收，低温烘干后闷至色变黑。

【性状鉴别】①呈类球形或扁球形，直径 1.5~3cm。②表面乌黑色或棕黑色，皱缩不平，基部有圆形果梗痕。③果核坚硬，椭圆形，棕黄色，表面有凹点；种子扁卵形，淡黄色。④气微，味极酸（图 9-2-4、图 9-2-5）。

【显微鉴别】粉末：红棕色。①内果皮石细胞极多，单个散在或数个成群，几无色或淡绿黄色，类多角形、类圆形或长圆形，直径 10~72μm，壁厚，孔沟细密，常内含红棕色物。②非腺毛单细胞，稍弯曲或作钩状，胞腔多含黄棕色物。③种皮石细胞棕黄色或棕红色，侧面观呈贝壳形、盔帽形或类长方形，底部较宽，外壁呈半月形或圆拱形，层纹细密。④果皮表皮细胞淡黄棕色，表面观类多角形，壁稍厚，非腺毛或茸毛脱落后的痕迹多见。

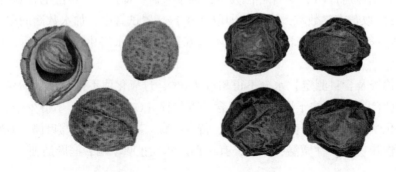

图 9-2-4 乌梅果核　　　　图 9-2-5 乌梅药材

【检查及含量测定】水分不得超过 16.0%，总灰分不得超过 5.0%。用水溶性浸出物测定法中的热浸法测定，浸出物不得少于 24.0%。高效液相色谱法测定，按干燥品计算，含枸橼酸不得少于 12.0%。

【化学成分】含柠檬酸、苹果酸、草酸、琥珀酸、延胡索酸等。

【性味功效】性平，味酸、涩。敛肺，涩肠，生津，安蛔。

苦 杏 仁
(Kuxingren，ARMENIACAE SEMEN AMARUM)

【来源】为蔷薇科植物山杏 *Prunus armeniaca* L. var. *ansu* Maxim.、西伯利亚杏 *Prunus sibirica* L.、东北杏 *Prunus mandshurica*（Maxim.）Koehne 或杏 *Prunus armeniaca* L. 的干燥成熟种子。

【产地】主产于内蒙古、吉林、辽宁、河北、山西、陕西等地。

【采收加工】夏季采收成熟果实，除去果肉和核壳，取出种子，晒干。

【性状鉴别】①呈扁心形，长 1~1.9cm，宽 0.8~1.5cm，厚 0.5~0.8cm。②表面黄棕色至深棕色，一端尖，另一端钝圆，肥厚，左右不对称，尖端一侧有短线形种脐，圆端合点处向上具多数深棕色的脉纹。③种皮薄，子叶 2 枚，乳白色，富油性。④气微，味苦（图 9-2-6）。

【显微鉴别】种皮表面观：①种皮石细胞单个散在或数个相连，黄棕色至棕色，表面观类多角形、类长圆形或贝壳形，直径 25~150μm。②种

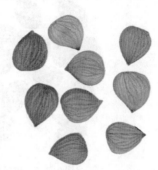

图 9-2-6 苦杏仁药材

皮外表皮细胞浅橙黄色至棕黄色，常与种皮石细胞相连，类圆形或多边形，壁常皱缩。

【理化鉴别】（1）取苦杏仁数粒，加水共研，即产生苯甲醛的特殊香气。

（2）取苦杏仁数粒，捣碎，即取约0.1g，置试管中，加水数滴润湿，试管中悬挂一条三硝基苯酚试纸，用软木塞塞紧，置温水浴中，10min后，试纸显砖红色。

【检查及含量测定】水分不得超过7.0%，过氧化值不得超过0.11%。高效液相色谱法测定，按干燥品计算，含苦杏仁苷（$C_{20}H_{27}NO_{11}$）不得少于3.0%。

【化学成分】含苦杏仁苷、脂肪、苦杏仁酶、苦杏仁苷酶、樱叶酶、雌酮等。

【性味功效】性微温，味苦；有小毒。降气止咳平喘，润肠通便。

桃　仁
（Taoren，PERSICAE SEMEN）

【来源】为蔷薇科植物桃 *Prunus persica*（L.）Batsch 或山桃 *Prunus davidiana*（Carr.）Franch. 的干燥成熟种子。

【产地】河北、山西、陕西、甘肃、山东、河南、四川、云南等地。

【采收加工】果实成熟后采收，除去果肉和核壳，取出种子，晒干。

【性状鉴别】（1）桃仁　①呈扁长卵形，长1.2~1.8cm，宽0.8~1.2cm，厚0.2~0.4cm。②表面黄棕色至红棕色，密布颗粒状突起。③一端尖，中部膨大，另一端钝圆稍偏斜，边缘较薄。④尖端一侧有短线形种脐，圆端有颜色略深不甚明显的合点，自合点处散出多数纵向维管束。⑤种皮薄，子叶2枚，类白色，富油性。⑥气微，味微苦（图9-2-7）。

（2）山桃仁　呈类卵圆形，较小而肥厚，长约0.9cm，宽约0.7cm，厚约0.5cm（图9-2-8）。

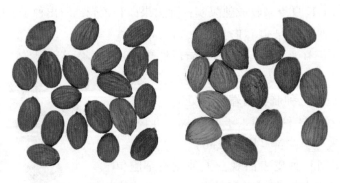

图9-2-7　桃仁药材　　　图9-2-8　山桃仁药材

【显微鉴别】种皮粉末（或解离）片：

（1）桃仁　石细胞黄色或黄棕色，侧面观贝壳形、盔帽形、弓形或椭圆形，高 54~153μm，底部宽约至 180μm，壁一边较厚，层纹细密；表面观类圆形、圆多角形或类方形，底部壁上纹孔大而较密。

（2）山桃仁　石细胞淡黄色、橙黄色或橙红色，侧面观贝壳形、矩圆形、椭圆形或长条形，高 81~198（279）μm，宽约至 128（198）μm；表面观类圆形、类六角形、长多角形或类方形，底部壁厚薄不匀，纹孔较小。

【检查及含量测定】水分不得超过 7.0%。用酸败度测定法测定，酸度不得超过 10.0，羰基值不得超过 11.0。铅、镉、砷、汞、铜测定法测定重金属及有害元素（同人参）。真菌毒素测定法测定黄曲霉毒素（同延胡索）。高效液相色谱法测定，按干燥品计算，含苦杏仁苷（$C_{20}H_{27}NO_{11}$）不得少于 2.0%。

【化学成分】含苦杏仁苷、苦杏仁酶、挥发油、脂肪等。

【性味功效】性平，味苦、甘。活血祛瘀，润肠通便，止咳平喘。

金 樱 子
（Jinyingzi，ROSAE LAEVIGATAE FRUCTUS）

【来源】为蔷薇科植物金樱子 *Rosa laevigata* Michx. 的干燥成熟果实。

【产地】主产于广东、湖南、浙江、江西等地。

【采收加工】10~11 月果实成熟变红时采收，干燥，除去毛刺。

【性状鉴别】①花托发育而成的假果，呈倒卵形，长 2~3.5cm，直径 1~2cm。②表面红黄色或红棕色，有突起的棕色小点，为毛刺脱落后的残基。③顶端有盘状花萼残基，中央有黄色柱基，下部渐尖。④质硬。⑤切开后，花托壁厚 1~2mm，内有多数坚硬的小瘦果，内壁及瘦果均有淡黄色茸毛。⑥气微，味甘、微涩（图 9-2-9）。

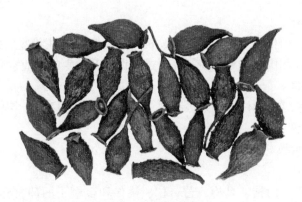

图 9-2-9　金樱子药材

【显微鉴别】（1）花托壁横切面　①外表皮细胞类方形或略径向延长，外壁及侧壁增厚，角质化；表皮上的刺痕纵切面细胞径向延长。②皮层薄壁细胞壁稍厚，纹孔明显，含有油滴，并含橙黄色物，有的含草酸钙方晶和簇晶；纤维束散生于近皮层外侧；维管束多存在于皮层中部和内侧，外韧型，韧皮部外侧有纤维束，导管散在或呈放射状排列。③内表皮细胞长方形，内壁增厚，角质化；有木化的非腺毛或具残基。

（2）花托粉末　淡肉红色。①非腺毛单细胞或多细胞，长 505~1836μm，直径 16~31μm，壁木化或微木化，表面常有螺旋状条纹，胞腔内含黄棕色物。②表皮细胞多角形，壁厚，内含黄棕色物。③草酸钙方晶多见，长方形或不规则形，直径 16~39μm；簇晶少见，直径 27~66μm。④螺纹导管、网纹导管、环纹导管及具缘纹孔导管直径 8~20μm。⑤薄壁细胞多角形，木化，具纹孔，含黄棕色物。⑥纤维梭形或条形，黄色，长至 1071μm，直径 16~20μm，壁木化。⑦树脂块不规则形，黄棕色，半透明。

【理化鉴别】取金樱子 1g 加水 10mL，水浴加热 20min 放冷，滤过。①取滤液 2mL 加新配制的碱性酒石酸铜试剂 1mL，在沸水浴中加热 5min，产生红色氧化亚铜沉淀。②取滤液 2mL，置具塞试管中，用力振摇 1min，生成大量蜂窝状泡沫，放置 10min，泡沫无明显减少。

【检查及含量测定】水分不得超过 18.0%（饮片不得超过 16.0%），总灰分不得超过 5.0%。通过测定吸光度，以标准曲线计算质量，按干燥品计算，含金樱子多糖以无水葡萄糖计，不得少于 25.0%。

【化学成分】含柠檬酸、苹果酸、鞣质、树脂、维生素 C、皂苷等。

【性味功效】性平，味酸、甘、涩。固精缩尿，固崩止带，涩肠止泻。

技能训练

1. 实训目标

掌握木瓜、山楂、乌梅、苦杏仁、桃仁和金樱子的性状鉴别要点；掌握金樱子的组织特征和山楂的粉末特征；通过实训提升学生的职业素质和能力。

2. 准备工作

中药实训室，各药材标本、永久制片、粉末、试剂，显微镜，多媒体教学设备。

3. 训练过程

（1）教师示教

①性状鉴别

教师取木瓜、山楂、乌梅、苦杏仁、桃仁和金樱子的药材标本进行示讲，根据各药材形状、表面、断面特征鉴定药用部位和成熟程度，然后按下列顺序依次观察和描述。果实及种子类中药观察其形状、大小、颜色、表面、断面及气味，以及种皮、种脐、种脊、合点、种阜、假种皮的特征等。

②显微鉴别

a. 组织特征。教师取金樱子的组织切片，在低倍镜下由外向内依次观察，内含物的特征可在高倍镜下观察，通过多媒体教学设备进行示讲。

b. 粉末特征。教师取山楂的中药粉末少许，分别用水装片和水合氯醛溶液制片，通过多媒体教学设备进行示讲。

（2）学生训练　将学生分为每组5人，以小组为单位进行木瓜、山楂、乌梅、苦杏仁、桃仁和金樱子性状鉴别和显微鉴别的训练。每组的学生在训练过程中要有团队协作的精神，具备吃苦耐劳、任劳任怨、责任担当、遵守行规、诚实守信、专业形象的职业品质与道德，通过信息技术、创新思维来获得学习资料并能够有计划、自主性地学习，同时关注时政、善于沟通交流，成为具有社会责任与能力的专业技术人员。

（3）实训结束后，教师对各小组的训练过程进行分析与总结，并根据项目考核单进行考核（参照表4-2-1制定），提高学生专业技术水平和职业素质。

4. 实训报告

完成实训报告，并对本次实训的过程进行分析与小结。

任务三　郁李仁、覆盆子、地肤子、五味子、南五味子和肉豆蔻的鉴定

任务目标

1. 理解郁李仁、覆盆子、地肤子、五味子、南五味子和肉豆蔻来源、产地、采收加工与性状鉴别。

2. 掌握五味子和肉豆蔻的显微鉴别，了解郁李仁、覆盆子和地肤子的显微鉴别。

3. 熟悉郁李仁、覆盆子、地肤子、五味子、南五味子和肉豆蔻的理化鉴别、检查、化学成分与性味功效。

郁 李 仁
(Yuliren, PRUNI SEMEN)

【来源】为蔷薇科植物欧李 *Prunus humilis* Bge.、郁李 *Prunus japonica* Thunb. 或长柄扁桃 *Prunus pedunculata* Maxim. 的干燥成熟种子。前两种习称"小李仁"，后一种习称"大李仁"。

【产地】主产于内蒙古、山西、陕西、甘肃等地。

【采收加工】夏、秋二季采收成熟果实，除去果肉和核壳，取出种子，干燥。

【性状鉴别】（1）小李仁　①呈卵形，长 5~8mm，直径 3~5mm。②表面黄白色或浅棕色，一端尖，另一端钝圆。③尖端一侧有线形种脐，圆端中央有深色合点，自合点处向上具多条纵向维管束脉纹。④种皮薄，子叶 2 枚，乳白色，富油性。⑤气微，味微苦（图 9-3-1）。

（2）大李仁　①长 6~10mm，直径 5~7mm。②表面黄棕色（图 9-3-2）。

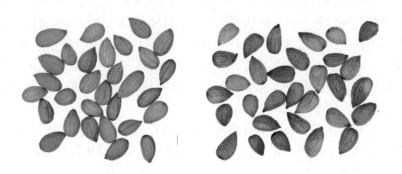

图 9-3-1　小李仁药材　　　　　　图 9-3-2　大李仁药材

【理化鉴别】取数粒，捣碎，立即置小试管中，加水少量润湿，试管中悬挂苦味酸试纸后密塞，置 50℃温水浴中 5~10min，试纸显砖红色。

【检查及含量测定】水分不得超过 6.0%。用酸败度测定法测定，酸值不得超过 10.0，羰基值不得超过 3.0，过氧化值不得超过 0.050。高效液相色谱法测定，按干燥品计算，含苦杏仁苷不得少于 2.0%。

【化学成分】含苦杏仁苷、脂肪、挥发性有机酸、粗蛋白质、纤维素、淀粉、油酸等。

【性味功效】性平，味辛、苦、甘。润肠通便，下气利水。

覆 盆 子
（Fupenzi，RUBI FRUCTUS）

【来源】为蔷薇科植物华东覆盆子 *Rubus chingii* Hu 的干燥果实。

【产地】主产于浙江、福建、湖北等地。

【采收加工】夏初果实由绿变绿黄时采收，除去梗、叶，置沸水中略烫或略蒸，取出，干燥。

【性状鉴别】①为聚合果，由多数小核果聚合而成，呈圆锥形或扁圆锥形，高 0.6~1.3cm，直径 0.5~1.2cm。②表面黄绿色或淡棕色，顶端钝圆，基部中心凹入。③宿萼棕褐色，下有果梗痕。④小果易剥落，每个小果呈半月形，背面密被灰白色茸毛，两侧有明显的网纹，腹部有突起的棱线。⑤体轻，质硬。⑥气微，味微酸涩（图9-3-3、图9-3-4）。

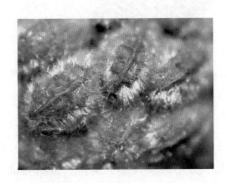 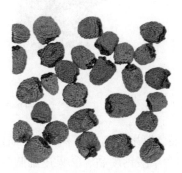

图9-3-3　覆盆子表面茸毛　　　　　图9-3-4　覆盆子药材

【显微鉴别】粉末：棕黄色。①非腺毛单细胞，长60~450μm，直径12~20μm，壁甚厚，木化，大多数具双螺纹，有的体部易脱落，足部残留而埋于表皮层，表面观圆多角形或长圆形，直径约至23μm，胞腔分枝，似石细胞状。②草酸钙簇晶较多见，直径18~50μm。③果皮纤维黄色，上下层纵横或斜向交错排列。

【检查及含量测定】水分不得超过12.0%，总灰分不得超过9.0%，酸不溶性灰分不得超过2.0%。用水溶性浸出物测定法中的热浸法测定，浸出物不得少于9.0%。高效液相色谱法测定，按干燥品计算，含鞣花酸（$C_{14}H_6O_8$）不得少于0.20%，含山奈酚-3-O-芸香糖苷（$C_{27}H_{30}O_{15}$）不得少于0.03%。

【化学成分】含有机酸、糖类、维生素C、β-谷甾醇、覆盆子酸等。

【性味功效】性温，味甘、酸。益肾固精缩尿，养肝明目。

地　肤　子
（Difuzi，KOCHIAE FRUCTUS）

【来源】为藜科植物地肤 *Kochia scoparia*（L.）Schrad. 的干燥成熟果实。

【产地】主产于河北、山西、山东、河南等地。

【采收加工】秋季果实成熟时采收植株，晒干，打下果实，除去杂质。

【性状鉴别】①呈扁球状五角星形，直径1~3mm。②外被宿存花被，表面灰绿色或浅棕色，周围具膜质小翅5枚，背面中心有微突起的点状果梗痕及放射状脉纹5~10条；剥离花被，可见膜质果皮，半透明。③种子扁卵形，长约1mm，黑色。④气微，味微苦（图9-3-5）。

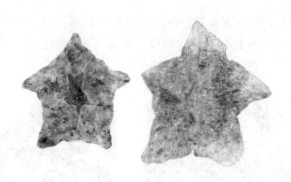

图 9-3-5 地肤子药材

【显微鉴别】粉末：棕褐色。①花被表皮细胞多角形，气孔不定式，薄壁细胞中含草酸钙簇晶。②果皮细胞呈类长方形或多边形，壁薄，波状弯曲，含众多草酸钙小方晶。③种皮细胞棕褐色，呈多角形或类方形，多皱缩。

【检查及含量测定】水分不得超过 14.0%，总灰分不得超过 10.0%，酸不溶性灰分不得超过 3.0%。高效液相色谱法测定，按干燥品计算，含地肤子皂苷 I_c（$C_{41}H_{64}O_{13}$）不得少于 1.8%。

【化学成分】含三萜皂苷、脂肪酸、生物碱等。

【性味功效】性寒，味辛、苦。清热利湿，祛风止痒。

五 味 子

（Wuweizi，SCHISANDRAE CHINENSIS FRUCTUS）

【来源】为木兰科植物五味子 *Schisandra chinensis*（Turcz.）Baill. 的干燥成熟果实，习称"北五味子"。

【产地】主产于湖北、湖南、江西、四川等地。

【采收加工】秋季果实成熟时采摘，晒干或蒸后晒干，除去果梗和杂质。

【性状鉴别】①呈不规则的球形或扁球形，直径 5~8mm。②表面红色、紫红色或暗红色，皱缩，显油润；有的表面呈黑红色或出现"白霜"。③果肉柔软，种子 1~2 粒，肾形，表面棕黄色，有光泽，种皮薄而脆。④果肉气微，味酸；种子破碎后有香气，味辛、微苦（图 9-3-6）。

【显微鉴别】（1）横切面 ①外果皮为 1 列方形或长方形细胞，壁稍厚，外被角质层，散有油细胞；中果皮薄壁细胞 10 余列，含淀粉粒，散有小型外韧型维管束；内果皮为 1 列小方形薄壁细胞。②种皮最外层为 1 列径向延长的石细胞，壁厚，纹孔和孔沟细密；其下为数列类圆形、三角形或多角形石细胞，纹孔较大；石细胞层下为数列薄壁细胞，种脊部位有维管束；油细胞层为 1 列长方形细胞，含棕黄色油滴；再下为 3~5 列小形细胞；种皮内表皮为 1 列

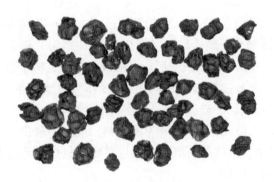

图 9-3-6　五味子药材

小细胞，壁稍厚，胚乳细胞含脂肪油滴及糊粉粒。

　　（2）粉末　暗紫色。①种皮表皮石细胞表面观呈多角形或长多角形，直径 18~50μm，壁厚，孔沟极细密，胞腔内含深棕色物。②种皮内层石细胞呈多角形、类圆形或不规则形，直径约至 83μm，壁稍厚，纹孔较大。③果皮表皮细胞表面观类多角形，垂周壁略呈连珠状增厚，表面有角质线纹；表皮中散有油细胞。④中果皮细胞皱缩，含暗棕色物，并含淀粉粒（图 9-3-7）。

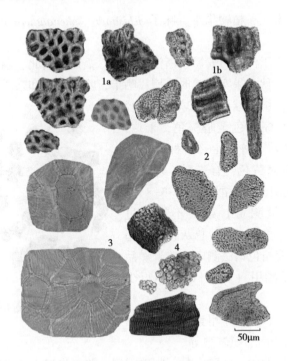

图 9-3-7　五味子粉末特征

1—种皮表皮石细胞（1a—表面观，1b—横断面观）　2—种皮内层石细胞
3—果皮表皮细胞及油细胞　4—中果皮细胞及淀粉粒

【理化鉴别】薄层色谱法：取粉末 1g，加三氯甲烷 20mL，加热回流 30min，滤过，滤液蒸干，残渣加三氯甲烷 1mL 使溶解，作为供试品溶液。另取五味子对照药材 1g，同法制成对照药材溶液。再取五味子甲素对照品，加三氯甲烷制成每 1mL 含 1mg 五味子甲素的溶液，作为对照品溶液。吸取上述三种溶液各 2μL，分别点于同一硅胶 GF$_{254}$ 薄层板上，以石油醚（30~60℃）–甲酸乙酯–甲酸（15：5：1）的上层溶液为展开剂，展开，取出，晾干，置紫外线灯（254nm）下检视。供试品色谱中，在与对照药材色谱和对照品色谱相应的位置上，显相同颜色的斑点。

【检查及含量测定】杂质不得超过 1%，水分不得超过 16.0%，总灰分不得超过 7.0%。高效液相色谱法测定，按干燥品计算，含五味子醇（C$_{24}$H$_{32}$O$_7$）不得少于 0.40%。

【化学成分】含五味子素、挥发油、有机酸等。

【性味功效】性温，味酸、甘。收敛固涩，益气生津，补肾宁心。

南 五 味 子

（Nanwuweizi, SCHISANDRA SPHENANTHERAE FRUCTUS）

【来源】为木兰科植物华中五味子 *Schisandra sphenanthera* Rehd. et Wils. 的干燥成熟果实。

【产地】主产于江苏、安徽、浙江、江西、福建、湖北、湖南等地。

【采收加工】秋季果实成熟时采摘，晒干，除去果梗和杂质。

【性状鉴别】①呈球形或扁球形，直径 4~6mm。②表面棕红色至暗棕色，干瘪，皱缩，果肉常紧贴于种子上。③种子 1~2 粒，肾形，表面棕黄色，有光泽，种皮薄而脆。④果肉气微，味微酸（图 9-3-8）。

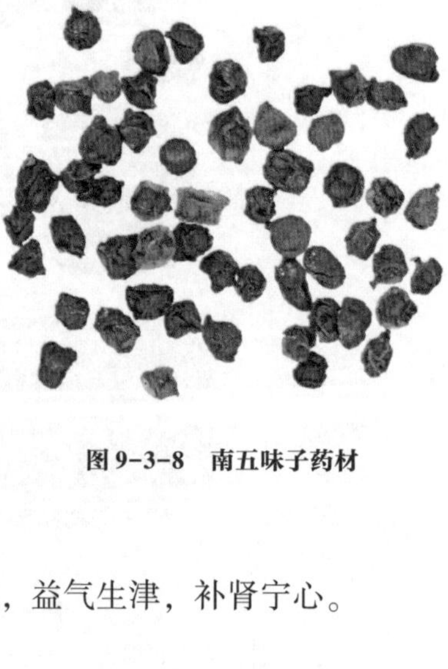

【检查及含量测定】杂质不得超过 1%，水分不得超过 12.0%，总灰分不得超过 6.0%。高效液相色谱法测定，按干燥品计算，含五味子酯甲（C$_{30}$H$_{32}$O$_9$）不得少于 0.20%。

图 9-3-8　南五味子药材

【化学成分】含五味子甲素、五味子酯甲、挥发油、脂肪酸、氨基酸等。

【性味功效】性温，味酸、甘。收敛固涩，益气生津，补肾宁心。

肉 豆 蔻

(Roudoukou, MYRISTICAE SEMEN)

【来源】为肉豆蔻科植物肉豆蔻 *Myristica fragrans* Houtt. 的干燥种仁。

【产地】原产于马来西亚、印度尼西亚等地；主产于广东、广西、云南等地。

【采收加工】栽培约7年后开始结果，每年4~6月和11~12月两次采收成熟果实，割开果皮，剥下假种皮（即肉豆蔻衣或肉豆蔻花），再击破壳状假种皮，将种仁放入石灰乳中浸一天，然后低温烘干，或不浸石灰乳而直接烘干。

【性状鉴别】①呈卵圆形或椭圆形，长2~3cm，直径1.5~2.5cm。②表面灰棕色或灰黄色，有时外被白粉（石灰粉末）。③全体有浅色纵行沟纹和不规则网状沟纹。④种脐位于宽端，呈浅色圆形突起，合点呈暗凹陷。⑤种脊呈纵沟状，连接两端。⑥质坚，断面显棕黄色相杂的大理石花纹，故名"玉果"；宽端可见干燥皱缩的胚，富油性。⑦气香浓烈，味辛（图9-3-9、图9-3-10）。

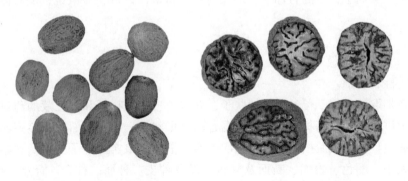

图9-3-9 肉豆蔻药材　　　　　　图9-3-10 肉豆蔻断面

【显微鉴别】横切面：①外层外胚乳组织，由10余列扁平皱缩细胞组成，内含棕色物，偶见小方晶，错入组织有小维管束，暗棕色的外胚乳深入于浅黄色的内胚乳中，形成大理石样花纹，内含多数油细胞。②内胚乳细胞壁薄，类圆形，充满淀粉粒、脂肪及糊粉粒，内有疏散的浅黄色细胞。③淀粉粒多为单粒，直径10~20μm，少数为2~6分粒组成的复粒，直径25~30μm，脐点明显。④以碘液染色，甘油装片立即观察，可见在众多蓝黑色淀粉粒中杂有较大的糊粉粒。⑤以水合氯醛装片观察，可见脂肪常呈块片状、鳞片状，加热即成油滴状。

【理化鉴别】取粉末2g，加乙醚8mL，振摇，冷浸2h，取滤液2mL，置蒸发皿中，待乙醚挥散后，加茴香醛的硫酸试液0.5mL，则显粉红色，渐变为紫色。

【检查及含量测定】水分不得超过 10.0%。真菌毒素测定法测定黄曲霉毒素（同延胡索）。含挥发油不得少于 6.0%。高效液相色谱法测定，按干燥品计算，含去氢二异丁香酚（$C_{20}H_{22}O_4$）不得少于 0.10%。

【化学成分】含挥发油、肉豆蔻酸、肉豆蔻醚等。

【性味功效】性温，味辛。温中行气，涩肠止泻。

技能训练

1. 实训目标

掌握郁李仁、覆盆子、地肤子、五味子、南五味子和肉豆蔻的性状鉴别要点；掌握肉豆蔻的组织特征和五味子的粉末特征；通过实训提升学生的职业素质和能力。

2. 准备工作

中药实训室，各药材标本、永久制片、粉末，试剂，显微镜，多媒体教学设备。

3. 训练过程

（1）教师示教

①性状鉴别

教师取郁李仁、覆盆子、地肤子、五味子、南五味子和肉豆蔻的药材标本进行示讲，根据各药材形状、表根据各药材形状、表面、断面特征鉴定药用部位和成熟程度，然后按下列顺序依次观察和描述。果实及种子类中药观察其形状、大小、颜色、表面、断面及气味，以及种皮、种脐、种脊、合点、种阜、假种皮的特征等。

②显微鉴别

a. 组织特征。教师取肉豆蔻的组织切片，在低倍镜下由外向内依次观察，内含物的特征可在高倍镜下观察，通过多媒体教学设备进行示讲。

b. 粉末特征。教师取五味子的中药粉末少许，分别用水装片和水合氯醛溶液制片，通过多媒体教学设备进行示讲。

（2）学生训练　将学生分为每组 5 人，以小组为单位进行郁李仁、覆盆子、地肤子、五味子、南五味子和肉豆蔻性状鉴别和显微鉴别的训练。每组的学生在训练过程中要有团队协作的精神，具备吃苦耐劳、任劳任怨、责任担当、遵守行规、诚实守信、专业形象的职业品质与道德，通过信息技术、创新思维来获得学习资料并能够有计划、自主性地学习，同时关注时政、善于沟通交流，成为具有社会责任与能力的专业技术人员。

（3）实训结束后，教师对各小组的训练过程进行分析与总结，并根据项目考核单进行考核（参照表 4-2-1 制定），提高学生专业技术水平和职业素质。

4. 实训报告

完成实训报告，并对本次实训的过程进行分析与小结。

任务四　枳壳、陈皮、佛手、吴茱萸、化橘红和香橼的鉴定

（任务目标）

1. 理解枳壳、陈皮、佛手、吴茱萸、化橘红和香橼来源、产地、采收加工与性状鉴别。

2. 掌握陈皮和吴茱萸的显微鉴别，了解枳壳、佛手、化橘红和香橼的显微鉴别。

3. 熟悉枳壳、陈皮、佛手、吴茱萸、化橘红和香橼的理化鉴别、检查、化学成分与性味功效。

枳　壳
（Zhiqiao，AURANTII FRUCTUS）

【来源】为芸香科植物酸橙 *Citrus aurantium* L. 及其栽培变种的干燥未成熟果实。

【产地】主产于四川、江西、浙江等地。

【采收加工】7 月果皮尚绿时采收，自中部横切为两半，晒干或低温干燥。

【性状鉴别】①呈半球形，直径 3~5cm。②外果皮棕褐色至褐色，有颗粒状突起，突起的顶端有凹点状油室；有明显的花柱残迹或果梗痕。③切面中果皮黄白色，光滑而稍隆起，厚 0.4~1.3cm，边缘散有 1~2 列油室，瓢囊 7~12 瓣，少数至 15 瓣，汁囊干缩，呈棕色至棕褐色，内藏种子。④质坚硬，不易折断。⑤气清香，味苦、微酸（图 9-4-1）。

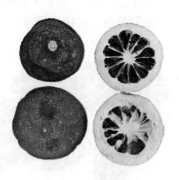

图 9-4-1　枳壳药材

【显微鉴别】粉末：黄白色或棕黄色。①中果皮细胞类圆形或形状不规则，壁大多呈不均匀增厚。②果皮表皮细胞表面观呈多角形、类方形或长方形，气孔环式，直径 16~34μm，副卫细胞 5~9 个；侧面观外被角质层。③汁囊组织淡黄色或无色，细胞多皱缩，并与下层细胞交错排列。④草酸钙方晶存在于果皮和汁囊细胞

中，呈斜方形、多面体形或双锥形，直径 3~30μm。⑤螺纹导管、网纹导管及管胞细小。

【理化鉴别】取粉末 0.5g，加甲醇 10mL，加热回流 10min，滤过，取滤液 1mL，加四氢硼钾约 5mg，摇匀，加盐酸数滴，溶液显樱红色至紫红色。

【检查及含量测定】水分不得超过 12.0%，总灰分不得超过 7.0%。高效液相色谱法测定，按干燥品计算，含柚皮苷（$C_{27}H_{32}O_{14}$）不得少于 4.0%，新橙皮苷（$C_{28}H_{34}O_{15}$）不得少于 3.0%。

【化学成分】含有挥发油、橙皮苷、新陈皮苷等。

【性味功效】性微寒，味苦、辛、酸。理气宽中，行滞消胀。

陈　皮
（Chenpi，CITRI RETICULATAE PERICARPIUM）

【来源】为芸香科植物橘 *Citrus reticulata* Blanco 及其栽培变种的干燥成熟果皮。药材分为"陈皮"和"广陈皮"。

【产地】主产于福建、浙江、广东、广西、江西、湖南、贵州、云南、四川等地，其中以广东省江门市新会区产的"新会陈皮"为佳。

【采收加工】采摘成熟果实，剥取果皮，晒干或低温干燥。

【性状鉴别】（1）陈皮　①常剥成数瓣，基部相连，有的呈不规则的片状，厚 1~4mm。②外表面橙红色或红棕色，有细皱纹和凹下的点状油室；内表面浅黄白色，粗糙，附黄白色或黄棕色筋络状维管束。③质稍硬而脆。④气香，味辛、苦（图 9-4-2）。

（2）广陈皮　①常 3 瓣相连，形状整齐，厚度均匀，约 1mm。②外表面橙黄色至棕褐色，点状油室较大，对光照视，透明清晰。③质较柔软（图 9-4-3）。

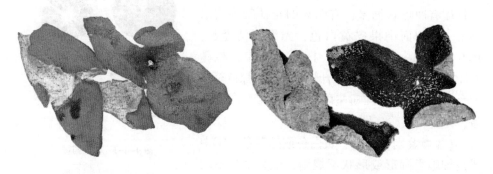

图 9-4-2　陈皮药材　　　　　　图 9-4-3　广陈皮药材

【显微鉴别】粉末：黄白色至黄棕色。①中果皮薄壁组织众多，细胞形状不规则，壁不均匀增厚，有的成连珠状。②果皮表皮细胞表面观多角形、类方形或长方形，垂周壁稍厚，气孔类圆形，直径 18~26μm，副卫细胞不清晰；侧面观外被角质层，靠外方的径向壁增厚。③草酸钙方晶成片存在于中果皮薄壁细胞中，呈多面体形、菱形或双锥形，直径 3~34μm，长 5~53μm，有的一个细胞内含有由两个多面体构成的平行双晶或 3~5 个方晶。④橙皮苷结晶大多存在于薄壁细胞中，黄色或无色，呈圆形或无定形团块，有的可见放射状条纹。⑤可见螺纹导管、孔纹导管和网纹导管及较小的管胞。

【检查及含量测定】水分不得超过 13.0%。真菌毒素测定法测定黄曲霉毒素（同延胡索）。高效液相色谱法测定，按干燥品计算，陈皮含橙皮苷（$C_{28}H_{34}O_{15}$）不得少于 3.5%（饮片不得少于 2.5%），广陈皮不得少于 2.0%（饮片不得少于 1.75%），广陈皮含川陈皮素（$C_{21}H_{22}O_8$）和橘皮素（$C_{20}H_{20}O_7$）的总量，不得少于 0.42%（饮片不得少于 0.40%）。

【化学成分】含橙皮苷、川陈皮素、新橙皮苷、挥发油、柠檬醛等。

【性味功效】性温，味苦、辛。理气健脾，燥湿化痰。

佛　手
(Foshou，CITRI SARCODACTYLIS FRUCTUS)

【来源】为芸香科植物佛手 *Citrus medica* L. var. *sarcodactylis* Swingle 的干燥果实。

【产地】原产于印度；主产于广东、四川、浙江等地。

【采收加工】秋季果实尚未变黄或变黄时采收，纵切成薄片，晒干或低温干燥。

【性状鉴别】①呈类椭圆形或卵圆形的薄片，常皱缩或卷曲，长 6~10cm，宽 3~7cm，厚 0.2~0.4cm。②顶端稍宽，常有 3~5 个手指状的裂瓣，基部略窄，有的可见果梗痕。③外皮黄绿色或橙黄色，有皱纹和油点。④果肉浅黄白色或浅黄色，散有凹凸不平的线状或点状维管束。⑤质硬而脆，受潮后柔韧。⑥气香，味微甜后苦（图 9-4-4）。

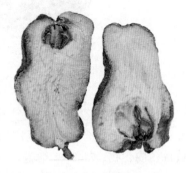

图 9-4-4　佛手药材

【显微鉴别】粉末：淡棕黄色。①中果皮薄壁组织众多，细胞呈不规则形或类圆形，壁不均匀增厚。②果皮表皮细胞表面观呈不规则多角形，偶见类圆形气孔。③草酸钙方晶成片存在于多角形的薄壁细胞中，呈多面形、菱形或双锥形。

【检查及含量测定】水分不得超过 15.0%。用醇溶性浸出物测定法中的热浸法测定，乙醇浸出物不得少于 10.0%。高效液相色谱法测定，按干燥品计算，含橙皮苷（$C_{28}H_{34}O_{15}$）不得少于 0.030%。

【化学成分】含柠檬油素、佛手内酯、柠檬内酯、橙皮苷等。

【性味功效】性温，味辛、苦、酸。疏肝理气，和胃止痛，燥湿化痰。

吴 茱 萸
（Wuzhuyu，EUODIAE FRUCTUS）

【来源】为芸香科植物吴茱萸 *Euodia rutaecarpa*（Juss.）Benth.、石虎 *Euodia rutaecarpa*（Juss.）Benth. var. *officinalis*（Dode）Huang 或疏毛吴茱萸 *Euodia rutaecarpa*（Juss.）Benth. var. *bodinieri*（Dode）Huang 的干燥近成熟果实。

【产地】主产于贵州、广西、湖南、云南、陕西、浙江、四川等地。

【采收加工】8~11 月果实尚未开裂时，剪下果枝，晒干或低温干燥，除去枝、叶、果梗等杂质。

【性状鉴别】①呈球形或略呈五角状扁球形，直径 2~5mm。②表面暗黄绿色至褐色，粗糙，有多数点状突起或凹下的油点。③顶端有五角星状的裂隙，基部残留被有黄色茸毛的果梗。④质硬而脆，横切面可见子房 5 室，每室有淡黄色种子 1 粒。⑤气芳香浓郁，味辛辣而苦（图 9-4-5）。

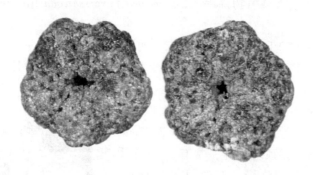

图 9-4-5　吴茱萸药材

【显微鉴别】粉末：褐色。①非腺毛 2~6 细胞，长 140~350μm，壁疣明显，有的胞腔内含棕黄色至棕红色物。②腺毛头部 7~14 细胞，椭圆形，常含黄棕色内含物；柄 2~5 细胞。③草酸钙簇晶较多，直径 10~25μm；偶有方晶。④石细胞类圆形或长方形，直径 35~70μm，胞腔大。⑤油室碎片有时可见，淡黄色。

【理化鉴别】取粉末 0.5g，加 1%盐酸溶液 10mL，用力振摇数分钟，滤过。①取滤液 2mL，加碘化汞钾试液 1 滴，振摇后，生成黄白色沉淀。②另取滤液 1mL，缓缓加入对二甲氨基苯甲醛试液 2mL，置水浴上加热，两液界面处生成红褐色环状带。

【检查及含量测定】杂质不得超过7%，水分不得超过15.0%，总灰分不得超过10.0%。用醇溶性浸出物测定法中的热浸法测定，稀乙醇浸出物不得少于30.0%。高效液相色谱法测定，按干燥品计算，含吴茱萸碱（$C_{19}H_{17}N_3O$）和吴茱萸次碱（$C_{18}H_{13}N_3O$）的总量不得少于0.15%，柠檬苦素（$C_{26}H_{30}O_8$）不得少于0.20%。

【化学成分】含挥发油、生物碱、花色苷和甾体化合物等。

【性味功效】性热，味辛、苦；有小毒。散寒止痛，降逆止呕，助阳止泻。

化 橘 红

（Huajuhong，CITRI GRANDIS EXOCARPIUM）

【来源】为芸香科植物化州柚 *Citrus grandis* 'Tomentosa' 或柚 *Citrus grandis* (L.) Osbeck 的未成熟或近成熟的干燥外层果皮。前者习称"毛橘红"，后者习称"光七爪""光五爪"。

【产地】主产于广东、广西、四川、湖南、湖北、浙江，以广东茂名所产的化橘红为佳。

【采收加工】夏季果实未成熟时采收，置沸水中略烫后，将果皮割成5或7瓣，除去果瓤和部分中果皮，压制成形，干燥。

【性状鉴别】（1）化州柚 ①呈对折的七角形或展平的五角星状，单片呈柳叶形。②完整者展平后直径15~28cm，厚0.2~0.5cm。③外表面黄绿色，密布茸毛，有皱纹及小油室；内表面黄白色或淡黄棕色，有脉络纹。④质脆，易折断，断面不整齐，外缘有1列不整齐的下凹的油室，内侧稍柔而有弹性。⑤气芳香，味苦、微辛（图9-4-6）。

（2）柚 外表面黄绿色至黄棕色，无毛（图9-4-7）。

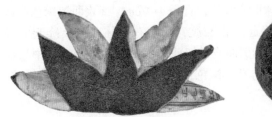

图9-4-6 化州柚药材

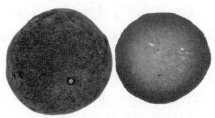

图9-4-7 柚药材

【显微鉴别】粉末：暗绿色至棕色。①中果皮薄壁细胞形状不规则，壁不均匀增厚，有的呈连珠状或在角隅处特厚。②果皮表皮细胞表面观多角形、类方形或长方形，垂周壁增厚，气孔类圆形，直径 18~31μm，副卫细胞 5~7 个，侧面观外被角质层，靠外方的径向壁增厚。③偶见碎断的非腺毛，碎段细胞多至十数个，最宽处直径约 33μm，具壁疣或外壁光滑、内壁粗糙，胞腔内含淡黄色或棕色颗粒状物。④草酸钙方晶成片或成行存在于中果皮薄壁细胞中，呈多面形、菱形、棱柱形、长方形或形状不规则，直径 1~32μm，长 5~40μm。⑤导管为螺纹导管和网纹导管。偶见石细胞及纤维。

【理化鉴别】取粉末 1g，加甲醇 10mL，加热回流 20min，放冷，滤过。取滤液 1mL，加硼氢化钾约 5mg，摇匀，加盐酸数滴，即显樱红色或紫红色。

【检查及含量测定】水分不得超过 11.0%，总灰分不得超过 5.0%，高效液相色谱法测定，按干燥品计算，含柚皮苷（$C_{27}H_{32}O_{14}$）不得少于 3.5%。

【化学成分】含柚皮苷、柚皮苷元、柠檬醛、香叶醇、芳樟醇、磷氨基苯甲酸甲酯等。

【性味功效】性温，味辛、苦。理气宽中，燥湿化痰。

香　橼
（Xiangyuan，CITRI FRUCTUS）

【来源】为芸香科植物枸橼 *Citrus medica* L. 或香圆 *Citrus wilsonii* Tanaka 的干燥成熟果实。

【产地】主产于广东、广西、江苏、浙江、江西、安徽、湖北等地。

【采收加工】秋季果实成熟时采收，趁鲜切片，晒干或低温干燥。香橼也可整个或对剖成两半后，晒干或低温干燥。

【性状鉴别】（1）枸橼　①呈圆形或长圆形片，直径 4~10cm，厚 0.2~0.5cm。②横切片外果皮黄色或黄绿色，边缘呈波状，散有凹入的油点；中果皮厚 1~3cm，黄白色或淡棕黄色，有不规则的网状突起的维管束；瓤囊 10~17 室。③纵切片中心柱较粗壮。④质柔韧。⑤气清香，味微甜而苦辛（图 9-4-8）。

（2）香圆　①呈类球形，半球形或圆片，直径 4~7cm。②表面黑绿色或黄棕色，密被凹陷的小油点及网状隆起的粗皱纹，顶端有花柱残痕及隆起的环圈，基部有果梗残基。③质坚硬。④剖面或横切薄片，边缘油点明显；中果皮厚约 0.5cm；瓤囊 9~11 室，棕色或淡红棕色，间或有黄白色种子。⑤气香，味酸而苦（图 9-4-9）。

【显微鉴别】粉末：

（1）枸橼　浅绿色。①表皮细胞类方形或多角形，气孔类圆形，直径约 22μm，副卫细胞 5~6（9）个，排成放射状。②中果皮细胞类圆形厚 6~18μm（不加热测量）。③瓤囊表皮细胞长方形，壁稍厚。④草酸钙方晶易见，8~17μm。⑤螺纹或网纹导管直径 8~20μm。⑥油室碎片可见。

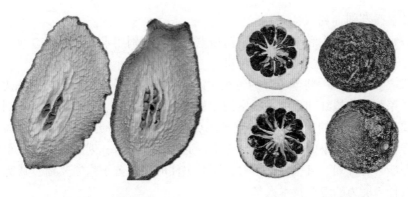

图 9-4-8　枸橼药材　　　　　　　图 9-4-9　香圆药材

（2）香圆　淡棕黄色。①表皮细胞多角形或不规则长方形，长 6～16μm，壁薄。气孔直径 20～27μm，副卫细胞 5～8 个。②中果皮细胞壁厚 3～10μm。③草酸钙方晶长 6～28μm。④导管主为螺纹或孔纹。⑤油室大小悬殊，径向长 360～1170μm，切向长 195～520μm。

【检查及含量测定】高效液相色谱法测定，按干燥品计算，香圆含柚皮苷不得少于 2.5%。

【化学成分】含橙皮苷、柠檬酸、苹果酸、鞣质、维生素 C、挥发油等。

【性味功效】性温，味辛、苦、酸。疏肝理气，宽中，化痰。

┌─────────────┐
│ **技能训练** │
└─────────────┘

1. 实训目标

掌握枳壳、陈皮、佛手、吴茱萸、化橘红和香橼的性状鉴别要点；掌握陈皮和吴茱萸的粉末特征；通过实训提升学生的职业素质和能力。

2. 准备工作

中药实训室，各药材标本、永久制片、粉末，试剂，显微镜，多媒体教学设备。

3. 训练过程

（1）教师示教

①性状鉴别

教师取枳壳、陈皮、佛手、吴茱萸、化橘红和香橼的药材标本进行示讲，根据各药材形状、表面、断面特征鉴定药用部位和成熟程度，然后按下列顺序依次观察和描述。果实及种子类中药观察其形状、大小、颜色、表面、断面及气味，以及种皮、种脐、种脊、合点、种阜、假种皮的特征等。

②显微鉴别（粉末特征）

教师分别取陈皮和吴茱萸的中药粉末少许，分别用水装片和水合氯醛溶液制片，通过多媒体教学设备进行示讲。

（2）学生训练 将学生分为每组 5 人，以小组为单位进行枳壳、陈皮、佛手、吴茱萸、化橘红和香橼性状鉴别和显微鉴别的训练。每组的学生在训练过程中要有团队协作的精神，具备吃苦耐劳、任劳任怨、责任担当、遵守行规、诚实守信、专业形象的职业品质与道德，通过信息技术、创新思维来获得学习资料并能够有计划、自主性地学习，同时关注时政、善于沟通交流，成为具有社会责任与能力的专业技术人员。

（3）实训结束后，教师对各小组的训练过程进行分析与总结，并根据项目考核单进行考核（参照表 4-2-1 制定），提高学生专业技术水平和职业素质。

4. 实训报告

完成实训报告，并对本次实训的过程进行分析与小结。

任务五　槟榔、沙苑子、决明子、补骨脂、巴豆和火麻仁的鉴定

任务目标

1. 理解槟榔、沙苑子、决明子、补骨脂、巴豆和火麻仁来源、产地、采收加工与性状鉴别。

2. 掌握槟榔和决明子的显微鉴别，了解沙苑子、补骨脂和巴豆的显微鉴别。

3. 熟悉槟榔、沙苑子、决明子、补骨脂、巴豆和火麻仁的理化鉴别、检查、化学成分与性味功效。

槟　　榔
（Binglang，ARECAE SEMEN）

【来源】为棕榈科植物槟榔 *Areca catechu* L. 的干燥成熟种子。

【产地】主产于广东、云南、台湾、广西、福建等地。

【采收加工】春末至秋初采收成熟果实，用水煮后，干燥，除去果皮，取出种子，干燥。

【性状鉴别】①呈扁球形或圆锥形，高 1.5~3.5cm，底部直径 1.5~3cm。②表面淡黄棕色或淡红棕色，具稍凹下的网状沟纹，底部中心有圆形凹陷的珠孔，其旁有一明显瘢痕状种脐。③质坚硬，不易破碎。④断面可见棕

色种皮与白色胚乳相间的大理石样花纹。⑤气微，味涩、微苦（图9-5-1、图9-5-2）。

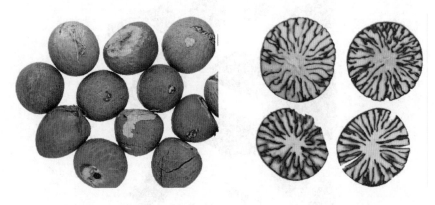

图9-5-1　槟榔药材　　　　　　　　图9-5-2　槟榔断面

【显微鉴别】（1）横切面　①种皮组织分内、外层，外层为数列切向延长的扁平石细胞，内含红棕色物，石细胞形状、大小不一，常有细胞间隙；内层为数列薄壁细胞，含棕红色物，并散有少数维管束。②外胚乳较狭窄，种皮内层与外胚乳常插入内胚乳中，形成错入组织；内胚乳细胞白色，多角形，壁厚，纹孔大，含油滴和糊粉粒。

（2）粉末　棕紫色。①内胚乳碎片众多，完整的细胞呈不规则多角形或类方形，胞间层不甚明显，直径56~112μm，壁半纤维素，厚6~11μm，有大的类圆形或矩圆形纹孔，直径8~19μm。②外胚乳细胞类长方形、类多角形或作长条状，直径40~72μm，壁厚约8m，有少数细小纹孔，胞腔内充满红棕色至深棕色物。③种皮石细胞鞋底形、纺锤形成多角形，直径24~64μm，壁厚5~12μm，纹孔裂缝状，有的胞腔内充满淡红棕色物。④偶有其周围细胞含团簇状硅质块的中果皮纤维及内果皮细胞（图9-5-3）。

【理化鉴别】取新磨粉末约0.5g，加水4~5mL及5%硫酸1滴，微热数分钟，滤过。取滤液1滴于玻片上，加碘化铋钾试液1滴，即现浑浊或沉淀，放置片刻，镜检，可见红色四面体小方晶或球状结晶产生。

【检查及含量测定】水分不得超过10.0%。真菌毒素测定法测定黄曲霉毒素（同延胡索）。高效液相色谱法测定，按干燥品计算，含槟榔碱（$C_8H_{13}NO_2$）不得少于0.20%。

【化学成分】含槟榔碱、槟榔次碱、去甲基槟榔碱、鞣质、氨基酸等。

【性味功效】性温，味苦、辛。杀虫，消积，行气，利水，截疟。

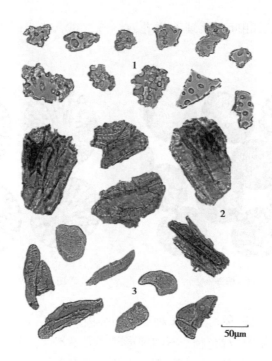

图 9-5-3 槟榔粉末特征

1—内胚乳细胞碎片 2—外胚乳细胞 3—种皮石细胞

沙 苑 子

（Shayuanzi，ASTRAGALI COMPLANATI SEMEN）

【来源】 为豆科植物扁茎黄芪 *Astragalus complanatus* R. Br. 的干燥成熟种子。

【产地】 主产于辽宁、吉林、河北、陕西、甘肃、山西、内蒙古等地。

【采收加工】 秋末冬初果实成熟尚未开裂时采割植株，晒干，打下种子，除去杂质，晒干。

【性状鉴别】 ①略呈肾形而稍扁，长 2～2.5mm，宽 1.5～2mm，厚约 1mm。②表面光滑，褐绿色或灰褐色，边缘一侧微凹处具圆形种脐。质坚硬，不易破碎。③子叶 2 枚，淡黄色，胚根弯曲，长约 1mm。④气微，味淡，嚼之有豆腥味（图 9-5-4）。

【显微鉴别】 粉末 灰白色。①种皮栅状细胞断面观 1 列，外被角质层；近外侧 1/8～1/5 处有一条光辉带；表面观呈多角

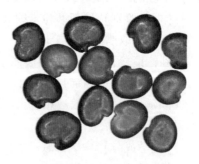

图 9-5-4 沙苑子药材

形，壁极厚，胞腔小，孔沟细密。②种皮支持细胞侧面观呈短哑铃形；表面观呈 3 个类圆形或椭圆形的同心环。③子叶细胞含脂肪。

【理化鉴别】取沙苑子 1g，捣碎，加乙醚 10mL，置温水浴上回流 10min，滤过，弃去醚液。残渣挥尽乙醚，加甲醇 5mL，加热回流 10min，滤过。取滤液 1 滴，点于色谱滤纸上，置紫外线灯（365nm）下观察，显紫红色荧光，再加甲醇 2 滴使斑点扩散，紫红色环内有一亮黄色环。

【检查及含量测定】水分不得超过 13.0%，总灰分不得超过 5.0%，酸不溶性灰分不得超过 2.0%。高效液相色谱法测定，按干燥品计算，含沙苑子苷（$C_{28}H_{32}O_{16}$）不得少于 0.060%。

【化学成分】含黄酮类、三萜类、脂肪酸、氨基酸、挥发油、鞣质等。

【性味功效】性温，味甘。补肾助阳，固精缩尿，养肝明目。

决 明 子
（Juemingzi，CASSIAE SEMEN）

【来源】为豆科植物钝叶决明 *Cassia obtusifolia* L. 或决明（小决明）*Cassia tora* L. 的干燥成熟种子。

【产地】主产于安徽、广西、四川、浙江、广东等地。

【采收加工】秋季采收成熟果实，晒干，打下种子，除去杂质。

【性状鉴别】（1）决明 ①略呈菱方形或短圆柱形，两端平行倾斜，长 3~7mm，宽 2~4mm。②表面绿棕色或暗棕色，平滑有光泽。③一端较平坦，另端斜尖，背腹面各有 1 条突起的棱线，棱线两侧各有 1 条斜向对称而色较浅的线形凹纹。④质坚硬，不易破碎。⑤种皮薄，子叶 2 枚，黄色，呈"S"形折曲并重叠。⑥气微，味微苦（图 9-5-5）。

（2）小决明 ①呈短圆柱形，较小，长 3~5mm，宽 2~3mm。②表面棱线两侧各有 1 片宽广的浅黄棕色带（图 9-5-6）。

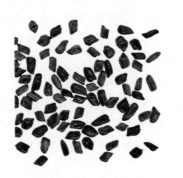
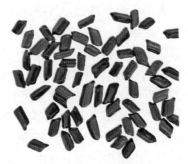

图 9-5-5 决明药材　　　　图 9-5-6 小决明药材

【显微鉴别】粉末：黄棕色。①种皮栅状细胞无色或淡黄色，侧面观细胞1列，呈长方形，排列稍不平整，长 42~53μm，壁较厚，光辉带 2 条；表面观呈类多角形，壁稍皱缩。②种皮支持细胞表面观呈类圆形，直径 10~35（55）μm，可见两个同心圆圈；侧面观呈哑铃状或葫芦状。③角质层碎片厚 11~19μm。④草酸钙簇晶众多，多存在于薄壁细胞中，直径 8~21μm。

【理化鉴别】（1）取粉末 0.2g，进行微量升华，将升华物置显微镜下观察，可见针状或羽状黄色结晶，加氢氧化钾试液，结晶溶解，并呈红色。

（2）取粉末 0.5g，加稀硫酸 20mL 与三氯甲烷 10mL，微沸回流 15min，放冷后，移入分液漏斗中，分取三氯甲烷层，加氢氧化钠试液 10mL，振摇，放置，碱液层显红色。如显棕色，则分取碱液层加过氧化氢试液 1~2 滴，再置水浴中加热 4min，即显红色。

【检查及含量测定】水分不得超过 15.0%（饮片不得超过 12.0%），总灰分不得超过 5.0%（饮片不得超过 6.0%）。真菌毒素测定法测定黄曲霉毒素（同延胡索）。高效液相色谱法测定，按干燥品计算，含大黄酚（$C_{15}H_{10}O_4$）不得少于 0.20%（饮片不得少于 0.12%），含橙黄决明素（$C_{17}H_{14}O_7$）不得少于 0.080%（饮片不得少于 0.080%）。

【化学成分】含大黄酚、大黄素、决明素、决明松、决明内酯等。

【性味功效】性微寒，味甘、苦、咸。清热明目，润肠通便。

补 骨 脂
（Buguzhi, PSORALEAE FRUCTUS）

【来源】为豆科植物补骨脂 Psoralea corylifolia L. 的干燥成熟果实。

【产地】主产于四川、河南、陕西、安徽等地。

【采收加工】秋季果实成熟时采收果序，晒干，搓出果实，除去杂质。

【性状鉴别】①呈肾形，略扁，长 3~5mm，宽 2~4mm，厚约 1.5mm。②表面黑色、黑褐色或灰褐色，具细微网状皱纹。③顶端圆钝，有一小突起，凹侧有果梗痕。④质硬。⑤果皮薄，与种子不易分离；种子 1 粒，子叶 2 枚，黄白色，有油性。⑥气香，味辛、微苦（图 9-5-7）。

【显微鉴别】粉末：灰黄色。①种皮栅状细胞侧面观有纵沟纹，光辉带 1 条，位于上侧近边缘处，底面观呈圆多角形，胞腔含红棕色物。②支持细胞侧面观呈哑铃形，表面观类圆形。③壁内腺（内生腺体）多破碎，完整者类圆形，由十数个至数十个纵向延长呈放射状排列的细胞构成。④草酸钙柱晶细小，成片存在于中果皮细胞中（图 9-5-8）。

【理化鉴别】（1）取粉末 0.5g，加乙醇 5mL，水浴温浸 30min，滤过。取滤液 1mL，加新配制的 70%盐酸羟胺甲醇溶液 2~3 滴，20%氢氧化钾甲醇溶液

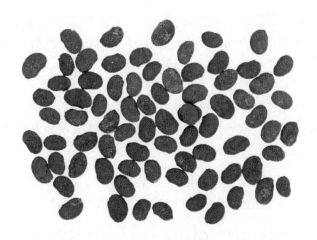

图9-5-7　补骨脂药材

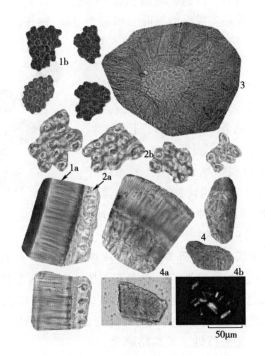

图9-5-8　补骨脂粉末特征

1—种皮栅状细胞（1a—侧面观，1b—底面观）　2—支持细胞（2a—侧面观，2b—表面观）

3—壁内腺　4—草酸钙柱晶（4a—可见光下，4b—偏光镜下）

2滴，水浴加热1~2min，加10%盐酸至溶液呈酸性，再加入10%三氯化铁乙醇溶液1~2滴，溶液呈红色。

（2）取粉末少量，进行微量升华，可见针状、簇针状结晶。

【检查及含量测定】杂质不得超过 5%，水分不得超过 9.0%，总灰分不得超过 8.0%，酸不溶性灰分不得超过 2.0%。高效液相色谱法测定，按干燥品计算，含补骨脂素（$C_{11}H_6O_3$）和异补骨脂素（$C_{11}H_6O_3$）的总量不得少于 0.70%。

【化学成分】含香豆素类、黄酮类、单萜烯酚衍生物、挥发油等。

【性味功效】性温，味辛、苦。温肾助阳，纳气平喘，温脾止泻；外用消风祛斑。

巴　豆
（Badou，CROTONIS FRUCTUS）

【来源】为大戟科植物巴豆 *Croton tiglium* L. 的干燥成熟果实。

【产地】主产于四川、广西、云南、贵州等地。

【采收加工】秋季果实成熟时采收，堆置 2~3d，摊开，干燥。

【性状鉴别】①呈卵圆形，一般具三棱，长 1.8~2.2cm，直径 1.4~2cm。②表面灰黄色或稍深，粗糙，有纵线 6 条，顶端平截，基部有果梗痕。③破开果壳，可见 3 室，每室含种子 1 粒。④种子呈略扁的椭圆形，长 1.2~1.5cm，直径 0.7~0.9cm，表面棕色或灰棕色，一端有小点状的种脐和种阜的疤痕，另一端有微凹的合点，其间有隆起的种脊；外种皮薄而脆，内种皮呈白色薄膜；种仁黄白色，油质。⑤气微，味辛辣（图 9-5-9）。

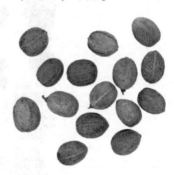

图 9-5-9　巴豆药材

【显微鉴别】横切面：①外果皮为表皮细胞 1 列，外被多细胞星状毛。②中果皮外侧为 10 余列薄壁细胞，散有石细胞、草酸钙方晶或簇晶；中部有约 4 列纤维状石细胞组成的环带；内侧为数列薄壁细胞。③内果皮为 3~5 列纤维状厚壁细胞。④种皮表皮细胞由 1 列径向延长的长方形细胞组成，其下为 1 列厚壁性栅栏细胞，胞腔线性，外端略膨大。

【理化鉴别】取粉末 0.5g，研碎，加乙醚 10mL，浸泡 2h 并时时振摇，滤过。滤液置试管中挥干后，加盐酸羟胺的甲醇饱和溶液 0.5mL 及香草酚酞指示液 1 滴，再加氢氧化钾饱和的甲醇溶液至显蓝色后，再多加 4 滴，加热至沸腾，冷却，加稀盐酸调节 pH 至 2~3，加三氯化铁试液 3 滴及三氯甲烷 1mL，振摇，下层溶液显紫红色。

【检查及含量测定】水分不得超过 12.0%，总灰分不得超过 5.0%。含脂肪不得少于 22.0%。高效液相色谱法测定，按干燥品计算，含巴豆苷（$C_{10}H_{13}N_5O_5$）不得少于 0.80%。

【化学成分】含巴豆油、甘油酯、巴豆苷等。

【性味功效】性热，味辛；有大毒。外用蚀疮。

火 麻 仁
（Huomaren，CANNABIS FRUCTUS）

【来源】为桑科植物大麻 *Cannabis sativa* L. 的干燥成熟果实。

【产地】主产于黑龙江、辽宁、吉林、四川、甘肃、云南、江苏等地。

【采收加工】秋季果实成熟时采收，除去杂质，晒干。

【性状鉴别】①呈卵圆形，长 4～5.5mm，直径 2.5～4mm。②表面灰绿色或灰黄色，有微细的白色或棕色网纹，两边有棱，顶端略尖，基部有一圆形果梗痕。③果皮薄而脆，易破碎。④种皮绿色，子叶 2 枚，乳白色，富油性。⑤气微，味淡（图 9-5-10）。

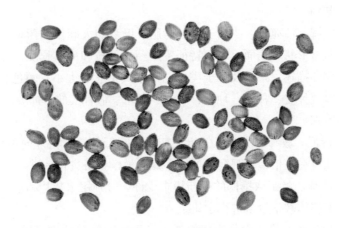

图 9-5-10　火麻仁药材

【理化鉴别】薄层色谱法：取粉末 2g，加乙醚 50mL，加热回流 1h，滤过，药渣再加乙醚 20mL 洗涤，弃去乙醚液，药渣加甲醇 30mL，加热回流 1h，滤过，滤液蒸干，残渣加甲醇 2mL 使溶解，作为供试品溶液。另取火麻仁对照药材 2g，同法制成对照药材溶液。吸取上述两种溶液各 2μL，分别点于同一硅胶 G 薄层板上，以甲苯-乙酸乙酯-甲酸（15∶1∶0.3）为展开剂，展开，取出，晾干，喷以 1%香草醛乙醇溶液-硫酸（1∶1）混合溶液，在 105℃加热至斑点显色清晰。供试品色谱中，在与对照药材色谱相应的位置上，显相同颜色的斑点。

【化学成分】含葫芦巴碱、麻仁球蛋白酶、亚麻酸、亚油酸等。

【性味功效】性平，味甘。润肠通便。

> ### 技能训练

1. 实训目标

掌握槟榔、沙苑子、决明子、补骨脂、巴豆和火麻仁的性状鉴别要点；掌握决明子的组织特征和槟榔的粉末特征；通过实训提升学生的职业素质和能力。

2. 准备工作

中药实训室，各药材标本、永久制片、粉末，试剂，显微镜，多媒体教学设备。

3. 训练过程

（1）教师示教

①性状鉴别

教师取槟榔、沙苑子、决明子、补骨脂、巴豆和火麻仁的药材标本进行示讲，根据各药材形状、表面、断面特征鉴定药用部位和成熟程度，然后按下列顺序依次观察和描述。果实及种子类中药观察其形状、大小、颜色、表面、断面及气味，以及种皮、种脐、种脊、合点、种阜、假种皮的特征等。

②显微鉴别

a. 组织特征。教师取决明子的组织切片，在低倍镜下由外向内依次观察，内含物的特征可在高倍镜下观察，通过多媒体教学设备进行示讲。

b. 粉末特征。教师取槟榔的中药粉末少许，分别用水装片和水合氯醛溶液制片，通过多媒体教学设备进行示讲。

（2）学生训练　将学生分为每组5人，以小组为单位进行槟榔、沙苑子、决明子、补骨脂、巴豆和火麻仁性状鉴别和显微鉴别的训练。每组的学生在训练过程中要有团队协作的精神，具备吃苦耐劳、任劳任怨、责任担当、遵守行规、诚实守信、专业形象的职业品质与道德，通过信息技术、创新思维来获得学习资料并能够有计划、自主性地学习，同时关注时政、善于沟通交流，成为具有社会责任与能力的专业技术人员。

（3）实训结束后，教师对各小组的训练过程进行分析与总结，并根据项目考核单进行考核（参照表4-2-1制定），提高学生专业技术水平和职业素质。

4. 实训报告

完成实训报告，并对本次实训的过程进行分析与小结。

任务六　酸枣仁、胖大海、小茴香、蛇床子、夏枯草和紫苏子的鉴定

任务目标

1. 理解酸枣仁、胖大海、小茴香、蛇床子、夏枯草和紫苏子的来源、产地、采收加工与性状鉴别。

2. 掌握胖大海和小茴香的显微鉴别，了解酸枣仁、蛇床子、夏枯草和紫苏子的显微鉴别。

3. 熟悉酸枣仁、胖大海、小茴香、蛇床子、夏枯草和紫苏子的理化鉴别、检查、化学成分与性味功效。

酸 枣 仁
（Suanzaoren，ZIZIPHI SPINOSAE SEMEN）

【来源】为鼠李科植物酸枣 *Ziziphus jujuba* Mill. var. *spinosa*（Bunge）Hu ex H. F. Chou 的干燥成熟种子。

【产地】分布辽宁、内蒙古、河北、河南、山东、山西、陕西等地。

【采收加工】秋末冬初采收成熟果实，除去果肉和核壳，收集种子，晒干。

【性状鉴别】①呈扁圆形或扁椭圆形，长5~9mm，宽5~7mm，厚约3mm。②表面紫红色或紫褐色，平滑有光泽，有的有裂纹。③有的两面均呈圆隆状突起；有的一面较平坦，中间有一条隆起的纵线纹；另一面稍突起。④一端凹陷，可见线形种脐；另一端有细小突起的合点。⑤种皮较脆，胚乳白色，子叶2枚，浅黄色，富油性。⑥气微，味淡（图9-6-1）。

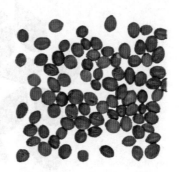

图 9-6-1　酸枣仁药材

【显微鉴别】粉末：棕红色。①种皮栅状细胞棕红色，表面观多角形，直径约15μm，壁厚，木化，胞腔小；侧面观呈长条形，外壁增厚，侧壁上部、中部甚厚，下部渐薄；底面观类多角形或圆多角形。②种皮内表皮细胞棕黄色，表面观长方形或类方形，垂周壁连珠状增厚，木化。③子叶表皮细胞含细小草酸钙簇晶和方晶。

【检查及含量测定】杂质（核壳等）不得超过5%，水分不得超过9.0%，总灰分不得超过7.0%。铅、镉、砷、汞、铜测定法测定重金属及有害元素

（同人参）。真菌毒素测定法测定黄曲霉毒素（同延胡索）。高效液相色谱法测定按干燥品计算，含酸枣仁皂苷 A（$C_{58}H_{94}O_{26}$）不得少于 0.030%，含斯皮诺素（$C_{28}H_{32}O_{15}$）不得少于 0.080%。

【化学成分】含脂肪油、蛋白质、白桦脂醇、白桦脂酸、酸枣皂苷等。

【性味功效】性平，味甘、酸。养心补肝，宁心安神，敛汗，生津。

胖 大 海
（Pangdahai，STERCULIAE LYCHNOPHORAE SEMEN）

【来源】为梧桐科植物胖大海 *Sterculia lychnophora* Hance 的干燥成熟种子。

【产地】原产于越南、泰国、印度尼西亚、马来西亚等地；主产于广东、海南、云南等地。

【采收加工】4~6 月果实开裂时采成熟的种子，晒干。

【性状鉴别】①呈纺锤形或椭圆形，长 2~3cm，直径 1~1.5cm。②先端钝圆，基部略尖而歪，具浅色的圆形种脐。③表面棕色或暗棕色，微有光泽，具不规则的干缩皱纹。④外层种皮极薄，质脆，易脱落。⑤中层种皮较厚，黑褐色，质松易碎，遇水膨胀成海绵状。⑥断面可见散在的树脂状小点。⑦内层种皮可与中层种皮剥离，稍革质，内有 2 片肥厚胚乳，广卵形；子叶 2 枚，薄，紧贴于胚乳内侧，与胚乳等大。⑧气微，味淡，嚼之有黏性（图 9-6-2）。

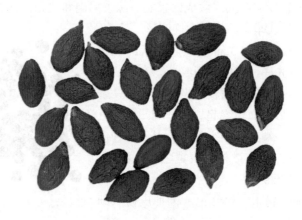

图 9-6-2 胖大海药材

【显微鉴别】粉末：棕褐色。①种皮表皮细胞表面观类方形或五角形，含淡棕黄色物，垂周壁呈连珠状增厚，气孔平轴式。②种皮薄壁细胞呈不规则星形，具单纹孔，有的含淡棕黄色物。③腺毛较多，头部呈扇形或腺鳞状，8~20个细胞，含棕色分泌物，柄单细胞极短。④内种皮栅状细胞淡黄色，表面观呈多角形，胞腔内含棕黄色物。

【理化鉴别】（1）取决明子数粒置烧杯中，加沸水适量，放置数分钟即吸水膨胀成棕色半透明的海绵状物。

（2）取粉末 0.2g，加水 10mL，置水浴中加热 30min，滤过，取滤液 4mL，加氢氧化钠试液 3mL 及碱性酒石酸铜试液 5mL，置水浴中加热，即生成红色沉淀。

【检查及含量测定】水分不得超过 16.0%。真菌毒素测定法测定黄曲霉毒素（同延胡索）。

【化学成分】含西黄芪胶黏素、半乳糖、阿拉伯糖、胖大海素等。

【性味功效】性寒，味甘。清热润肺，利咽开音，润肠通便。

小　茴　香
（Xiaohuixiang，FOENICULI FRUCTUS）

【来源】为伞形科植物茴香 *Foeniculum vulgare* Mill. 的干燥成熟果实。

【产地】主产于山西、内蒙古、甘肃、辽宁等地。

【采收加工】秋季果实初熟时采割植株，晒干，打下果实，除去杂质。

【性状鉴别】①为双悬果，呈圆柱形，有的稍弯曲，长 4~8mm，直径 1.5~2.5mm。②表面黄绿色或淡黄色，两端略尖，顶端残留有黄棕色突起的柱基，基部有时有细小的果梗。③分果呈长椭圆形，背面有纵棱 5 条，接合面平坦而较宽。④横切面略呈五边形，背面的四边约等长。⑤有特异香气，味微甜、辛（图 9-6-3）。

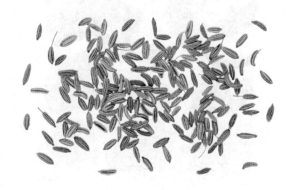

图 9-6-3　小茴香药材

【显微鉴别】（1）分果横切面　①外果皮为 1 列扁平细胞，外被角质层。②中果皮纵棱处有维管束，其周围有多数木化网纹细胞；背面纵棱间各有大的椭圆形棕色油管 1 个，接合面有油管 2 个，共 6 个。③内果皮为 1 列扁平薄壁细胞，细胞长短不一。④种皮细胞扁长，含棕色物。⑤胚乳细胞多角形，含多数糊粉粒，每个糊粉粒中含有细小草酸钙簇晶。

（2）粉末　黄棕色或绿黄色。①果皮表皮（外果皮）表面观细胞呈类多角形或类方形，壁稍增厚；气孔类圆形，直径约20μm，副卫细胞4个，不定式。②网纹细胞位于中果皮维管束柱两侧，淡黄色；呈类长方形或类长圆形，直径25～55μm，长至102μm，壁厚，微木化，具网状纹孔，纹孔大。③油管碎片黄棕色或深红棕色；完整者直径至250μm，分泌细胞表面观呈多角形，含深色分泌物。④镶嵌层细胞为内果皮细胞；表面观细胞狭长，壁薄，直径4～13μm，长约至113μm，常数个细胞为一组。⑤内胚乳细胞呈类多角形，壁厚2～3μm，胞间层不分明，细胞含糊粉粒，直径约10μm，每个糊粉粒中有一细小草酸钙簇晶；并含脂肪油滴。⑥草酸钙簇晶存在于内胚乳细胞所含的糊粉粒中；直径3.5～7μm，糊粉粒溶化后一个细胞中可见数个簇晶。⑦木薄壁细胞位于维管束柱，呈长条形，直径7～18μm，壁稍厚，木化，纹孔较大，类圆形或长圆形（图9-6-4）。

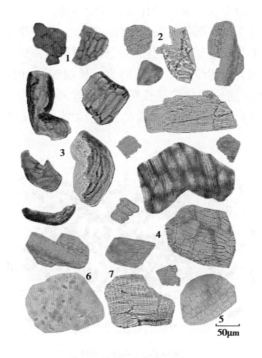

图9-6-4　小茴香粉末特征
1—果皮表皮　2—网纹细胞　3—油管碎片　4—镶嵌层细胞
5—内胚乳细胞　6—草酸钙簇晶　7—木薄壁细胞

【理化鉴别】（1）取粉末0.5g，加乙醚适量，冷浸1h，滤过。滤液浓缩至约1mL，加7%盐酸羟胺甲醇液2～3滴，20%氢氧化钾己醇液3滴，在水浴上微热，冷却后，加稀盐酸调节 pH 至 3~4，再加 1%三氯化铁乙醇溶液 2 滴，显紫色。

（2）取粉末 0.5g，加乙醚适量，冷浸 1h，滤过。滤液浓缩至约 1mL，加0.4% 2，4-二硝基苯肼的 2mol/L 盐酸溶液 2~3 滴，显橘红色。

【检查及含量测定】杂质不得超过 4%，饮片水分不得超过 8.0%，总灰分不得超过 10.0%。含挥发油不得少于 1.5%。气相色谱法测定，按干燥品计算，含反式茴香脑（$C_{10}H_{12}O$）不得少于 1.4%。

【化学成分】含茴香醚、α-茴香酮、甲基胡椒酚、茴香醛等。

【性味功效】性温，味辛。散寒止痛，理气和胃。

蛇 床 子
（Shechuangzi，CNIDII FRUCTUS）

【来源】为伞形科植物蛇床 *Cnidium monnieri*（L.）Cuss. 的干燥成熟果实。

【产地】主产于河北、山东、江苏、浙江等地。

【采收加工】夏、秋二季果实成熟时采收，除去杂质，晒干。

【性状鉴别】①为双悬果，呈椭圆形，长 2~4mm，直径约 2mm。②表面灰黄色或灰褐色，顶端有 2 枚向外弯曲的柱基，基部偶有细梗。③分果的背面有薄而突起的纵棱 5 条，接合面平坦，有 2 条棕色略突起的纵棱线。④果皮松脆，揉搓易脱落。⑤种子细小，灰棕色，显油性。⑥气香，味辛凉，有麻舌感（图 9-6-5）。

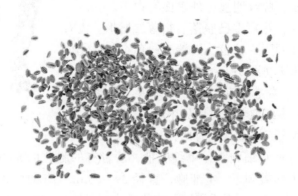

图 9-6-5　蛇床子药材

【显微鉴别】粉末：黄绿色。①油管多破碎，内壁有金黄色分泌物，可见类圆形油滴。②内果皮镶嵌层细胞浅黄色，表面观细胞长条形，壁呈连珠状增厚。③薄壁细胞类方形或类圆形，无色，壁条状或网状增厚。④草酸钙簇晶或方晶，直径 3~6μm，内胚乳细胞多角形，细胞内含有糊粉粒和细小草酸钙簇晶。

【理化鉴别】取粉末 2g，加乙醇 20mL，加热回流 30min，滤过。取滤液数滴，点于白瓷板上，置紫外线灯（365nm）下观察，显蓝紫色荧光；另取滤液 2mL，加等量的 3%碳酸钠溶液，加热 5min，放冷，再加新配制的重氮对硝基苯胺试液 1~2 滴，即显樱红色。

【检查及含量测定】水分不得超过 13.0%，总灰分不得超过 13.0%，酸不溶性不得超过 6.0%。用醇溶性浸出物测定法中的冷浸法测定，乙醇浸出物不得少于 7.0%。高效液相色谱法测定，按干燥品计算，含蛇床子素（$C_{15}H_{16}O_3$）不得少于 1.0%。

【化学成分】含挥发油、甲氧基欧芹酚、蛇床子素、异虎耳草素等。

【性味功效】性温，味辛、苦；有小毒。燥湿祛风，杀虫止痒，温肾壮阳。

夏 枯 草
(Xiakucao，PRUNELLAE SPICA)

【来源】为唇形科植物夏枯草 *Prunella vulgaris* L. 的干燥果穗。

【产地】主产于江苏、安徽、浙江、河南等地。

【采收加工】夏季果穗呈棕红色时采收，除去杂质，晒干。

【性状鉴别】①呈圆柱形，略扁，长 1.5~8cm，直径 0.8~1.5cm；淡棕色至棕红色。②全穗由数轮至 10 数轮宿萼与苞片组成，每轮有对生苞片 2 片，呈扇形，先端尖尾状，脉纹明显，外表面有白毛。③每一苞片内有花 3 朵，花冠多已脱落，宿萼二唇形，内有小坚果 4 枚，卵圆形，棕色，尖端有白色突起。④体轻。⑤气微，味淡（图 9-6-6）。

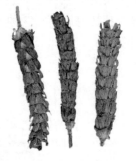

图 9-6-6　夏枯草药材

【显微鉴别】粉末：灰棕色。①非腺毛单细胞多见，呈三角形；多细胞者有时可见中间几个细胞缢缩，表面具细小疣状突起。②腺毛有两种：一种单细胞头，双细胞柄；另一种双细胞头，单细胞柄，后者有的胞腔内充满黄色分泌物。③腺鳞顶面观头部类圆形，4 细胞，直径 39~60μm，有的内含黄色分泌物。④宿存花萼异形细胞表面观垂周壁深波状弯曲，直径 19~63μm，胞腔内有时含淡黄色或黄棕色物。

【理化鉴别】取粉末 1g，加乙醇 15mL，加热回流 1h，滤过。①取滤液 1mL，置蒸发皿内，在水浴上蒸干，残渣加乙酸酐 1 滴溶解，再加硫酸微量，显紫红色，后变暗绿色。②取上述滤液少量，点于滤纸上，喷洒 0.9%三氯化铁溶液与 0.6%铁氰化钾溶液的等体积混合液，即显蓝色斑点。

【检查及含量测定】水分不得超过 14.0%，总灰分不得超过 12.0%，酸不溶性灰分不得超过 4.0%。用水溶性浸出物测定法中的热浸法测定，浸出物不得少于 10.0%。高效液相色谱法测定，按干燥品计算，含迷迭香酸（$C_{18}H_{16}O_8$）不得少于 0.20%。

【化学成分】含三萜皂苷、齐墩果酸、熊果酸、树脂、挥发油等。

【性味功效】性寒，味辛、苦。清肝泻火，明目，散结消肿。

紫 苏 子

（Zisuzi，PERILLAE FRUCTUS）

【来源】为唇形科植物紫苏 *Perilla frutescens* （L.）Britt. 的干燥成熟果实。

【产地】主产于湖北、江苏、河南、山东、江西、浙江、四川等地。

【采收加工】秋季果实成熟时采收，除去杂质，晒干。

【性状鉴别】①呈卵圆形或类球形，直径约 1.5mm。②表面灰棕色或灰褐色，有微隆起的暗紫色网纹，基部稍尖，有灰白色点状果梗痕。③果皮薄而脆，易压碎。④种子黄白色，种皮膜质，子叶 2 枚，类白色，有油性。⑤压碎有香气，味微辛（图 9-6-7）。

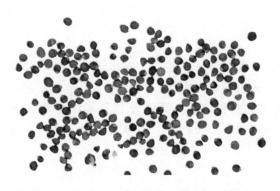

图 9-6-7 紫苏子药材

【显微鉴别】粉末：灰棕色。①种皮表皮细胞断面观细胞极扁平，具钩状增厚壁；表面观呈类椭圆形，壁具致密雕花钩纹状增厚。②外果皮细胞黄棕色，断面观细胞扁平，外壁呈乳突状；表面观呈类圆形，壁稍弯曲，表面具角质细纹理。③内果皮组织断面观，主要为异形石细胞，呈不规则形；顶面观呈类多角形，细胞间界限不分明，胞腔星状。④内胚乳细胞大小不一，含脂肪油滴；有的含细小草酸钙方晶。⑤子叶细胞呈类长方形，充满脂肪油滴。

【理化鉴别】取粉末 2g，加乙醚 20mL，温浸 0.5h 后过滤。取乙醚提取液

2mL，置玻璃皿上，室温挥干乙醚，将残渣与无水硫酸钠 1~2 粒直接加热，产生气泡和有刺激性臭味的白色气体。

【检查及含量测定】水分不得超过 8.0%。高效液相色谱法测定，按干燥品计算，含迷迭香酸（$C_{18}H_{16}O_8$）不得少于 0.25%。

【化学成分】含蛋白质、脂肪、维生素 B_1、β-谷甾醇等。

【性味功效】性温，味辛。降气化痰，止咳平喘，润肠通便。

技能训练

1. 实训目标

掌握酸枣仁、胖大海、小茴香、蛇床子、夏枯草和紫苏子的性状鉴别要点；掌握小茴香的组织特征和胖大海的粉末特征；通过实训提升学生的职业素质和能力。

2. 准备工作

中药实训室，各药材标本、永久制片、粉末，试剂，显微镜，多媒体教学设备。

3. 训练过程

（1）教师示教

①性状鉴别

教师取酸枣仁、胖大海、小茴香、蛇床子、夏枯草和紫苏子的药材标本进行示讲，根据各药材形状、表面、断面特征鉴定药用部位和成熟程度，然后按下列顺序依次观察和描述。果实及种子类中药观察其形状、大小、颜色、表面、断面及气味，以及种皮、种脐、种脊、合点、种阜、假种皮的特征等。

②显微鉴别

a. 组织特征。教师取小茴香的组织切片，在低倍镜下由外向内依次观察，内含物的特征可在高倍镜下观察，通过多媒体教学设备进行示讲。

b. 粉末特征。教师取胖大海的中药粉末少许，分别用水装片和水合氯醛溶液制片，通过多媒体教学设备进行示讲。

（2）学生训练　将学生分为每组 5 人，以小组为单位进行酸枣仁、胖大海、小茴香、蛇床子、夏枯草和紫苏子进行性状鉴别和显微鉴别的训练。每组的学生在训练过程中要有团队协作的精神，具备吃苦耐劳、任劳任怨、责任担当、遵守行规、诚实守信、专业形象的职业品质与道德，通过信息技术、创新思维来获得学习资料并能够有计划、自主性地学习，同时关注时政、善于沟通交流成为具有社会责任与能力的专业技术人员。

（3）实训结束后，教师对各小组的训练过程进行分析与总结，并根据项目考核单进行考核（参照表4-2-1制定），提高学生专业技术水平和职业素质能力。

4. 实训报告

完成实训报告，并对本次实训的过程进行分析与小结。

任务七 连翘、女贞子、马钱子、车前子、王不留行和芡实的鉴定

任务目标

1. 理解连翘、女贞子、马钱子、车前子、王不留行和芡实来源、产地、采收加工与性状鉴别。

2. 掌握连翘和王不留行的显微鉴别，了解女贞子、马钱子、车前子和芡实的显微鉴别。

3. 熟悉连翘、女贞子、马钱子、车前子、王不留行和芡实的理化鉴别、检查、化学成分与性味功效。

连 翘
（Lianqiao，FORSYTHIAE FRUCTUS）

【来源】为木樨科植物连翘 *Forsythia suspensa*（Thunb.）Vahl 的干燥果实。

【产地】主产于山西、河南、陕西、山东等地。

【采收加工】秋季果实初熟尚带绿色时采收，除去杂质，蒸熟，晒干，习称"青翘"；果实熟透时采收，晒干，除去杂质，习称"老翘"。

【性状鉴别】①呈长卵形至卵形，稍扁，长 1.5~2.5cm，直径 0.5~1.3cm。②表面有不规则的纵皱纹和多数突起的小斑点，两面各有 1 条明显的纵沟。③顶端锐尖，基部有小果梗，或已脱落。④青翘多不开裂，表面绿褐色，突起的灰白色小斑点较少；质硬，种子多数，黄绿色，细长，一侧有翅。⑤老翘自顶端开裂或裂成两瓣，表面黄棕色或红棕色，内表面多为浅黄棕色，平滑，具一纵隔；质脆；种子棕色，多已脱落。⑥气微香，味苦（图 9-7-1、图 9-7-2）。

【显微鉴别】果皮横切面：①外果皮为 1 列扁平细胞，外壁及侧壁增厚，被角质层。②中果皮外侧薄壁组织中散有维管束；中果皮内侧为多列石细胞，长条形、类圆形或长圆形，壁厚薄不一，多切向镶嵌状排列。③内果皮为 1 列薄壁细胞。

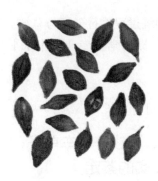 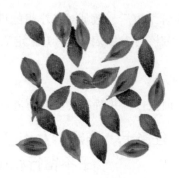

图 9-7-1　青翘药材　　　　图 9-7-2　老翘药材

【理化鉴别】（1）取粉末 1g，加 70%乙醇 10mL 热浸，浸出液蒸干。残渣以 1mL 冰醋酸溶解后，倾入小试管，沿管壁加入硫酸 1mL，两液界面出现紫红色环。

（2）取粉末 0.5g，加乙醚 5mL，振摇 5min，滤过，滤液置小试管中，加 7%盐酸羟胺甲醇溶液 3 滴，20%氢氧化钾甲醇溶液 3 滴，于水浴中微热 2min，放冷，加 1%盐酸，使呈微酸性，再加 1%三氯化铁乙醇溶液 2 滴，呈紫红色。

【检查及含量测定】青翘杂质不得超过 3%、老翘杂质不得超过 9%，水分不得超过 10.0%，总灰分不得超过 4.0%。用醇溶性浸出物测定法中的冷浸法测定，65%乙醇浸出物青翘不得少于 30.0%、老翘不得少于 16.0%。青翘含挥发油不得少于 2.0%。高效液相色谱法测定，按干燥品计算，含连翘苷（$C_{27}H_{34}O_{11}$）不得少于 0.15%，青翘含连翘酯苷 A（$C_{29}H_{36}O_{15}$）不得少于 3.5%，老翘含连翘酯苷 A 不得少于 0.25%。

【化学成分】含木脂素类化合物、黄酮类化合物、苯乙烷类衍生物等。

【性味功效】性微寒，味苦。清热解毒，消肿散结，疏散风热。

女 贞 子
（Nüzhenzi, LIGUSTRI LUCIDI FRUCTUS）

【来源】为木樨科植物女贞 *Ligustrum lucidum* Ait. 的干燥成熟果实。

【产地】原生于中国长江流域及南方各地、河南、陕西、甘肃等地。

【采收加工】冬季果实成熟时采收，除去枝叶，稍蒸或置沸水中略烫后，干燥；或直接干燥。

【性状鉴别】①呈卵形、椭圆形或肾形，长 6~8.5mm，直径 3.5~5.5mm。②表面黑紫色或灰黑色，皱缩不平，基部有果梗痕或具宿萼及短梗。③体轻。④外果皮薄，中果皮较松软，易剥离，内果皮木质，黄棕色，具纵棱，破开后种子通常为 1 粒，肾形，紫黑色，油性。⑤气微，味甘、微苦涩（图 9-7-3）。

【显微鉴别】粉末：灰棕色或黑灰色。①果皮表皮细胞（外果皮）断面观略呈扁圆形，外壁及侧壁呈圆拱形增厚，腔内含黄棕色物。②内果皮纤维无色或淡黄色，上下数层纵横交错排列，直径 $9\sim35\mu m$。③种皮细胞散有类圆形分泌细胞，淡棕色，直径 $40\sim88\mu m$，内含黄棕色分泌物及油滴。

【理化鉴别】（1）取粉末约 0.5g，加乙醇 5mL，振摇 5min，滤过。取滤液少量，置蒸发皿中蒸干，滴加三氯化锑三氯甲烷饱和溶液，再蒸干，呈紫色。

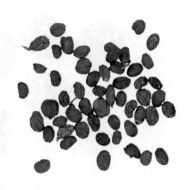

图9-7-3　女贞子药材

（2）取粉末 1g，加乙醇 3mL，振摇 5min，滤过。滤液置蒸发皿中，蒸干，残渣加乙酸酐 1mL 使溶解，加硫酸 1 滴，先显桃红色，继变紫红色，最后呈污绿色，置紫外线灯（365nm）下观察，显黄绿色荧光。

【检查及含量测定】杂质不得超过 3%，水分不得超过 8.0%，总灰分不得超过 5.5%。用醇溶性浸出物测定法中的热浸法测定，30%乙醇浸出物不得少于 25.0%。高效液相色谱法测定，按干燥品计算，含特女贞苷（$C_{31}H_{42}O_{17}$）不得少于 0.70%。

【化学成分】含特女贞苷、齐墩果酸、甘露醇、桦木醇等。

【性味功效】性凉，味甘、苦。滋补肝肾，明目乌发。

马　钱　子
（Maqianzi, STRYCHNI SEMEN）

【来源】为马钱科植物马钱 *Strychnos nux-vomica* L. 的干燥成熟种子。

【产地】原产于印度、缅甸、泰国、越南、老挝、柬埔寨等地；主产于福建、台湾、广东、海南、广西、云南等地。

【采收加工】冬季采收成熟果实，取出种子，晒干。

【性状鉴别】①呈纽扣状圆板形，常一面隆起，一面稍凹下，直径 $1.5\sim3cm$，厚 $0.3\sim0.6cm$。②表面密被灰棕色或灰绿色绢状茸毛，自中间向四周呈辐射状排列，有丝样光泽。③边缘稍隆起，较厚，有突起的珠孔，底面中心有突起的圆点状种脐。④质坚硬，平行剖面可见淡黄白色胚乳，角质状，子叶心形，叶脉 $5\sim7$ 条。⑤气微，味极苦（图9-7-4、图9-7-5）。

【显微鉴别】粉末：灰黄色。①非腺毛单细胞，基部膨大似石细胞，壁极厚，多碎断，木化。②胚乳细胞多角形，壁厚，内含脂肪油滴及糊粉粒。

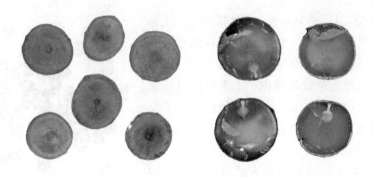

图9-7-4 马钱子药材   图9-7-5 马钱子剖面

【理化鉴别】（1）取种子胚乳横切，加硫钒酸试液（钒酸铵1g溶于浓硫酸100mL中）1滴，胚乳内层应显蓝紫色。另取一切片，加浓硝酸1滴，胚乳外层应显橙红色。

（2）取种子粉末 0.8 ~ 1.5g 加乙醇 20mL，冷浸 2h，并适当振摇，滤过。滤液蒸去溶剂，加 1moL/L 盐酸 3mL 溶解，移至分液漏斗中，用一水合氨调节 pH 至 9.0，用三氯甲烷 3mL 提取 3 次，三氯甲烷溶液稍浓缩后，取 2 ~ 3mL，在分液漏斗中加 1mol/L 盐酸 1.5mL，振摇提取，分出酸液，加浓盐酸及锌粉少许，用小火加热至沸，放冷后，加亚硝酸钠溶液（1∶20）1滴，应立即显樱红色。

【检查及含量测定】水分不得超过 13.0%，总灰分不得超过 2.0%。真菌毒素测定法测定黄曲霉毒素（同延胡索）。高效液相色谱法测定按干燥品计算，含士的宁（$C_{21}H_{22}N_2O_2$）应为 1.20% ~ 2.20%，马钱子碱（$C_{23}H_{26}N_2O_4$）不得少于 0.80%。

【化学成分】含多种生物碱，如马钱子碱、番木鳖碱、番木鳖苷等。

【性味功效】性温，味苦；有大毒。通络止痛，散结消肿。

车 前 子
（Cheqianzi，PLANTAGINIS SEMEN）

【来源】为车前科植物车前 *Plantago asiatica* L. 或平车前 *Plantago depressa* Willd. 的干燥成熟种子。

【产地】主产于江西、河南、黑龙江、辽宁、河北等地。

【采收加工】夏、秋二季种子成熟时采收果穗，晒干，搓出种子，除去杂质。

【性状鉴别】①呈椭圆形、不规则长圆形或三角状长圆形，略扁，长约 2mm，宽约 1mm。②表面黄棕色至黑褐色，有细皱纹，一面有灰白色凹点状种脐。③质硬。④气微，味淡（图9-7-6）。

【显微鉴别】粉末：深黄棕色。

（1）车前 ①种皮外表皮细胞断面观类方形或略切向延长，细胞壁黏液质化。②种皮内表皮细胞表面观类长方形，直径5～19μm，长约至83μm，壁薄，微波状，常作镶嵌状排列。③内胚乳细胞壁甚厚，充满细小糊粉粒。

（2）平车前 种皮内表皮细胞较小，直径5～15μm，长11～45μm。

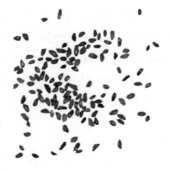

图9-7-6 车前子药材

【检查及含量测定】水分不得超过12.0%，总灰分不得超过6.0%（饮片不得超过9.0%），酸不溶性灰分不得超过2.0%。膨胀度不低于4.0。高效液相色谱法测定，按干燥品计算，含京尼平苷酸（$C_{16}H_{22}O_{10}$）不得少于0.50%，毛蕊花糖苷（$C_{29}H_{36}O_{15}$）不得少于0.40%。

【化学成分】含桃叶珊瑚苷、车前子酸、胆碱、腺嘌呤、琥珀酸、树脂等。

【性味功效】性寒，味甘。清热利尿通淋，渗湿止泻，明目，祛痰。

王 不 留 行
（Wangbuliuxing，VACCARIAE SEMEN）

【来源】为石竹科植物麦蓝菜 *Vaccaria segetalis*（Neck.）Garcke 的干燥成熟种子。

【产地】主产于河北、山东、辽宁、黑龙江等地。

【采收加工】夏季果实成熟、果皮尚未开裂时采割植株，晒干，打下种子，除去杂质，再晒干。

【性状鉴别】①呈球形，直径约2mm。表面黑色，少数红棕色，略有光泽，有细密颗粒状突起，一侧有一凹陷的纵沟。②质硬。③胚乳白色，胚弯曲成环，子叶2枚。④气微，味微涩、苦（图9-7-7）。

【显微鉴别】粉末：淡灰褐色。①种皮表皮细胞红棕色或黄棕色，表面观多角形或长多角形，直径50～120μm，垂周壁增厚，星角状或深波状弯曲。②种皮内表皮细胞淡黄棕色，表面观类方形、类长方形或多角形，垂周壁呈紧

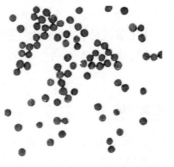

图9-7-7 王不留行药材

密的连珠状增厚，表面可见网状增厚纹理。③胚乳细胞多角形、类方形或类长方形，胞腔内充满淀粉粒和糊粉粒。④子叶细胞含有脂肪油滴。

【检查及含量测定】水分不得超过 12.0%，总灰分不得超过 4.0%。用醇溶性浸出物测定法中的热浸法测定，乙醇浸出物不得少于 6.0%。高效液相色谱法测定，按干燥品计算，含王不留行黄酮苷（$C_{32}H_{38}O_{19}$）不得少于 0.40%。

【化学成分】含王不留行皂苷、王不留行黄酮苷等。

【性味功效】性平，味苦。活血通经，下乳消肿，利尿通淋。

芡　实

（Qianshi，EURYALES SEMEN）

【来源】为睡莲科植物芡 *Euryale ferox* Salisb. 的干燥成熟种仁。

【产地】主产于江苏、湖南、湖北、山东等地。

【采收加工】秋末冬初采收成熟果实，除去果皮，取出种子，洗净，再除去硬壳（外种皮），晒干。

【性状鉴别】①呈类球形，多为破粒，完整者直径 5 ~ 8mm。②表面有棕红色或红褐色内种皮，一端黄白色，约占全体 1/3，有凹点状的种脐痕，除去内种皮显白色。③质较硬，断面白色，粉性。④气微，味淡（图 9-7-8）。

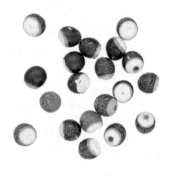

【显微鉴别】粉末：类白色。主为淀粉粒，单粒类圆形，直径 1 ~ 4μm，大粒脐点隐约可见；复粒多数由百余分粒组成，类球形，直径 13 ~ 35μm，少数由 2 ~ 3 分粒组成。

图 9-7-8　芡实药材

【检查及含量测定】水分不得超过 14.0%，总灰分不得超过 1.0%。用水溶性浸出物测定法中的热浸法测定，浸出物不得少于 8.0%。

【化学成分】含淀粉、蛋白质、脂肪等。

【性味功效】性平，味甘、涩。益肾固精，补脾止泻，除湿止带。

技能训练

1. 实训目标

掌握连翘、女贞子、马钱子、车前子、王不留行和芡实的性状鉴别要点；掌握连翘的组织特征和王不留行的粉末特征；通过实训提升学生的职业素质和能力。

2. 准备工作

中药实训室，各药材标本、永久制片、粉末，试剂，显微镜，多媒体教学设备。

3. 训练过程

（1）教师示教

①性状鉴别

教师取连翘、女贞子、马钱子、车前子、王不留行和芡实的药材标本进行示讲，根据各药材形状、表面、断面特征鉴定药用部位和成熟程度，然后按下列顺序依次观察和描述。果实及种子类中药观察其形状、大小、颜色、表面、断面及气味，以及种皮、种脐、种脊、合点、种阜、假种皮的特征等。

②显微鉴别

a. 组织特征。教师取连翘的组织切片，在低倍镜下由外向内依次观察，内含物的特征可在高倍镜下观察，通过多媒体教学设备进行示讲。

b. 粉末特征。教师取王不留行的中药粉末少许，分别用水装片和水合氯醛溶液制片，通过多媒体教学设备进行示讲。

（2）学生训练　将学生分为每组5人，以小组为单位进行连翘、女贞子、马钱子、车前子、王不留行和芡实性状鉴别和显微鉴别的训练。每组的学生在训练过程中要有团队协作的精神，具备吃苦耐劳、任劳任怨、责任担当、遵守行规、诚实守信、专业形象的职业品质与道德，通过信息技术、创新思维来获得学习资料并能够有计划、自主性地学习，同时关注时政、善于沟通交流，成为具有社会责任与能力的专业技术人员。

（3）实训结束后，教师对各小组的训练过程进行分析与总结，并根据项目考核单进行考核（参照表4-2-1制定），提高学生专业技术水平和职业素质能力。

4. 实训报告

完成实训报告，并对本次实训的过程进行分析与小结。

任务八　菟丝子、牵牛子、枸杞子、栀子、鸦胆子、柏子仁和川楝子的鉴定

任务目标

1. 理解菟丝子、牵牛子、枸杞子、栀子、鸦胆子、柏子仁和川楝子的来源、产地、采收加工与性状鉴别。

2. 掌握枸杞子和川楝子的显微鉴别，了解菟丝子、牵牛子、栀子、鸦胆子和柏子仁的显微鉴别。

3. 熟悉菟丝子、牵牛子、枸杞子、栀子、鸦胆子、柏子仁和川楝子的理化

鉴别、检查、化学成分与性味功效。

菟 丝 子
（Tusizi，CUSCUTAE SEMEN）

【来源】为旋花科植物南方菟丝子 *Cuscuta australis* R. Br. 或菟丝子 *Cuscuta chinensis* Lam. 的干燥成熟种子。

【产地】主产于辽宁、吉林、河北、河南、山东、山西、江苏、陕西、贵州、云南、四川等地。

【采收加工】秋季果实成熟时采收植株，晒干，打下种子，除去杂质。

【性状鉴别】①呈类球形，直径 1～2mm。②表面灰棕色至棕褐色，粗糙，种脐线形或扁圆形。③质坚实，不易以指甲压碎。④气微，味淡（图 9-8-1）。

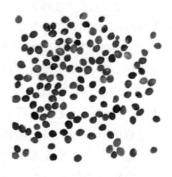

图 9-8-1 菟丝子药材

【显微鉴别】粉末：黄褐色或深褐色。①种皮表皮细胞断面观呈类方形或类长方形，侧壁增厚；表面观呈圆多角形，角隅处壁明显增厚。②种皮栅状细胞成片，断面观 2 列，外侧细胞较内侧细胞短，具光辉带，位于内侧细胞的上部；表面观呈多角形，皱缩。③胚乳细胞呈多角形或类圆形，胞腔内含糊粉粒。④子叶细胞含糊粉粒及脂肪油滴。

【理化鉴别】（1）取菟丝子少量，加沸水浸泡后，表面有黏性；加热煮至种皮破裂时，可露出黄白色卷旋状的胚，形如吐丝。

（2）取菟丝子 1g，加水 10mL，冷浸 12h，滤过。取滤液 2mL，加 α-萘酚试液 2~3 滴，沿管壁加硫酸 1mL，与硫酸的接触面产生紫红色环。

【检查及含量测定】水分不得超过 10.0%，总灰分不得超过 10.0%，酸不溶性灰分不得超过 4.0%。高效液相色谱法测定，按干燥品计算，含金丝桃苷不得少于 0.10%。

【化学成分】含树脂苷、糖苷、维生素 A、蒲公英黄质、叶黄素等。

【性味功效】性平，味辛、甘。补益肝肾，固精缩尿，安胎，明目，止泻；外用消风祛斑。

牵 牛 子
（Qianniuzi，PHARBITIDIS SEMEN）

【来源】为旋花科植物裂叶牵牛 *Pharbitis nil*（L.）Choisy 或圆叶牵牛 *Pharbitis purpurea*（L.）Voigt 的干燥成熟种子。

【产地】全国大部分地区均有产。

【采收加工】秋末果实成熟、果壳未开裂时采割植株，晒干，打下种子，除去杂质。

【性状鉴别】①似橘瓣状，长 4～8mm，宽3～5mm。②表面灰黑色或淡黄白色，背面有一条浅纵沟，腹面棱线的下端有一点状种脐，微凹。③质硬，横切面可见淡黄色或黄绿色皱缩折叠的子叶，微显油性。④气微，味辛、苦，有麻感（图9-8-2）。

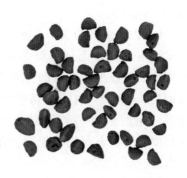

图9-8-2　牵牛子药材

【显微鉴别】粉末：淡黄棕色。①种皮表皮细胞深棕色，形状不规则，壁波状。②非腺毛单细胞，黄棕色，稍弯曲，长 50～240μm。③子叶碎片中有分泌腔，圆形或椭圆形，直径35～106μm。④草酸钙簇晶直径 10～25μm。⑤栅状组织碎片和光辉带有时可见。

【理化鉴别】（1）取牵牛子，加水浸泡后种皮呈龟裂状，手捻之有明显的黏滑感。

（2）取粗粉 2g，加石油醚 20mL，浸泡 2～4h，滤过。滤渣加甲醇 20mL，冷浸 4h，滤过。取滤液 3mL，置蒸发皿内蒸干，加浓硫酸 1 滴，于水浴上加热，残渣呈红色至紫红色。

（3）用毛细管将上述甲醇提取液滴在滤纸上，再滴加 5%磷钼酸试液，于120℃烘烤 2min，则显蓝至蓝黑色斑点。

【检查及含量测定】水分不得超过 10.0%，总灰分不得超过 5.0%。用醇溶性浸出物测定法中的冷浸法测定，乙醇浸出物不得少于 15.0%。

【化学成分】含牵牛子苷、牵牛子酸甲、没食子酸等。

【性味功效】性寒，味苦；有毒。泻水通便，消痰涤饮，杀虫攻积。

枸　杞　子
（Gouqizi, LYCII FRUCTUS）

【来源】为茄科植物宁夏枸杞 *Lycium barbarum* L. 的干燥成熟果实。

【产地】主产于宁夏、甘肃、内蒙古、新疆、青海等地。

【采收加工】夏、秋二季果实呈红色时采收，热风烘干，除去果梗，或晾至皮皱后，晒干，除去果梗。

【性状鉴别】①呈类纺锤形或椭圆形，长 6～20mm，直径 3～10mm。②表面红色或暗红色，顶端有小突起状的花柱痕，基部有白色的果梗痕。③果皮柔韧，皱缩；果肉肉质，柔润。④种子20~50粒，类肾形，扁而翘，长1.5~1.9mm，宽1~1.7mm，表面浅黄色或棕黄色。⑤气微，味甜（图9-8-3）。

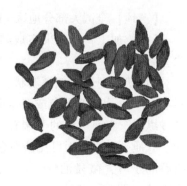

图9-8-3 枸杞子药材

【显微鉴别】粉末：黄橙色或红棕色。①外果皮表皮细胞表面观呈类多角形或长多角形，垂周壁平直或细波状弯曲，外平周壁表面有平行的角质条纹。②中果皮薄壁细胞呈类多角形，壁薄，胞腔内含橙红色或红棕色球形颗粒。③种皮石细胞表面观不规则多角形，壁厚，波状弯曲，层纹清晰。

【理化鉴别】薄层色谱法：取0.5g，加水35mL，加热煮沸15min，放冷，滤过，滤液用乙酸乙酯15mL振摇提取，分取乙酸乙酯液，浓缩至1mL，作为供试品溶液。另取枸杞子对照药材0.5g，同法制成对照药材溶液。吸取上述两种溶液各5μL，分别点于同一硅胶G薄层板上，以乙酸乙酯-三氯甲烷-甲酸（3:2:1）为展开剂，展开，取出，晾干，置紫外线灯（365nm）下检视。供试品色谱中，在与对照药材色谱相应的位置上，显相同颜色的荧光斑点。

【检查及含量测定】水分不得超过13.0%，总灰分不得超过5.0%。铅、镉、砷、汞、铜测定法测定重金属及有害元素（同人参）。用醇溶性浸出物测定法中的热浸法测定，不得少于55.0%。通过测定吸光度，以标准曲线计算质量，按干燥品计算，含枸杞多糖以葡萄糖计，不得少于1.8%。高效液相色谱法测定，按干燥品计算，含甜菜碱（$C_5H_{11}NO_2$）不得少于0.50%。

【化学成分】含胡萝卜素、甜菜碱、酸浆红素、硫胺素、核黄素、烟酸、抗坏血酸、β-谷甾醇、亚油酸等。

【性味功效】性平，味甘。滋补肝肾，益精明目。

栀 子

(Zhizi, GARDENIAE FRUCTUS)

【来源】为茜草科植物栀子 *Gardenia jasminoides* Ellis 的干燥成熟果实。

【产地】主产于浙江、江西、湖南、福建等地。

【采收加工】9~11月果实成熟呈红黄色时采收，除去果梗和杂质，蒸至上气或置沸水中略烫，取出，干燥。

【性状鉴别】①呈长卵圆形或椭圆形，长1.5~3.5cm，直径1~1.5cm。②表面红黄色或棕红色，具6条翅状纵棱，棱间常有1条明显的纵脉纹，并有分枝。③顶端残存萼片，基部稍尖，有残留果梗。④果皮薄而脆，略有光泽；内表面色较浅，有光泽，具 2~3 条隆起的假隔膜。⑤种子多数，扁卵圆形，集结成团，深红色或红黄色，表面密具细小疣状突起。⑥气微，味微酸而苦（图 9-8-4）。

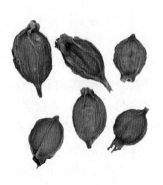

图 9-8-4　栀子药材

【显微鉴别】粉末：红棕色。①内果皮石细胞类长方形、类圆形或类三角形，常上下层交错排列或与纤维连结，直径 14~34μm，长约至 75μm，壁厚 4~13μm；胞腔内常含草酸钙方晶。②内果皮纤维细长，梭形，直径约 10μm，长约至 110μm，常交错、斜向镶嵌状排列。③种皮石细胞黄色或淡棕色，长多角形、长方形或形状不规则，直径 60~112μm，长至 230μm，壁厚，纹孔甚大，胞腔棕红色。④草酸钙簇晶直径 19~34μm。

【理化鉴别】（1）取粉末 2g，加水 5mL，置水浴中加热 3min，滤过。取滤液 5 滴，置瓷蒸发皿中，烘干后，加硫酸 1 滴，即显蓝绿色，迅速变为黑褐色，继为紫褐色。

（2）取栀子 1% 热水浸出液，滤过。取滤液 10mL，置有塞量筒中，加乙醚 5mL，振摇，水层呈鲜黄色，醚层无色。

【检查及含量测定】水分不得超过 8.5%，总灰分不得超过 6.0%。铅、镉、砷、汞、铜测定法测定重金属及有害元素（同人参）。高效液相色谱法测定，按干燥品计算，含栀子苷（$C_{17}C_{24}O_{10}$）不得少于 1.8%。

【化学成分】含环烯醚萜类化合物、酸类、黄酮类等。

【性味功效】性寒，味苦。泻火除烦，清热利湿，凉血解毒；外用消肿止痛。

鸦　胆　子
(Yadanzi, BRUCEAE FRUCTUS)

【来源】为苦木科植物鸦胆子 *Brucea javanica*（L.）Merr. 的干燥成熟果实。

【产地】主产于广东、广西、福建、台湾等地。

【采收加工】秋季果实成熟时采收，除去杂质，晒干。

【性状鉴别】①呈卵形，长 6~10mm，直径 4~7mm。②表面黑色或棕色，有隆起的网状皱纹，网眼呈不规则的多角形，两侧有明显的棱线，顶端渐尖，基部有凹陷的果梗痕。③果壳质硬而脆，种子卵形，长 5~6mm，直径 3~5mm，表面类白色或黄白色，具网纹；种皮薄，子叶乳白色，富油性。④气微，味极苦（图 9-8-5）。

【显微鉴别】粉末：（1）果皮：棕褐色。①表皮细胞多角形，含棕色物。②薄壁细胞多角形，含草酸钙簇晶和方晶，簇晶直径约至 30μm。③石细胞类圆形或多角形，直径 14~38μm。

（2）种子：黄白色。①种皮细胞略呈多角形，稍延长。②胚乳和子叶细胞含糊粉粒。

【理化鉴别】取粉末 0.5g，用乙醇 20mL 回流提取 10min，滤过。滤液数滴置瓷蒸发皿中，于水浴上蒸干，残渣滴加浓硫酸 3~5 滴，溶液由黄色变为紫红色。

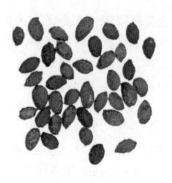

图 9-8-5　鸦胆子药材

【检查及含量测定】杂质不得超过 2.5%，水分不得超过 10.0%，总灰分不得超过 6.5%。气相色谱法测定，按干燥品计算，含油酸（$C_{18}H_{34}O_2$）不得少于 8.0%。

【化学成分】含鸦胆子碱、鸦胆宁、鸦胆子苷、鸦胆子酚等。

【性味功效】性寒，味苦；有小毒。清热解毒，截疟，止痢；外用腐蚀赘疣。

柏 子 仁
（Baiziren，PLATYCLADI SEMEN）

【来源】为柏科植物侧柏 *Platycladus orientalis*（L.）Franco 的干燥成熟种仁。

【产地】主产于山东、河南、河北等地。

【采收加工】秋、冬二季采收成熟种子，晒干，除去种皮，收集种仁。

【性状鉴别】①呈长卵形或长椭圆形，长 4~7mm，直径 1.5~3mm。②表面黄白色或淡黄棕色，外包膜质内种皮，顶端略尖，有深褐色的小点，基部钝圆。③质软，富油性。④气微香，味淡（图 9-8-6）。

【显微鉴别】粉末：深黄色至棕色。①种皮表皮细胞长条形，常与含棕色色素的下皮细胞相连。②内胚乳细胞类多角形或类圆形，胞腔内充满较大的糊粉粒和脂肪油滴，糊粉粒溶化后留有网格样痕迹。③子叶细胞呈长方形，胞腔内充满较小的糊粉粒和脂肪油滴。

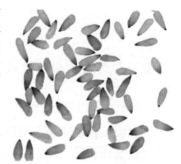

图 9-8-6　柏子仁药材

【理化鉴别】（1）取粗粉 2g，加水 10mL，煮沸 10min，趁热滤过。取滤液

2mL 置试管中，用力振摇 1min，产生持久性泡沫，放置 10min 泡沫仍不消去。

（2）取粗粉 2g，加甲醇 10mL，回流提取 10min，滤过。取滤液 2mL，置水浴上蒸干，残渣加乙酸 1mL 溶解，再加乙酸酐-浓硫酸试剂（19∶1）1mL，则依次显黄色、紫色、污绿色。

【检查及含量测定】用酸败度测定法测定，酸值不得超过 40.0，羰基值不得超过 30.0，过氧化值不得超过 0.26。饮片水分不得超过 6%。真菌毒素测定法测定黄曲霉毒素（同延胡索）。

【化学成分】含脂肪油、挥发油、皂苷等。

【性味功效】性平，味甘。养心安神，润肠通便，止汗。

川　楝　子
（Chuanlianzi，TOOSENDAN FRUCTUS）

【来源】为楝科植物川楝 *Melia toosendan* Sieb. et Zucc. 的干燥成熟果实。

【产地】主产于四川、云南、湖北、贵州、河南等地。

【采收加工】冬季果实成熟时采收，除去杂质，干燥。

【性状鉴别】①呈类球形，直径 2~3.2cm。②表面金黄色至棕黄色，微有光泽，少数凹陷或皱缩，具深棕色小点。③顶端有花柱残痕，基部凹陷，有果梗痕。④外果皮革质，与果肉间常成空隙，果肉松软，淡黄色，遇水润湿显黏性。⑤果核球形或卵圆形，质坚硬，两端平截，有 6~8 条纵棱，内分 6~8 室，每室含黑棕色长圆形的种子 1 粒。⑥气特异，味酸、苦（图 9-8-7、图 9-8-8）。

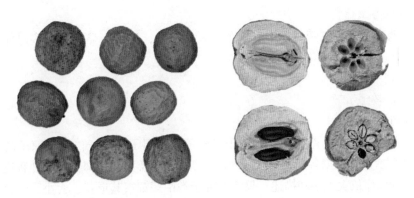

图 9-8-7　川楝子药材　　　　　图 9-8-8　川楝子剖面

【显微鉴别】粉末：黄棕色。①果皮纤维成束，末端钝圆，直径 9~36μm，壁极厚，周围的薄壁细胞中含草酸钙方晶，形成晶纤维。②果皮石细胞呈类圆形、不规则长条形或长多角形，有的有瘤状突起或钝圆短分枝，直径 14 ~ 54μm，长约至 150μm。③种皮细胞鲜黄色或橙黄色，表皮下为一列类方形细胞，直径约至 44μm，壁极厚，有纵向微波状纹理，其下连接色素层。④表皮细胞表面观呈多角形，有较密颗粒状纹理。⑤种皮色素层细胞胞腔内充满红棕色物。⑥种皮含晶细胞，直径 13 ~ 27μm，壁厚薄不一，厚者形成石细胞，胞腔内充满淡黄色、黄棕色或红棕色物，并含细小草酸钙方晶，直径约 5μm。⑦草酸钙簇晶直径 5 ~ 27μm。

【理化鉴别】取粉末 1g，加乙醚 5mL，浸泡过夜，滤过。取滤液 1mL，置蒸发皿中，挥散后，残渣加 0.125% 对二甲氨基苯甲醛-硫酸（体积分数 50%）溶液 6 滴，呈紫红色。

【检查及含量测定】水分不得超过 12.0%，总灰分不得超过 5.0%。用水溶性浸出物测定法中的热浸法测定，浸出物不得少于 32.0%。高效液相色谱-质谱法测定，按干燥品计算，含川楝素（$C_{30}H_{38}O_{11}$）应为 0.060% ~ 0.20%。

【化学成分】含川楝素、生物碱、山奈醇、树脂、鞣质等。

【性味功效】性寒，味苦；有小毒。疏肝泄热，行气止痛，杀虫。

> ## 技能训练

1. 实训目标

掌握菟丝子、牵牛子、枸杞子、栀子、鸦胆子、柏子仁和川楝子的性状鉴别要点；掌握枸杞子和川楝子的粉末特征；通过实训提升学生的职业素质和能力。

2. 准备工作

中药实训室，各药材标本、永久制片、粉末，试剂，显微镜，多媒体教学设备。

3. 训练过程

（1）教师示教

①性状鉴别

教师取菟丝子、牵牛子、枸杞子、栀子、鸦胆子、柏子仁和川楝子的药材标本进行示讲，根据各药材形状、表面、断面特征鉴定药用部位和成熟程度，然后按下列顺序依次观察和描述。果实及种子类中药观察其形状、大小、颜色、表面、断面及气味，以及种皮、种脐、种脊、合点、种阜、假种皮的特征等。

②显微鉴别（粉末特征）

教师分别取枸杞子和川楝子的中药粉末少许，分别用水装片和水合氯醛溶液制片，通过多媒体教学设备进行示讲。

（2）学生训练　将学生分为每组 5 人，以小组为单位进行菟丝子、牵牛子、枸杞子、栀子、鸦胆子、柏子仁和川楝子性状鉴别和显微鉴别的训练。每组的学生在训练过程中要有团队协作的精神，具备吃苦耐劳、任劳任怨、责任担当、遵守行规、诚实守信、专业形象的职业品质与道德，通过信息技术、创新思维来获得学习资料并能够有计划、自主性地学习，同时关注时政、善于沟通交流，成为具有社会责任与能力的专业技术人员。

（3）实训结束后，教师对各小组的训练过程进行分析与总结，并根据项目考核单进行考核（参照表 4-2-1 制定），提高学生专业技术水平和职业素质能力。

4. 实训报告

完成实训报告，并对本次实训的过程进行分析与小结。

任务九　砂仁、草豆蔻、豆蔻、益智、草果和瓜蒌的鉴定

任务目标

1. 理解砂仁、草豆蔻、豆蔻、益智、草果和瓜蒌的来源、产地、采收加工与性状鉴别。

2. 掌握砂仁和豆蔻的显微鉴别，了解草豆蔻、益智、草果和瓜蒌的显微鉴别。

3. 熟悉砂仁、草豆蔻、豆蔻、益智、草果和瓜蒌的理化鉴别、检查、化学成分与性味功效。

砂　仁
（Sharen，AMOMI FRUCTUS）

【来源】为姜科植物阳春砂 *Amomum villosum* Lour.、绿壳砂 *Amomum villosum* Lour. var. *xanthioides* T. L. Wu et Senjen 或海南砂 *Amomum longiligulare* T. L. Wu 的干燥成熟果实。

【产地】主产于福建、广东、云南、贵州等地。

【采收加工】夏、秋二季果实成熟时采收，晒干或低温干燥。

【性状鉴别】（1）阳春砂、绿壳砂　①呈椭圆形或卵圆形，有不明显的三棱，长 1.5~2cm，直径 1~1.5cm。②表面棕褐色，密生刺状突起，顶端有花被残基，基部常有果梗。③果皮薄而软。④种子集结成团，具三钝棱，中有白色隔膜，将种子团分成 3 瓣，每瓣有种子 5~26 粒。⑤种子为不规则多面体，直径 2~3mm；表面棕红色或暗褐色，有细皱纹，外被淡棕色膜质假种皮；质硬，

胚乳灰白色。⑥气芳香而浓烈，味辛凉、微苦（图9-9-1、图9-9-2）。

（2）海南砂　①呈长椭圆形或卵圆形，有明显的三棱，长1.5~2cm，直径0.8~1.2cm；表面被片状、分枝的软刺，基部具果梗痕。②果皮厚而硬。③种子团较小，每瓣有种子3~24粒；种子直径1.5~2mm。④气味稍淡（图9-9-3）。

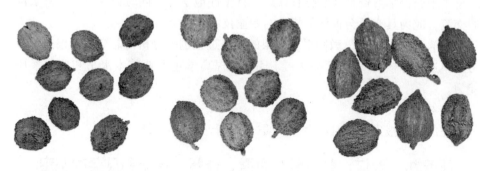

图9-9-1　阳春砂药材　　　　图9-9-2　绿壳砂药材　　　　图9-9-3　海南砂药材

【显微鉴别】（1）阳春砂种子横切面　①假种皮有时残存。②种皮表皮细胞1列，径向延长，壁稍厚；下皮细胞1列，含棕色或红棕色物。③油细胞层为1列油细胞，长76~106μm，宽16~25μm，含黄色油滴。④色素层为数列棕色细胞，细胞多角形，排列不规则。⑤内种皮为1列栅栏细胞，黄棕色，内壁及侧壁极厚，细胞小，内含硅质块。⑥外胚乳细胞含淀粉粒，并有少数细小草酸钙方晶。⑦内胚乳细胞含细小糊粉粒和脂肪油滴。

（2）粉末　灰棕色。①内种皮厚壁细胞红棕色或黄棕色，表面观多角形，壁厚，非木化，胞腔内含硅质块；断面观为1列栅栏细胞，内壁及侧壁极厚，胞腔偏外侧，内含硅质块。②种皮表皮细胞淡黄色，表面观长条形，常与下皮细胞上下层垂直排列；下皮细胞含棕色或红棕色物。③色素层细胞皱缩，界限不清楚，含红棕色或深棕色物。④外胚乳细胞类长方形或不规则形，充满细小淀粉粒集结成的淀粉团，有的包埋有细小草酸钙方晶。⑤内胚乳细胞含细小糊粉粒和脂肪油滴。⑥油细胞无色，壁薄，偶见油滴散在（图9-9-4）。

【检查及含量测定】水分不得超过15.0%。阳春砂、绿壳砂种子团含挥发油不得少于3.0%，海南砂种子团含挥发油不得少于1.0%。气相色谱法测定按干燥品计算，含乙酸龙脑酯（$C_{12}H_{20}O_2$）不得少于0.90%。

【化学成分】含龙脑、乙酸龙脑酯、樟脑、柠檬烯等。

【性味功效】性温，味辛。化湿开胃，温脾止泻，理气安胎。

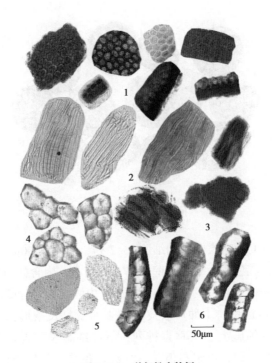

图 9-9-4 砂仁粉末特征
1—内种皮厚壁细胞 2—种皮表皮细胞 3—色素层细胞
4—外胚乳细胞 5—内胚乳细胞 6—油细胞。

草 豆 蔻
（Caodoukou，ALPINIAE KATSUMADAI SEMEN）

【来源】为姜科植物草豆蔻 *Alpinia katsumadai* Hayata 的干燥近成熟种子。

【产地】原产于印度尼西亚；主产于广西、广东等地。

【采收加工】夏、秋二季采收，晒至九成干，或用水略烫，晒至半干，除去果皮，取出种子团，晒干。

【性状鉴别】①呈类球形的种子团，直径 1.5~2.7cm。②表面灰褐色，中间有黄白色的隔膜，将种子团分成 3 瓣，每瓣有种子多数，粘连紧密，种子团略光滑。③种子为卵圆状多面体，长 3~5mm，直径约 3mm，外被淡棕色膜质假种皮，种脊为一条纵沟，一端有种脐；质硬，将种子沿种脊纵剖两瓣，纵断面观呈斜心形，种皮沿种脊向内伸入部分约占整个表面积的 1/2；胚乳灰白色。④气香，味辛、微苦（图 9-9-5）。

【显微鉴别】（1）横切面 ①假种皮有时残存，为多角形薄壁细胞。②种皮表皮细胞类圆形，壁较厚；下皮为 1~3 列薄壁细胞，略切向延长；色素层为

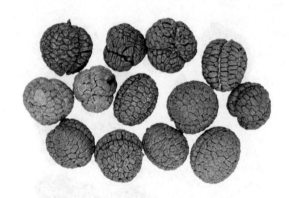

图 9-9-5　草豆蔻药材

数列棕色细胞，其间散有类圆形油细胞 1~2 列，直径约 50μm；内种皮为 1 列栅状厚壁细胞，棕红色，内壁与侧壁极厚，胞腔小，内含硅质块。③外胚乳细胞含淀粉粒和草酸钙方晶及少数细小簇晶。④内胚乳细胞含糊粉粒。

（2）粉末　黄棕色。①种皮表皮细胞表面观呈长条形，直径约至 30μm，壁稍厚，常与下皮细胞上下层垂直排列；下皮细胞表面观长多角形或类长方形。②色素层细胞皱缩，界限不清楚，含红棕色物，易碎裂成不规则色素块。③油细胞散生于色素层细胞间，呈类圆形或长圆形，含黄绿色油状物。④内种皮厚壁细胞黄棕色或红棕色，表面观多角形，壁厚，非木化，胞腔内含硅质块；断面观细胞 1 列，栅状，内壁及侧壁极厚，胞腔偏外侧，内含硅质块。⑤外胚乳细胞充满淀粉粒集结成的淀粉团，有的包埋有细小草酸钙方晶。⑥内胚乳细胞含糊粉粒和脂肪油滴。

【检查及含量测定】含挥发油不得少于 1.0%。高效液相色谱法测定，按干燥品计算，含山姜素（$C_{16}H_{14}O_4$）、乔松素（$C_{15}H_{12}O_4$）和小豆蔻明（$C_{16}H_{14}O_4$）的总量不得少于 1.35%，桤木酮（$C_{19}H_{18}O$）不得少于 0.50%。

【化学成分】含槲皮素、山奈酚、乔松素、山姜素、小豆蔻明等。

【性味功效】性温，味辛。燥湿行气，温中止呕。

豆　蔻
（Doukou，AMOMI FRUCTUS ROTUNDUS）

【来源】为姜科植物白豆蔻 *Amomum kravanh* Pierre ex Gagnep. 或爪哇白豆蔻 *Amomum compactum* Soland ex Maton 的干燥成熟果实。按产地不同分为"原豆蔻"和"印尼白蔻"。

【产地】主产于广东、海南、广西等地。

【采收加工】夏、秋季果熟时采收，晒至八九成干，剥除果皮取出种子团晒干。

【性状鉴别】（1）原豆蔻　①呈类球形，直径 1.2～1.8cm。②表面黄白色至淡黄棕色，有 3 条较深的纵向槽纹，顶端有突起的柱基，基部有凹下的果柄痕，两端均具浅棕色茸毛。③果皮体轻，质脆，易纵向裂开，内分 3 室，每室含种子约 10 粒；种子呈不规则多面体，背面略隆起，直径 3～4mm，表面暗棕色，有皱纹，并被有残留的假种皮。④气芳香，味辛凉略似樟脑。

（2）印尼白蔻　①个略小。②表面黄白色，有的微显紫棕色。③果皮较薄，种子瘦瘪。④气味较弱（图 9-9-6）。

【显微鉴别】粉末：灰棕色至棕色。①种皮表皮细胞淡黄色，表面观呈长条形，常与下皮细胞上下层垂直排列。②下皮细胞含棕色或红棕色物。③色素层细胞多皱缩，内含深红棕色物。④油细胞类圆形或长圆形，含黄绿色油滴。⑤内种皮厚壁细胞黄棕色、红棕色或深棕色，表面观多角形，壁厚，胞腔内含硅质块；断面观为 1 列栅

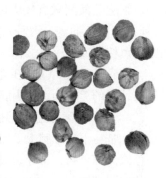

图 9-9-6　印尼白蔻药材

状细胞。⑥外胚乳细胞类长方形或不规则形，充满细小淀粉粒集结成的淀粉团，有的含细小草酸钙方晶。

【检查及含量测定】杂质　原豆蔻不得超过 1%、印尼白蔻不得超过 2%。水分原豆蔻不得超过 11.0%、印尼白蔻不得超过 12.0%。含挥发油原豆蔻仁不得少于 5.0%、印尼白蔻仁不得少于 4.0%。气相色谱法测定，按干燥品计算，豆蔻仁含桉油精（$C_{10}H_{18}O$）不得少于 3.0%。

【化学成分】含山姜素、小豆蔻明等。

【性味功效】性温，味辛。化湿行气，温中止呕，开胃消食。

益　智

（Yizhi, ALPINIAE OXYPHYLLAE FRUCTUS）

【来源】为姜科植物益智 *Alpinia oxyphylla* Miq. 的干燥成熟果实。

【产地】主产于广东、海南、广西等地。

【采收加工】夏、秋间果实由绿变红时采收，晒干或低温干燥。

【性状鉴别】①呈椭圆形，两端略尖，长 1.2～2cm，直径 1～1.3cm。②表面棕色或灰棕色，有纵向凹凸不平的突起棱线 13～20 条，顶端有花被残基，基部常残存果梗。③果皮薄而稍韧，与种子紧贴，种子集结成团，中有隔膜将种子团分为 3 瓣，每瓣有种子 6～11 粒。④种子呈不规则的扁圆形，略有钝棱，直径约 3mm，表面灰褐色或灰黄色，外被淡棕色膜质的假种皮；质硬，胚乳白

色。⑤有特异香气，味辛、微苦（图9-9-7）。

【显微鉴别】（1）种子横切面　①假种皮薄壁细胞有时残存。②种皮表皮细胞类圆形、类方形或长方形，略径向延长，壁较厚；下皮为1列薄壁细胞，含黄棕色物；油细胞1列，类方形或长方形，含黄色油滴；色素层为数列黄棕色细胞，其间散有较大的类圆形油细胞1~3列，含黄色油滴；内种皮为1列栅状厚壁细胞，黄棕色或红棕色，内壁与侧壁极厚，胞腔小，内含硅质块。③外胚乳细胞充满细小淀粉粒集结成的淀粉团。④内胚乳细胞含糊粉粒和脂肪油滴。

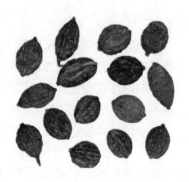

图9-9-7　益智仁药材

（2）粉末　黄棕色。①种皮表皮细胞表面观呈长条形，直径约至29μm，壁稍厚，常与下皮细胞上下层垂直排列。②色素层细胞皱缩，界限不清楚，含红棕色或深棕色物，常碎裂成不规则色素块。③油细胞类方形、长方形，或散列于色素层细胞间。④内种皮厚壁细胞黄棕色或棕色，表面观多角形，壁厚，非木化，胞腔内含硅质块；断面观细胞1列，栅状，内壁和侧壁极厚，胞腔偏外侧，内含硅质块。⑤外胚乳细胞充满细小淀粉粒集结成的淀粉团。⑥内胚乳细胞含糊粉粒和脂肪油滴。

【检查及含量测定】饮片水分不得超过13.0%，总灰分不得超过8.5%，酸不溶性灰分不得超过1.5%。含挥发油不得少于1.0%。

【化学成分】含有挥发油类、氨基酸、脂肪酸等。

【性味功效】性温，味辛。暖肾固精缩尿，温脾止泻摄唾。

草　果

（Caoguo, TSAOKO FRUCTUS）

【来源】为姜科植物草果 *Amomum tsao-ko* Crevost et Lemaire 的干燥成熟果实。

【产地】主产于云南、广西、贵州等地。

【采收加工】秋季果实成熟时采收，除去杂质，晒干或低温干燥。

【性状鉴别】呈长椭圆形，具三钝棱，长2~4cm，直径1~2.5cm。表面灰棕色至红棕色，具纵沟及棱线，顶端有圆形突起的柱基，基部有果梗或果梗痕。果皮质坚韧，易纵向撕裂。剥去外皮，中间有黄棕色隔膜，将种子团分成3瓣，每瓣有种子多为8~11粒。种子呈圆锥状多面体，直径约5mm；表面红棕色，外被灰白色膜质的假种皮，种脊为一条纵沟，尖端有凹状的种脐；质硬，胚乳灰白色。有特异香气，味辛、微苦（图9-9-8）。

【显微鉴别】种子横切面：①假种皮薄壁细胞含淀粉粒。②种皮表皮细胞棕色，长方形，壁较厚；下皮细胞 1 列，含黄色物；油细胞层为 1 列油细胞，类方形或长方形，切向 42 ~ 162μm，径向 48~68μm，含黄色油滴；色素层为数列棕色细胞，皱缩。③内种皮为 1 列栅状厚壁细胞，棕红色，内壁与侧壁极厚，胞腔小，内含硅质块。④外胚乳细胞含淀粉粒和少数细小草酸钙簇晶及方晶。⑤内胚乳细胞含糊粉粒和淀粉粒。

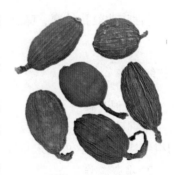

图 9-9-8　草果药材

【检查及含量测定】水分不得超过 15.0%（饮片不得超过 10.0%），总灰分不得超过 8.0%（饮片不得超过 6.0%）。种子团含挥发油不得少于 1.4%（饮片不得少于 1.0%）。

【化学成分】种子含挥发油、淀粉、油脂等。

【性味功效】性温，味辛。燥湿温中，截疟除痰。

瓜　蒌
(Gualou，TRICHOSANTHIS FRUCTUS)

【来源】为葫芦科植物栝楼 *Trichosanthes kirilowii* Maxim. 或双边栝楼 *Trichosanthes rosthornii* Harms 的干燥成熟果实。

【产地】主产于山东、河南、河北等地。

【采收加工】秋季果实成熟时，连果梗剪下，置通风处阴干。

【性状鉴别】①呈类球形或宽椭圆形，长 7~15cm，直径 6~10cm。②表面橙红色或橙黄色，皱缩或较光滑，顶端有圆形的花柱残基，基部略尖，具残存的果梗。③轻重不一。④质脆，易破开，内表面黄白色，有红黄色丝络，果瓤橙黄色，黏稠，与多数种子黏结成团。⑤具焦糖气，味微酸、甜。

【显微鉴别】粉末：黄棕色至棕褐色。①石细胞较多，数个成群或单个散在，黄绿色或淡黄色，呈类方形，圆多角形，纹孔细密，孔沟细而明显。②果皮表皮细胞，表面观类方形或类多角形，垂周壁厚度不一。③种皮表皮细胞表面观类多角形或不规则形，平周壁具稍弯曲或平直的角质条纹。④厚壁细胞较大，多单个散在，棕色，形状多样。⑤螺纹导管、网纹导管多见。

【检查及含量测定】水分不得超过 16.0%，总灰分不得超过 7.0%。用水溶性浸出物测定法中的热浸法测定，浸出物不得少于 31.0%。

【化学成分】含三萜皂苷、氨基酸、糖类、有机酸、油酸等。

【性味功效】性寒，味甘、微苦。清热涤痰，宽胸散结，润燥滑肠。

技能训练

1. 实训目标

掌握砂仁、草豆蔻、豆蔻、益智、草果和瓜蒌的性状鉴别要点；掌握豆蔻的组织特征和砂仁的粉末特征；通过实训提升学生的职业素质和能力。

2. 准备工作

中药实训室，各药材标本、永久制片、粉末，试剂，显微镜，多媒体教学设备。

3. 训练过程

（1）教师示教

①性状鉴别

教师取砂仁、草豆蔻、豆蔻、益智、草果和瓜蒌的药材标本进行示讲，根据各药材形状、表面、断面特征鉴定药用部位，然后按下列顺序依次观察和描述。果实及种子类中药观察其形状、大小、颜色、表面、断面及气味，以及种皮、种脐、种脊、合点、种阜、假种皮的特征等。

②显微鉴别

a. 组织特征。教师取豆蔻的组织切片，在低倍镜下由外向内依次观察，内含物的特征可在高倍镜下观察，通过多媒体教学设备进行示讲。

b. 粉末特征。教师取砂仁的中药粉末少许，分别用水装片和水合氯醛溶液制片，通过多媒体教学设备进行示讲。

（2）学生训练　将学生分为每组 5 人，以小组为单位进行砂仁、草豆蔻、豆蔻、益智、草果和瓜蒌性状鉴别和显微鉴别的训练。每组的学生在训练过程中要有团队协作的精神，具备吃苦耐劳、任劳任怨、责任担当、遵守行规、诚实守信、专业形象的职业品质与道德，通过信息技术、创新思维来获得学习资料并能够有计划、自主性地学习，同时关注时政、善于沟通交流，成为具有社会责任与能力的专业技术人员。

（3）实训结束后，教师对各小组的训练过程进行分析与总结，并根据项目考核单进行考核（参照表 4-2-1 制定），提高学生专业技术水平和职业素质。

4. 实训报告

完成实训报告，并对本次实训的过程进行分析与小结。

任务十 葶苈子、莱菔子、薏苡仁、山茱萸、牛蒡子和苍耳子的鉴定

任务目标

1. 理解葶苈子、莱菔子、薏苡仁、山茱萸、牛蒡子和苍耳子的来源、产地、采收加工与性状鉴别。

2. 掌握山茱萸和牛蒡子的显微鉴别，了解葶苈子、莱菔子、薏苡仁和苍耳子的显微鉴别。

3. 熟悉葶苈子、莱菔子、薏苡仁、山茱萸、牛蒡子和苍耳子的理化鉴别、检查、化学成分与性味功效。

葶 苈 子
(Tinglizi，DESCURAINIAE SEMEN LEPIDII SEMEN)

【来源】为十字花科植物播娘蒿 *Descurainia sophia* (L.) Webb. ex Prantl. 或独行菜 *Lepidium apetalum* Willd. 的干燥成熟种子。前者习称"南葶苈子"，后者习称"北葶苈子"。

【产地】南葶苈子主产于江苏、安徽、山东等地；北葶苈子主产于河北、辽宁、内蒙古等地。

【采收加工】夏季果实成熟时采割植株，晒干，搓出种子，除去杂质。

【性状鉴别】(1) 南葶苈子 ①呈长圆形，略扁，长约 0.8~1.2mm，宽约 0.5mm。②表面棕色或红棕色，微有光泽，具纵沟 2 条，其中 1 条较明显。③一端钝圆，另一端微凹或较平截，种脐类白色，位于凹入端或平截处。④气微，味微辛、苦，略带黏性（图 9-10-1）。

(2) 北葶苈子 ①呈扁卵形，长 1~1.5mm，宽 0.5~1mm。②一端钝圆，另一端尖而微凹，种脐位于凹入端。③味微辛辣，黏性较强（图 9-10-2）。

【显微鉴别】粉末：黄棕色。

(1) 南葶苈子 ①种皮外表皮细胞为黏液细胞，断面观类方形，内壁增厚向外延伸成纤维素柱，纤维素柱长 8~18μm，顶端钝圆、偏斜或平截，周围可见黏液质纹理。②种皮内表皮细胞为黄色，表面观呈长方多角形，直径 15~42μm，壁厚 5~8μm。

(2) 北葶苈子 种皮外表皮细胞断面观略呈类长方形，纤维素柱较长，长 24~34μm，种皮内表皮细胞表面观长方多角形或类方形。

【理化鉴别】(1) 取少量样品，加水浸泡后，用放大镜观察，南葶苈子透

明状黏液层薄，厚度约为种子宽度的 1/5 以下。北葶苈子透明状黏液层较厚，厚度可超过种子宽度的 1/2。

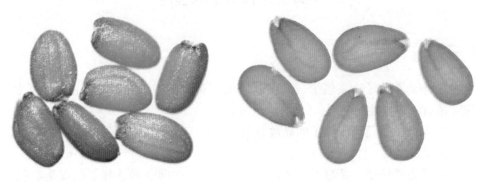

图 9-10-1　南葶苈子药材　　　　　　　图 9-10-2　北葶苈子药材

（2）取粉末约 1g，置硬质试管内，加氢氧化钠一小粒，置酒精灯上灼热，放冷，加水 2mL 使溶解，滤过。取滤液 1mL，加 5% 盐酸酸化，即有硫化氢产生，通入新制的醋酸铅试纸显有光泽的棕黑色。另取亚硝基铁氰化钠一小粒，置白瓷板上，加水 1~2 滴溶解，加上述滤液 1~2 滴，显紫红色。

【检查及含量测定】水分不得超过 9.0%，总灰分不得超过 8.0%，酸不溶性灰分不得超过 3.0%。膨胀度南葶苈子不得低于 3、北葶苈子不得低于 12。高效液相色谱法测定，按干燥品计算，南葶苈子含槲皮素-3-O-β-D-葡萄糖-7-O-β-D-龙胆双糖苷（$C_{33}H_{40}O_{22}$）不得少于 0.075%。

【化学成分】含芥子苷、脂肪油、蛋白质、糖类、挥发油等。

【性味功效】性大寒，味辛、苦。泻肺平喘，行水消肿。

莱　菔　子
（Laifuzi，RAPHANI SEMEN）

【来源】为十字花科植物萝卜 *Raphanus sativus* L. 的干燥成熟种子。

【产地】主产于河北、河南、浙江、黑龙江等地。

【采收加工】夏季果实成熟时采割植株，晒干，搓出种子，除去杂质，再晒干。

【性状鉴别】①呈类卵圆形或椭圆形，稍扁，长 2.5~4mm，宽 2~3mm。②表面黄棕色、红棕色或灰棕色。③一端有深棕色圆形种脐，一侧有数条纵沟。④种皮薄而脆，子叶 2 枚，黄白色，有油性。⑤气微，味淡、微苦辛（图 9-10-3）。

【显微鉴别】粉末：淡黄色至棕黄色。①种皮栅状细胞成片，淡黄色、橙黄色、黄棕色或红棕色，表面观呈多角形或长多角形，直径约至 15μm，常与种皮大形下皮细胞重叠，可见类多角形或长多角形暗影。②内胚乳细胞表面观呈类多角形，含糊粉粒和脂肪油滴。③子叶细胞无色或淡灰绿色，壁薄，含糊粉粒及脂肪油滴。

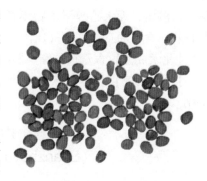

图 9-10-3　莱菔子药材

【检查及含量测定】水分不得超过 8.0%，总灰分不得超过 6.0%，酸不溶性灰分不得超过 2.0%。用醇溶性浸出物测定法中的热浸法测定，乙醇浸出物不得少于 10.0%。高效液相色谱法测定，按干燥品计算，含芥子碱以芥子碱硫氰酸盐（$C_{16}H_{24}NO_5 \cdot SCN$）计，不得少于 0.40%。

【化学成分】含脂肪油、挥发油、莱菔素等。

【性味功效】性平，味辛、甘。消食除胀，降气化痰。

薏　苡　仁
（Yiyiren，COICIS SEMEN）

【来源】为禾本科植物薏苡 *Coix lacryma-jobi* L. var. *ma-yuen*（Roman.）Stapf 的干燥成熟种仁。

【产地】主产于辽宁、河北、福建等地。

【采收加工】秋季果实成熟时采割植株，晒干，打下果实，再晒干，除去外壳、黄褐色种皮和杂质，收集种仁。

【性状鉴别】①呈宽卵形或长椭圆形，长 4～8mm，宽 3～6mm。②表面乳白色，光滑，偶有残存的黄褐色种皮；一端钝圆，另一端较宽而微凹，有一淡棕色点状种脐；背面圆凸，腹面有 1 条较宽而深的纵沟。③质坚实，断面白色，粉性。④气微，味微甜（图 9-10-4）。

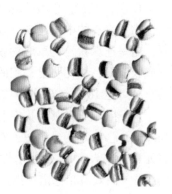

图 9-10-4　薏苡仁药材

【显微鉴别】粉末：淡类白色。主为淀粉粒，单粒类圆形或多面形，直径 2～20μm，脐点星状；复粒少见，一般由 2～3 分粒组成。

【检查及含量测定】杂质不得超过 2%（饮片不得超过 1%），水分不得超过 15.0%，总灰分不得超过 3.0%（饮片不得超过 2.0%）。真菌毒素测定法测定黄曲霉毒素（同延胡索），每 1000g 含玉米赤霉烯酮不得超过 500μg。用醇溶性浸出物测定法中的热浸法测定，无水乙醇浸出物不得少于 5.5%。高效液相色谱法测定，按干燥品计算，含甘油三油酸酯（$C_{57}H_{104}O_6$）不得少于 0.50%。

【化学成分】含薏苡仁酯、脂肪、氨基酸、蛋白质、糖类等。

【性味功效】性凉，味甘、淡。利水渗湿，健脾止泻，除痹，排脓，解毒散结。

山 茱 萸
（Shanzhuyu，CORNI FRUCTUS）

【来源】为山茱萸科植物山茱萸 *Cornus officinalis* Sieb. et Zucc. 的干燥成熟果肉。

【产地】主产于浙江、河南、安徽、陕西、山西、四川等地。

【采收加工】秋末冬初果皮变红时采收果实，用文火烘或置沸水中略烫后，及时除去果核，干燥。

【性状鉴别】①呈不规则的片状或囊状，长 1~1.5cm，宽 0.5~1cm。②表面紫红色至紫黑色，皱缩，有光泽。③顶端有的有圆形宿萼痕，基部有果梗痕。④质柔软。⑤气微，味酸、涩、微苦（图 9-10-5）。

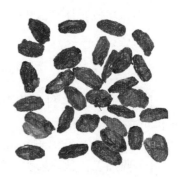

图 9-10-5　山茱萸药材

【显微鉴别】粉末：红褐色。①果皮表皮细胞橙黄色，表面观多角形或类长方形，直径 16~30μm，垂周壁连珠状增厚，外平周壁颗粒状角质增厚，胞腔含淡橙黄色物；断面观外被较厚角质层，光滑。②中果皮细胞橙棕色，多皱缩；靠近表皮的中果皮最外层细胞的表面观比果皮表皮细胞大，且细胞壁增厚，略呈连珠状。③草酸钙簇晶少数，直径 12~32μm。④石细胞类方形、卵圆形或长方形，纹孔明显，胞腔大。⑤橙皮苷结晶呈不规则团块，大小不一，有的直径可达 100μm（图 9-10-6）。

【检查及含量测定】杂质（果核、果梗）不得超过 3%，水分不得超过 16.0%，总灰分不得超过 6.0%。铅、镉、砷、汞、铜测定法测定重金属及有害元素（同人参）。用水溶性浸出物测定法中的冷浸法测定，浸出物不得少于 50.0%。高效液相色谱法测定，按干燥品计算，含莫诺苷（$C_{17}H_{26}O_{11}$）和马钱苷（$C_{17}H_{26}O_{10}$）的总量不得少于 1.2%。

【化学成分】含山茱萸苷、皂苷、维生素 A、没食子酸、苹果酸等。

【性味功效】性微温，味酸、涩。补益肝肾，收涩固脱。

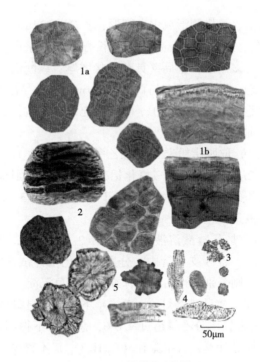

图 9-10-6　山茱萸粉末特征图

1—果皮表皮细胞（1a—表面观，1b—侧面观）　2—中果皮细胞
3 草酸钙簇晶　4—石细胞　5—橙皮苷结晶

牛 蒡 子

（Niubangzi，ARCTII FRUCTUS）

【来源】为菊科植物牛蒡 *Arctium lappa* L. 的干燥成熟果实。

【产地】主产于河北、吉林、辽宁、浙江、黑龙江等地。

【采收加工】秋季果实成熟时采收果序，晒干，打下果实，除去杂质，再晒干。

【性状鉴别】①呈长倒卵形，略扁，微弯曲，长 5~7mm，宽 2~3mm。②表面灰褐色，带紫黑色斑点，有数条纵棱，通常中间 1~2 条较明显。③顶端钝圆，稍宽，顶面有圆环，中间具点状花柱残迹；基部略窄，着生面色较淡。④果皮较硬，子叶 2 枚，淡黄白色，富油性。⑤气微，味苦后微辛而稍麻舌（图 9-10-7）。

【显微鉴别】粉末：①内果皮石细胞略扁

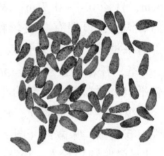

图 9-10-7　牛蒡子药材

平，表面观呈尖棱形、长椭圆形或尖卵圆形，长 70~224μm，宽 13~70μm，壁厚约至 20μm，木化，纹孔横长；侧面观类长方形或长条形，侧弯。②中果皮网纹细胞横断面观类多角形，垂周壁具细点状增厚；纵断面观细胞延长，壁具细密交叉的网状纹理。③草酸钙方晶直径 3~9μm，成片存在于黄色的中果皮薄壁细胞中，含晶细胞界限不分明。④子叶细胞充满糊粉粒，有的糊粉粒中有细小簇晶，并含脂肪油滴。

【理化鉴别】（1）取脱脂粉末 2g，加乙醇 20mL 温浸 1h，滤过。滤液做以下试验：①取滤液 2mL，加入 1% 三氯化铝的乙醇溶液，则呈蓝绿色。②取滤液 2mL，加入等体积的 3% 碳酸钠水溶液，于水浴上煮沸 3~5min，放冷，加入重氮化试剂，则溶液呈红色。

（2）取粗粉 5g，加稀盐酸溶液（pH 1.0~2.0）10mL。浸泡过夜，滤过。取滤液 3 份，各 2mL，置 3 支试管中，分别加碘化汞钾试剂、碘化铋钾试剂、硅钨酸试剂各 1 滴，则分别产生白色、棕红色及白色沉淀。

（3）取粉末少量，置紫外线灯（365nm）下观察，显绿色荧光。

【检查及含量测定】水分不得超过 9.0%，总灰分不得超过 7.0%。高效液相色谱法测定按干燥品计算，含牛蒡苷（$C_{27}H_{34}O_{11}$）不得少于 5.0%。

【化学成分】含牛蒡苷、牛蒡酚、脂肪油等。

【性味功效】性寒，味辛、苦。疏散风热，宣肺透疹，解毒利咽。

苍 耳 子
（Cangerzi, XANTHII FRUCTUS）

【来源】为菊科植物苍耳 *Xanthium sibiricum* Patr. 的干燥成熟带总苞的果实。

【产地】主产于山东、江西、湖北、江苏等地。

【采收加工】秋季果实成熟时采收，干燥，除去梗、叶等杂质。

【性状鉴别】①呈纺锤形或卵圆形，长 1~1.5cm，直径 0.4~0.7cm；表面黄棕色或黄绿色，全体有钩刺，顶端有 2 枚较粗的刺，分离或相连，基部有果梗痕。②质硬而韧，横切面中央有纵隔膜，2 室，各有 1 枚瘦果。③瘦果略呈纺锤形，一面较平坦，顶端具 1 突起的花柱基，果皮薄，灰黑色，具纵纹。④种皮膜质，浅灰色，子叶 2 枚，有油性。⑤气微，味微苦（图 9-10-8）。

【显微鉴别】粉末：淡黄棕色至淡黄绿色。①总苞纤维成束，常呈纵横交叉排列。②果皮表皮细

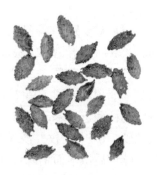

图 9-10-8　苍耳子药材

棕色，类长方形，常与下层纤维相连。③果皮纤维成束或单个散在，细长梭形，纹孔和孔沟明显或不明显。④种皮细胞淡黄色，外层细胞类多角形，壁稍厚；内层细胞具乳头状突起。⑤木薄壁细胞类长方形，具纹孔。⑥子叶细胞含糊粉粒和油滴。

【检查及含量测定】水分不得超过 12.0%，总灰分不得超过 5.0%。高效液相色谱法测定，按干燥品计算，含绿原酸不得少于 0.25%。

【化学成分】含苍耳子苷、树脂、脂肪油、生物碱、维生素 C 等。

【性味功效】性温，味辛、苦；有毒。散风寒，通鼻窍，祛风湿。

技能训练

1. 实训目标

掌握葶苈子、莱菔子、薏苡仁、山茱萸、牛蒡子和苍耳子的性状鉴别要点；掌握山茱萸和牛蒡子的粉末特征；通过实训提升学生的职业素质和能力。

2. 准备工作

中药实训室，各药材标本、永久制片、粉末，试剂，显微镜，多媒体教学设备。

3. 训练过程

（1）教师示教

①性状鉴别

教师取葶苈子、莱菔子、薏苡仁、山茱萸、牛蒡子和苍耳子的药材标本进行示讲，根据各药材形状、表面、断面特征鉴定药用部位和成熟程度，然后按下列顺序依次观察和描述。果实及种子类中药观察其形状、大小、颜色、表面、断面及气味，以及种皮、种脐、种脊、合点、种阜、假种皮的特征等。

②显微鉴别（粉末特征）

教师分别取山茱萸和牛蒡子的中药粉末少许，分别用水装片和水合氯醛溶液制片，通过多媒体教学设备进行示讲。

（2）学生训练　将学生分为每组 5 人，以小组为单位进行葶苈子、莱菔子、薏苡仁、山茱萸、牛蒡子和苍耳子性状鉴别和显微鉴别的训练。每组的学生在训练过程中要有团队协作的精神，具备吃苦耐劳、任劳任怨、责任担当、遵守行规、诚实守信、专业形象的职业品质与道德，通过信息技术、创新思维来获得学习资料并能够有计划、自主性地学习，同时关注时政、善于沟通交流，成为具有社会责任与能力的专业技术人员。

（3）实训结束后，教师对各小组的训练过程进行分析与总结，并根据项目考核单进行考核（参照表 4-2-1 制定），提高学生专业技术水平和职业素质。

4. 实训报告

完成实训报告，并对本次实训的过程进行分析与小结。

（思政小课堂）

投木报琼——木瓜

《诗经·国风·卫风·木瓜》曰："投我以木瓜，报之以琼琚。匪报也，永以为好也！投我以木桃，报之以琼瑶。匪报也，永以为好也！投我以木李，报之以琼玖。匪报也，永以为好也！"意思是说，你赠送给我的是木瓜，我回赠给你的却是佩玉。这不是为了答谢你，是求永久相好呀！你赠送给我的是桃子，我回赠给你的却是美玉。这不是为了答谢你，是求永久相好呀！你赠送给我的是李子，我回赠给你的却是宝玉。这不是为了答谢你，是求永久相好呀！这是一首优美的抒情诗，诗句简洁易懂，赞美了爱情的美好。

"你赠给我果子，我回赠你美玉"，这看起来很不对等，但正是这种不对等，深刻揭示了爱情的实质不是获取，而是给予。与"投桃报李"不同，回报的东西的价值要比受赠的东西大得多，这体现了一种人类的高尚情感，包括爱情、友情等。这种情感重的是心心相印，是精神上的契合，因而回赠的东西及其价值的高低在此实际上也只具有象征性的意义，表现的是对他人对自己的情意的珍视，所以说"匪报也"。

《诗经》主要反映西周、春秋时期的历史，全方位、多侧面、多角度地记录了从西周到春秋的历史发展与现实状况，其涉及面广，包括了政治、经济、军事、民俗、文化、文学、艺术等方面。这首《木瓜》是现今为人熟知的《诗经》名篇。

食用木瓜对人有益；但木桃、木李对人有害，故不能食用或药用。木瓜、木桃、木李三者虽为同属植物，但其药用价值却不同。《本草纲目》中说："真木瓜皮薄，色亦黄，香而甘酸不涩，其子向里子头尖，一方面，食之益人。"又云："津润味不木者为木瓜；圆小于木瓜，味木而酢涩者为木桃；似木瓜而无鼻，又大于木桃，味涩者为木李，亦曰木梨，即榠楂及和圆子也。"

我们要具备正确的爱情观，增进对中华传统文化的热爱。

（项目思考）

1. 种子类中药的组织构造包括哪些？其显微鉴别特征有哪些？
2. 如何区分苦杏仁与桃仁？

3. 五味子和南五味子性状有何不同？

4. 如何区分陈皮与广陈皮？

5. 槟榔粉末鉴别特征有哪些？其主要化学成分有哪些？

6. 小茴香和蛇床子的性状有何不同？

7. 简述栀子的理化鉴别要点。

8. 简述砂仁的粉末显微特征。

9. 如何区分豆蔻、草豆蔻与草果。

10. 南葶苈子与北葶苈子有何不同？

项目十　全草类中药鉴定

任务一　概述

任务目标

1. 熟悉全草类中药的概念及分类。
2. 掌握全草类中药的性状鉴别要点。
3. 掌握双子叶植物和单子叶植物草质茎的显微鉴别要点及注意事项。

必备知识

全草类中药又称草类中药材，是指用全株草本植物入药的一类中药，大多为草本植物干燥的地上部分，如广藿香、益母草等；少数带有根及根茎，如蒲公英、细辛等；或为小灌木的草质茎，如麻黄等；或常绿寄生的小灌木，如槲寄生等，均列入全草类药材。

一、性状鉴别

全草类药材的鉴定，应按其所包括的器官，如根、茎、叶、花、果实、种子等分别处理，这些器官的性状鉴别与显微鉴别（草质茎除外）已在前面各模块中分别进行了论述，这里不再重复。观察草本植物茎时，一般按照形状、大小、粗细、颜色、表面特征、叶序、花序、横断面、气、味的顺序进行鉴别。全草类中药主要是由草本植物的全株或地上的某些器官直接干燥而成的，因此，依靠原植物形态与植物分类的鉴定更为重要。原植物的形态特征一般反映了药材性状的特征，但要注意其颜色和形状的改变情况。此类中药在采收、加工、包装、运输等过程中易皱缩、破碎，当有完整的叶、花或果实时，应在水中浸泡后展开以便观察。

二、显微鉴别

全草类中药大多数为被子植物中的双子叶植物，少数为单子叶植物，在观察其显微特征时需要注意以下要点。

（一）双子叶植物草质茎

双子叶植物草质茎的组织构造从外向内分为表皮、皮层和中柱三部分。

（1）表皮 由一层长方形、扁平、排列整齐、无细胞间隙的细胞组成。观察时应注意有无各式气孔、茸毛、角质层、蜡被等附属物。

（2）皮层 主要由薄壁细胞组成，细胞大、壁薄、排列疏松。靠近表皮部分的细胞常具叶绿体，故嫩茎呈绿色。有的具厚角组织，排列成环形或分布在茎的棱角处。观察时应注意有无纤维、石细胞、分泌组织等。

（3）中柱 占较大比例，大多数草本植物茎维管束之间距离较大，即束间区域较宽，呈环状排列，髓部发达，髓射线较宽。

（二）单子叶植物草质茎

单子叶植物草质茎的组织构造最外为表皮，向内是基本薄壁组织，其中散布多数有限外韧维管束，无皮层和髓及髓射线之分；观察时应注意有无厚壁组织、草酸钙晶体及分泌组织等。

进行显微鉴别时，根据药材所含有的药用部位，通常做根、根茎、茎、叶等的横切面，叶的表面制片，以及全药材或某些药用部位的粉末制片等。进行组织观察，应注意药材所有的药用部位的构造特点，找出鉴别特征。全草类药材的粉末鉴别，通常应注意观察下列特征：茎、叶的保护组织及毛（非腺毛、腺毛）、气孔、叶肉组织等，全草中的机械组织、厚壁组织、分泌组织、内含物（草酸钙、碳酸钙晶体、淀粉粒等）或带花药材的花粉粒等情况。

任务二 麻黄、紫花地丁、肉苁蓉、伸筋草、白花蛇舌草和淡竹叶的鉴定

任务目标

1. 掌握麻黄、紫花地丁、肉苁蓉、伸筋草、白花蛇舌草和淡竹叶的来源、产地、采收加工与性状鉴别。

2. 掌握麻黄和白花蛇舌草的显微鉴别，了解紫花地丁、肉苁蓉、伸筋草和淡竹叶的显微鉴别。

3. 熟悉麻黄、紫花地丁、肉苁蓉、伸筋草、白花蛇舌草和淡竹叶的理化鉴别、检查、化学成分与性味功效。

必备知识

麻 黄
（Mahuang，EPHEDRAE HERBA）

【来源】 为麻黄科植物草麻黄 *Ephedra sinica* Stapf、中麻黄 *Ephedra intermedia* Schrenk et C. A. Mey. 或木贼麻黄 *Ephedra equisetina* Bge. 的干燥草质茎。

【产地】 主产于吉林、辽宁、内蒙古、河北、山西、河南等地。

【采收加工】 秋季采割绿色的草质茎，晒干。

【性状鉴别】 (1) 草麻黄 ①呈细长圆柱形，少分枝，直径 1~2mm；有的带少量棕色木质茎。②表面淡绿色至黄绿色，有细纵脊线，触之微有粗糙感。节明显，节间长 2~6cm。③节上有膜质鳞叶，长 3~4mm；裂片 2 (稀 3)，锐三角形，先端灰白色，反曲，基部合成筒状，红棕色。④体轻，质脆，易折断。⑤断面略呈纤维性，周边绿黄色，髓部红棕色，近圆形。⑥气微香，味涩、微苦 (图 10-2-1)。

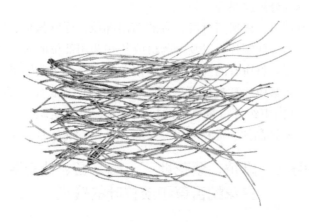

图 10-2-1 草麻黄药材

(2) 中麻黄 ①多分枝，直径 1.5~3mm，有粗糙感。②节上膜质鳞叶长 2~3mm，裂片 3 (稀 2)，先端锐尖。③断面髓部呈三角状圆形。

(3) 木贼麻黄 ①较多分枝，直径 1~1.5mm，无粗糙感。②节间长 1.5~3cm。③膜质鳞叶长 1~2mm；裂片 2 (稀 3)，上部为短三角形，灰白色，先端多不反曲，基部棕红色至棕黑色。

【显微鉴别】1. 横切面

（1）草麻黄 ①表皮细胞外被厚的角质层；脊线较密，有蜡质疣状突起，两脊线间有下陷气孔。②下皮纤维束位于脊线处，壁厚，非木化。③皮层较宽，纤维成束散在。④中柱鞘纤维束新月形。⑤维管束外韧型，8~10个。⑥形成层环类圆形。⑦木质部呈三角状。⑧髓部薄壁细胞含棕色块；偶有环髓纤维。⑨表皮细胞外壁、皮层薄壁细胞及纤维均有多数微小草酸钙砂晶或方晶。

（2）中麻黄 ①维管束12~15个。②形成层环类三角形。③环髓纤维成束或单个散在。

（3）木贼麻黄 ①维管束8~10个。②形成层环类圆形。③无环髓纤维。

2. 草麻黄粉末

淡棕色。①表皮细胞新面观呈类长方形，外壁布满草酸钙砂晶；角质层厚约18μm，呈脊状突起，常破碎成不规则条状片块。②气孔特异，长圆形，侧面观保卫细胞似电话筒状，两端特厚。③皮层纤维细长，直径10~24μm，壁极厚，有的木化，壁上布满砂晶，形成嵌晶纤维。④螺纹导管、具缘纹孔导管直径10~15μm，导管分子端壁斜面相接，接触面具多数穿孔板。⑤有的具木纤维、薄壁细胞含细小簇晶、色素块、石细胞等（图10-2-2）。

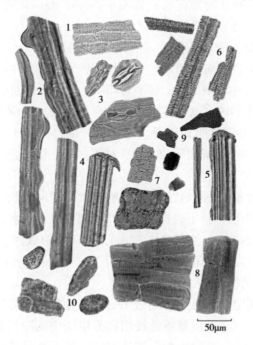

图10-2-2 麻黄粉末特征

1—表皮碎片（示草酸钙砂晶） 2—角质层 3—气孔 4—韧皮纤维 5—木纤维 6—导管
7—皮层薄壁细胞 8—髓部薄壁细胞 9—棕色块 10—石细胞

【理化鉴别】（1）药材纵剖面在紫外线灯（365nm）下观察，可见边缘显亮白色荧光，中心显亮棕色荧光。

（2）取粉末 0.2g，加水 5mL 与稀盐酸 1~2 滴，煮沸 2~3min，滤过。滤液置分液漏斗中，加氨试液数滴至碱性，再加三氯甲烷 5mL，振摇提取。分取三氯甲烷液，置两支试管中，一管加氨制氯化铜试液与二硫化碳各 5 滴，振摇，静置，三氯甲烷层显深黄色；另一管为空白，以三氯甲烷 5 滴代替二硫化碳，振摇后三氯甲烷层无色或显微黄色。

【检查及含量测定】杂质不得超过 5%，水分不得超过 9.0%，总灰分不得超过 10.0%（饮片不得超过 9.0%）。高效液相色谱法测定按干燥品计算，其含盐酸麻黄碱（$C_{10}H_{15}NO \cdot HCl$）和盐酸伪麻黄碱（$C_{10}H_{15}NO \cdot HCl$）的总量不得少于 0.80%。

【化学成分】含生物碱、鞣质、挥发油等。

【性味功效】性温，味辛、微苦。发汗散寒，宣肺平喘，利水消肿。

紫花地丁
（Zihuadiding，VIOLAE HERBA）

【来源】为堇菜科植物紫花地丁 *Viola yedoensis* Makino 的干燥全草。

【产地】主产于江苏、浙江、安徽等地。

【采收加工】春、秋二季采收，除去杂质，晒干。

【性状鉴别】①多皱缩成团。②主根长圆锥形，直径 1~3mm；淡黄棕色，有细纵皱纹。③叶基生，灰绿色，展平后叶片呈披针形或卵状披针形，长 1.5~6cm，宽 1~2cm；先端钝，基部截形或稍心形，边缘具钝锯齿，两面有毛；叶柄细，长 2~6cm，上部具明显狭翅。④花茎纤细；花瓣 5 片，紫堇色或淡棕色；花距细管状。⑤蒴果椭圆形或 3 裂，种子多数，淡棕色。⑥气微，味微苦而稍黏（图 10-2-3）。

【显微鉴别】叶横切面：①上表皮细胞较大，切向延长，外壁较厚，内壁黏液化，常膨胀呈半圆形；下表皮细胞较小，偶有黏液细胞；上下表皮有单细胞非腺毛，长 32~240μm，直径 24~32μm，具角质短线纹。②栅栏细胞 2~3 列；海绵细胞类圆形，含草酸钙簇晶，直径 11~40μm。③主脉维管束外韧型，上下表皮内方有厚角细胞 1~2 列。

【检查及含量测定】水分不得超过 13.0%，总灰分不得超过 18.0%，酸不溶性灰分不得超过 4.0%。用醇溶性浸出物测定法中的冷浸法测定，95%乙醇浸出物不得少于 5.0%。高效液相色谱法测定，按干燥品计算，含秦皮乙素不得少于 0.20%。

【化学成分】含苷类、黄酮类、蜡、蜡酸、不饱和酸、生物碱等。

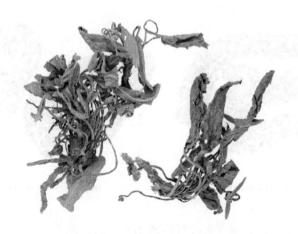

图 10-2-3　紫花地丁药材

【性味功效】性寒，味苦、辛。清热解毒，凉血消肿。

肉 苁 蓉
（Roucongrong，CISTANCHES HERBA）

【来源】为列当科植物肉苁蓉 *Cistanche deserticola* Y. C. Ma 或管花肉苁蓉 *Cistanche tubulosa*（Schenk）Wight 的干燥带鳞叶的肉质茎。

【产地】主产于内蒙古、新疆、陕西、青海、甘肃等地。

【采收加工】春季苗刚出土时或秋季冻土之前采挖，除去茎尖切段，晒干。

【性状鉴别】（1）肉苁蓉　①呈扁圆柱形，稍弯曲，长 3~15cm，直径 2~8cm。②表面棕褐色或灰棕色，密被覆瓦状排列的肉质鳞叶，通常鳞叶先端已断。③体重，质硬，微有柔性，不易折断。④断面棕褐色，有淡棕色或棕黄色点状维管束，排列成波状环纹。⑤气微，味甜、微苦（图 10-2-4）。

（2）管花肉苁蓉　①呈类纺锤形、扁纺锤形或扁柱形，稍弯曲，长 5~25cm，直径 2.5~9cm。②表面棕褐色至黑褐色。③断面颗粒状，灰棕色至灰褐色，散生点状维管束（图 10-2-5）。

【显微鉴别】茎横切面：①表皮为 1 列扁平细胞，外被角质层。②皮层由数十列薄壁细胞组成，排列紧密，近维管束处的细胞具纹孔，散有叶迹维管束。③维管束处韧型，常 16~22 个排列成深波状或锯齿状圆环；韧皮部薄壁细胞排列紧密，有时产分成颓废状；形成层不甚明显；木质部可见非木化纤维。④射线明显，髓部多分形。⑤皮层及髓部薄壁细胞含淀粉粒。

【理化鉴别】（1）取粉末 0.5g，加 70% 乙醇 5mL，水浴温热 10min，滤过。滤液蒸干，加乙酸 1mL 倾入试管中，沿管壁加硫酸 1mL，两液界面有棕红色环。

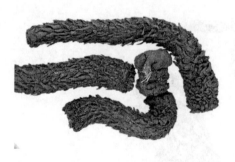

图 10-2-4　肉苁蓉药材

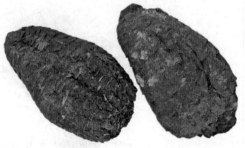

图 10-2-5　管花肉苁蓉药材

（2）取粉末 0.5g，加 1%盐酸溶液 5mL，水浴温热 20min，滤过。滤液加碘化铋钾试剂，生成棕红色沉淀。

【检查及含量测定】水分不得超过 10.0%，总灰分不得超过 8.0%。用醇溶性浸出物测定法中的冷浸法测定，稀乙醇浸出物肉苁蓉不得少于 35.0%，管花肉苁蓉不得少于 25.0%。高效液相色谱法测定，按干燥品计算，肉苁蓉含松果菊苷（$C_{35}H_{46}O_{20}$）和毛蕊花糖苷的总量不得少于 0.30%，管花苁蓉含松果菊苷和毛蕊花糖苷的总量不得少于 1.5%。

【化学成分】含肉苁蓉苷、苯乙醇苷、鹅掌楸苷、胡萝卜苷等。

【性味功效】性温，味甘、咸。补肾阳，益精血，润肠通便。

伸 筋 草
（Shenjincao，LYCOPODII HERBA）

【来源】为石松科植物石松 *Lycopodium japonicum* Thunb. 的干燥全草。

【产地】主产于浙江、湖北、江苏等地。

【采收加工】夏、秋二季茎叶茂盛时采收，除去杂质，晒干。

【性状鉴别】①匍匐茎呈细圆柱形，略弯曲，长可达 2m，直径 1~3mm，其下有黄白色细根；直立茎作二叉状分枝。②叶密生茎上，螺旋状排列，皱缩弯曲，线形或针形，长 3~5mm，黄绿色至淡黄棕色，无毛，先端芒状，全缘，易碎断。③质柔软，断面皮部浅黄色，木部类白色。④气微，味淡（图 10-2-6）。

【显微鉴别】茎横切面：①表皮细胞 1 列。②皮层宽广，有叶迹维管束散在，表皮下方和中柱外侧各有 10~20 余列厚壁细胞，其间有 3~5 列细胞壁略增厚；内皮层不明显。③中柱鞘为数列薄壁细胞，木质部束呈不规则的带状或分枝状，韧皮部束交错其间，有的细胞含黄棕色物。

【理化鉴别】取粉末 2g，加 1%硫酸 10~15mL，水浴温热 15~30min，滤过。滤液加碘化铋钾试剂，生成棕黄色沉淀。

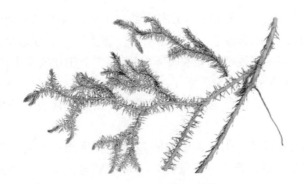

图 10-2-6　伸筋草药材

【检查及含量测定】水分不得超过 10.0%，总灰分不得超过 6.0%。

【化学成分】含石松碱、棒石松碱、石松灵碱、香荚兰酸、阿魏酸等。

【性味功效】性微寒，味甘。益胃生津，滋阴清热。

白花蛇舌草

（Baihuasheshecao，HEDYOTI DIFFUSAE HERBA）

【来源】为茜草科植物白花蛇舌草 Hedyotis diffusa（Willd.）R. J. Wang 的全草。

【产地】主产于福建、广东、广西等地。

【采收加工】夏、秋采集，洗净，鲜用或晒干。

【性状鉴别】①全草扭缠成团状，灰绿色至灰棕色。②主根一条，须根纤细。③茎细而卷曲，质脆易折断，中心髓部白色。④叶多皱缩，破碎，易脱落；托叶长 1~2mm。⑤花腋生，多具梗。⑥蒴果扁球形，室背开裂，宿萼顶端 4 裂，边缘具短刺毛。⑦气微，味淡（图 10-2-7）。

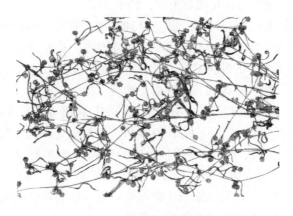

图 10-2-7　白花蛇舌草药材

【显微鉴别】（1）茎横切面 ①表皮细胞1列，类方形或卵圆形，常有单个细胞向外突起，形成非腺毛，外被角质层。②皮层窄，细胞呈类圆形；内皮层细胞1列。③韧皮部较窄。④木质部导管2~7个相连成单个径向排列成行；木纤维壁较厚，木化；射线窄，常1~2列细胞，壁薄，木化。⑤髓部宽广，细胞较大，内含淀粉粒，髓部通常中空。⑥皮层及髓部薄壁细胞中偶见草酸钙针晶。

（2）粉末 灰黄色。①叶表皮细胞多角形，垂周壁平直；气孔轴式，长圆形。②茎表皮细胞长条形，有气孔。③环纹或螺纹导管，直径15~30μm。④草酸钙簇晶存在于叶肉组织中，直径11~15μm。⑤草酸钙针晶多见，成束或散在，长75~135μm。⑥淀粉粒众多，单粒类圆形，复粒由2~3分粒组成。

【理化鉴别】薄层色谱法：取粉末1g，加乙醇10mL，加热回流30min，趁热滤过，滤液蒸干，残渣加乙醇1mL溶解，作为供试品溶液。另取齐墩果酸对照品，加乙醇制成1mg/mL的溶液，作为对照品溶液。吸取上述两种溶液各5mL，点于同一硅胶G薄层板上，以石油醚-苯-乙酸乙酯-乙酸（20：41：14：1）为展开剂，展开，取出，晾干，置碘缸中显色。供试品色谱在与对照品色谱相应位置上，显相同颜色的斑点。

【化学成分】含豆甾醇、熊果酸、齐墩果酸、对香豆酸等。

【性味功效】性凉，味甘、淡。清热解毒，利尿消肿，活血止痛。

淡 竹 叶

（Danzhuye，LOPHATHERI HERBA）

【来源】为禾本科植物淡竹叶 Lophatherum gracile Brongn. 的干燥茎叶。

【产地】主产于浙江、安徽、湖南、四川、湖北、广东、江西等地。

【采收加工】夏季未抽花穗前采割，晒干。

【性状鉴别】①长25~75cm。②茎呈圆柱形，有节，表面淡黄绿色，断面中空。③叶鞘开裂。④叶片披针形，有的皱缩卷曲，长5~20cm，宽1~3.5cm；表面浅绿色或黄绿色。⑤叶脉平行，具横行小脉，形成长方形的网格状，下表面尤为明显。⑥体轻，质柔韧。⑦气微，味淡（图10-2-8）。

【显微鉴别】叶表面观：①上表皮细胞长方形或类方形，垂周壁波状弯曲，其下可见圆形栅栏细胞。②下表皮长细胞与短细胞交替排列或数个相连，长细胞长方形，垂周壁波状弯曲；短细胞为哑铃形的硅质细胞和类方形的栓质细胞，于叶脉处短细胞成串；气孔较多，保卫细胞哑铃形，副卫细胞近圆三角形，非腺毛有三种：一种为单细胞长非腺毛；另一种为单细胞短非腺毛，呈短圆锥形；还有一种为双细胞短小茸毛，偶见。

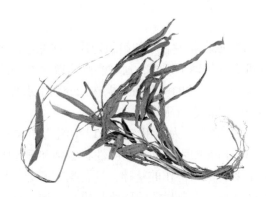

图 10-2-8　淡竹叶药材

【理化鉴别】（1）取粉末 1g，加乙醇 20mL 回流 1h，滤过。取滤液 5mL 置小蒸发皿中，于水浴上蒸干，残渣加乙酸 1mL 溶解，再加浓硫酸 1~2 滴，即显红色，渐变成紫红色、蓝紫色，最后呈污绿色。

（2）取其碎片 1g，加水 30mL，煮沸 10min，滤过。滤液浓缩成 1mL，加新制的碱性酒石酸铜试液 2mL，置水浴上加热数分钟，产生棕红色沉淀。

【检查及含量测定】水分不得超过 13.0%，总灰分不得超过 11.0%，饮片酸不溶性灰分不得超过 5.0%。

【化学成分】含芦竹素、白茅素、无羁萜、有机酸、氨基酸等。

【性味功效】性寒，味甘、淡。清热泻火，除烦止渴，利尿通淋。

技能训练

1. 实训目标

掌握麻黄、紫花地丁、肉苁蓉、伸筋草、白花蛇舌草和淡竹叶的性状鉴别要点；掌握白花蛇舌草的组织特征和麻黄的粉末特征；通过实训提升学生的职业素质和能力。

2. 准备工作

中药实训室，各植物蜡叶标本或液浸标本、药材标本、永久制片、粉末，试剂，显微镜，多媒体教学设备。

3. 训练过程

（1）教师示教

①性状鉴别

教师取麻黄、紫花地丁、肉苁蓉、伸筋草、白花蛇舌草和淡竹叶的药材标本进行示讲，根据根、茎、叶、花部位的特征进行分科，然后按顺序依次观察和描述其形状、大小、颜色、表面、气味等特征。

②显微鉴别

a. 组织特征。教师取白花蛇舌草的组织切片，在低倍镜下由外向内依次观察，内含物的特征可在高倍镜下观察，通过多媒体教学设备进行示讲。

b. 粉末特征。教师取麻黄的中药粉末少许，分别用水装片和水合氯醛溶液制片，通过多媒体教学设备进行示讲。

（2）学生训练　将学生分为每组 5 人，以小组为单位进行麻黄、紫花地丁、肉苁蓉、伸筋草、白花蛇舌草和淡竹叶性状鉴别和显微鉴别的训练。每组的学生在训练过程中要有团队协作的精神，具备吃苦耐劳、任劳任怨、责任担当、遵守行规、诚实守信、专业形象的职业品质与道德，通过信息技术、创新思维来获得学习资料并能够有计划、自主性地学习，同时关注时政、善于沟通交流，成为具有社会责任与能力的专业技术人员。

（3）实训结束后，教师对各小组的训练过程进行分析与总结，并根据项目考核单进行考核（参照表 4-2-1 制定），提高学生专业技术水平和职业素质。

4. 实训报告

完成实训报告，并对本次实训的过程进行分析与小结。

任务三　广藿香、半枝莲、荆芥、益母草、薄荷、泽兰和香薷的鉴定

任务目标

1. 掌握广藿香、半枝莲、荆芥、益母草、薄荷、泽兰和香薷的来源、产地、采收加工与性状鉴别。

2. 掌握荆芥和薄荷的显微鉴别，了解广藿香、半枝莲、益母草、泽兰和香薷的显微鉴别。

3. 熟悉广藿香、半枝莲、荆芥、益母草、薄荷、泽兰和香薷的理化鉴别、检查、化学成分与性味功效。

必备知识

广　藿　香
（Guanghuoxiang，POGOSTEMONIS HERBA）

【来源】为唇形科植物广藿香 *Pogostemon cablin*（Blanco）Benth. 的干燥地上部分。

【产地】原产亚洲菲律宾等亚热带地区；在我国主产于广东、海南等地。

【采收加工】枝叶茂盛时采割，日晒夜闷，反复至干。

【性状鉴别】①茎略呈方柱形，多分枝，枝条稍曲折，长 30~60cm，直径 0.2~0.7cm；表面被柔毛；质脆，易折断，断面中部有髓；老茎类圆柱形，直径 1~1.2cm，被灰褐色栓皮。②叶对生，皱缩成团，展平后叶片呈卵形或椭圆形，长 4~9cm，宽 3~7cm；两面均被灰白色茸毛；先端短尖或钝圆，基部楔形或钝圆，边缘具大小不规则的钝齿；叶柄细，长 2~5cm，被柔毛。③气香特异，味微苦（图 10-3-1）。

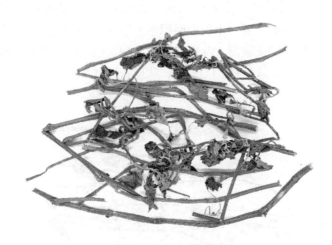

图 10-3-1　广藿香药材

【显微鉴别】叶片粉末：淡棕色。①叶表皮细胞呈不规则形，气孔直轴式。②非腺毛 1~6 细胞，平直或先端弯曲，长约至 590μm，壁具疣状突起，有的胞腔含黄棕色物。③腺鳞头部 8 细胞，直径 37~70μm；柄单细胞，极短。④间隙腺毛存在于叶肉组织的细胞间隙中，头部单细胞，呈不规则囊状，直径 13~50μm，长约至 113μm；柄短，单细胞。⑤小腺毛头部 2 个细胞；柄 1~3 个细胞，甚短。⑥草酸钙针晶细小，散在于叶肉细胞中，长约至 27μm。

【检查及含量测定】杂质不得超过 2%，水分不得超过 14.0%，总灰分不得超过 11.0%，酸不溶性灰分不得超过 4.0%，叶不得少于 20%。用醇溶性浸出物测定法中的冷浸法测定，乙醇浸出物不得少于 2.5%。气相色谱法测定，按干燥品计算，含百秋李醇（$C_{15}H_{26}O$）不得少于 0.10%。

【化学成分】含挥发油、广藿香酮、丁香烯、丁香酚等。

【性味功效】性微温，味辛。芳香化浊，和中止呕，发表解暑。

半 枝 莲

(Banzhilian, SCUTELLARIAE BARBATAE HERBA)

【来源】为唇形科植物半枝莲 *Scutellaria barbata* D. Don 的干燥全草。

【产地】主产于湖南、湖北、江苏、山西、陕西、河北、河南等地。

【采收加工】夏、秋二季茎叶茂盛时采挖，洗净，晒干。

【性状鉴别】①长 15~35cm，无毛或花轴上疏被毛。②根纤细。③茎丛生，较细，方柱形；表面暗紫色或棕绿色。④叶对生，有短柄；叶片多皱缩，展平后呈三角状卵形或披针形，长 1.5~3cm，宽 0.5~1cm；先端钝，基部宽楔形，全缘或有少数不明显的钝齿；上表面暗绿色，下表面灰绿色。⑤花单生于茎枝上部叶腋，花萼裂片钝或较圆；花冠二唇形，棕黄色或浅蓝紫色，长约 1.2cm，被毛。⑥果实扁球形，浅棕色。⑦气微，味微苦（图 10-3-2）。

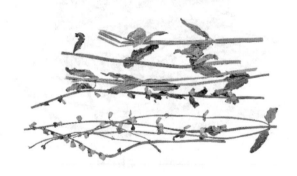

图 10-3-2　半枝莲药材

【显微鉴别】（1）茎横切面　①表皮细胞 1 列，类长方形，外被角质层，可见气孔、腺鳞。②四棱脊处具 2~4 列皮下纤维，木化。③皮层细胞类圆形。④内皮层细胞 1 列。⑤中柱鞘纤维单个或 2~12 个成群，断续排列成环，四角较密集，壁较厚。⑥维管束外韧型，四棱脊处较为发达。⑦韧皮部狭窄。⑧形成层成环。⑨木质部由导管、木纤维和木薄壁细胞组成。⑩髓部宽广，薄壁细胞类圆形，大小不等，可见壁孔，中部常呈空洞状。

（2）粉末　灰绿色。①叶表皮细胞不规则形，垂周壁波状弯曲，气孔直轴式或不定式。②腺鳞头部 4~8 个细胞，直径 24.5~38.5μm，高约 25μm，柄单细胞。③非腺毛 1~3（5）个细胞，先端弯曲，长 60~150（319）μm，具壁疣，毛基部具放射状纹理。④腺毛少见，头部 1~4 个细胞，柄 1~4 个细胞，长约 80μm。

【理化鉴别】取粉末 10g，加 80% 乙醇 50mL，置水浴上回流 0.5h，趁热滤过：①取滤液 1mL，加镁粉少许及浓盐酸数滴，渐显绯红色；②取滤液 1mL，加1%三氯化铁试液1~2滴，溶液显墨绿色；③取滤液4mL，置水浴上蒸干，残渣加5%盐酸5mL，溶解，滤过，滤液分置3支试管内，分别加碘化铋钾试液、碘化汞钾试液、硅钨酸试液各1~2滴，各试管均产生沉淀。

【检查及含量测定】杂质不得超过2.0%，水分不得超过12.0%，总灰分不得超过10.0%，酸不溶性灰分不得超过3.0%。用水溶性浸出物测定法中的热浸法测定，浸出物不得少于18.0%。通过测定吸光度，以标准曲线计算质量，按干燥品计算，含总黄酮以野黄芩苷（$C_{21}H_{18}O_{12}$）计，不得少于1.50%。高效液相色谱法测定，按干燥品计算，含总黄酮以野黄芩苷（$C_{21}H_{18}O_{12}$）计，不得少于0.20%。

【化学成分】含红花素、异红花素、黄芩素、黄芩苷、β-谷甾醇、硬脂酸、生物碱、多糖、柚皮素、芹菜素等。

【性味功效】性寒，味辛、苦。清热解毒，化瘀利尿。

荆　芥
（Jingjie，SCHIZONEPETAE HERBA）

【来源】为唇形科植物荆芥 *Schizonepe tatenuifolia* Briq. 的干燥地上部分。

【产地】主产于江苏、浙江、河南、河北、山东等地。

【采收加工】夏、秋二季花开到顶、穗绿时采割，除去杂质，晒干。

【性状鉴别】①茎呈方柱形，上部有分枝，长50~80cm，直径0.2~0.4cm；表面淡黄绿色或淡紫红色，被短柔毛；体轻，质脆，断面类白色。②叶对生，多已脱落，叶片3~5羽状分裂，裂片细长。③穗状轮伞花序顶生，长2~9cm，直径约0.7cm。④花冠多脱落，宿萼钟状，先端5齿裂，淡棕色或黄绿色，被短柔毛；小坚果棕黑色；气芳香，味微涩而辛凉（图10-3-3）。

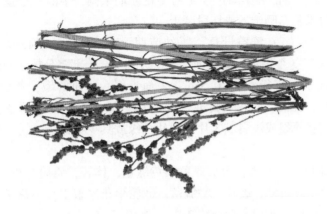

图10-3-3　荆芥药材

【显微鉴别】粉末：黄棕色。①宿萼表皮细胞垂周壁深波状弯曲。②腺鳞头部8个细胞，直径96~112μm，柄单细胞，棕黄色。③小腺毛头部1~2个细胞，柄单细胞。④非腺毛1~6个细胞，大多具壁疣。⑤外果皮细胞表面观多角形，壁黏液化，胞腔含棕色物；断面观细胞类方形或类长方形，胞腔小。⑥内果皮石细胞淡棕色，表面观垂周壁深波状弯曲，密具纹孔。⑦纤维直径14~43μm，壁平直或微波状。

【理化鉴别】（1）取荆芥全草挥发油2滴，置小试管中，加乙醇2mL溶解后加1%香草醛硫酸试剂2滴，振摇混匀，溶液显淡红色。

（2）取荆芥全草挥发油2滴，加入小试管中，加2,4-二硝基苯肼试液0.5mL，振摇，溶液显黄色，并呈混浊状。然后将试管放入沸水浴中加热5min，溶液澄清，分层，上层显红色。

【检查及含量测定】水分不得超过12.0%，总灰分不得超过10.0%，酸不溶性灰分不得超过3.0%。含挥发油不得少于0.60%（饮片不得少于0.30%）。高效液相色谱法测定，按干燥品计算，含胡薄荷酮（$C_{10}H_{16}O$）不得少于0.020%。

【化学成分】含右旋薄荷酮、消旋薄荷酮、薄荷酮、左旋薄荷酮等。

【性味功效】性微温，味辛。解表散风，透疹，消疮。

益 母 草
（Yimucao，LEONURI HERBA）

【来源】为唇形科植物益母草 *Leonurus japonicus* Houtt. 的新鲜或干燥地上部分。

【产地】全国大部分地区均有产。

【采收加工】鲜品春季幼苗期至初夏花前期采割；干品夏季茎叶茂盛、花未开或初开时采割，晒干，或切段晒干。

【性状鉴别】（1）鲜益母草 ①幼苗期无茎，基生叶圆心形，5~9个浅裂，每裂片有2~3个钝齿。②花前期茎呈方柱形，上部多分枝，四面凹下成纵沟，长30~60cm，直径0.2~0.5cm；表面青绿色；质鲜嫩，断面中部有髓。③叶交互对生，有柄；叶片青绿色，质鲜嫩，揉之有汁；下部茎生叶掌状3裂，上部叶羽状深裂或浅裂成3片，裂片全缘或具少数锯齿。④气微，味微苦（图10-3-4）。

（2）干益母草 ①茎表面灰绿色或黄绿色；体轻，质韧，断面中部有髓。②叶片灰绿色，多皱缩、破碎，易脱落。③轮伞花序腋生，小花淡紫色，花萼筒状，花冠二唇形。④切段者长约2cm（图10-3-5）。

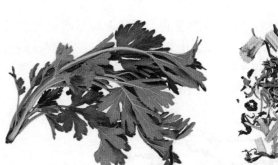

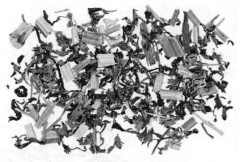

图 10-3-4 鲜益母草药材　　　图 10-3-5 干益母草药材

【显微鉴别】茎横切面：①表皮细胞外被角质层，有茸毛；腺鳞头部 4 个、6 个或 8 个细胞，柄单细胞；非腺毛 1~4 个细胞。②下皮厚角细胞在棱角处较多。③皮层为数列薄壁细胞；内皮层明显。④中柱鞘纤维束微木化。⑤韧皮部较窄。⑥木质部在棱角处较发达。⑦髓部薄壁细胞较大。⑧薄壁细胞含细小草酸钙针晶和小方晶。⑨鲜品近表皮部分皮层薄壁细胞含叶绿体。

【理化鉴别】取粗粉 1g，加乙醇 10mL，冷浸过夜，滤过。蒸干滤液，残渣加稀盐酸 4mL 溶解，滤过。取滤液 1mL，加改良碘化铋钾试液 2 滴，产生橙色沉淀。

【检查及含量测定】干益母草水分不得超过 13.0%，干益母草总灰分不得超过 11.0%。干益母草用水溶性浸出物测定法中的热浸法测定，浸出物不得少于 15.0%（饮片不得少于 12.0%）。高效液相色谱法测定，按干燥品计算，含盐酸水苏碱（$C_7H_{13}NO_2 \cdot HCl$）不得少于 0.50%（饮片不得少于 0.40%），含盐酸益母草碱（$C_{14}H_{21}O_5N_3 \cdot HCl$）不得少于 0.050%（饮片不得少于 0.040%）。

【化学成分】含益母草碱、水苏碱、芸香苷、延胡索酸等。

【性味功效】性微寒，味苦、辛。活血调经，利尿消肿，清热解毒。

薄 荷

（Bohe，MENTHAE HAPLOCALYCIS HERBA）

【来源】为唇形科植物薄荷 Mentha haplocalyx Briq. 的干燥地上部分。

【产地】主产于江苏、湖南、江西等地。

【采收加工】夏、秋二季茎叶茂盛或花开至三轮时，选晴天，分次采割，晒干或阴干。

【性状鉴别】①茎呈方柱形，有对生分枝，长 15~40cm，直径 0.2~0.4cm；表面紫棕色或淡绿色，棱角处具茸毛，节间长 2~5cm；质脆，断面白色，髓部中空。②叶对生，有短柄；叶片皱缩卷曲，完整者展平后呈宽披针形、长椭圆形或卵形，长2~7cm，宽1~3cm；上表面深绿色，下表面灰绿色，稀被茸毛，有凹点状腺鳞。③轮伞花序腋生，花萼钟状，先端5齿裂，花冠淡紫色。④揉搓后有特殊清凉香气，味辛凉（图10-3-6）。

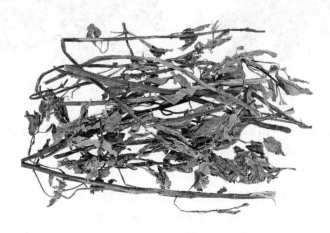

图10-3-6　薄荷药材

【显微鉴别】（1）茎横切面　①表皮细胞1列，外被角质层，有扁球形腺鳞、单细胞头的腺毛和非腺毛。②皮层为数列排列疏松的薄壁细胞。③四角有明显的棱脊，向有十数列厚角细胞，内缘为数列薄壁细胞，细胞间隙大。④内皮层细胞1列，凯氏点清晰可见。⑤维管束于四角处较发达，于相邻两角间具数个小维管束；韧皮部狭窄；形成层成环；木质部于四角处较发达，由导管、木薄壁细胞及木纤维等组成。⑥髓部由薄壁细胞组成，中心常有空隙。⑦茎的各部细胞内有时含有针簇状或扇形橙皮苷结晶。

（2）粉末　绿色。①腺鳞头部8个细胞，直径约至90μm，柄单细胞；小腺毛头部及柄部均为单细胞。②非腺毛1~8个细胞，常弯曲，壁厚，微具疣状突起。③下表皮气孔多见，直轴式。此外尚含橙皮苷结晶、淀粉粒等（图10-3-7）。

【理化鉴别】取叶的粉末少量，经微量升华得油状物，加硫酸2滴及香草醛结晶少量，初显黄色至橙黄色，再加水1滴，即变紫红色。

【检查及含量测定】叶不得少于30%，水分不得超过15.0%（饮片不得超过13.0%），总灰分不得超过11.0%，酸不溶性灰分不得超过3.0%。挥发油不得少于0.80%（饮片不得少于0.40%）。气相色谱法测定，按干燥品计算，含薄荷脑（$C_{10}H_{20}O$）不得少于0.20%（饮片不得少于0.13%）。

【化学成分】含薄荷醇、薄荷酮、异薄荷酮、薄荷酯等。

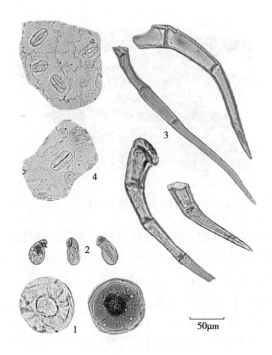

图 10-3-7　薄荷粉末特征

1—腺鳞　2—小腺毛　3—非腺毛　4—下表皮细胞与气孔

【性味功效】性凉，味辛。疏散风热，清利头目，利咽，透疹，疏肝行气。

泽　兰

（Zelan，LYCOPI HERBA）

【来源】为唇形科植物毛叶地瓜儿苗 *Lycopus lucidus* Turcz. var. *hirtus* Regel 的干燥地上部分。

【产地】主产于黑龙江、吉林、辽宁、河北、陕西等地。

【采收加工】夏、秋二季茎叶茂盛时采割，晒干。

【性状鉴别】①茎呈方柱形，少分枝，四面均有浅纵沟，长 50~100cm，直径 0.2~0.6cm；表面黄绿色或带紫色，节处紫色明显，有白色茸毛；质脆，断面黄白色，髓部中空。②叶对生，有短柄或近无柄；叶片多皱缩，展平后呈披针形或长圆形，长 5~10cm；上表面黑绿色或暗绿色，下表面灰绿色，密具腺点，两面均有短毛；先端尖，基部渐狭，边缘有锯齿。③轮伞花序腋生，花冠多脱落，苞片和花萼宿存，小苞片披针形，有缘毛，花萼钟形，5 齿。④气微，味淡（图 10-3-8）。

【显微鉴别】叶表面观：①上表皮细胞垂周壁近平直，非腺毛较多，由 1~

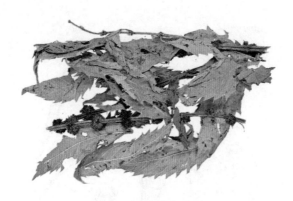

图 10-3-8　泽兰药材

5 细胞组成，表面有疣状突起。②下表皮细胞垂周壁波状弯曲，角质线纹明显，气孔直轴式，主脉和侧脉上非腺毛较多，由 3~6 细胞组成，表面有疣状突起。③腺鳞头部类圆形，8 细胞，直径 66~83μm。

【检查及含量测定】水分不得超过 13.0%，总灰分不得超过 10.0%，用醇溶性浸出物测定法中的热浸法测定，乙醇浸出物不得少于 7.0%。

【化学成分】含挥发油、葡萄糖苷、鞣质、树脂、黄酮苷、酚类、氨基酸、有机酸等。

【性味功效】性微温，味苦、辛。活血调经，祛瘀消痈，利水消肿。

香　薷

(Xiangru，MOSLAE HERBA)

【来源】为唇形科植物石香薷 *Mosla chinensis* Maxim. 或江香薷 *Mosla chinensis* 'Jiangxiangru' 的干燥地上部分。前者习称"青香薷"，后者习称"江香薷"。

【产地】青香薷主产于广东、广西、福建、湖南等地；江香薷主产于江西、浙江等地。

【采收加工】夏季茎叶茂盛、花盛时择晴天采割，除去杂质，阴干。

【性状鉴别】(1) 青香薷　①长 30~50cm，基部紫红色，上部黄绿色或淡黄色，全体密被白色茸毛。②茎方柱形，基部类圆形，直径 1~2mm，节明显，节间长 4~7cm；质脆，易折断。③叶对生，多皱缩或脱落，叶片展平后呈长卵形或披针形，暗绿色或黄绿色，边缘有 3~5 个疏浅锯齿。④穗状花序顶生及腋生，苞片圆卵形或圆倒卵形，脱落或残存；花萼宿存，钟状，淡紫红色或灰绿色，先端 5 裂，密被茸毛。⑤小坚果 4，直径 0.7~1.1mm，近圆球形，具网纹。⑤气清香而浓，味微辛而凉。

(2) 江香薷　①长 55~66cm。②表面黄绿色，质较柔软。③边缘有 5~9 疏浅锯齿。④果实直径 0.9~1.4mm，表面具疏网纹（图 10-3-9）。

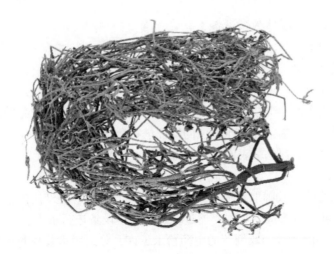

图 10-3-9　江香薷药材

【显微鉴别】叶表面观：（1）青香薷　①上表皮细胞多角形，垂周壁波状弯曲，略增厚；下表皮细胞壁不增厚，气孔直轴式，以下表皮为多。②腺鳞头部 8 个细胞，直径约 36~80μm，柄单细胞。③上下表皮具非腺毛，多碎断，完整者 1~6 个细胞，上部细胞多弯曲呈钩状，疣状突起较明显；小腺毛少见，头部圆形或长圆形，1~2 个细胞，柄甚短，1~2 个细胞。

（2）江香薷　上表皮腺鳞直径约 90μm，柄单细胞，非腺毛多由 2~3 个细胞组成，下部细胞长于上部细胞，疣状突起不明显，非腺毛基足细胞 5~6 个，垂周壁连珠状增厚。

【检查及含量测定】水分不得超过 12.0%，总灰分不得超过 8.0%。挥发油不得少于 0.60%。气相色谱法测定按干燥品计算，含麝香草酚（$C_{10}H_{14}O$）与香荆芥酚（$C_{10}H_{14}O$）的总量不得少于 0.16%。

【化学成分】含香荆芥酚、麝香草酚等。

【性味功效】性微温，味辛。发汗解表，化湿和中。

技能训练

1. 实训目标

掌握广藿香、半枝莲、荆芥、益母草、薄荷、泽兰和香薷的性状鉴别要点；掌握薄荷的组织特征和荆芥的粉末特征；通过实训提升学生的职业素质和能力。

2. 准备工作

中药实训室，各植物蜡叶标本或液浸标本、药材标本、永久制片、粉末，试剂，显微镜，多媒体教学设备。

3. 训练过程

（1）教师示教

①性状鉴别

教师取广藿香、半枝莲、荆芥、益母草、薄荷、泽兰和香薷的药材标本进行示讲，根据根、茎、叶、花部位的特征进行分科，然后按顺序依次观察和描述其形状、大小、颜色、表面、气味等特征。

②显微鉴别

a. 组织特征。教师取薄荷的组织切片，在低倍镜下由外向内依次观察，内含物的特征可在高倍镜下观察，通过多媒体教学设备进行示讲。

b. 粉末特征。教师取荆芥的中药粉末少许，分别用水装片和水合氯醛溶液制片，通过多媒体教学设备进行示讲。

（2）学生训练　将学生分为每组 5 人，以小组为单位进行广藿香、半枝莲、荆芥、益母草、薄荷、泽兰和香薷性状鉴别和显微鉴别的训练。每组的学生在训练过程中要有团队协作的精神，具备吃苦耐劳、任劳任怨、责任担当、遵守行规、诚实守信、专业形象的职业品质与道德，通过信息技术、创新思维来获得学习资料并能够有计划、自主性地学习，同时关注时政、善于沟通交流，成为具有社会责任与能力的专业技术人员。

（3）实训结束后，教师对各小组的训练过程进行分析与总结，并根据项目考核单进行考核（参照表 4-2-1 制定），提高学生专业技术水平和职业素质。

4. 实训报告

完成实训报告，并对本次实训的过程进行分析与小结。

任务四　佩兰、茵陈、青蒿、大蓟、蒲公英、瞿麦和垂盆草的鉴定

任务目标

1. 掌握佩兰、茵陈、青蒿、大蓟、蒲公英、瞿麦和垂盆草的来源、产地、采收加工与性状鉴别。

2. 掌握青蒿和瞿麦的显微鉴别，了解佩兰、茵陈、大蓟、蒲公英和垂盆草的显微鉴别。

3. 熟悉佩兰、茵陈、青蒿、大蓟、蒲公英、瞿麦和垂盆草的理化鉴别、检查、化学成分与性味功效。

必备知识

佩　兰

（Peilan，EUPATORII HERBA）

【来源】为菊科植物佩兰 *Eupatorium fortune* Turcz. 的干燥地上部分。

【产地】主产于河北、山东、江苏、浙江等地。

【采收加工】夏、秋二季分两次采割，除去杂质，晒干。

【性状鉴别】①茎呈圆柱形，长 30~100cm，直径 0.2~0.5cm；表面黄棕色或黄绿色，有的带紫色，有明显的节和纵棱线；质脆，断面髓部白色或中空。②叶对生，有柄，叶片多皱缩、破碎，绿褐色；完整叶片 3 裂或不分裂，分裂者中间裂片较大，展平后呈披针形或长圆状披针形，基部狭窄，边缘有锯齿；不分裂者展平后呈卵圆形、卵状披针形或椭圆形。③气芳香，味微苦（图 10-4-1）。

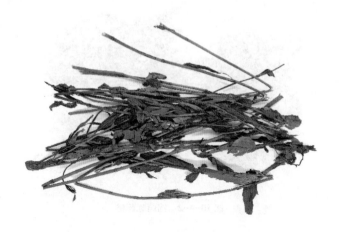

图 10-4-1　佩兰药材

【显微鉴别】叶表面观：①上表皮细胞垂周壁略弯曲。②下表皮细胞垂周壁波状弯曲，偶见非腺毛，由 3~6 个细胞组成，长可达 105μm。③叶脉上非腺毛较长，由 7~8 个细胞组成，长 120~160μm。④气孔不定式。

【检查及含量测定】水分不得超过 11.0%，总灰分不得超过 11.0%，酸不溶性灰分不得超过 2.0%。挥发油不得少于 0.30%（饮片不得少于 0.25%）（mL/g）。

【化学成分】含挥发油、橙花醇乙酸酯、香豆精、邻香豆酸等。

【性味功效】性平，味辛。芳香化湿，醒脾开胃，发表解暑。

茵 陈

(Yinchen, ARTEMISIAE SCOPARIAE HERBA)

【来源】 为菊科植物滨蒿 *Artemisia scoparia* Waldst. et Kit. 或茵陈蒿 *Artemisia capillaris* Thunb. 的干燥地上部分。

【产地】 全国大部分地区均有产。

【采收加工】 春季幼苗高 6~10cm 时采收或秋季花蕾长成至花初开时采割，除去杂质和老茎，晒干。春季采收的习称"绵茵陈"，秋季采割的称"花茵陈"。

【性状鉴别】 (1) 绵茵陈 ①多卷曲成团状，灰白色或灰绿色，全体密被白色茸毛，绵软如绒。②茎细小，长 1.5~2.5cm，直径 0.1~0.2cm，除去表面白色茸毛后可见明显纵纹；质脆，易折断。③叶具柄；展平后叶片呈一至三回羽状分裂，叶片长 1~3cm，宽约 1cm；小裂片卵形或稍呈倒披针形、条形，先端锐尖。④气清香，味微苦（图 10-4-2）。

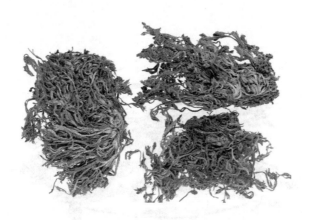

图 10-4-2 绵茵陈药材

(2) 花茵陈 ①茎呈圆柱形，多分枝，长 30~100cm，直径 2~8mm；表面淡紫色或紫色，有纵条纹，被短柔毛；体轻，质脆，断面类白色。②叶密集，或多脱落；下部叶二至三回羽状深裂，裂片条形或细条形，两面密被白色柔毛；茎生叶一至二回羽状全裂，基部抱茎，裂片细丝状。③头状花序卵形，多数集成圆锥状，长 1.2~1.5mm，直径 1~1.2mm，有短梗；总苞片 3~4 层，卵形，苞片 3 裂；外层雌花 6~10 个，可多达 15 个，内层两性花 2~10 个。④瘦果长圆形，黄棕色。⑤气芳香，味微苦。

【显微鉴别】 绵茵陈粉末：灰绿色。①非腺毛"T"形，长 600~1700μm，中部略折成"V"形，两臂不等长，细胞壁极厚，胞腔多呈细缝状，柄 1~2 细胞。②叶下表皮细胞垂周壁波状弯曲，气孔不定式，副卫细胞 3~5 个。③腺毛较小，顶面观呈椭圆形或鞋底状，细胞成对叠生。

【检查及含量测定】水分不得超过 12.0%。绵茵陈用水溶性浸出物测定法中的热浸法测定，浸出物不得少于 25.0%。用高效液相色谱法测定，按干燥品计算，绵茵陈含绿原酸（$C_{16}H_{18}O_9$）不得少于 0.50%，花茵陈含滨蒿内酯（$C_{11}H_{10}O_4$）不得少于 0.20%。

【化学成分】含滨蒿内酯、挥发油、绿原酸、茵陈黄酮等。

【性味功效】性微寒，味苦、辛。清利湿热，利胆退黄。

青　蒿
（Qinghao，ARTEMISIAE ANNUAE HERBA）

【来源】为菊科植物黄花蒿 *Artemisia annua* L. 的干燥地上部分。

【产地】全国大部分地区均有产。

【采收加工】秋季花盛开时采割，除去老茎，阴干。

【性状鉴别】①茎呈圆柱形，上部多分枝，长 30~80cm，直径 0.2~0.6cm；表面黄绿色或棕黄色，具纵棱线；质略硬，易折断，断面中部有髓。②叶互生，暗绿色或棕绿色，卷缩易碎，完整者展平后为三回羽状深裂，裂片和小裂片矩圆形或长椭圆形，两面被短毛。③气香特异，味微苦（图 10-4-3）。

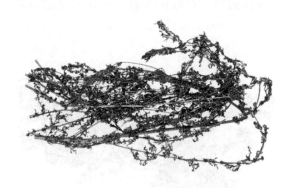

图 10-4-3　青蒿药材

【显微鉴别】叶片表面观：①上下表皮细胞形状不规则，垂周壁波状弯曲，长径 18~41（80）μm，脉脊上的表皮细胞呈窄长方形。②不定式气孔呈椭圆形，凸于表面，保卫细胞肾形。③表面布满非腺毛和腺毛。非腺毛于中脉附近多，为"T"形毛，壁细胞横向延伸或在柄处折成"V"形，长 240~480（816）μm，柄由 3~8 细胞组成，单列，基部柄细胞较大，壁细胞常脱落；腺毛呈椭圆形，无柄，两个半圆形分泌细胞相对排列，常充满淡黄色挥发油。

【理化鉴别】取其叶的粉末 1g，加甲醇 50mL 浸泡。取甲醇提取液，挥去溶剂，加 7% 盐酸羟胺的甲醇溶液与 10% 氢氧化钾的甲醇溶液（1∶1）1mL，在水浴中微热；冷却后用 10% 盐酸调 pH 至 3~4，加 1% 三氯化铁的乙醇溶液 1~2 滴，即显紫色。

【检查及含量测定】水分不得超过 14.0%，总灰分不得超过 8.0%。用醇溶性浸出物测定法中的冷浸法测定，无水乙醇浸出物不得少于 1.9%。

【化学成分】含青蒿素、挥发油等。

【性味功效】性寒，味苦、辛。清虚热，除骨蒸，解暑热，截疟，退黄。

大 蓟
（Daji, CIRSII JAPONICI HERBA）

【来源】为菊科植物蓟 *Cirsium japonicum* Fisch. ex DC. 的干燥地上部分。

【产地】主产于江苏、浙江、四川、安徽等地。

【采收加工】夏、秋二季花开时采割地上部分，除去杂质，晒干。

【性状鉴别】①茎呈圆柱形，基部直径可达 1.2cm；表面绿褐色或棕褐色，有数条纵棱，被丝状毛；断面灰白色，髓部疏松或中空。②叶皱缩，多破碎，完整叶片展平后呈倒披针形或倒卵状椭圆形，羽状深裂，边缘具不等长的针刺；上表面灰绿色或黄棕色，下表面色较浅，两面均具灰白色丝状毛。③头状花序顶生，球形或椭圆形，总苞黄褐色，羽状冠毛灰白色。④气微，味淡（图 10-4-4）。

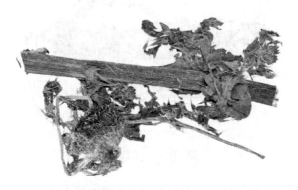

图 10-4-4 大蓟药材

【显微鉴别】叶表面观：①上表皮细胞多角形；下表皮细胞类长方形，垂周壁波状弯曲。②气孔不定式或不等式，副卫细胞 3~5 个。③非腺毛 4~18 细胞，顶端细胞细长而扭曲，直径约 7μm，壁具交错的角质纹理。

【理化鉴别】薄层色谱法：取粉末 1g，加甲醇 10mL，超声处理 30min，滤过，滤液蒸干，残渣加甲醇 2mL 溶解，作为供试品溶液。另取大蓟对照药材 1g，同法制成对照药材溶液。吸取上述两种溶液各 1~2μL，分别点于同一聚酰胺薄膜上，以乙酰丙酮-丁酮-乙醇-水（1:3:3:13）为展开剂，展开，取出，晾干，喷以三氯化铝试液，晾干，置紫外线灯（365nm）下检视。供试品色谱中，在与对照药材色谱相应的位置上，显相同颜色的荧光斑点。

【检查及含量测定】杂质不得超过 2%，水分不得超过 13.0%，酸不溶性灰分不得超过 3.0%。用醇溶性浸出物测定法中的热浸法测定，稀乙醇浸出物不得少于 15.0%。高效液相色谱法测定，按干燥品计算，含柳穿鱼叶苷（$C_{28}H_{34}O_{15}$）不得少于 0.20%。

【化学成分】含挥发油、生物碱等；鲜叶含柳穿鱼叶苷。

【性味功效】性凉，味甘、苦。凉血止血，散瘀解毒消痈。

蒲 公 英
（Pugongying，TARAXACI HERBA）

【来源】为菊科植物蒲公英 *Taraxacum mongolicum* Hand. -Mazz.、碱地蒲公英 *Taraxacum borealisinense* Kitam. 或同属数种植物的干燥全草。

【产地】主产于山西、河北、山东等地。

【采收加工】春至秋季花初开时采挖，除去杂质，洗净，晒干。

【性状鉴别】①呈皱缩卷曲的团块。根呈圆锥状，多弯曲，长 3~7cm；表面棕褐色，抽皱；根头部有棕褐色或黄白色的茸毛，有的已脱落。②叶基生，多皱缩破碎，完整叶片呈倒披针形，绿褐色或暗灰绿色，先端尖或钝，边缘浅裂或羽状分裂，基部渐狭，下延呈柄状，下表面主脉明显。③花茎 1 至数条，每条顶生头状花序，总苞片多层，内面一层较长，花冠黄褐色或淡黄白色。④有的可见多数具白色冠毛的长椭圆形瘦果。⑤气微，味微苦（图 10-4-5）。

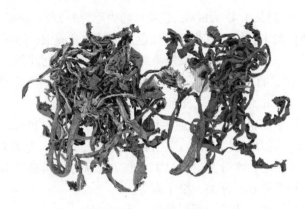

图 10-4-5　蒲公英药材

【显微鉴别】（1）叶表面观 ①上下表皮细胞垂周壁波状弯曲，表面角质纹理明显或稀疏可见。②上下表皮均有非腺毛，3~9个细胞，直径17~34μm，顶端细胞甚长，皱缩呈鞭状或脱落。③下表皮气孔较多，不定式或不等式，副卫细胞3~6个，叶肉细胞含细小草酸钙结晶；叶脉旁可见乳汁管。

（2）根横切面 ①木栓细胞数列，棕色。②韧皮部宽广，乳管群断续排列成数轮。③形成层成环。④木质部较小，射线不明显；导管较大，散列。

【检查及含量测定】水分不得超过13.0%（饮片不得超过10.0%），饮片用醇溶性浸出物测定法中的热浸法测定，75%乙醇浸出物不得少于18.0%。高效液相色谱法测定，按干燥品计算，含菊苣酸（$C_{22}H_{18}O_{12}$）不得少于0.45%（饮片不得少于0.30%）。

【化学成分】含蒲公英甾醇、胆碱、菊糖、果胶等。

【性味功效】性寒，味苦、甘。清热解毒，消肿散结，利尿通淋。

瞿 麦
（Qumai，VISCI HERBA）

【来源】为石竹科植物瞿麦 *Dianthus superbus* L. 或石竹 *Dianthus chinensis* L. 的干燥地上部分。

【产地】主产于河北、河南、辽宁、湖北、江苏等地。

【采收加工】夏、秋二季花果期采割，除去杂质，干燥。

【性状鉴别】（1）瞿麦 ①茎圆柱形，上部有分枝，长30~60cm；表面淡绿色或黄绿色，光滑无毛，节明显，略膨大，断面中空。②叶对生，多皱缩，展平叶片呈条形至条状披针形。③枝端具花及果实，花萼筒状，长2.7~3.7cm；苞片4~6片，宽卵形，长约为萼筒的1/4；花瓣棕紫色或棕黄色，卷曲，先端深裂成丝状。④蒴果长筒形，与宿萼等长。⑤种子细小，多数。⑥气微，味淡。

（2）石竹 萼筒长1.4~1.8cm，苞片长约为萼筒的1/2；花瓣先端浅齿裂。

【显微鉴别】粉末：绿黄色或浅绿棕色。①纤维多成束，边缘平直或波状，直径10~25（38）μm；有的纤维束外侧的细胞含有草酸钙簇晶，形成晶纤维。②草酸钙簇晶较多，直径7~35μm，散在或存在于薄壁细胞中。③花粉粒类圆球形，直径31~75μm，具散孔，表面有网状雕纹。

【理化鉴别】本品粗粉0.5g，加生理盐水10mL，温浸20min，取滤液5mL置试管中，加塞，用力振摇1min，产生持久性泡沫，10min内不消失。

【检查及含量测定】水分不得超过12.0%，总灰分不得超过10.0%。

【化学成分】含皂苷、糖类、维生素等。

【性味功效】性寒，味苦。利尿通淋，活血通经。

垂 盆 草
（Chuipencao，SEDI HERBA）

【来源】为景天科植物垂盆草 *Sedum sarmentosum* Bunge 的干燥全草。

【产地】主产于福建、贵州、四川、湖北、湖南、江西等地。

【采收加工】夏、秋二季采收，除去杂质，干燥。

【性状鉴别】①茎纤细，长可达 20cm 以上，部分节上可见纤细的不定根。②3 叶轮生，叶片倒披针形至矩圆形，绿色，肉质，长 1.5～2.8cm，宽 0.3～0.7cm，先端近急尖，基部急狭，有距。③气微，味微苦。

【显微鉴别】茎横切面：①表皮细胞长方形，外壁增厚，内层约 10 列薄壁细胞。②中柱小，维管束外韧型，导管类圆形。③髓部呈三角状，细胞多角形，壁甚厚，非木化。④紧靠韧皮部细胞和髓部细胞中含红棕色分泌物。

【检查及含量测定】水分不得超过 13.0%，酸不溶性灰分不得超过 6.0%。用水溶性浸出物测定法中的热浸法测定，不得少于 20.0%。高效液相色谱法测定按干燥品计算，含槲皮素（$C_{15}H_{10}O_7$）、山柰酚和异鼠李素（$C_{16}H_{12}O_7$）的总量不得少于 0.10%。

【化学成分】含消旋甲基异石榴皮碱、二氧异石榴皮碱、垂盆草苷、β-谷甾醇、甘露醇、氨基酸、葡萄糖、果糖等。

【性味功效】性凉，味甘、淡。利湿退黄，清热解毒。

> **技能训练**

1. **实训目标**

掌握佩兰、茵陈、青蒿、大蓟、蒲公英、瞿麦和垂盆草的性状鉴别要点；掌握青蒿的组织特征和瞿麦的粉末特征；通过实训提升学生的职业素质和能力。

2. **准备工作**

中药实训室，各植物蜡叶标本或液浸标本、药材标本、永久制片、粉末，试剂，显微镜，多媒体教学设备。

3. **训练过程**

（1）教师示教

①性状鉴别

教师取佩兰、茵陈、青蒿、大蓟、蒲公英、瞿麦和垂盆草的药材标本进行示讲，根据根、茎、叶、花部位的特征进行分科，然后按顺序依次观察和描述其形状、大小、颜色、表面、气味等特征。

②显微鉴别

a. 组织特征。教师取青蒿的组织切片，在低倍镜下由外向内依次观察，内含物的特征可在高倍镜下观察，通过多媒体教学设备进行示讲。

b. 粉末特征。教师取瞿麦的中药粉末少许，分别用水装片和水合氯醛溶液制片，通过多媒体教学设备进行示讲。

（2）学生训练　将学生分为每组 5 人，以小组为单位进行佩兰、茵陈、青蒿、大蓟、蒲公英、瞿麦和垂盆草性状鉴别和显微鉴别的训练。每组的学生在训练过程中要有团队协作的精神，具备吃苦耐劳、任劳任怨、责任担当、遵守行规、诚实守信、专业形象的职业品质与道德，通过信息技术、创新思维来获得学习资料并能够有计划、自主性地学习，同时关注时政、善于沟通交流，成为具有社会责任与能力的专业技术人员。

（3）实训结束后，教师对各小组的训练过程进行分析与总结，并根据项目考核单进行考核（参照表 4-2-1 制定），提高学生专业技术水平和职业素质。

4. 实训报告

完成实训报告，并对本次实训的过程进行分析与小结。

任务五　锁阳、穿心莲、鱼腥草、金钱草、广金钱草和车前草的鉴定

任务目标

1. 掌握锁阳、穿心莲、鱼腥草、金钱草、广金钱草和车前草的来源、产地、采收加工与性状鉴别。

2. 掌握穿心莲和金钱草的显微鉴别，了解锁阳、鱼腥草、广金钱草和车前草的显微鉴别。

3. 熟悉锁阳、穿心莲、鱼腥草、金钱草、广金钱草和车前草的理化鉴别、检查、化学成分与性味功效。

必备知识

锁　阳
（Suoyang，CYNOMORII HERBA）

【来源】为锁阳科植物锁阳 *Cynomorium songaricum* Rupr. 的干燥肉质茎。

【产地】主产于新疆、甘肃、青海、内蒙古、宁夏等地。

【采收加工】春季采挖，除去花序，切段，晒干。

【性状鉴别】①呈扁圆柱形，微弯曲，长5~15cm，直径1.5~5cm。②表面棕色或棕褐色，粗糙，具明显纵沟和不规则凹陷，有的残存三角形的黑棕色鳞片。③体重，质硬，难折断，断面浅棕色或棕褐色，有黄色三角状维管束。④气微，味甘而涩（图10-5-1、图10-5-2）。

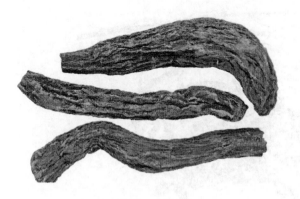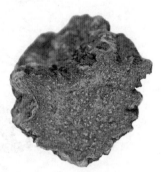

图10-5-1 锁阳药材　　　　　　　　　　　图10-5-2 锁阳断面

【显微鉴别】粉末：黄棕色。①淀粉粒极多，常存在于含棕色物的薄壁细胞中，或包埋于棕色块中；单粒类球形或椭圆形，直径4~32μm，脐点"十"字状、裂缝状或点状，大粒层纹隐约可见。②栓内层细胞淡棕色，表面观呈类方形或类长方形，壁多细波状弯曲，有的表面有纹理。③导管黄棕色或近无色，主为网纹导管，也有螺纹导管，有的导管含淡棕色物。④棕色块形状不一，略透明，常可见圆孔状腔隙。

【检查及含量测定】杂质不得超过2%，水分不得超过12.0%，总灰分不得超过14.0%（饮片不得超过9.0%）。用醇溶性浸出物测定法中的热浸法测定，乙醇浸出物不得少于14.0%（饮片不得少于12.0%）。

【化学成分】含三萜类皂苷、挥发油、花色苷、鞣质、氨基酸等。

【性味功效】性温，味甘。补肾阳，益精血，润肠通便。

穿 心 莲
（Chuanxinlian，ANDROGRAPHIS HERBA）

【来源】为爵床科植物穿心莲 *Andrographis paniculata*（Burm. f.）Nees 的干燥地上部分。

【产地】主产于广东、福建等地。

【采收加工】秋初茎叶茂盛时采割，晒干。

【性状鉴别】①茎呈方柱形，多分枝，长 50~70cm，节稍膨大；质脆，易折断。②单叶对生，叶柄短或近无柄；叶片皱缩、易碎，完整者展平后呈披针形或卵状披针形，长 3~12cm，宽 2~5cm，先端渐尖，基部楔形下延，全缘或波状；上表面绿色，下表面灰绿色，两面光滑。③气微，味极苦（图 10-5-3）。

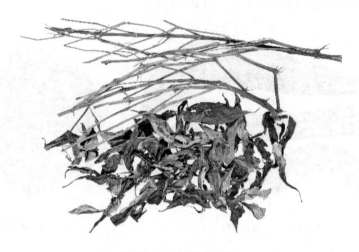

图 10-5-3 穿心莲药材

【显微鉴别】（1）叶横切面 ①上表皮细胞类方形或长方形，下表皮细胞较小，上下表皮均有含圆形、长椭圆形或棒状钟乳体的晶细胞；并有腺鳞，有的可见非腺毛。②栅栏组织为 1~2 列细胞，贯穿于主脉上方；海绵组织排列疏松。③主脉维管束外韧型，呈凹槽状，木质部上方亦有晶细胞。

（2）粉末 鲜绿色。①上下表皮均有增大的晶细胞，内含大型螺状钟乳体，直径约至 36pm，长约至 180μm，较大端有脐样点痕，层纹波状。②下表皮气孔密布，直轴式，副卫细胞大小悬殊，也有不定式。③腺鳞头部扁球形，4、6（8）细胞，直径至 40μm，柄极短。④非腺毛 1~4 个细胞，长约至 160μm，基部直径约至 40μm，表面有角质纹理（图 10-5-4）。

【理化鉴别】（1）取其叶用水润湿 1h，撕去表皮加碱性 3，5-二硝基苯甲酸甲醇溶液，立即置显微镜下，可见叶肉组织中出现紫红色。

（2）取其叶置苯液中浸泡 24h，可见叶的两面析出空心莲内酯类的板状结晶、柱状结晶，将结晶挑至滤纸上，加碱性 3，5-二硝基苯甲酸试液，显紫红色。

【检查及含量测定】叶不得少于 30%（饮片不得少于 25%）。用醇溶性浸出物测定法中的热浸法测定，乙醇浸出物不得少于 8.0%。高效液相色谱法测

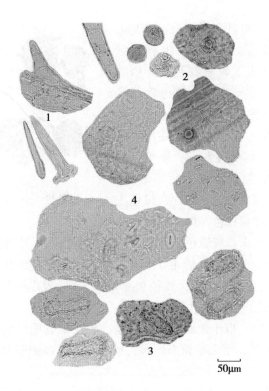

图 10-5-4　穿心莲粉末特征
1—非腺毛　2—腺鳞　3—钟乳体　4—叶表皮细胞

定，按干燥品计算，含穿心莲内酯（$C_{20}H_{30}O_5$）、新穿心莲内酯（$C_{26}H_{40}O_8$）、14-去氧穿心莲内酯（$C_{20}H_{30}O_4$）和脱水穿心莲内酯（$C_{20}H_{28}O_4$）的总量不得少于 1.5%（饮片不得少于 1.2%）。

【化学成分】含二萜内酯化合物、甾醇、皂苷、糖类、鞣质等。

【性味功效】性寒，味苦。清热解毒，凉血，消肿。

鱼 腥 草

（Yuxingcao，HOUTTUYNIAE HERBA）

【来源】为三白草科植物蕺菜 *Houttuynia cordata* Thunb. 的新鲜全草或干燥地上部分。

【产地】主产于江苏、浙江、江西、安徽、四川、云南、贵州等地。

【采收加工】鲜品全年均可采割；干品夏季茎叶茂盛花穗多时采割，除去杂质，晒干。

【性状鉴别】（1）鲜鱼腥草　①茎呈圆柱形，长 20~45cm，直径 0.25~0.45cm；上部绿色或紫红色，下部白色，节明显，下部节上生有须根，无毛或被疏毛。②叶互生，叶片心形，长 3~10cm，宽 3~11cm；先端渐尖，全缘；上表面绿色，密生腺点，下表面常紫红色；叶柄细长，基部与托叶合生成鞘状。③穗状花序顶生。④搓碎具鱼腥气，味涩。

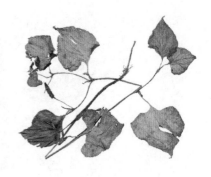

图 10-5-5　干鱼腥草药材

（2）干鱼腥草　①茎呈扁圆柱形，扭曲，表面黄棕色，具纵棱数条；质脆，易折断。②叶片卷折皱缩，展平后呈心形，上表面暗黄绿色至暗棕色，下表面灰绿色或灰棕色。③穗状花序黄棕色（图 10-5-5）。

【显微鉴别】粉末：灰绿色至棕色。①油细胞类圆形或椭圆形，直径 28~104μm，内含黄色油滴。②非腺毛 1~16 个细胞，表面具线状纹理。③腺毛头部 2~5 个细胞，内含淡棕色物，直径 9~24μm。④叶表皮细胞具波状条纹，气孔不定式。⑤草酸钙簇晶直径可达 57μm。

【理化鉴别】（1）取干鱼腥草粉末适量，置小试管中，用玻棒压紧，滴加品红亚硫酸试液少量，至上层粉末湿润，放置片刻，自侧壁观察，湿粉末显粉红色或红紫色。

（2）取粉末 1g，加乙醇 10mL，加热回流 10min，滤过。取滤液 2mL，加镁粉少量与盐酸 3 滴，置水浴中加热，显红色。

【检查及含量测定】干鱼腥草水分不得超过 15.0%，酸不溶性灰分不得超过 2.5%。干鱼腥草用水溶性浸出物测定法中的冷浸法测定，浸出物不得少于 10.0%。

【化学成分】含甲基壬酮、鱼腥草素、桂叶烯、辛酸、癸酸、槲皮苷等。

【性味功效】性微寒，味辛。清热解毒，消痈排脓，利尿通淋。

金 钱 草

（Jinqiancao, LYSIMACHIAE HERBA）

【来源】为报春花科植物过路黄 *Lysimachia christinae* Hance 的干燥全草。

【产地】主产于四川、山西、陕西、云南、贵州等地。

【采收加工】夏、秋二季采收，除去杂质，晒干。

【性状鉴别】①常缠结成团，无毛或被疏柔毛。②茎扭曲，表面棕色或暗棕红色，有纵纹，下部茎节上有时具须根，断面实心。③叶对生，多皱缩，展平后呈宽卵形或心形，长 1~4cm，宽 1~5cm，基部微凹，全缘；上表面灰绿色或棕褐色，下表面色较浅，主脉明显突起，用水浸后，对光透视可见黑色或褐色条纹；叶柄长 1~4cm。④有的带花，花黄色，单生叶腋，具长梗。⑤蒴果球形。⑥气微，味淡（图 10-5-6）。

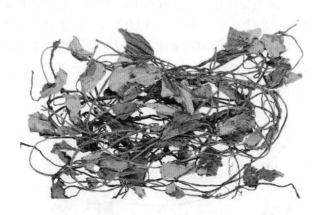

图 10-5-6　金钱草药材

【显微鉴别】（1）茎横切面　①表皮细胞外被角质层，有时可见腺毛，头部单细胞，柄部 1~2 个细胞。②皮层宽广，细胞中有的含红棕色分泌物；分泌道散在，周围分泌细胞 5~10 个，内含红棕色块状分泌物；内皮层明显。③中柱鞘纤维断续排列成环，壁微木化。④韧皮部狭窄。⑤木质部连接成环。⑥髓常成空腔。⑦薄壁细胞含淀粉粒。

（2）叶表面观　①腺毛红棕色，头部单细胞，类圆形，直径 25μm，柄单细胞。②分泌道散在于叶肉组织内，直径 45μm，含红棕色分泌物。③被疏毛者茎、叶表面可见非腺毛，1~17 个细胞，平直或弯曲，有的细胞呈缢缩状，长 59~1070μm，基部直径 13~53μm，表面可见细条纹，胞腔内含黄棕色物。

【检查及含量测定】杂质不得超过 8%，水分不得超过 13.0%，总灰分不得超过 13.0%，酸不溶性灰分不得超过 5.0%。用醇溶性浸出物测定法中的热浸法测定，75% 乙醇浸出物不得少于 8.0%。高效液相色谱法测定，按干燥品计算，含槲皮素（$C_{15}H_{10}O_7$）和山柰酚的总量不得少于 0.10%。

【化学成分】含酚类、甾醇、黄酮类、氨基酸、鞣质等。

【性味功效】性微寒，味甘、咸。利湿退黄，利尿通淋，解毒消肿。

广 金 钱 草
（Guangjinqiancao，DESMODII STYRACIFOLII HERBA）

【来源】为豆科植物广金钱草 *Desmodium styracifolium*（Osb.）Merr. 的干燥地上部分。

【产地】主产于福建、湖南、广西和广东等地。

【采收加工】夏、秋二季采割，除去杂质，晒干。

【性状鉴别】①呈茎呈圆柱形，长可达 1m；密被黄色伸展的短柔毛；质稍脆，断面中部有髓。②叶互生，小叶 1 片或 3 片，圆形或矩圆形，直径 2～4cm；先端微凹，基部心形或钝圆，全缘；上表面黄绿色或灰绿色，无毛，下表面具灰白色紧贴的茸毛，侧脉羽状；叶柄长 1～2cm，托叶 1 对，披针形，长约 0.8cm。③气微香，味微甘（图 10-5-7）。

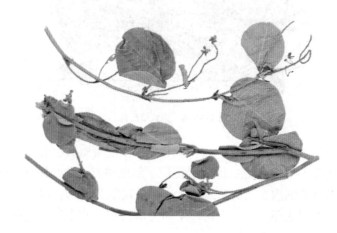

图 10-5-7　广金钱草药材

【显微鉴别】粉末：淡绿色至黄绿色。①非腺毛两种：一种呈线状，长可达 1000μm 以上，顶端渐尖；另一种呈钩状，相对较短，顶端弯曲成钩状。②腺毛球棒状，头部细胞 1～2 个，基部膨大。③纤维成束，薄壁细胞含草酸钙方晶，形成晶鞘纤维。④叶下表皮细胞垂周壁波状弯曲，具非腺毛，气孔多平轴式。

【理化鉴别】（1）取粗粉 2g，加水 30mL，煮沸 10min，滤过，滤液蒸干，加乙醇 2mL 溶解，再加镁粉少量与盐酸 0.5mL，即显红棕色。

（2）取粗粉 2g，加 1%盐酸的 70%乙醇溶液 20mL，加热回流 10min，滤过，滤液蒸去乙醇，加水 5mL 溶解，滤过，取滤液各 1mL，分置两支试管中，一管中加碘化铋钾试液 2 滴，生成橘红色沉淀；另一管中加三硝基苯酚试液 2 滴，生成黄色沉淀。

【检查及含量测定】水分不得超过 12.0%，总灰分不得超过 11.0%，酸不溶性灰分不得超过 5.0%。用水溶性浸出物测定法中的冷浸法测定，浸出物不得少于 5.0%。高效液相色谱法测定，按干燥品计算，含夏佛塔苷（$C_{26}H_{28}O_{14}$）不得少于 0.13%。

【化学成分】含生物碱、黄酮苷、酚类、鞣质反应等。

【性味功效】性凉，味甘、淡。利湿退黄，利尿通淋。

车 前 草

（Cheqiancao，PLANTAGINIS HERBA）

【来源】为车前科植物车前 *Plantago asiatica* L. 或平车前 *Plantago depressa* Willd. 的干燥全草。

【产地】全国大部分地区均有产。

【采收加工】夏季采挖，除去泥沙，晒干。

【性状鉴别】（1）车前　①根丛生，须状。②叶基生，具长柄；叶片皱缩，展平后呈卵状椭圆形或宽卵形，长 6~13cm，宽 2.5~8cm；表面灰绿色或污绿色，具明显弧形脉 5~7 条；先端钝或短尖，基部宽楔形，全缘或有不规则波状浅齿。③穗状花序数条，花茎长。蒴果盖裂，萼宿存。④气微香，味微苦。

（2）平车前　①主根直而长。②叶片较狭，长椭圆形或椭圆状披针形，长 5~14cm，宽 2~3cm（图 10-5-8）。

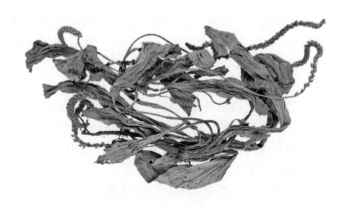

图 10-5-8　平车前药材

【显微鉴别】叶表面观：（1）车前　①上下表皮细胞类长方形，上表皮细胞具角质线纹。②气孔不定式，副卫细胞 3~4 个。③腺毛头部 2 个细胞，椭圆形，柄单细胞。④非腺毛少见，2~5 个细胞，长 100~320μm，壁稍厚，微具疣状突起。

（2）平车前　非腺毛 3~7 个细胞，长 350~900μm。

【检查及含量测定】水分不得超过 13.0%，总灰分不得超过 15.0%，酸不溶性灰分不得超过 5.0%。用水溶性浸出物测定法中的热浸法测定，浸出物不得少于 14.0%。高效液相色谱法测定，按干燥品计算，含大车前苷（$C_{29}H_{36}O_{16}$）

不得少于 0.10%。

【化学成分】含熊果酸、β-谷甾醇、豆甾醇、齐墩果酸等。

【性味功效】性寒，味甘。清热利尿通淋，祛痰，凉血，解毒。

技能训练

1. 实训目标

掌握锁阳、穿心莲、鱼腥草、金钱草、广金钱草和车前草的性状鉴别要点；掌握金钱草的组织特征和穿心莲的粉末特征；通过实训提升学生的职业素质和能力。

2. 准备工作

中药实训室，各植物蜡叶标本或液浸标本、药材标本、永久制片、粉末，试剂，显微镜，多媒体教学设备。

3. 训练过程

（1）教师示教

①性状鉴别

教师取锁阳、穿心莲、鱼腥草、金钱草、广金钱草和车前草的药材标本进行示讲，根据根、茎、叶、花部位的特征进行分科，然后按顺序依次观察和描述其形状、大小、颜色、表面、气味等特征。

②显微鉴别

a. 组织特征。教师取金钱草的组织切片，在低倍镜下由外向内依次观察，内含物的特征可在高倍镜下观察，通过多媒体教学设备进行示讲。

b. 粉末特征。教师取穿心莲的中药粉末少许，分别用水装片和水合氯醛溶液制片，通过多媒体教学设备进行示讲。

（2）学生训练　将学生分为每组 5 人，以小组为单位进行锁阳、穿心莲、鱼腥草、金钱草、广金钱草和车前草性状鉴别和显微鉴别的训练。每组的学生在训练过程中要有团队协作的精神，具备吃苦耐劳、任劳任怨、责任担当、遵守行规、诚实守信、专业形象的职业品质与道德，通过信息技术、创新思维来获得学习资料并能够有计划、自主性地学习，同时关注时政、善于沟通交流，成为具有社会责任与能力的专业技术人员。

（3）实训结束后，教师对各小组的训练过程进行分析与总结，并根据项目考核单进行考核（参照表 4-2-1 制定），提高学生专业技术水平和职业素质。

4. 实训报告

完成实训报告，并对本次实训的过程进行分析与小结。

思政小课堂

青蒿素的发现"治愈了世界"

疟疾是世界性虫媒传染病，主要表现为周期性规律发作，全身发冷、发热、多汗，长期多次发作后，可引起贫血和脾肿大。该病每年都有数亿感染者，并导致数百万人死亡。20世纪60年代，很多国家都花费了大量人力和物力，希望找出有效的新药，但始终没有获得满意的结果。

1969年，中国中医研究院接受抗疟药研究任务，屠呦呦领导课题组从系统收集整理历代医籍、本草、民间方药入手，在收集2000余方药基础上，编写了640种药物为主的《抗疟单验方集》，对其中的200多种中药开展实验研究，历经380多次失败，确定了以中药青蒿为主的研究方向。青蒿来源于菊科植物黄花蒿，具有清虚热，除骨蒸，解暑热，截疟，退黄之功效。

然而，结果令人失望，大量实验发现，青蒿提取物抗疟的效果并不理想。这让屠呦呦开始怀疑是不是自己的路子走错了。但她没有轻言放弃，她对前期的研究工作进行了认真分析，并遍查典籍，反复研读文献。直到有一天，中医古籍《肘后备急方》中的几句话引起了她的注意。《肘后备急方》记载："青蒿一握，以水二升渍，绞取汁，尽服之。"屠呦呦忽然想到，绞汁而非煎服，温度有可能是关键所在。在这个启发下，屠呦呦带领研究团队利用现代医学方法进行分析研究，不断改进提取方法，尝试采用低温提取，并首次以乙醚为溶剂，终于创建出低温提取青蒿抗疟有效部分的方法。1971年10月4日，青蒿乙醚中性提取物的动物抗疟实验结果出炉，对疟原虫的抑制率竟达100%，这是青蒿素发现史上最为关键的一步。后经研究证实，用乙醚提取这一步，是保证青蒿有效制剂的关键所在。1972年，从该有效部分中分离得到抗疟有效单体，命名为青蒿素。青蒿素为一具有"高效、速效、低毒"优点的新结构类型抗疟药，对各型疟疾特别是抗性疟有特效。

由于在青蒿素发现中的原创性贡献，屠呦呦2011年获得美国拉斯克临床医学研究奖、2015年获得美国华伦·阿尔波特奖、2015年获得诺贝尔生理学或医学奖、2017年获得2016年度国家最高科学技术奖、2018年获得"改革先锋称号"、2019年被授予共和国勋章……

屠呦呦说："中国科技工作者肩负着振兴中华的时代使命，奉献于祖国的科技创新发展义不容辞，这就是我们当下的责任与担当。"是她，让青蒿成为举世闻名的"中国神草"；也是她，让青蒿素成为中国献给世界的礼物。正是因为始终把"以国家需求为己任"当作人生追求，如今已年过九旬的屠呦呦，仍继续主持着青蒿素的科学研究工作，并致力于创造出新的成果，造福于人类健康。

项目思考

1. 如何通过显微鉴别来区分单子叶植物与双子叶植物的草质茎？
2. 草麻黄、中麻黄、木贼麻黄三者性状有何不同？
3. 如何区分益母草、薄荷与泽兰？
4. 绵茵陈和花茵陈性状有何不同？
5. 穿心莲粉末具有哪些特征？

项目十一 藻类、菌类、地衣类中药鉴定

任务一 概述

任务目标

1. 熟悉藻类、菌类和地衣类中药的共同特点。
2. 掌握藻类、菌类和地衣类中药的特性、来源、分类和组成。

必备知识

藻类、菌类和地衣类中药在形态上无根、茎、叶的分化，是单细胞或多细胞的叶状体或菌丝体；在构造上一般无组织分化，无中柱和胚胎。

一、藻类中药

藻类植物又称为原植体植物，是植物界中最原始的低等类群。由于藻类植物的细胞内具有叶绿素、胡萝卜素、叶黄素及藻蓝素、藻红素、藻褐素等不同的色素，故不同种类的藻呈不同的颜色。藻类含有不同的光合色素，并能进行光合作用，属于一类能独立生活的自养植物。各种藻类的光合作用产物及贮藏养分不同。藻类常含多聚糖、糖醇、糖醛酸、氨基酸、胆碱、蛋白质、甾醇、叶绿素、胡萝卜素以及碘、钾、钙、铁等成分。

藻类植物约有3万种，在自然界均有分布，主要生长在水中。植物体在形态上千差万别，小的直径只有几微米，大的体长可达60m以上。藻类植物种类繁多、资源丰富，我国对藻类的应用历史悠久，近年来开展的从海藻中寻找抗肿瘤、抗菌、抗病毒等多种功效药物的研究，证明了藻类是有广阔药用前景的。与医药关系密切的藻类主要有褐藻门、红藻门和绿藻门。

褐藻是藻类中较高级的一大类群，植物体常呈褐色，大多生活在海水

中。贮存的养分主要是可溶性的褐藻淀粉和甘露醇，还有油类和还原糖，细胞中常含碘，如海带中含碘量高达 0.34%，而海水中仅为 0.0002%。细胞壁内层为纤维素，外层为褐藻胶。药用的褐藻有海带、海蒿子、羊栖菜、昆布等。

红藻呈红色至紫色，大多生活在海水中。贮存的养分主要为红藻淀粉，其属于一种肝糖类多糖，以小颗粒状存在于细胞质中，当遇到碘试液时呈葡萄红色至紫色，而不呈蓝紫色。有的种类贮存养分是可溶性的红藻糖。细胞壁内层为纤维素，外层为果胶质。植物体多为假薄壁组织体，少数为简单的丝状体。药用的红藻有鹧鸪菜、海人草、紫菜等。

绿藻呈蓝绿色，大多生活在淡水中。贮存的养分主要是淀粉，其次是油类。细胞壁内层为纤维素，外层为果胶质，少数具有膜质鞘。药用的绿藻有石莼、孔石莼等。

二、菌类中药

菌类常不含有光合作用的色素，故不能进行光合作用和独立生活，属于异养生物，其中与医药关系密切的菌类是细菌门和真菌门。

细菌是微小的单细胞生物，有细胞壁，无细胞核，细胞壁主要由蛋白质、类脂质和多糖复合物组成，一般不具有纤维素壁。其中放线菌是抗生素的主要产生菌，目前已知的抗生素中，有 2/3 为放线菌所产生，如氯霉素、链霉素、金霉素、土霉素、四环素等。

真菌是生物界中很大的一个类群，约 10 万种，通常分为四纲，即藻菌纲、子囊菌纲、担子菌纲、半知菌纲，其中与药用关系密切的是子囊菌纲和担子菌纲。子囊菌的主要特征是有性生殖产生子囊，子囊中形成子囊孢子，绝大多数子囊包于子实体内，如冬虫夏草、蝉花、竹黄等药用真菌。担子菌的主要特征是不形成子囊，而依靠担子形成担孢子来繁殖，药用的部分主要是子实体（如马勃、灵芝等）和菌核（如猪苓、茯苓、雷丸等）。

真菌具有细胞核、细胞壁。细胞壁的成分主要为甲壳质，部分为纤维素。贮存的营养物质是肝糖、油脂和菌蛋白，而不含淀粉粒。真菌的营养体除少数原始种类是单细胞外，一般都是由多数分枝或不分枝、分隔或不分隔的菌丝交织在一起，组成菌丝体。正常的菌丝或菌丝体是疏松的，当环境条件不良或繁殖时，菌丝互相密结，菌丝体变态成菌丝组织体，常见的有根状菌索、子座、子实体和菌核。根状菌索是密结成绳索状、外形似根的菌丝体；子座是容纳子实体的褥座，是从营养阶段到繁殖阶段过渡的菌丝组织体，子座形成后，常在其上或其内产生子实体；子实体是真菌在生殖时期形成的具有一定形状和结构，能产生孢子的菌丝体结构，如灵芝；菌核是菌丝密结成的颜色深、质地坚硬的核状体，是真菌抵抗外界不良环境的休眠体，当条件良好时能萌发产生子实体，如茯苓。真菌类常含多糖、氨基酸、生物碱、蛋白质、蛋白酶、甾醇、抗生素等成分。其中多糖类如灵芝多糖、茯苓多糖、猪苓多糖、银耳多糖、云芝多糖等有增强免疫力及抗肿瘤作用。

三、地衣类中药

地衣是由藻类和真菌高度结合的共生复合体，它们具有独特的形态、构造、生理和遗传等生物学特性。组成地衣的藻类是蓝藻及绿藻；组成地衣的真菌大多数为子囊菌，少数为担子菌。

地衣类按形态可分为壳状地衣、叶状地衣和枝状地衣三种类型。壳状地衣的地衣体为壳状物，菌丝与基质紧密相连；叶状地衣的地衣体呈叶片状，叶片下有假根或脐附着于基质上，易与基质分离；枝状地衣的地衣体呈分枝状，其基部附着于基质上。

地衣的解剖面构造可分为上皮层、藻胞层、髓层和下皮层。上下皮层由致密交织的菌丝构成；髓层位于上下皮层之间，由疏松的菌丝和藻类细胞构成。藻细胞成层排列，分布于上皮层之下，称异层地衣；散乱分布的，称同层地衣。枝状地衣内部构造呈辐射状，具有致密的外皮层、薄的藻胞层及中轴型的髓，如松萝科。

地衣类中药含特有的地衣酸、地衣色素、地衣多糖、地衣淀粉及蒽醌类等。其中，有的地衣酸只存在于地衣体中。据报道，大约有50%地衣含有抗菌活性物质，如抗菌消炎的松萝酸。

任务二　海藻、冬虫夏草、雷丸、灵芝、茯苓和猪苓的鉴定

（任务目标）

1. 掌握海藻、冬虫夏草、雷丸、灵芝、茯苓和猪苓的来源、产地、采收加工与性状鉴别。

2. 掌握冬虫夏草、茯苓和猪苓的显微鉴别，了解海藻、雷丸和灵芝的显微鉴别。

3. 熟悉海藻、冬虫夏草、雷丸、灵芝、茯苓和猪苓的理化鉴别、检查、化学成分与性味功效。

必备知识

海　藻

（Haizao，SARGASSUM）

【来源】为马尾藻科植物海蒿子 *Sargassum pallidum*（Turn.）C. Ag. 或羊栖菜 *Sargassum fusiforme*（Harv.）Setch. 的干燥藻体。前者习称"大叶海藻"，后者习称"小叶海藻"。

【产地】海蒿子主产于山东、辽宁等地；羊栖菜主产于浙江、福建、广东、广西、海南等地。

【采收加工】夏、秋二季采捞，除去杂质，洗净，晒干。

【性状鉴别】（1）大叶海藻　①皱缩卷曲，黑褐色，有的被白霜，长 30 ~ 60cm。②主干呈圆柱状，具圆锥形突起，主枝自主干两侧生出，侧枝自主枝叶腋生出，具短小的刺状突起。③初生叶披针形或倒卵形，长 5 ~ 7cm，宽约 1cm，全缘或具粗锯齿；次生叶条形或披针形，叶腋间有着生条状叶的小枝。④气囊黑褐色，球形或卵圆形，有的有柄，顶端钝圆，有的具细短尖。⑤质脆，潮润时柔软；水浸后膨胀，肉质，黏滑。⑥气腥，味微咸（图 11-2-1）。

（2）小叶海藻　①较小，长 15 ~ 40cm。②分枝互生，无刺状突起。③叶条形或细匙形，先端稍膨大，中空。④气囊腋生，纺锤形或球形，囊柄较长。⑤质较硬（图 11-2-2）。

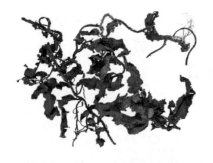

图 11-2-1　大叶海藻药材

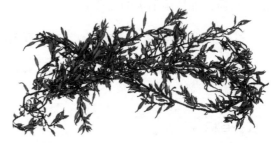

图 11-2-2　小叶海藻药材

【显微鉴别】1. 主轴横切面

（1）小叶海藻　①表面细胞长椭圆形，内含大量载色体，外壁角质化，径向排列，排列紧密。②皮层小，细胞较大，类圆形，接近表皮的皮层细胞较小，内含载色体。③髓部较大，由类圆形小细胞紧密排列而成。

（2）大叶海藻　①表皮细胞长椭圆形，内含大量载色体，外壁角质化，径向排列，排列紧密。②皮层较大，细胞类圆形，接近表皮的皮层细胞类圆形，较小，内含载色体。③髓部为多角形细胞组成，细胞较小，大小为皮层细胞的1/4~1/2。

2. 叶状体横切面

（1）小叶海藻 ①表皮细胞狭长（10μm×26μm），外壁被蜡质薄膜，内含大量黏液，纵向紧密排列。②接近表皮的一层细胞为类圆形（38μm×30μm），排列紧密。③中间为横向排列的长方形或类椭圆形细胞（38μm×102μm）。④无类似叶脉状结构。

（2）大叶海藻 ①表皮由椭圆形纵向紧密排列的细胞（13μm×26μm）组成，外壁被蜡质薄膜。②中间部位隆起，具有类似叶脉状结构，细胞长椭圆形（13μm×26μm），径向排列。

【理化鉴别】取样品1g，剪碎，加水20mL，冷浸数小时，滤过，滤液浓缩至3~5mL，加三氯化铁试液3滴，生成棕色沉淀。

【检查及含量测定】水分不得超过19.0%。用醇溶性浸出物测定法中的热浸法测定，乙醇浸出物不得少于6.5%。通过测定吸光度，以标准曲线计算质量，按干燥品计算，含海藻多糖以岩藻糖（$C_6H_{12}O_5$）计，不得少于1.70%。

【化学成分】含藻胶酸、粗蛋白、甘露醇、马尾藻多糖等。

【性味功效】性寒，味苦、咸。消痰软坚散结，利水消肿。

冬 虫 夏 草

（Dongchongxiacao，CORDYCEPS）

【来源】为麦角菌科真菌冬虫夏草菌 *Cordyceps sinensis*（BerK.）Sacc. 寄生在蝙蝠蛾科昆虫幼虫上的子座和幼虫尸体的干燥复合体。

【产地】主产于四川、青海、西藏等地。

【采收加工】夏初子座出土、孢子未发散时挖取，晒至六七成干，除去似纤维状的附着物及杂质，晒干或低温干燥。

【性状鉴别】①由虫体与从虫头部长出的真菌子座相连而成。②虫体似蚕，长3~5cm，直径0.3~0.8cm；表面深黄色至黄棕色，有环纹20~30个，近头部的环纹较细；头部红棕色；足8对，中部4对较明显；质脆，易折断，断面略平坦，淡黄白色。③子座细长圆柱形，长4~7cm，直径约0.3cm；表面深棕色至棕褐色，有细纵皱纹，上部稍膨大；质柔韧，断面类白色。④气微腥，味微苦（图11-2-3）。

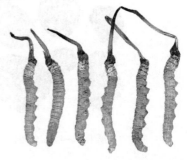

图11-2-3 冬虫夏草药材

【显微鉴别】子座头部横切面：类圆形。①周围由1列子囊壳组成，子囊壳卵形至椭圆形；下半部埋生于凹陷的子座内。②子囊壳内有多数线形子囊，每个子囊内又有2~8个线形的子囊孢子。③子座中央充满菌丝，其间有裂隙。④子座先端不育部分无子囊壳。

【理化鉴别】取其粗粉适量，加乙醚脱脂后，加乙醇提取，趁热过滤，减压浓缩，除去沉淀，取滤液1mL，加0.2%茚三酮乙醇试液，显紫色。

【检查及含量测定】用原子吸收分光光度法或电感耦合等离子体质谱法测定，铅不得超过5mg/kg，镉不得超过1mg/kg，汞不得超过0.2mg/kg，铜不得超过20mg/kg。高效液相色谱法测定，按干燥品计算，含腺苷（$C_{10}H_{13}N_5O_4$）不得少于0.010%。

【化学成分】含粗蛋白、氨基酸、脂肪、虫草酸、腺苷、虫草素、麦角甾醇、虫草多糖、生物碱、微量元素、维生素、有机酸等。

【性味功效】性平，味甘。补肾益肺，止血化痰。

雷　丸
（Leiwan，OMPHALLA）

【来源】为白蘑科真菌雷丸 *Omphalia lapidescens* Schroet. 的干燥菌核。

【产地】主产于四川、云南、广西、贵州等地。

【采收加工】秋季采挖，洗净，晒干。

【性状鉴别】①类球形或不规则团块，直径1~3cm。②表面黑褐色或棕褐色，有略隆起的不规则网状细纹。③质坚实，不易破裂，断面不平坦，白色或浅灰黄色，常有黄白色大理石样纹理。④气微，味微苦，嚼之有颗粒感，微带黏性，久嚼无渣。⑤断面色褐呈角质样者，不可供药用（图11-2-4、图11-2-5）。

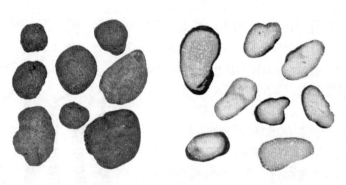

图11-2-4　雷丸药材　　　　　图11-2-5　雷丸断面

【显微鉴别】粉末：灰黄色、棕色或黑褐色。①菌丝黏结成大小不一的不规则团块，无色，少数黄棕色或棕红色。②散在的菌丝较短，有分枝，直径约4μm。③草酸钙方晶细小，直径约至8μm，有的聚集成群。④加硫酸后可见多量针状结晶。

【理化鉴别】刮取外层黑褐色菌丝体少量，加氢氧化钠试液1滴，即显樱红色，再加盐酸使呈酸性，则变为黄色。

【检查及含量测定】水分不得超过15.0%，总灰分不得超过6.0%。用醇溶性浸出物测定法中的热浸法测定，稀乙醇浸出物不得少于2.0%。通过测定吸光度，以标准曲线计算质量，按干燥品计算，含雷丸素以牛血清白蛋白计，不得少于0.60%。

【化学成分】含蛋白酶（雷丸素）、雷丸多糖等。

【性味功效】性寒，味微苦。杀虫消积。

灵　芝
（Lingzhi，GANODERMA）

【来源】为多孔菌科真菌赤芝 *Ganoderma lucidum* （Leyss. ex Fr. ） Karst. 或紫芝 *Ganoderma sinense* Zhao，Xu et Zhang 的干燥子实体。

【产地】主产于安徽、江西、福建、广东、广西等地。

【采收加工】全年采收，除去杂质，剪除附有朽木、泥沙或培养基质的下端菌柄，阴干或在40~50℃烘干。

【性状鉴别】（1）赤芝　①外形呈伞状，菌盖肾形、半圆形或近圆形，直径10~18cm，厚1~2cm。②皮壳坚硬，黄褐色至红褐色，有光泽，具环状棱纹和辐射状皱纹，边缘薄而平截，常稍内卷。③菌肉白色至淡棕色。④菌柄圆柱形，侧生，少偏生，长7~15cm，直径1~3.5cm，红褐色至紫褐色，光亮。⑤孢子细小，黄褐色；气微香，味苦涩（图11-2-6）。

（2）紫芝　①皮壳紫黑色，有漆样光泽。②菌肉锈褐色。③菌柄长17~23cm（图11-2-7）。

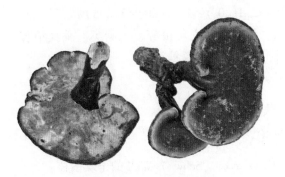

图11-2-6　赤芝药材

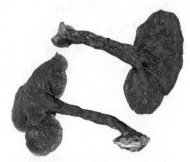

图11-2-7　紫芝药材

（3）栽培品　①子实体较粗壮、肥厚，直径 12~22cm，厚 1.5~4cm。②皮壳外常被有大量粉尘样的黄褐色孢子（图 11-2-8）。

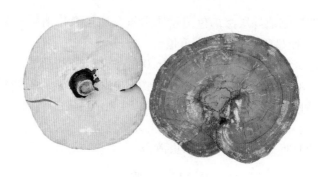

图 11-2-8　栽培品药材

【显微鉴别】粉末：浅棕色、棕褐色至紫褐色。①菌丝散在或黏结成团，无色或淡棕色，细长，稍弯曲，有分枝，直径 2.5~6.5cm。②孢子褐色，卵形，顶端平截，外壁无色，内壁有疣状突起，长 8~12μm，宽 5~8μm。

【理化鉴别】薄层色谱法：取粉末 2g，加乙醇 30mL，加热回流 30min，滤过，滤液蒸干，残渣加甲醇 2mL 溶解，作为供试品溶液。另取灵芝对照药材 2g，同法制成对照药材溶液。吸取上述两种溶液各 4μL，分别点于同一硅胶 G 薄层板上，以石油醚（60~90℃）-甲酸乙酯-甲酸（15：5：1）的上层溶液为展开剂，展开，取出，晾干，置紫外线灯（365nm）下检视。供试品色谱中，在与对照药材色谱相应的位置上，显相同颜色的荧光斑点。

【检查及含量测定】水分不得超过 17.0%，总灰分不得超过 3.2%。用醇溶性浸出物测定法中的热浸法测定，浸出物不得少于 3.0%。通过测定吸光度，以标准曲线计算质量，按干燥品计算，含灵芝多糖以无水葡萄糖计，不得少于 0.90%，含三萜及甾醇以齐墩果酸（$C_{30}H_{48}O_3$）计，不得少于 0.50%。

【化学成分】含氨基酸、多肽、蛋白质、麦角甾醇、三萜类、香豆精苷、挥发油、硬脂酸、苯甲酸、生物碱、甘露醇、海藻糖等。

【性味功效】性平，味甘。补气安神，止咳平喘。

茯　苓
（Fuling，PORIA）

【来源】为多孔菌科真菌茯苓 *Poria cocos*（Schw.）Wolf 的干燥菌核。

【产地】主产于云南、安徽、湖北、河南等地。

【采收加工】多于 7~9 月采挖，挖出后除去泥沙，堆置"发汗"后，摊开晾至表面干燥，再"发汗"，反复数次至现皱纹、内部水分大部分散失后，阴干，称为"茯苓个"；或将鲜茯苓按不同部位切制，阴干，分别称为"茯苓块"和"茯苓片"。

【性状鉴别】（1）茯苓个　①呈类球形、椭圆形、扁圆形或不规则团块，大小不一。②外皮薄而粗糙，棕褐色至黑褐色，有明显的皱缩纹理。③体重，质坚实。④断面颗粒性，有的具裂隙，外层淡棕色，内部白色，少数淡红色，有的中间抱有松根。⑤气微，味淡，嚼之粘牙（图11-2-9）。

（2）茯苓块　①为去皮后切制的茯苓，呈立方块状或方块状厚片，大小不一。②白色、淡红色或淡棕色（图11-2-10）。

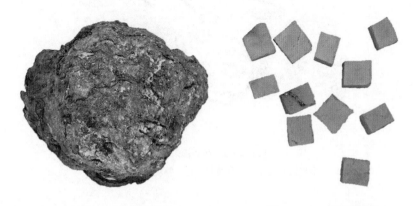

图11-2-9　茯苓个药材　　　　　图11-2-10　茯苓块药材

（3）茯苓片　①为去皮后切制的茯苓，呈不规则厚片，厚薄不一。②白色、淡红色或淡棕色。

【显微鉴别】粉末：灰白色。①不规则颗粒状团块和分枝状团块无色，遇水合氯醛液渐溶化。②菌丝无色或淡棕色，细长，稍弯曲，有分枝，直径 $3\sim8\mu m$，少数至 $16\mu m$（图11-2-11）。

【理化鉴别】（1）取粉末1g，加丙酮10mL，加热回流10min，滤过，滤液蒸干，残渣加乙酸1mL使溶解，再加硫酸1滴，显淡红色，后变为淡褐色。

（2）取茯苓片或少量粉末，加碘化钾碘试液1滴，显深红色。

【检查及含量测定】水分不得超过18.0%，总灰分不得超过2.0%。用醇溶性浸出物测定法中的热浸法测定，稀乙醇浸出物不得少于2.5%。

【化学成分】含茯苓酸、块苓酸、齿孔酸、松苓酸、松苓新酸、茯苓聚糖、麦角甾醇、胆碱、腺嘌呤、卵磷脂等。

【性味功效】性平，味甘、淡。利水渗湿，健脾，宁心。

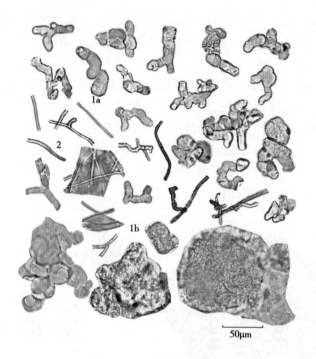

图 11-2-11 茯苓粉末特征
1—不规则团块（1a—分枝状，1b—颗粒状） 2—菌丝

猪　苓
(Zhuling，POLYPORUS)

【来源】为多孔菌科真菌猪苓 *Polyporus umbellatus* (Pers.) Fries 的干燥菌核。

【产地】主产于陕西、云南、河南、山西、甘肃等地。

【采收加工】春、秋二季采挖，除去泥沙，干燥。

【性状鉴别】①呈条形、类圆形或扁块状，有的有分枝，长 5~25cm，直径 2~6cm。②表面黑色、灰黑色或棕黑色，皱缩或有瘤状突起。③体轻，质硬。④断面类白色或黄白色，略呈颗粒状。⑤气微，味淡（图 11-2-12、图 11-2-13）。

【显微鉴别】（1）横切面　①全体由菌丝紧密交织而成。②外层厚 27~54μm，菌丝棕色，不易分离；内部菌丝无色，弯曲，直径 2~10μm，有的可见横隔，有分枝或呈结节状膨大。③菌丝间有众多草酸钙方晶，大多呈正方八面体形、规则的双锥八面体形或不规则多面体，直径 3~60μm，长至 68μm，有时数个结晶集合。

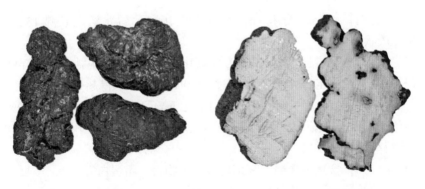

图 11-2-12　猪苓药材　　　　　　　　图 11-2-13　猪苓断面

（2）粉末　黄白色。①可见散在的菌丝及黏结的菌丝团块；菌丝细长，弯曲，有分枝，粗细不一，或有结节状膨大部分，直径 1.5~6μm，稀至 13μm，大多无色，少数黄棕色或暗棕色；棕色菌丝较粗，横壁不明显。②草酸钙方晶极多，呈正方八面体或规则的双锥八面体或不规则多面形，直径 3~60μm，长至 68μm，有时可见数个结晶集结（图 11-2-14）。

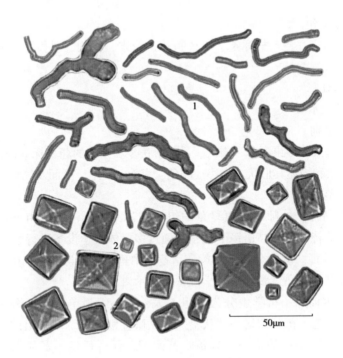

50μm

图 11-2-14　猪苓粉末特征

1—菌丝　2—草酸钙方晶

【理化鉴别】（1）取粉末 1g，加稀盐酸 10mL，置水浴上煮沸 15min，搅拌，呈黏胶状。

（2）另取粉末少量，加 0.2g/mL 氢氧化钠溶液适量，搅拌，呈悬浮状。

【检查及含量测定】水分不得超过 14.0%（饮片不得超过 13.0%），总灰分不得超过 12.0%（饮片不得超过 10.0%），酸不溶性灰分不得超过 5.0%。高效液相色谱法测定，按干燥品计算，含麦角甾醇（$C_{28}H_{44}O$）不得少于 0.070%（饮片不得少于 0.050%）。

【化学成分】含猪苓聚糖、麦角甾醇、生物素、粗蛋白等。

【性味功效】性平，味甘、淡。利水渗湿。

技能训练

1. 实训目标

掌握海藻、冬虫夏草、雷丸、灵芝、茯苓和猪苓的性状鉴别要点；掌握冬虫夏草的组织特征和茯苓、猪苓的粉末特征；通过实训提升学生的职业素质和能力。

2. 准备工作

中药实训室，各药材标本、永久制片、粉末，试剂，显微镜，多媒体教学设备。

3. 训练过程

（1）教师示教

①性状鉴别

教师取海藻、冬虫夏草、雷丸、灵芝、茯苓和猪苓的药材标本进行示讲，按顺序依次观察和描述其形状、大小、颜色、表面、质地、断面及气味等特征。

②显微鉴别

a. 组织特征。教师取冬虫夏草的组织切片，在低倍镜下由外向内依次观察，内含物的特征可在高倍镜下观察，通过多媒体教学设备进行示讲。

b. 粉末特征。教师分别取茯苓和猪苓的中药粉末少许，分别用水装片和水合氯醛溶液制片，通过多媒体教学设备进行示讲。

（2）学生训练　将学生分为每组 5 人，以小组为单位进行海藻、冬虫夏草、雷丸、灵芝、茯苓和猪苓性状鉴别和显微鉴别的训练。每组的学生在训练过程中要有团队协作的精神，具备吃苦耐劳、任劳任怨、责任担当、遵守行规、诚实守信、专业形象的职业品质与道德，通过信息技术、创新思维来获得学习资料并能够有计划、自主性地学习，同时关注时政、善于沟通交流，成为具有社会责任与能力的专业技术人员。

（3）实训结束后，教师对各小组的训练过程进行分析与总结，并根据项目考核单进行考核（参照表4-2-1制定），提高学生专业技术水平和职业素质。

4. **实训报告**

完成实训报告，并对本次实训的过程进行分析与小结。

（思政小课堂）

"软黄金"——冬虫夏草

冬虫夏草出自清代医学家吴仪洛的本草著作《本草从新》，赵学敏的《本草纲目拾遗》中也有所记录。《柳崖外编》中对其是这样描述的："冬虫夏草，一物也。冬则为虫，夏则为草，虫形似蚕，色微黄，草形似韭，叶较细。入夏，虫以头入地，尾自成草，杂错于蔓草间，不知其为虫也；冬交，草渐萎黄，乃出地蠕蠕而动，其尾犹簌簌然带草而行。盖随气化转移，理有然者，和鸭肉顿食之，大补。"现代医学认为冬虫夏草是麦角菌科植物冬虫夏草菌的子座及其寄生的蝙蝠蛾科昆虫蝙蝠蛾等幼虫尸体的复合体。

关于冬虫夏草的生长，一般人感到神秘莫测，蒲松龄云："冬虫夏草名符实，变化生成一气通。一物竟能兼动植，世间物理信难穷。"既是动物，又是植物，这就是高原上最珍贵的菌类——冬虫夏草。夏至前后，当积雪尚未融化时入山采集，此时子座多露于雪面，过迟则积雪融化，杂草生长，不易找寻，且土中的虫体枯萎，不合药用。挖起后，在虫体潮湿未干时，除去外层的泥土及膜皮，晒干。或再用黄酒喷之使软，整理平直，每7~8条用红线扎成小把；用微火烘干。从外形上看，虫草虫体呈金黄色、淡黄色或黄棕色。

冬虫夏草主产于青海、西藏、四川、云南、贵州、甘肃等地，其中最大产区在青海，全国70%左右的虫草出自此处，主要分布在玉树、果洛、黄南、海南、海北等地。青海的虫草色泽褐黄、肉质肥厚、子座短而粗壮，是公认的优品，藏族同胞称之为"牙什托根布"。因其极珍贵，也被称为"软黄金""黄金草""中药之王"，是一种名贵的滋补中草药，与鹿茸、人参并称为"中药三宝"。2010年，"青海冬虫夏草"被批准为国家地理标志产品。

中医上冬虫夏草能够调理百虚，既能滋阴又能补阳，尤其适合大病初愈、手术后、产后、化疗后身体虚弱的人食用。虫草的药性平和，吃了不易上火，但一定要整根一起吃，才能发挥出滋补阴阳的作用。如果只吃虫体，可能会上火，只吃草头的话，则可能会导致体寒。

以前人们认为冬虫夏草不可能人工养殖，原因有很多，如纯正菌种分离困难，需要大量的宿主，生活环境非常复杂等。在藏南、川北和成都等地区现已经培育成功。冬虫夏草的培植包括菌种分离培养、寄主饲养、侵染机理、接种方法及子实体发育条件的研究。所培植的冬虫夏草与野生冬虫夏草在菌种、虫种、外观形态、显微结构和化学成分等方面一致。生态培育冬虫夏草的产业化，既有利于解决资源严重短缺的问题，也有利于提高冬虫夏草的质量、规范冬虫夏草市场、保护高原生态。冬虫夏草人工养殖目前已在湖南、四川等地进行推广。

我们要树立科学发展观，具备精益求精的工匠精神、持之以恒的钻研精神和敢为人先的创新精神；具备社会责任感和"依法鉴定、质量第一"的法治意识。

项目思考

1. 简述地衣类中药的解剖面构造特征。
2. 冬虫夏草性状鉴别有何特征？
3. 茯苓和猪苓的粉末显微特征有何不同？

项目十二　树脂类中药鉴定

任务一　概述

任务目标

1. 熟悉树脂类药材的概念及临床作用。
2. 掌握树脂的形成、采取、化学组成和特性。
3. 掌握树脂类中药的分类和鉴定。

必备知识

树脂类中药是指用植物体内的正常代谢产物或割伤后的分泌产物入药的一类中药。临床上较为常用，其具有芳香开窍、活血祛瘀、抗菌消炎、防腐、消肿止痛、生肌、消积杀虫、祛痰等功效，有的还可作为填齿料及硬膏制剂的原料。

一、树脂的形成与采取

树脂是由植物体内的挥发油成分如萜类，经过复杂的氧化、聚合、缩合等化学变化而形成的，故树脂和挥发油常并存于植物的树脂道或分泌细胞中。

树脂广泛存在于植物界，特别是种子植物。在植物体的根、根茎、叶、种子等部位均可产生树脂，根据产生的方式不同，可分为正常代谢物和非正常代谢物两类。正常代谢物是植物体在生长发育过程中，其组织和细胞所产生的代谢产物，如阿魏、血竭等；非正常代谢物是植物体，如吐鲁香树、安息香树、苏合香树等在受损后所产生的分泌物；有的植物受机械损伤（如割伤）后，其分泌物会增加，如松香等。

树脂的采取，通常是将植物的某些部分经过简单的切割或加工，如用刀切割树皮，可使树脂从刀切割口流出。有的植物经一次切割后，可持续数日乃至数月之久不断流出树脂，有的则需经常切割才能持续流出树脂。切割的方法依植株的大小而定，最常用的方法是自下而上做等距离的切口，在切口的下端放置容器收集树脂，必要时在刀口处插竹片或用其他引流物使树脂流入容器中。

二、树脂的化学组成与特性

（一）树脂的化学组成

树脂是一类由多种化学成分所构成的较为复杂的混合物，其化学成分多数是二萜烯和三萜烯的衍生物。树脂类中药不是作为单一的化学成分来研究的，而是从其来源和组成上进行认识和分类鉴别。树脂的化学成分主要有以下四类。

（1）树脂酸　其成分主要有二萜酸类、三萜酸类及其衍生物，为分子质量大、结构复杂的不挥发性成分，常具有 1 个或多个羟基及羧基，能溶于碱性水溶液并形成肥皂样的乳液，它们大多游离存在，如松香中含有 90% 以上的二萜树脂酸（松香酸），乳香中含有大量三萜树脂酸（乳香酸）。

（2）树脂醇　分子中具有羟基，可分为树脂醇和树脂鞣醇两类。树脂醇是无色物质，含有醇羟基，遇三氯化铁试液不显颜色反应；树脂鞣醇分子质量较大，含酚羟基，遇三氯化铁试液显鞣质样蓝黑色反应。它们在树脂中呈游离状态，树脂醇类在植物体中常与芳香酸结合成酯而存在。

（3）树脂酯　是由树脂醇或树脂鞣醇与树脂酸或芳香酸化合而成的酯类物质。在树脂中以游离形式存在的芳香酸称为香脂酸，它们多数是香树脂中的主要成分，有能与氢氧化钾的醇溶液共煮而皂化的性质，常是代表树脂生理活性的成分。

（4）树脂烃　其成分主要有倍半萜烯及多萜烯的衍生物或其氧化产物，是一类化学性质比较稳定，不溶于碱或不被水解、氧化，与大多数化学试剂不发生反应，不导电的物质。树脂中如含有较多的树脂烃，在药剂上多用作丸剂或硬膏的原料，工业上因其能形成坚固的薄膜而多用作油漆、涂料等。

（二）树脂的特性

树脂大多为无定形的固体，少数为半固体或液体。固体表面微有光泽，质硬而脆；不溶于水，也不吸水膨胀，易溶于醇、乙醚、三氯甲烷等大多数有机溶剂中，在碱性溶液中能部分或完全溶解，在酸性溶液中不溶解；酸化后可产生沉淀；加热后则软化，最后熔融，冷却后又变硬；燃烧时有浓烟和火焰，并有特殊的香气或臭气；将树脂的乙醇溶液蒸干，则形成薄膜状物质。

树脂常易和树胶混称，但树胶和树脂是化学组成完全不同的两类化合物。树胶属于碳水化合物，为多糖类；能溶于水或吸水膨胀，或能在水中成为混悬液，不溶于有机溶剂；加热至最后则炭化而分解，发出焦糖样臭气，无一定的熔点。

三、树脂类中药的分类和鉴定

（一）树脂类中药的分类

树脂类中药中常混有挥发油、树胶及游离的芳香酸等化学成分，根据其所含的主要化学成分可分为以下五类。

（1）单树脂类中药　指不含或含较少挥发油及树胶的树脂。根据其所含的主要化学成分又可分为三种。

①酸树脂：主要成分为树脂酸，如松香。

②酯树脂：主要成分为树脂酯，如枫香脂、血竭等。

③混合树脂：主要成分不明显，如洋乳香。

（2）胶树脂类中药　指不含或含较少挥发油，而含树胶的树脂，如藤黄。

（3）油胶树脂类中药　指含挥发油的胶树脂，如乳香、没药、阿魏等。

（4）油树脂类中药　指不含或含较少树胶，而含较多挥发油的树脂，如松油脂、加拿大油树脂等。

（5）香树脂类中药　指含较多游离芳香酸的油树脂，如苏合香、安息香等。

（二）树脂类中药的鉴定

商品树脂类中药常混有树皮、木片、沙石、泥土等来自植物和外界的杂质，或贵重药材人为掺入杂质，而每种树脂类中药均由相对固定的某些化学成分组成，故树脂类中药的鉴定主要采用性状鉴别和理化鉴别。

树脂类中药的外形各异、大小不等，但每种药材均有较为固定的形态。因此，性状鉴别中主要应注意树脂的形状、大小、颜色、表面特征、质地、破碎面、光泽、透明度、气味等特征。

根据树脂的种类不同，理化鉴别常采用物理的、化学的测定方法判断其品质的优良度并测定树脂的溶解度、水分、灰分、浸出物、酸值、皂化值、碘值、香脂酸和醇不溶物、黏度、比旋光度、折射率、硬度等。其中酸值对于判断树脂的真伪和是否掺假具有一定的鉴定意义，但同一种树脂，其理化常数也可能因样品的纯度不同而有一定差异。

任务二　乳香、没药、阿魏、安息香和血竭的鉴定

1. 掌握乳香、没药、阿魏、安息香和血竭的来源、产地、采收加工与性状鉴别。
2. 掌握乳香和血竭的理化鉴别，了解没药、阿魏和安息香的理化鉴别。
3. 熟悉乳香、没药、阿魏、安息香和血竭的检查、化学成分与性味功效。

乳　香
(Ruxiang，OLIBANUM)

【来源】为橄榄科植物乳香树 *Bosivellia carterii* Birdw. 及同属植物 *Bosivellia bhaivdajiana* Birdw. 树皮渗出的树脂。分为索马里兰乳香和埃塞俄比亚乳香，每种乳香又分为乳香珠和原乳香。

【产地】主产于索马里兰、埃塞俄比亚、阿拉伯半岛等地。

【采收加工】春、夏季均可采收，以春季为盛期。采收时，于树干的皮部由下向上切伤，并开一狭沟，使树脂从伤口渗出，流入沟中，数日后汇成干硬的固体，即可采取。落于地面者常黏附砂土杂质，品质较次。

【性状鉴别】①呈长卵形滴乳状、类圆形颗粒或黏合成大小不等的不规则块状物。②大者长达 2cm（乳香珠）或 5cm（原乳香）。③表面黄白色，半透明，被有黄白色粉末，久存则颜色加深。④质脆，遇热软化。⑤破碎面有玻璃样或蜡样光泽。⑥具特异香气，味微苦（图 12-2-1）。

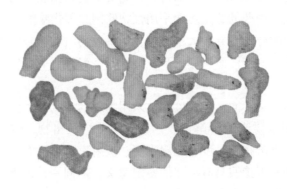

图 12-2-1　乳香药材

【理化鉴别】（1）乳香燃烧时显油性，冒黑烟，有香气；加水研磨成白色或黄白色乳状液。

（2）取粉末，加入苯酚–四氯化碳（1∶5）1滴，显褐色或紫色；乙醇提取物加乙酸酐–浓硫酸（19∶1），显紫色；石油醚溶液加入醋酸铜溶液，醚层显蓝绿色。

【检查及含量测定】杂质乳香珠不得超过2%，原乳香不得超过10%。索马里兰乳香含挥发油不得少于6.0%，埃塞俄比亚乳香含挥发油不得少于2.0%。

【化学成分】含树脂、树胶、挥发油等。

【性味功效】性温，味辛、苦。活血定痛，消肿生肌。

没　药
（Moyao，MYRRHA）

【来源】为橄榄科植物地丁树 *Commiphora myrrha* Engl. 或哈地丁树 *Commiphora molmol* Engl. 的干燥树脂。分为天然没药和胶质没药。

【产地】主产于索马里兰、埃塞俄比亚、阿拉伯半岛等地。

【采收加工】树脂可由树皮裂缝自然渗出，或自切割口流出淡黄白色黏稠液体，在空气中变成红棕色硬块。一般于11月至次年2月采收，除去杂质，即可。

【性状鉴别】（1）天然没药　①呈不规则颗粒性团块，大小不等，大者直径长达6cm以上。②表面黄棕色或红棕色，近半透明部分呈棕黑色，被有黄色粉尘。③质坚脆。④破碎面不整齐，无光泽。⑤有特异香气，味苦而微辛。

（2）胶质没药　呈不规则块状和颗粒，多黏结成大小不等的团块，大者直径长达6cm以上，表面棕黄色至棕褐色，不透明，质坚实或疏松，有特异香气，味苦而有黏性（图12-2-2）。

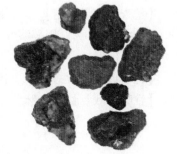

图12-2-2　胶质没药药材

【理化鉴别】（1）取粉末0.1g，加乙醚3mL，振摇，滤过，滤液置蒸发皿中，挥尽乙醚，残留的黄色液体滴加硝酸，显褐紫色。

（2）取粉末少量，加香草醛试液数滴，天然没药立即显红色，继而变为红紫色；胶质没药立即显紫红色，继而变为蓝紫色。

【检查及含量测定】杂质天然没药不得超过10，胶质没药不得超过15%。挥发油天然没药不得少于40mL/kg（饮片不得少于2.0%），胶质没药不得少于20mL/kg。总灰分不得超过15.0%，酸不溶性灰分不得超过10.0%（饮片不得超过 8.0%)。

【化学成分】含树脂、挥发油、树胶、各种杂质等。

【性味功效】性平，味辛、苦。散瘀定痛，消肿生肌。

阿　魏
(Awei，FERULAE RESINA)

【来源】为伞形科植物新疆阿魏 *Ferula sinkiangensis* K. M. Shen 或阜康阿魏 *Ferula fukanensis* K. M. Shen 的树脂。

【产地】原产于中亚地区、伊朗、阿富汗等地；主产于新疆。

【采收加工】春末夏初盛花期至初果期，分次由茎上部往下斜割，收集渗出的乳状树脂，阴干。

【性状鉴别】①呈不规则的块状和脂膏状。②颜色深浅不一，表面蜡黄色至棕黄色。③块状者体轻，质地似蜡，断面稍有孔隙；新鲜切面颜色较浅，放置后色渐深。④脂膏状者黏稠，灰白色。⑤具强烈而持久的蒜样特异臭气，味辛辣，嚼之有灼烧感。

【理化鉴别】取粉末 0.2g，置 25mL 量瓶中，加无水乙醇适量，超声处理 10min，加无水乙醇稀释至刻度，摇匀，滤过，取滤液 0.2mL，置 50mL 量瓶中，加无水乙醇至刻度，摇匀。照紫外-可见分光光度法测定。在 323nm 波长处应有最大光吸收。

【检查及含量测定】水分不得超过 8.0%，总灰分不得超过 5.0%。含挥发油不得少于 10.0%。用醇溶性浸出物测定法中的热浸法测定，乙醇浸出物不得少于 20.0%。

【化学成分】含挥发油、树脂、树胶等。

【性味功效】性温，味苦、辛。消积，化癥，散痞，杀虫。

安　息　香
(Anxixiang，BENZOINUM)

【来源】为安息香科植物白花树 *Styrax tonkinensis* (Pierre) Craibex Hart. 的干燥树脂。

【产地】原产于印度尼西亚、泰国等地；主产于我国广西、海南、云南等地。

【采收加工】树干经自然损伤或于夏、秋二季割裂树干，收集流出的树脂，阴干。

【性状鉴别】①呈不规则的小块，稍扁平，常黏结成团块。②自然出脂表面橙黄色，具蜡样光泽；为不规则的圆柱状、扁平块状。③人工割脂表面灰白色至淡黄白色。④质脆，易碎。⑤断面平坦，白色，放置后逐渐变为淡黄棕色至红棕色。⑥加热则软化熔融。⑦气芳香，味微辛，嚼之有沙粒感（图12-2-3）。

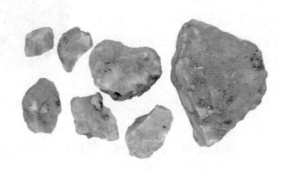

图12-2-3 安息香药材

【理化鉴别】（1）取约0.25g，置干燥试管中，缓缓加热，即产生刺激性香气，并产生多数棱柱状结晶的升华物。

（2）取约0.1g，加乙醇5mL，研磨，滤过，滤液加5%三氯化铁乙醇溶液0.5mL，即显亮绿色，后变为黄绿色。

【检查及含量测定】干燥失重，取其粗粉，置硫酸减压干燥器内，干燥至恒重，减失质量不得超过2.0%。总灰分不得超过0.50%。乙醇中不溶物，不得超过2.0%。高效液相色谱法测定，按干燥品计算，含总香脂酸以苯甲酸（$C_7H_6O_2$）计，不得少于27.0%。

【化学成分】含树脂，包括松柏脂、桂皮酸、香荚兰醛等。

【性味功效】性平，味辛、苦。开窍醒神，行气活血，止痛。

血 竭
（Xuejie，DRACONIS SANGUIS）

【来源】为棕榈科植物麒麟竭 *Daemonorops draco* Bl. 果实渗出的树脂经加工制成。

【产地】主产于印度尼西亚等地。

【采收加工】成熟的果实晒干后，入笼中振摇，筛去鳞片，用布包后，入热水使软化成团，取出放冷。加入辅料如达玛树脂、原白树脂等，称"加工血竭"。

【性状鉴别】①略呈类圆四方形或方砖形，表面暗红，有光泽，附有因摩擦而成的红粉。②质硬而脆，破碎面红色，研粉为砖红色。③气微，味淡。

④在水中不溶，在热水中软化（图 12-2-4）。

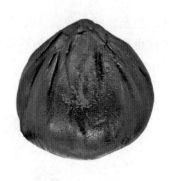

【理化鉴别】取粉末，置白纸上，用火隔纸烘烤即熔化，但无扩散的油迹，对光照视呈鲜艳的红色。以火燃烧则产生呛鼻的烟气。

【检查及含量测定】总灰分不得超过 6.0%，酸不溶性灰分不得超过 25.0%。高效液相色谱法测定，按干燥品计算，含血竭素（$C_{17}H_{14}O_3$）不得少于 1.0%。

图 12-2-4 血竭药材

【化学成分】含红色树脂、血竭素、血竭红素、去甲血竭红素等。

【性味功效】性平，味甘、咸。活血定痛，化瘀止血，生肌敛疮。

技能训练

1. 实训目标

掌握乳香、没药、阿魏、安息香和血竭的性状鉴别要点；掌握乳香和血竭的理化鉴别要点；通过实训提升学生的职业素质和能力。

2. 准备工作

中药实训室，各药材标本、粉末、试剂，酒精灯，白纸，研钵，显微镜，多媒体教学设备。

3. 训练过程

（1）教师示教

①性状鉴别

教师取乳香、没药、阿魏、安息香和血竭的药材标本进行示讲，按顺序依次观察和描述其形状、大小、颜色、表面、质地、破碎面、光泽、透明度、气味、水试、火试等特征。

②理化鉴别

教师分别取乳香和血竭的中药粉末少许，分别根据必备知识中的理化鉴别方法进行实验，通过多媒体教学设备进行示讲。

（2）学生训练 将学生分为每组 5 人，以小组为单位进行乳香、没药、阿魏、安息香和血竭性状鉴别和理化鉴别的训练。每组的学生在训练过程中要有团队协作的精神，具备吃苦耐劳、任劳任怨、责任担当、遵守行规、诚实守信、专业形象的职业品质与道德，通过信息技术、创新思维来获得学习资料并能够有计划、自主性地学习，同时关注时政、善于沟通交流，成为具有社会责任与能力的专业技术人员。

（3）实训结束后，教师对各小组的训练过程进行分析与总结，并根据项目考核单进行考核（参照表4-2-1制定），提高学生专业技术水平和职业素质。

4. **实训报告**

完成实训报告，并对本次实训的过程进行分析与小结。

（思政小课堂）

丝路中药情

乳香树生长在索马里的索马里兰、埃塞俄比亚、阿曼西南部和也门南部等气候环境严酷的地区，它根植的土壤以沙土、岩石等干旱贫瘠的土质为主。割开乳香树的树皮会流出白色黏稠的树脂，干涸之后会变成橘褐色的"泪珠"，即为一味珍贵的中药材——乳香，这是乳香树为了修复伤口而流出的组织液。

古时的中东有一条"乳香之路"，大约3000年前骆驼商队会将珍贵的乳香树脂运送到耶路撒冷，然后其被古埃及、罗马、波斯、印度、中国等各国买家带到世界各地，这条著名的"乳香之路"，在2000年被联合国教科文组织列入世界文化遗产。乳香传入中国的具体时间不可考，南越王墓中发现的是目前所知最早的证据，说明至少在西汉时期乳香已经传入中国。《本草纲目》中也有相关记载："乳香香窜，能入心经，活血定痛。"

明代，郑和下西洋的七次航海之旅，走的就是海上丝绸之路，明代海上丝绸之路对中医药发展和对中药材种类的补充和完善做出了重大贡献。郑和率领的大明船队从印度尼西亚岛屿的森林中，带回了一些珍贵的树脂，如樟脑、乳香等；此外还有豆蔻、木香、苏合香、安息香、沉香、燕窝等，这些药材中很大一部分被后世广泛运用于中医临床，而且影响颇为深远。郑和下西洋进一步扩大了中医药在东南亚及印度河流域的影响。以马来西亚为例，在与郑和同行的匡愚医士所著的《华夷胜览》一书中记载，郑和舰队将优秀的中华文化和奇珍异宝带到那里，其中就包括了珍贵的中药。当时随行医官除了到处施医赠药之外，还充分利用当地资源，搜集各地药物，炮制成中药，将中医中药的知识和技术传播到马来西亚。中医在东南亚及印度河流域的流传和发展连绵不息。

人类卫生健康共同体是人类命运共同体的重要组成部分，体现了以人为本、生命至上的价值观。为全面提升中医药参与共建"一带一路"质量与水平，发挥中医药特色优势，推动中医药在服务共建"一带一路"国家民众健康和经济社会发展发挥了积极作用，助力构建人类卫生健康共同体，2021年国家制定了《推进中医药高质量融入共建"一带一路"发展规划（2021—2025年）》。2022年，第五届"一带一路"中医药发展论坛提出"让世界了解中医药，让中医药走向世界"的发展理念，推动中西医相互补充、协调发展，推进完善中医药国际标准认证体系，促进共建"一带一路"国家和地区民心相通，助力构建人类卫生健康共同体，为增进全球人类健康福祉贡献中国智慧和中国方案。

项目思考

1. 树脂的化学成分有哪些？
2. 如何区分乳香与没药？
3. 如何用理化方法鉴别血竭？

项目十三　动物类中药鉴定

任务一　概述

1. 熟悉动物类中药的应用和动物的命名与分类。
2. 掌握动物类中药的分类鉴别方法。

动物类中药是指用动物的整体或动物体的某一部分、动物体的生理或病理产物、动物体加工品等供药用的一类中药。

一、动物类中药的应用

动物类中药与植物类和矿物类中药一样，在我国有着悠久的历史，也是祖国医药学宝库中的重要组成部分，对中华民族的繁荣昌盛同样起着重要作用。早在 3000 多年前，我国就开始了对蜜蜂的利用。《山海经》的"五藏山经"中已有关于药用动物如鹿、麝、犀、熊、牛、蛇等 40 余种的记载。从本草记载来看，《神农本草经》载药 365 种，其中动物药 65 种；《新修本草》载药 844 种，其中动物药 128 种；《本草纲目》载药 1892 种，其中动物药 461 种；《本草纲目拾遗》载药 921 种，其中动物药 160 种。《中药大辞典》中收载动物药 740 种。《中国药用动物志》（1979 年第一册、1983 年第二册）共收载动物药 832 种。《中国药典》（2020 年版）中收载动物药 48 种。

动物类中药多取自野生动物。由于长期无计划地捕猎，已造成动物资源的极大破坏，不仅影响药源的供应，而且使某些珍贵的动物濒临绝灭。我国政府一向对发展中药材生产极为重视，对某些稀有动物药源实行禁猎，如犀牛、虎，并积极发展驯化和人工养殖工作，如鹿的养殖，人工养麝与活体取香，蛤蚧的养殖，河蚌的人工育珠，金钱白花蛇、全蝎、土鳖虫等的养殖，有的已成为药材的主要来源。对某些动物药的有效成分进行人工合成，并根据其天然产品的主要有效成分种类和含量，研制出人工培育牛黄、人造麝香，均已用于临床，扩大了药物资源。

二、动物的命名与分类

（一）动物的命名

动物的命名基本上和植物命名一样，采用瑞典人林奈首创的双名法，每个动物的学名由两个拉丁字或拉丁化的文字组成，分别表示动物学名的属名和种名，在学名后附加定名人的姓氏，如长牡蛎 *Ostrea gigas* Thunb. 、中华蜜蜂 *Apis cerana* Fabricius 等。

动物与植物命名也有不同之处，在于种内如有亚种时，则采用三名法，亚种紧接在种名的后面，如中华大蟾蜍 *Bufo bufo gargarizans* Cantor 等。如为亚属，则亚属名放在属名之后，并加括号，如乌龟 *Chinemys*（*Geoclemys*）*reeuesii*（Gray）。若属名改变，则在定名人姓氏外加括号，如拟海龙 *Syngnathoides biaculeatus*（Bloch）、合浦珠母贝 *Pteria martensii*（Dunker）等。

（二）动物的分类

地球上生存的动物约 150 万种以上，为了能正确区别它们及反映出其内在的联系和异同，必须进行科学的分类。动物学的分类系统是以动物形态上或解剖上的相似程度为基础的，基本上能反映动物界的自然亲缘关系，所以称为自然分类系统。和植物界一样，动物界也划分为若干个等级，如门、纲、目、科、属、种，并以种为分类基本单位。分类的主要依据是动物细胞的分化、胚层的形成、体腔的发展、对称的形式、体节的有无、骨骼的性质、附肢的特点、各器官系统的发展等基本特征。动物界的重要类群由低等到高等主要包括多孔动物门（Porifera）、刺胞动物门（Cnidaria）、扁形动物门（Platyhelminthes）、线形动物门（Nematomorpha）、环节动物门（Annelida）、软体动物门（Mollusca）、节肢动物门（Arthropoda）、棘皮动物门（Echinodermata）、脊索动物门（Chordata）等。

以上各门除脊索动物门外都没有脊索（或脊椎），统称为无脊索动物或无脊椎动物。可供药用的动物多隶属于脊索动物门、节肢动物门、软体动物门，其次是环节动物门、棘皮动物门、多孔动物门、刺胞动物门。

1. 多孔动物门

多孔动物门又称海绵动物门（Spongia），是最原始、最低等的多细胞动物。体形多数不对称，或辐射对称，体表多孔，故名多孔动物。体壁由钙质或硅质的骨针或类蛋白质的海绵丝支持，无器官系统和明确的组织分化，具特有的水沟系。全为水生，营固着生活。如紫梢花、淡水海绵等。

2. 刺胞动物门

刺胞动物为低等后生动物。体形辐射对称，具内外两胚层，有原始的消化腔，有口无肛门，行细胞外及细胞内消化。有组织分化，具原始的肌肉结构和原始的神经系统（神经网），有刺细胞。有骨骼时，为钙质或角质。全为水生，营固着或浮游生活。如珊瑚、海蜇等。

3. 环节动物门

环节动物为高等无脊椎动物，身体两侧对称，具三胚层，体分节，除蛭纲外有真体腔及闭管式循环系统，多数具运动器官（刚毛或疣足），消化道发达。有口和肛门，具有排泄器官后肾管，有链状神经系统。多为自由生活。如水蛭、蚯蚓等。

4. 软体动物门

软体动物门为动物界第二大门，除腹足纲外均为左右对称，体不分节而具次生体腔。身体柔软，由头、足及内脏团三部分组成，且被体壁延伸而成的外套膜覆盖，并由它分泌出 1、2 或多个覆盖柔软体部的石灰质贝壳。消化道完全，有心脏及血管，除头足纲外均为开放式循环，有栉状鳃或类似肺的构造，多为水生，少数陆生。如乌贼、杂色鲍、牡蛎等。

5. 节肢动物门

节肢动物门为动物界第一大门，种类繁多，占已知动物种类的 85% 左右。身体多由头部、胸部、腹部组成，附肢常分节，体外被几丁质外骨骼，生长发育过程需蜕皮，肌肉为横纹肌，常成束，消化系统完整，口器适于咀嚼或吸吮，形式多样。体腔为混合腔，内部充满血液，循环系统为开放式，用鳃、气管或书肺呼吸。水生或陆生。如蜈蚣、斑蝥、蝎子等。

6. 棘皮动物门

棘皮动物成体为辐射对称，幼体则两侧对称。体表有许多棘状突起。体腔发达，体腔的一部分形成独有的水管系统，另一部分形成围血系统。在发育过程中有原口（肛门）及后口（口），故属无脊索动物中后口动物类群。如海参、海胆等。

7. 脊索动物门

脊索动物有脊索，为位于背部的一条支持身体纵轴的棒状结构。低等脊索动物脊索终生存在，高等脊索动物只在胚胎期间有脊索，成长时即由分节的脊柱取代。中枢神经系统呈管状，位于脊索的背面，在高等种类中神经管分化为脑和脊髓两部分。消化管前端咽部的两侧有咽鳃裂，在低等水生种类中终生存在，在高等种类中只见于某些幼体和胚胎时期，随后完全消失。本门动物也属后口动物类群。脊索动物门可分为 3 个亚门：尾索动物亚门、头索动物亚门和脊椎动物亚门。其中与药用关系密切的是脊椎动物亚门，也是脊索动物中最高级的类群。脊椎动物亚门可分为鱼纲、两栖纲、爬行纲、鸟纲、哺乳纲和圆口纲。

三、动物类中药的分类

从本草记载来看，动物类中药是根据动物的不同类别或药用部位、动物的习性或药材特征来进行分类的，如《新修本草》把动物药分为人、兽、禽、虫、鱼五部；《本草纲目》中将动物药由低等动物到高等动物、由无脊椎动物到脊椎动物、由虫到兽再到人分为虫、鳞、介、禽、兽、人六部，每部之中又再进一步细分，这种分类方法和排列次序，已具有初步的进化论思想。

现代动物类中药有的根据药用动物在自然界的分类地位，按动物类中药在各门中的分布情况，由低等动物到高等动物进行分类；有的按药用部位进行分类；有的按动物药所含不同的化学成分分类；有的按药理作用进行分类或按不同的功效进行分类等。

按动物类中药的药用部位，可分为以下几类。

（1）动物的干燥全体　如全蝎、水蛭、蜈蚣、土鳖虫、虻虫、斑蝥等。

（2）除去内脏的动物体　如乌梢蛇、蕲蛇、金钱白花蛇、蚯蚓、蛤蚧等。

（3）动物体的某一部分　角类如鹿茸、鹿角、水牛角等；鳞、甲类如龟甲、鳖甲等；骨类如豹骨、猴骨、狗骨等；贝壳类如石决明、牡蛎、海螵蛸等；脏器类如蛤蟆油、鸡内金、鹿鞭等。

（4）动物体某一部分的加工品　如阿胶、鹿角霜、血余炭等。

（5）动物的生理产物　分泌物如麝香、蟾酥、熊胆粉等；排泄物如蚕沙、五灵脂、夜明砂等；以及其他生理产物如蜂蜜、蜂房、蝉蜕、蛇蜕等。

（6）动物的病理产物　如牛黄等。

四、动物类中药的鉴别方法

动物类中药的鉴别主要包括来源鉴别、性状鉴别、显微鉴别、理化鉴别和含量测定。以往主要依靠外形和经验进行鉴定，近年来，动物类中药鉴别应用现代科学技术和方法的研究日益增加，为动物类中药的真伪和品质优良度的鉴定提供了科学的方法。在对动物类中药进行鉴别时，应根据具体情况选用一种或多种方法配合进行，方可得到准确结果。

（一）来源鉴别

动物类中药，可根据其形态及解剖特征进行动物分类学鉴别，确定其品种后，再与其他鉴别方法配合进行，得到准确的结果。

（二）性状鉴别

性状鉴别是动物类中药鉴别常用的方法。因动物类中药具有不同于其他类别中药的特殊性，可采用观、尝、嗅、试（手试、水试、火试）等方法观察其特征。如形状、颜色、纹理、突起、附属物、裂缝等表面特征；颜色、纹理等断面特征，光滑或粗糙、角质性等质地特征。

此外，一些传统经验鉴别方法仍是鉴别动物类中药的有效而重要的手段。手试法：毛壳麝香手捏有弹性。水试法：熊胆仁投于水杯中，即在水面旋转并呈现黄线，下沉而不扩散；牛黄水液可使指甲染黄，习称"挂甲"。火试法：麝香仁撒于炽热坩埚中灼烧，初则迸裂，随即熔化膨胀起泡，浓香四溢，灰化后呈白色灰烬，无毛、肉焦臭，无火焰或火星。

（三）显微鉴别

对于动物类中药，尤其是贵重或破碎的药材，除进行性状鉴别外，常应用显微鉴别方法鉴别其真伪。在进行显微鉴别时，常需根据不同的对象，制作显微片，包括粉末片、动物的组织切片和磨片（贝壳类、角类、骨类、珍珠）等。近年来，扫描电子显微镜开始应用于动物类中药鉴定，其样品制备简单，分辨率高，可直接观察自然状态的样品表面特征。

（四）理化鉴别

近年来随着科技的发展，利用物理、化学或仪器分析方法，鉴别和研究动物药的真伪以及内在质量受到广泛的重视，其鉴定内容越来越广泛，手段越来越新，特别是现代光谱和色谱技术的使用，使得动物药的鉴别更具科学性。

迅猛发展的分子生物学技术目前已广泛应用于生命科学的各个领域，DNA分子遗传标记技术已被用于某些动物类中药的鉴别。由于该项技术是以遗传信息直接载体作为鉴定依据，因此能对中药品种进行更深入和客观的鉴定。

（五）含量测定

近年来，用仪器分析方法测定动物类中药中有效成分或指标性成分的含量，用以控制中药的内在质量，以保证临床用药的有效性，越来越受到重视。如用高效液相色谱法测定蟾酥中华蟾酥毒基和脂蟾毒配基的含量，以及测定熊胆粉中牛磺熊去氧胆酸的含量；用气相色谱法测定麝香中总麝香酮的含量，斑蝥中斑蝥素的含量；用薄层扫描法测定牛黄中胆酸的含量；用分光光度法测定牛黄中胆红素的含量等。

任务二　水蛭、石决明、珍珠、牡蛎、海螵蛸和海马的鉴定

【任务目标】

1. 掌握水蛭、石决明、珍珠、牡蛎、海螵蛸和海马的来源、产地、采收加工与性状鉴别。

2. 掌握石决明和珍珠的显微鉴别，了解水蛭、牡蛎、海螵蛸和海马的显微鉴别。

3. 熟悉水蛭、石决明、珍珠、牡蛎、海螵蛸和海马的理化鉴别、检查、化学成分与性味功效。

【必备知识】

水　　蛭
（Shuizhi，HIRUDO）

【来源】为水蛭科动物蚂蟥 *Whitmania pigra* Whitman、水蛭 *Hirudo nipponica* Whitman 或柳叶蚂蟥 *Whitmania acranulata* Whitman 的干燥全体。

【产地】蚂蟥及水蛭产于全国各地；柳叶蚂蟥产于河北、安徽、江苏、福建等地。

【采收加工】夏、秋二季捕捉，用沸水烫死，晒干或低温干燥。

【性状鉴别】（1）蚂蟥　①呈扁平纺锤形，有多数环节，长 4~10cm，宽 0.5~2cm。②背部黑褐色或黑棕色，稍隆起，用水浸后，可见黑色斑点排成 5 条纵纹；腹面平坦，棕黄色。③两侧棕黄色，前端略尖，后端钝圆，两端各具 1 吸盘，前吸盘不显著，后吸盘较大。④质脆，易折断，断面胶质状。⑤气微腥。

（2）水蛭　扁长圆柱形，体多弯曲扭转，长 2~5cm，宽 0.2~0.3cm。

（3）柳叶蚂蟥　狭长而扁，长 5~12cm，宽 0.1~0.5cm。

【显微鉴别】粉末：①表皮层细胞略呈五边形，排列紧密，色泽黄，不甚透明。②纤维长短不一，成束或单个存在，透明。③纵肌纤维断面成群或单个存在，中空，外层增厚，可见增厚纹理。

【检查及含量测定】水分不得超过 18.0%（饮片不得超过 14.0%），总灰分不得超过 8.0%（饮片不得超过 10.0%），酸不溶性灰分不得超过 2.0%（饮片不得超过 3.0%）。用原子吸收分光光度法或电感耦合等离子体质谱法测定，铅不得超过 10mg/kg、镉不得超过 1mg/kg、砷不得超过 5mg/kg、汞不得超过 1mg/kg。真菌毒素测定法测定黄曲霉毒素（同延胡索）。每 1g 含抗凝血酶活性水蛭应不低于 16.0U、蚂蟥和柳叶蚂蟥应不低于 3.0U。

【化学成分】含蛋白质、肝素、抗凝血酶等。活水蛭唾液腺中含有抗凝血的水蛭素，其在 70℃ 以下可保持活性，在干燥药材中水蛭素已被破坏。

【性味功效】性平，味咸、苦；有小毒。破血通经，逐瘀消癥。

石 决 明

（Shijueming，HALIOTIDIS CONCHA）

【来源】为鲍科动物杂色鲍 *Haliotis diversicolor* Reeve、皱纹盘鲍 *Haliotis discus hannai* Ino、羊鲍 *Haliotis ovina* Gmelin、澳洲鲍 *Haliotis ruber*（Leach）、耳鲍 *Haliotis asinina* Linnaeus 或白鲍 *Haliotis laevigata*（Donovan）的贝壳。

【产地】主产于浙江、福建、辽宁、山东、台湾、广东、海南等地。

【采收加工】夏、秋二季捕捞，去肉，洗净，干燥。

【性状鉴别】（1）杂色鲍　①呈长卵圆形，内面观略呈耳形，长 7~9cm，宽 5~6cm，高约 2cm。②表面暗红色，有多数不规则的螺肋和细密生长线，螺旋部小，体螺部大，从螺旋部顶处开始向右排列有 20 余个疣状突起，末端 6~9 个开孔，孔口与壳面平。③内面光滑，具珍珠样彩色光泽。④壳较厚，质坚硬，不易破碎。⑤气微，味微咸（图 13-2-1）。

（2）皱纹盘鲍　①呈长椭圆形，长 8~12cm，宽 6~8cm，高 2~3cm。②表面灰棕色，有多数粗糙而不规则的皱纹，生长线明显，常有苔藓类或石灰虫等附着物，末端 4~5 个开孔，孔口突出壳面，壳较薄（图 13-2-2）。

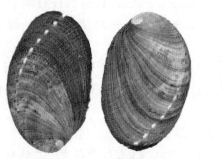
图 13-2-1　杂色鲍药材

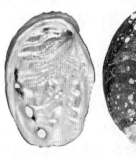
图 13-2-2　皱纹盘鲍药材

（3）羊鲍 ①近圆形，长 4~8cm，宽 2.5~6cm，高 0.8~2cm。②壳顶位于近中部而高于壳面，螺旋部与体螺部各占 1/2，从螺旋部边缘有 2 行整齐的突起，尤以上部较为明显，末端 4~5 个开孔，呈管状。

（4）澳洲鲍 ①呈扁平卵圆形，长 13~17cm，宽 11~14cm，高 3.5~6cm。②表面砖红色，螺旋部约为壳面的 1/2，螺肋和生长线呈波状隆起，疣状突起 30 余个，末端 7~9 个开孔，孔口突出壳面（图 13-2-3）。

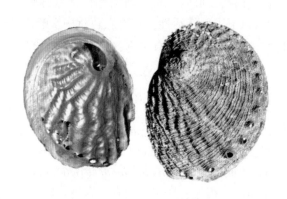

图 13-2-3 澳洲鲍药材

（5）耳鲍 ①狭长，略扭曲，呈耳状，长 5~8cm，宽 2.5~3.5cm，高约 1cm。②表面光滑，具翠绿色、紫色及褐色等多种颜色形成的斑纹，螺旋部小，体螺部大，末端 5~7 个开孔，孔口与壳平，多为椭圆形，壳薄，质较脆。

（6）白鲍 ①呈卵圆形，长 11~14cm，宽 8.5~11cm，高 3~6.5cm。②表面砖红色，光滑，壳顶高于壳面，生长线颇为明显，螺旋部约为壳面的 1/3，疣状突起 30 余个，末端 9 个开孔，孔口与壳平。

【显微鉴别】（1）皱纹盘鲍横断面 ①外层为角质层，极薄，呈黑褐色，粗糙并呈角质状。②中层为棱柱层，厚，白色，长条的棱柱垂直排列于内、外层间。③内层为珍珠层，较厚，银白色，并具紫、粉红、绿等五彩光泽。

（2）粉末 类白色。①珍珠层碎块不规则形，表面多不平整，或呈明显的颗粒状，边缘多不整齐，有的呈层状结构。②棱柱层碎块少见，断面观呈棱柱状，多有明显的平行条纹。

【理化鉴别】（1）取粉末 500mg，加蒸馏水 10mL，摇匀后取出 1mL，加乙酸锌乙醇饱和液 2~3 滴，观察反应和荧光。杂色鲍呈草绿色荧光，耳鲍呈浅黄绿色荧光，皱纹盘鲍呈浅黄绿色荧光；生石决明呈浅绿色荧光，煅石决明呈浅黄绿色荧光。

（2）取粉末肉眼观察，杂色鲍呈苔绿色荧光，耳鲍呈橙皮黄色荧光，皱纹盘鲍呈雪白色荧光。

【检查及含量测定】含碳酸钙（$CaCO_3$）不得少于 93.0%（饮片不得少于 95.0%）。

【化学成分】含碳酸钙、角蛋白、氨基酸等。

【性味功效】性寒，味咸。平肝潜阳，清肝明目。

珍　珠
（Zhenzhu，MARGARITA）

【来源】为珍珠贝科动物马氏珍珠贝 *Pteria martensii*（Dunker）、蚌科动物三角帆蚌 *Hyriopsis cumingii*（Lea.）或褶纹冠蚌 *Cristaria plicata*（Leach）等双壳类动物受刺激形成的珍珠。

【产地】海水珍珠主产于广东、广西、海南等地；淡水珍珠主产于安徽、江苏、黑龙江等地。以广西合浦产者为道地药材。

【采收加工】自动物体内取出，洗净，干燥。

【性状鉴别】①呈类球形、长圆形、卵圆形或棒形，直径 1.5~8mm。②表面类白色、浅粉红色、浅黄绿色或浅蓝色，半透明，光滑或微有凹凸，具特有的彩色光泽。③质坚硬，破碎面显层纹。④气微，味淡。

【显微鉴别】（1）磨片　①呈类圆形，可见同心性环状层纹，称为"珍珠结构环"。②粗层纹较明显，连续成环或断续成环；粗层纹间有细层纹，细层纹有些部位较明显，多数不甚明显。③中心部有的有类圆形腔，内有黄色物或细小沙粒，有的实心，无特异结构。

（2）粉末　类白色。①不规则碎块，半透明，具彩虹样光泽。②表面显颗粒性，数层至十数薄层重叠，片层结构排列紧密，可见致密的成层线条或极细密的微波状纹理。

【理化鉴别】（1）取粉末，加稀盐酸，即产生大量气泡，滤过，滤液显钙盐的鉴别反应。

（2）取珍珠置紫外线灯（365nm）下观察，显浅蓝紫色或亮黄绿色荧光，通常环周部分较明亮。

【检查及含量测定】酸不溶性灰分不得超过 4.0%。用原子吸收分光光度法或电感耦合等离子体质谱法测定，铅不得超过 5mg/kg、镉不得超过 0.3mg/kg、砷不得超过 2mg/kg、汞不得超过 0.2mg/kg、铜不得超过 20mg/kg。

【化学成分】含碳酸钙、贝壳素、氨基酸、微量元素等。

【性味功效】性寒，味甘、咸。安神定惊，明目消翳，解毒生肌，润肤祛斑。

牡 蛎
(Muli, OSTREAE CONCHA)

【来源】 为牡蛎科动物长牡蛎 *Ostrea gigas* Thunberg、大连湾牡蛎 *Ostrea talienwhanensis* Crosse 或近江牡蛎 *Ostrea rivularis* Gould 的贝壳。

【产地】 主产于江苏、福建、广东、浙江、河北、辽宁、山东等地。

【采收加工】 全年均可捕捞，去肉，洗净，晒干。

【性状鉴别】 （1）长牡蛎 ①呈长片状，背腹缘几平行，长 10~50cm，高 4~15cm。②右壳较小，鳞片坚厚，层状或层纹状排列。③壳外面平坦或具数个凹陷，淡紫色、灰白色或黄褐色；内面瓷白色，壳顶两侧无小齿。④左壳凹陷深，鳞片较右壳粗大，壳顶附着面小。⑤质硬，断面层状，洁白。⑥气微，味微咸（图 13-2-4）。

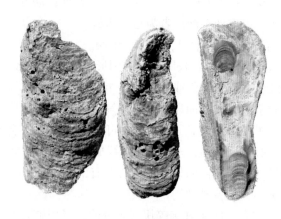

图 13-2-4 长牡蛎药材

（2）大连湾牡蛎 ①呈类三角形，背腹缘呈"八"字形。②右壳外面淡黄色，具疏松的同心鳞片，鳞片起伏呈波浪状，内面白色。③左壳同心鳞片坚厚，自壳顶部放射肋数个，明显，内面凹下呈盒状，铰合面小。

（3）近江牡蛎 ①呈圆形、卵圆形或三角形等。②右壳外面稍不平，有灰、紫、棕、黄等色，环生同心鳞片，幼体者鳞片薄而脆，经多年生长后鳞片层层相叠，内面白色，边缘有的淡紫色。

【显微鉴别】 粉末：灰白色。①珍珠层呈不规则碎块，较大碎块呈条状或片状，表面隐约可见细小条纹。②棱柱层少见，断面观呈棱柱状，断端平截，长 29~130μm，宽 10~36μm，有的一端渐尖，也可见数个并列成排的；表面观呈类多角形、方形或三角形。

【检查及含量测定】 酸不溶性灰分不得超过 2.0%。用原子吸收分光光度法或电感耦合等离子体质谱法测定，铅不得超过 5mg/kg、镉不得超过 0.3mg/kg、砷不得超过 2mg/kg、汞不得超过 0.2mg/kg、铜不得超过 20mg/kg。含碳酸钙（$CaCO_3$）不得少于 94.0%。

【化学成分】 含碳酸钙、磷酸钙、硫酸钙、镁、铝、硅、氧化铁等。

【性味功效】 性微寒，味咸。重镇安神，潜阳补阴，软坚散结。

海 螵 蛸
（Haipiaoxiao，SEPIAE ENDOCNCHA）

【来源】 为乌贼科动物无针乌贼 *Sepiella maindroni* de Rochebrune 或金乌贼 *Sepia esculenta* Hoyle 的干燥内壳。

【产地】 主产于浙江、福建、广东、山东、江苏、辽宁等地。

【采收加工】 收集乌贼的骨状内壳，洗净，干燥。

【性状鉴别】 （1） 无针乌贼 ①呈扁长椭圆形，中间厚，边缘薄，长 9～14cm，宽 2.5～3.5cm，厚约 1.3cm。②背面有磁白色脊状隆起，两侧略显微红色，有不甚明显的细小疣点；腹面白色，自尾端到中部有细密波状横层纹；角质缘半透明，尾部较宽平，无骨针。③体轻，质松，易折断，断面粉质，显疏松层纹。④气微腥，味微咸（图 13-2-5）。

（2） 金乌贼 ①长 13～23cm，宽约 6.5cm。②背面疣点明显，略呈层状排列；腹面的细密波状横层纹占全体大部分，中间有纵向浅槽；尾部角质缘渐宽，向腹面翘起，末端有一骨针，多已断落（图 13-2-6）。

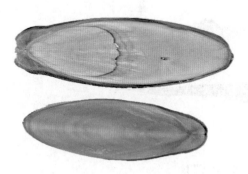

图 13-2-5 无针乌贼药材

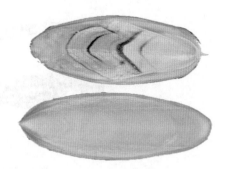

图 13-2-6 金乌贼药材

【显微鉴别】 粉末：类白色。①角质层碎块类四边形，表面具横裂纹和细密纵纹交织成的网状纹理，也可见只有纵纹的碎块。②石灰质碎块呈条形、正方形或不规则状，多具细条纹或分枝状蛇形笈道。

【理化鉴别】 取粉末，滴加稀盐酸，产生气泡。

【检查及含量测定】用原子吸收分光光度法或电感耦合等离子体质谱法测定，铅不得过 5mg/kg、镉不得过 5mg/kg、砷不得过 10mg/kg、汞不得过 0.2mg/kg、铜不得过 20mg/kg。含碳酸钙（$CaCO_3$）不得少于 86.0%。

【化学成分】含碳酸钙、角质、氯化钠、磷酸钙、镁盐等。

【性味功效】性温，味咸、涩。收敛止血，涩精止带，制酸止痛，收湿敛疮。

海 马
（Haima，HIPPOCAMPUS）

【来源】为海龙科动物线纹海马 Hippocampus kelloggi Jordan et Snyder、刺海马 Hippocampus histrix Kaup、大海马 Hippocampus kuda Bleeker、三斑海马 Hippocampus trimaculatus Leach 或小海马（海蛆）Hippocampus japonicus Kaup 的干燥体。

【产地】主产于广东、福建、台湾等地。

【采收加工】夏、秋二季捕捞，洗净，晒干；或除去皮膜和内脏，晒干。

【性状鉴别】（1）线纹海马 ①呈扁长形而弯曲，体长约 30cm。②表面黄白色。③头略似马头，有冠状突起，具管状长吻，口小，无牙，两眼深陷。④躯干部七棱形，尾部四棱形，渐细卷曲，体上有瓦楞形的节纹并具短棘。⑤体轻，骨质，坚硬。⑥气微腥，味微咸（图 13-2-7）。

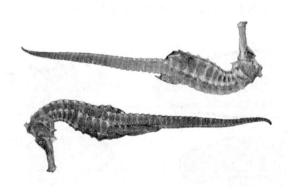

图 13-2-7 线纹海马药材

（2）刺海马 ①体长 15~20cm。②头部及体上环节间的棘细而尖。

（3）大海马 ①体长 20~30cm。②黑褐色。

（4）三斑海马 体侧背部第 1、4、7 节的短棘基部各有一黑斑。

（5）小海马（海蛆）①体形小，长 7~10cm。②黑褐色。③节纹和短棘均较细小。

【显微鉴别】粉末：白色或黄白色。①横纹肌纤维多碎断，有明暗相间的细密横纹；横断面观类长方形或长卵圆形，表面平滑，可见细点或裂缝状空隙。②胶原纤维相互缠绕成团。③皮肤碎片表面观细胞界限不清，可见棕色颗粒状色素物。④骨碎片不规则形，骨陷窝呈长条形或裂缝状。

【化学成分】含蛋白质、脂肪、黄色素、虾青素、黑色素等。

【性味功效】性温，味甘、咸。温肾壮阳，散结消肿。

技能训练

1. 实训目标

掌握水蛭、石决明、珍珠、牡蛎、海螵蛸和海马的性状鉴别要点；掌握石决明和珍珠的粉末特征；通过实训提升学生的职业素质和能力。

2. 准备工作

中药实训室，各药材标本或液浸标本、粉末，镊子，解剖针，试剂，显微镜，多媒体教学设备。

3. 训练过程

（1）教师示教

①性状鉴别

教师取水蛭、石决明、珍珠、牡蛎、海螵蛸和海马的药材标本进行示讲，根据一般性状等确定其药用部位，然后分别按其形状、大小、颜色、表面特征、质地、断面、气味等特征进行观察和描述。

②显微鉴别（粉末特征）

教师分别取石决明和珍珠的中药粉末少许，分别用水装片和水合氯醛溶液制片，通过多媒体教学设备进行示讲。

（2）学生训练　将学生分为每组5人，以小组为单位进行水蛭、石决明、珍珠、牡蛎、海螵蛸和海马性状鉴别和显微鉴别的训练。每组的学生在训练过程中要有团队协作的精神，具备吃苦耐劳、任劳任怨、责任担当、遵守行规、诚实守信、专业形象的职业品质与道德，通过信息技术、创新思维来获得学习资料并能够有计划、自主性地学习，同时关注时政、善于沟通交流，成为具有社会责任与能力的专业技术人员。

（3）实训结束后，教师对各小组的训练过程进行分析与总结，并根据项目考核单进行考核（参照表4-2-1制定），提高学生专业技术水平和职业素质。

4. 实训报告

完成实训报告，并对本次实训的过程进行分析与小结。

任务三　地龙、全蝎、蜈蚣、土鳖虫、桑螵蛸和蝉蜕的鉴定

任务目标

1. 掌握地龙、全蝎、蜈蚣、土鳖虫、桑螵蛸和蝉蜕的来源、产地、采收加工与性状鉴别。

2. 掌握全蝎和蜈蚣的显微鉴别，了解地龙、土鳖虫和桑螵蛸的显微鉴别和理化鉴别。

3. 熟悉地龙、全蝎、蜈蚣、土鳖虫、桑螵蛸和蝉蜕的检查、化学成分与性味功效。

必备知识

地　龙

（Dilong，PHERETIMA）

【来源】　为钜蚓科动物参环毛蚓 *Pheretima aspergillum*（E. Perrier）、通俗环毛蚓 *Pheretima vulgaris* Chen、威廉环毛蚓 *Pheretima guillelmi*（Michaelsen）或栉盲环毛蚓 *Pheretima pectinifera* Michaelsen 的干燥体。前一种习称"广地龙"，后三种习称"沪地龙"。

【产地】　主产于江苏、浙江、湖北、上海、天津、福建、广东等地。

【采收加工】　广地龙春季至秋季捕捉，沪地龙夏季捕捉，及时剖开腹部，除去内脏和泥沙，洗净，晒干或低温干燥。

【性状鉴别】（1）广地龙　①呈长条状薄片，弯曲，边缘略卷，长15~20cm，宽1~2cm。②全体具环节，背部棕褐色至紫灰色，腹部浅黄棕色；第14~16环节为生殖带，习称"白颈"，较光亮。③体前端稍尖，尾端钝圆，刚毛圈粗糙而硬，色稍浅。④雄生殖孔在第18环节腹侧刚毛圈一小孔突上，外缘有数环绕的浅皮褶，内侧刚毛圈隆起，前面两边有横排（一排或两排）小乳突，每边10~20个不等。⑤受精囊孔2对，位于第7（8）~8（9）环节间一椭圆形突起上，约占节周5/11。⑥体轻，略呈革质，不易折断。⑦气腥，味微咸（图13-3-1）。

（2）沪地龙　①长8~15cm，宽0.5~1.5cm。②全体具环节，背部棕褐色至黄褐色，腹部浅黄棕色；第14~16环节为生殖带，较光亮。③第18环节有一对雄生殖孔。④通俗环毛蚓的雄交配腔能全部翻出，呈花菜状或阴茎状；威

廉环毛蚓的雄交配腔孔呈纵向裂缝状；栉盲环毛蚓的雄生殖孔内侧有 1 或多个小乳突。⑤受精囊孔 3 对，在第 6（7）～8（9）环节间（图 13-3-2）。

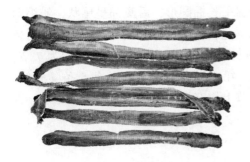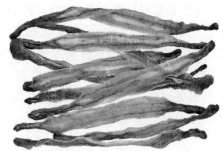

图 13-3-1　广地龙药材　　　　　　　　图 13-3-2　沪地龙药材

【显微鉴别】粉末：淡灰色或灰黄色。①斜纹肌纤维无色或淡棕色，肌纤维散在或相互绞结成片状，多稍弯曲，直径 4～26μm，边缘常不平整。②表皮细胞呈棕黄色，细胞界限不明显，布有暗棕色的色素颗粒。③刚毛少见，常碎断散在，淡棕色或黄棕色，直径 24～32μm，先端多钝圆，有的表面可见纵裂纹。

【理化鉴别】薄层色谱法：取粉末 1g，加水 10mL，加热至沸，放冷，离心，取上清液作为供试品溶液。另取赖氨酸对照品、亮氨酸对照品、缬氨酸对照品，分别加水制成 1mg/mL、1mg/mL 和 0.5mg/mL 的溶液，作为对照品溶液。吸取上述四种溶液各 3μL，分别点于同一硅胶 G 薄层板上，以正丁醇-乙酸-水（4∶1∶1）为展开剂，展开，取出，晾干，喷以茚三酮试液，在 105℃加热至斑点显色清晰。供试品色谱中，在与对照品色谱相应的位置上，显相同颜色的斑点。

【检查及含量测定】杂质不得超过 6%，水分不得超过 12.0%，总灰分不得超过 10.0%，酸不溶性灰分不得超过 5.0%，重金属不得超过 30mg/kg。用醇溶性浸出物测定法中的热浸法测定，稀乙醇浸出物不得少于 16.0%。真菌毒素测定法测定黄曲霉毒素（同延胡索）。

【化学成分】含蛋白质、氨基酸、脂肪酸等。

【性味功效】性寒，味咸。清热定惊，通络，平喘，利尿。

全　蝎
（Quanxie，SCORPIO）

【来源】为钳蝎科动物东亚钳蝎 *Buthus martensii* Karsch 的干燥体。

【产地】主产于山东、河南、河北、辽宁、安徽、湖北等地。

【采收加工】春末至秋初捕捉，除去泥沙，置沸水或沸盐水中，煮至全身僵硬，捞出，置通风处，阴干。

【性状鉴别】①头胸部与前腹部呈扁平长椭圆形，后腹部呈尾状，皱缩弯曲，完整者体长约6cm。②头胸部呈绿褐色，前面有1对短小的螯肢和1对较长大的钳状脚须，形似蟹螯，背面覆有梯形背甲，腹面有足4对，均为7节，末端各具2爪钩；前腹部由7节组成，第7节色深，背甲上有5条隆脊线。③背面绿褐色，后腹部棕黄色，6节，节上均有纵沟，末节有锐钩状毒刺，毒刺下方无距。④气微腥，味咸（图13-3-3）。

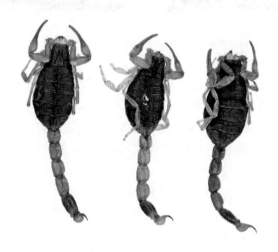

图13-3-3　全蝎药材

【显微鉴别】粉末：黄棕色或淡棕色。①体壁碎片外表皮表面观呈多角形网格样纹理，表面密布细小颗粒，可见毛窝、细小圆孔和淡棕色或近无色的瘤状突起；内表皮无色，有横向条纹，内外表皮纵贯较多长短不一的微细孔道。②刚毛红棕色，多碎断，先端锐尖或钝圆，具纵直纹理，髓腔细窄。③横纹肌纤维多碎断，明带较暗带宽，明带中有一暗线，暗带有致密的短纵纹理。④具脂肪油滴（图13-3-4）。

【检查及含量测定】水分不得超过20.0%，总灰分不得超过17.0%，酸不溶性灰分不得超过3.0%。用醇溶性浸出物测定法中的热浸法测定，乙醇浸出物不得少于18.0%。真菌毒素测定法测定黄曲霉毒素（同延胡索）。

【化学成分】含蝎毒素、棕榈酸、硬脂酸、油酸等。

【性味功效】性平，味辛；有毒。息风镇痉，通络止痛，攻毒散结。

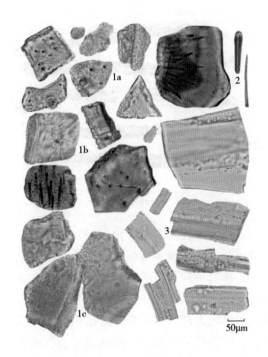

图 13-3-4　全蝎粉末特征

1—壁碎片（1a—外表皮表面观，1b—外表皮断面观，1c—内表皮）　2—刚毛　3—横纹肌纤维

蜈　蚣

（Wugong，SCOLOPENDRA）

【来源】为蜈蚣科动物少棘巨蜈蚣 *Scolopendra subspinipes mutilans* L. Koch 的干燥体。

【产地】主产于浙江、湖北、江苏、安徽等地。现多为家养。

【采收加工】春、夏二季捕捉，用竹片插入头尾，绷直，干燥。

【性状鉴别】①呈扁平长条形，长 9 ~ 15cm，宽 0.5 ~ 1cm。②由头部和躯干部组成，全体共 22 个环节。③头部暗红色或红褐色，略有光泽，有头板覆盖，头板近圆形，前端稍突出，两侧贴有颚肢一对，前端两侧有触角一对。④躯干部第一背板与头板同色，其余 20 个背板为棕绿色或墨绿色，具光泽，自第四背板至第二十背板上常有两条纵沟线；腹部淡黄色或棕黄色，皱缩；自第二节起，每节两侧有步足一对；步足黄色或红褐色，偶有黄白色，呈弯钩形，最末一对步足尾状，故又称尾足，易脱落。⑤质脆，断面有裂隙。⑥气微腥，有特殊刺鼻的臭气，味辛、微咸（图 13-3-5）。

【显微鉴别】粉末：黄绿色或灰黄色。①体壁（几丁质）碎片黄棕色、黄

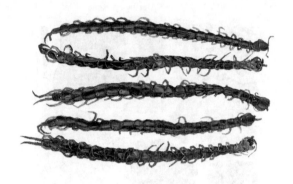

图 13-3-5 蜈蚣药材

绿色、棕色或红棕色；外表皮表面观有多角形网格样纹理，直径 5~14μm，排列整齐，其下散有细小圆孔，在腹部有细小圆孔边缘微拱起，单个散布或 2~4 个集成群，大小不一，排列不规则；横断面观呈棕色，有光泽，有的隐约可见纵纹理；内表皮无色，有横向条纹；内外表皮纵贯有较多长短不一的微细孔道。②横纹肌纤维淡棕色或无色，多碎断，侧面观呈薄片状，明暗相间纹理隐约可见，有的较明显，纹理弧形、水波纹形或稍平直，暗带较窄，有致密的短纵纹；断面观成群或散在，呈多角形、扁平形、条形，表面较平整。③气管壁碎片具棕色或深棕色的螺旋丝，螺旋丝宽 1~5μm，排列呈栅状或弧圈状，丝间有近无色或淡灰色小斑点；有时可较细气管，具分枝，螺旋丝较细小；脂肪油滴淡黄色，散在。④刚毛无色透明或棕黄色；基部直径 8~17μm，有髓腔；少数刚毛 3~4 个成簇，类似星状毛，表面有斜向纹理；少数刚毛位于体壁碎片上。

【理化鉴别】取蜈蚣体壁碎片，经水合氯醛透化后，呈淡黄色或近无色。

【检查及含量测定】水分不得超过 15.0%，总灰分不得超过 5.0%。用醇溶性浸出物测定法中的热浸法测定，稀乙醇浸出物不得少于 20.0%。真菌毒素测定法测定黄曲霉毒素（同延胡索）。

【化学成分】含组织胺样物质、溶血素、酪氨酸、亮氨酸、甲酸、脂肪、胆甾酸、蛋白质等。

【性味功效】性温，味辛；有毒。息风镇痉，通络止痛，攻毒散结。

土 鳖 虫

（Tubiechong，EUPOLYPHAGA STELEOPHAGA）

【来源】为鳖蠊科昆虫地鳖 *Eupolyphaga sinensis* Walker 或冀地鳖 *Steleophaga plancyi*（Boleny）的雌虫干燥体。

【产地】地鳖主产于江苏、安徽、河南、湖北等地；冀地鳖主产于河北、北京、山东等地。野生或饲养。

【采收加工】捕捉后，置沸水中烫死，晒干或烘干。

【性状鉴别】（1）地鳖　①呈扁平卵形，长 1.3~3cm，宽 1.2~2.4cm。②前端较窄，后端较宽，背部紫褐色，具光泽，无翅。③前胸背板较发达，盖住头部；腹背板 9 节，呈覆瓦状排列。④腹面红棕色，头部较小，有丝状触角 1 对，常脱落，胸部有足 3 对，具细毛和刺。⑤腹部有横环节。⑥质松脆，易碎。⑦气腥臭，味微咸（图 13-3-6）。

（2）冀地鳖　①长 2.2~3.7cm，宽 1.4~2.5cm。②背部黑棕色，通常在边缘带有淡黄褐色斑块及黑色小点（图 13-3-7）。

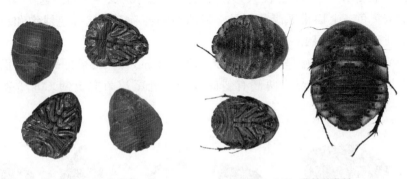

图 13-3-6　地鳖药材　　　　　图 13-3-7　冀地鳖药材

【显微鉴别】粉末：灰棕色。①体壁碎片深棕色或黄色，表面有不规则纹理，其上着生短粗或细长刚毛，常可见刚毛脱落后的圆形毛窝，直径 5~32μm；刚毛棕黄色或黄色，先端锐尖或钝圆，长 12~270μm，直径 10~32μm，有的具纵直纹理。②横纹肌纤维无色或淡黄色，常碎断，有细密横纹，平直或呈微波状，明带较暗带为宽。

【检查及含量测定】杂质不得超过 5%，水分不得超过 10.0%，总灰分不得超过 13.0%，酸不溶性灰分不得超过 5.0%。用水溶性浸出物测定法中的热浸法测定，浸出物不得少于 22.0%。真菌毒素测定法测定黄曲霉毒素（同延胡素）。

【化学成分】含二十八烷醇、β-谷甾醇、尿嘧啶、尿囊素等。

【性味功效】性寒，味咸；有小毒。破血逐瘀，续筋接骨。

桑　螵　蛸
（Sangpiaoxiao，MANTIDIS OÖTHECA）

【来源】为螳螂科昆虫大刀螂 *Tenodera sinensis* Saussure、小刀螂 *Statilia mac-*

ulata（Thunberg）或巨斧螳螂 *Hierodulapatellifera*（Serville）的干燥卵鞘。以上三种分别习称"团螵蛸""长螵蛸"及"黑螵蛸"。

【产地】主产于广西、云南、湖北、湖南、辽宁、广东、台湾等地。

【采收加工】深秋至次春收集，除去杂质，蒸至虫卵死后，干燥。

【性状鉴别】（1）团螵蛸　①略呈圆柱形或半圆形，由多层膜状薄片叠成，长2.5~4cm，宽2~3cm。②表面浅黄褐色，上面带状隆起不明显，底面平坦或有凹沟。③体轻，质松而韧，横断面可见外层为海绵状，内层为许多放射状排列的小室，室内各有一细小椭圆形卵，深棕色，有光泽。④气微腥，味淡或微咸（图13-3-8）。

（2）长螵蛸　①略呈长条形，一端较细，长2.5~5cm，宽1~1.5cm。②表面灰黄色，上面带状隆起明显，带的两侧各有一条暗棕色浅沟和斜向纹理。③质硬而脆（图13-3-9）。

（3）黑螵蛸　①略呈平行四边形，长2~4cm，宽1.5~2cm。②表面灰褐色，上面带状隆起明显，两侧有斜向纹理，近尾端微向上翘。③质硬而韧（图13-3-10）。

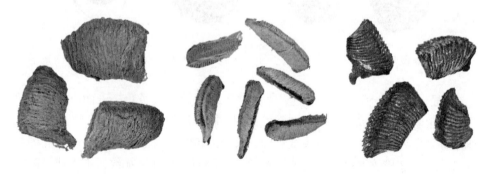

图13-3-8　团螵蛸药材　　　　图13-3-9　长螵蛸药材　　　　图13-3-10　黑螵蛸药材

【显微鉴别】粉末：浅黄棕色。①斯氏液装片，卵黄颗粒较多，淡黄色，类圆形，直径40~150μm，表面具不规则颗粒状物或凹孔。②水合氯醛装片，卵鞘外壁碎片不规则，淡黄棕色至淡红棕色，表面具大小不等的圆形空腔，并有少量柠檬酸钙柱晶；卵鞘内层碎片淡黄色或淡黄棕色，密布大量柠檬酸钙柱晶，柱晶直径2~10μm，长至20μm。

【检查及含量测定】水分不得超过15.0%，总灰分不得超过8.0%，酸不溶性灰分不得超过3.0%。

【化学成分】含蛋白质、脂肪等。

【性味功效】性平，味甘、咸。固精缩尿，补肾助阳。

蝉 蜕

（Chantui，CICADAE PERIOSTRACUM）

【来源】为蝉科昆虫黑蚱 *Cryptotympana pustulata* Fabricius 的若虫羽化时脱落的皮壳。

【产地】主产于山东、河南、河北、湖北、江苏、四川等地。

【采收加工】夏、秋二季收集，除去泥沙，晒干。

【性状鉴别】①呈椭圆形而弯曲，长约 3.5cm，宽约 2cm。②表面黄棕色，半透明，有光泽。③头部有丝状触角 1 对，多已断落，复眼突出。④额部先端突出，口吻发达，上唇宽短，下唇伸长成管状。⑤胸部背面呈"十"字形裂开，裂口向内卷曲，脊背两旁具小翅 2 对；腹面有足 3 对，被黄棕色细毛。⑥腹部钝圆，共 9 节。⑦体轻，中空，易碎。⑧气微，味淡（图 13-3-11）。

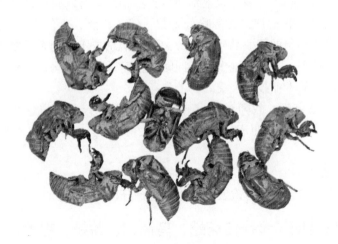

图 13-3-11 蝉蜕药材

【化学成分】含甲壳质、蛋白质、氨基酸、有机酸等。

【性味功效】性寒，味甘。疏散风热，利咽，透疹，明目退翳，解痉。

(技能训练)

1. 实训目标

掌握地龙、全蝎、蜈蚣、土鳖虫、桑螵蛸和蝉蜕的性状鉴别要点；掌握全蝎和蜈蚣的粉末特征；通过实训提升学生的职业素质和能力。

2. 准备工作

中药实训室，各药材标本或液浸标本、粉末，镊子，解剖针，试剂，显微镜，多媒体教学设备。

3. 训练过程

（1）教师示教

①性状鉴别

教师取地龙、全蝎、蜈蚣、土鳖虫、桑螵蛸和蝉蜕的药材标本进行示讲，根据一般性状等确定其药用部位，然后分别按其形状、大小、颜色、表面特征、质地、断面、气味等特征进行观察和描述。

②显微鉴别（组织特征）

教师分别取全蝎和蜈蚣的中药粉末少许，分别用水装片和水合氯醛溶液制片，通过多媒体教学设备进行示讲。

（2）学生训练　将学生分为每组5人，以小组为单位进行地龙、全蝎、蜈蚣、土鳖虫、桑螵蛸和蝉蜕性状鉴别和显微鉴别的训练。每组的学生在训练过程中要有团队协作的精神，具备吃苦耐劳、任劳任怨、责任担当、遵守行规、诚实守信、专业形象的职业品质与道德，通过信息技术、创新思维来获得学习资料并能够有计划、自主性地学习，同时关注时政、善于沟通交流，成为具有社会责任与能力的专业技术人员。

（3）实训结束后，教师对各小组的训练过程进行分析与总结，并根据项目考核单进行考核（参照表4-2-1制定），提高学生专业技术水平和职业素质。

4. 实训报告

完成实训报告，并对本次实训的过程进行分析与小结。

任务四　金钱白花蛇、乌梢蛇、蕲蛇、蟾酥、龟甲和鳖甲的鉴定

（任务目标）

1. 掌握金钱白花蛇、乌梢蛇、蕲蛇、蟾酥、龟甲和鳖甲的来源、产地、采收加工与性状鉴别。

2. 掌握蕲蛇和蟾酥的显微鉴别、理化鉴别，了解金钱白花蛇、乌梢蛇和鳖甲的显微鉴别。

3. 熟悉金钱白花蛇、乌梢蛇、蕲蛇、蟾酥、龟甲和鳖甲的检查、化学成分与性味功效。

必备知识

金钱白花蛇
（Jinqianbaihuashe，BUNGARUS PARVUS）

【来源】为眼镜蛇科动物银环蛇 *Bungarus multicinctus* Blyth 的幼蛇干燥体。

【产地】主产于广东、广西、江西等地。

【采收加工】夏、秋二季捕捉，剖开腹部，除去内脏，擦净血迹，用乙醇浸泡处理后，盘成圆形，用竹签固定，干燥。

【性状鉴别】①呈圆盘状，盘径 3～6cm，蛇体直径 0.2～0.4cm。②头盘在中间，尾细，常纳口内，口腔内上颌骨前端有毒沟牙 1 对，鼻间鳞 2 片，无颊鳞，上下唇鳞通常各为 7 片。③背部黑色或灰黑色，有白色环纹 45～58 个，黑白相间，白环纹在背部宽 1～2 行鳞片，向腹面渐增宽，黑环纹宽 3～5 行鳞片，背正中明显突起一条脊棱，脊鳞扩大呈六角形，背鳞细密，通身 15 行，尾下鳞单行。④气微腥，味微咸（图 13-4-1）。

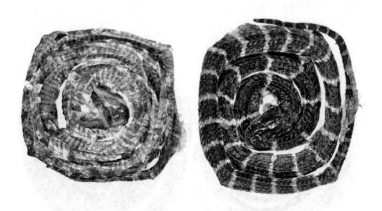

图 13-4-1　金钱白花蛇药材

【显微鉴别】粉末：浅黄色。①鳞片碎片表面具有极细密的点状突起及纵列的短点纹，有的碎片具有小孔；电镜下可见鳞片表面刺状突起大小均匀，排列整齐，背鳞表面具有网眼状纹饰；在整个鳞片的近游离端 1/3 处有 1 列横向排列的圆形小孔 3～6 个。②骨碎片透明，骨质纹理明显，疏密不一，骨陷窝以椭圆形者多，也有圆形或不规则形的，骨小管不明显。

【检查及含量测定】用醇溶性浸出物测定法中的热浸法测定，稀乙醇浸出物不得少于 15.0%。

【化学成分】蛇体含蛋白质、脂肪及鸟苷等；头部毒腺中含强烈的神经性毒，为小分子蛋白质或多肽类，并含溶血成分及血球凝集成分。

【性味功效】性温，味甘、咸；有毒。祛风，通络，止痉。

乌 梢 蛇

(Wushaoshe，ZAOCYS)

【来源】为游蛇科动物乌梢蛇 *Zaocys dhumnades*（Cantor）的干燥体。

【产地】主产于江苏、浙江、安徽、福建、河南、湖北、湖南等地。

【采收加工】多于夏、秋二季捕捉，剖开腹部或先剥皮留头尾，除去内脏，盘成圆盘状，干燥。

【性状鉴别】①呈圆盘状，盘径约 16cm。②表面黑褐色或绿黑色，密被菱形鳞片；背鳞行数成双，背中央 2~4 行鳞片强烈起棱，形成两条纵贯全体的黑线。③头盘在中间，扁圆形，眼大而下凹陷，有光泽。④上唇鳞 8 枚，第 4、5 枚入眶，颊鳞 1 枚，眼前下鳞 1 枚，较小，眼后鳞 2 枚。⑤脊部高耸成屋脊状。⑥腹部剖开边缘向内卷曲，脊肌肉厚，黄白色或淡棕色，可见排列整齐的肋骨。⑦尾部渐细而长，尾下鳞双行。⑧剥皮者仅留头尾之皮鳞，中段较光滑。⑨气腥，味淡（图 13-4-2）。

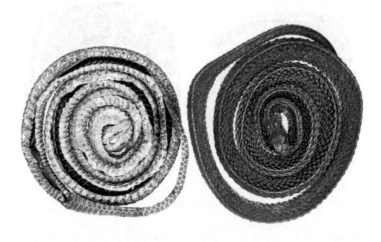

图 13-4-2　乌梢蛇药材

【显微鉴别】粉末：黄色或淡棕色。①角质鳞片近无色或淡黄色，表面具纵向条纹。②表皮表面观密布棕色或棕黑色色素颗粒，常连成网状、分枝状或聚集成团。③横纹肌纤维淡黄色或近无色，有明暗相间的细密横纹。④骨碎片近无色或淡灰色，呈不规则碎块，骨陷窝长梭形，大多同方向排列，骨小管密而较粗。

【检查及含量测定】饮片水分不得超过 13.0%、乌梢蛇肉水分不得超过 11.0%、酒乌梢蛇水分不得超过 13.0%。用醇溶性浸出物测定法中的热浸法测定，稀乙醇浸出物不得少于 12.0%（饮片不得少于 14.0%）。

【化学成分】含氨基酸、蛋白质、微量元素等。

【性味功效】性平，味甘。祛风，通络，止痉。

蕲 蛇
（Qishe，AGKISTRODON）

【来源】为蝰科动物五步蛇 *Agkistrodon acutus*（Guenther）的干燥体。

【产地】主产于浙江、江西、福建、广东等地。

【采收加工】多于夏、秋二季捕捉，剖开蛇腹，除去内脏，洗净，用竹片撑开腹部，盘成圆盘状，干燥后拆除竹片。

【性状鉴别】①呈圆盘状，盘径 17~34cm，体长可达 2m。②头在中间稍向上，呈三角形而扁平，吻端向上，习称"翘鼻头"。③上腭有管状毒牙，中空尖锐。④背部两侧各有黑褐色与浅棕色组成的"V"形斑纹 17~25 个，其"V"形的两上端在背中线上相接，习称"方胜纹"，有的左右不相接，呈交错排列。⑤腹部撑开或不撑开，灰白色，鳞片较大，有黑色类圆形的斑点，习称"连珠斑"；腹内壁黄白色，脊椎骨的棘突较高，呈刀片状上突，前后椎体下突基本同形，多为弯刀状，向后倾斜，尖端明显超过椎体后隆面。⑥尾部骤细，末端有三角形深灰色的角质鳞片 1 枚。⑦气腥，味微咸（图 13-4-3）。

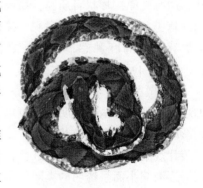

图 13-4-3 蕲蛇药材

【显微鉴别】（1）背鳞横切面 ①部分真皮和表皮向外乳头状突出，使外表面呈波浪形，突起部的真皮含较多色素。②内表面较平直，无乳头状突起。

（2）粉末 背鳞外表面呈深棕色或黄棕色，密布乳头状突起，乳突呈类三角形、类卵形或不规则形，内含颗粒状色素。

【理化鉴别】通过聚丙烯酰胺凝胶蛋白电泳谱带特征能区别于其他蛇类中药。

【检查及含量测定】饮片水分不得超过 14.0%，蕲蛇肉总灰分不得超过 4.0%。用醇溶性浸出物测定法中的热浸法测定，稀乙醇浸出物不得少于 10.0%（饮片不得少于 12.0%）。

【化学成分】蛇体含蛋白质、脂肪、氨基酸等；头部毒腺中含出血性毒、神经性毒、溶血成分、促进血液凝固成分、鸟苷等。

【性味功效】性温，味甘、咸；有毒。祛风，通络，止痉。

蟾 酥
（Chansu，BUFONIS VENENUM）

【来源】为蟾蜍科动物中华大蟾蜍 *Bufo bufo gargarizans* Cantor 或黑眶蟾蜍 *Bufo melanostictus* Schneider 的干燥分泌物。

【产地】主产于辽宁、山东、江苏、河北、广东、安徽、浙江等地。

【采收加工】多于夏、秋二季捕捉蟾蜍，洗净，挤取耳后腺和皮肤腺的白色浆液，加工，干燥。

【性状鉴别】①呈扁圆形团块状或片状。②棕褐色或红棕色。③团块状者质坚，不易折断，断面棕褐色，角质状，微有光泽；片状者质脆，易碎，断面红棕色，半透明。④气微腥，味初甜而后有持久的麻辣感，粉末嗅之作嚏（图13-4-4）。

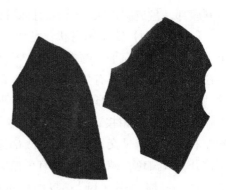

图13-4-4 蟾酥药材

【显微鉴别】粉末：淡棕色。①甘油水装片观察，呈半透明或淡黄色不规则形碎块，并附有沙粒状固体。②浓硫酸装片观察，显橙黄色或橙红色，碎块四周逐渐缩小而呈透明的类圆形小块，表面显龟裂状纹理，放置稍久渐溶解消失。③水装片加碘试液观察，不应含有淀粉粒。

【理化鉴别】（1）断面沾水，即呈乳白色隆起。

（2）取粉末0.1g，加甲醇5mL，浸泡1h，滤过，滤液加对二甲氨基苯甲醛固体少量，滴加硫酸数滴，即显蓝紫色。

【检查及含量测定】水分不得超过13.0%（饮片不得超过8.0%），总灰分不得超过5.0%，酸不溶性不得超过2.0%。高效液相色谱法测定，按干燥品计算，含蟾毒灵（$C_{24}H_{34}O_4$）、华蟾酥毒基（$C_{26}H_{34}O_6$）和脂蟾毒配基（$C_{24}H_{32}O_4$）的总量不得少于7.0%。

【化学成分】含蟾毒配基类化合物、蟾毒类、蟾酥碱、蟾酥甲碱、去氢蟾酥碱、含甾醇类、肾上腺素、多种氨基酸等。

【性味功效】性温，味辛；有毒。解毒，止痛，开窍醒神。

龟　甲

（Guijia，TESTUDINIS CARAPAX ET PLASTRUM）

【来源】 为龟科动物乌龟 *Chinemys reevesii*（Gray）的背甲及腹甲。

【产地】 主产于江苏、上海、浙江、安徽、湖北、广西等地。

【采收加工】 全年均可捕捉，以秋、冬二季为多，捕捉后杀死，或用沸水烫死，剥取背甲和腹甲，除去残肉，晒干。

【性状鉴别】 ①背甲及腹甲由甲桥相连，背甲稍长于腹甲，与腹甲常分离。②背甲呈长椭圆形拱状，长 7.5~22cm，宽 6~18cm；外表面棕褐色或黑褐色，脊棱 3 条；颈盾 1 块，前窄后宽；椎盾 5 块，第 1 椎盾长大于宽或近相等，第 2~4 椎盾宽大于长；肋盾两侧对称，各 4 块；缘盾每侧 11 块；臀盾 2 块。③腹甲呈板片状，近长方椭圆形，长 6.4~21cm，宽 5.5~17cm；外表面淡黄棕色至棕黑色，盾片 12 块，每块常具紫褐色放射状纹理，腹盾、胸盾和股盾中缝均长，喉盾、肛盾次之，肱盾中缝最短；内表面黄白色至灰白色，有的略带血迹或残肉，除净后可见骨板 9 块，呈锯齿状嵌接；前端钝圆或平截，后端具三角形缺刻，两侧残存呈翼状向斜上方弯曲的甲桥。④质坚硬；气微腥，味微咸（图 13-4-5、图 13-4-6）。

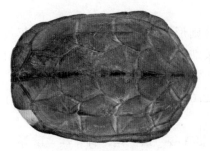 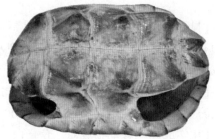

图 13-4-5　龟甲（背面）药材　　　　　图 13-4-6　龟甲（腹面）药材

【检查及含量测定】 用水溶性浸出物测定法中的热浸法测定，浸出物不得少于 4.5%（饮片不得少于 8.0%）。

【化学成分】 含动物胶、角蛋白、脂肪和钙、磷等。

【性味功效】 性微寒，味咸、甘。滋阴潜阳，益肾强骨，养血补心，固经止崩。

鳖　甲

（Biejia，TRRIONYCIS CARAPAX）

【来源】 为鳖科动物鳖 *Trionyx sinensis* Wiegmann 的背甲。

【产地】主产于湖北、安徽、江苏、河南、湖南、浙江、江西等地。

【采收加工】全年均可捕捉，以秋、冬二季为多，捕捉后杀死，置沸水中烫至背甲上的硬皮能剥落时，取出，剥取背甲，除去残肉，晒干。

【性状鉴别】①呈椭圆形或卵圆形，背面隆起，长 10~15cm，宽 9~14cm。②外表面黑褐色或墨绿色，略有光泽，具细网状皱纹和灰黄色或灰白色斑点，中间有一条纵棱，两侧各有左右对称的横凹纹 8 条，外皮脱落后，可见锯齿状嵌接缝。③内表面类白色，中部有突起的脊椎骨，颈骨向内卷曲，两侧各有肋骨 8 条，伸出边缘。④质坚硬。⑤气微腥，味淡（图 13-4-7、图 13-4-8）。

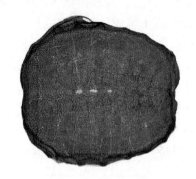
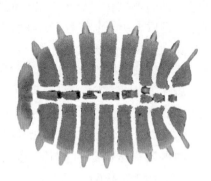

图 13-4-7　鳖甲药材　　　　　图 13-4-8　鳖甲解剖结构

【显微鉴别】横切面：骨碎片呈不规则形，大小不一，灰白色或灰黄色，表面有纵向或纵横交错的网状细密纹理及细点状孔隙，骨陷窝不规则形、长棱形或细长裂隙状，骨小管隐约可见。

【检查及含量测定】水分不得超过 12.0%。用醇溶性浸出物测定法中的热浸法测定，稀乙醇浸出物不得少于 5.0%。

【化学成分】含动物胶质、角蛋白、氨基酸、铁、铜、锌、镁、碘等。

【性味功效】性微寒，味咸。滋阴潜阳，退热除蒸，软坚散结。

技能训练

1. 实训目标

掌握金钱白花蛇、乌梢蛇、蕲蛇、蟾酥、龟甲和鳖甲的性状鉴别要点；掌握蕲蛇的组织特征和蟾酥的粉末特征；通过实训提升学生的职业素质和能力。

2. 准备工作

中药实训室，各药材标本或液浸标本、粉末，镊子，解剖针，试剂，显微镜，多媒体教学设备。

3. 训练过程

(1) 教师示教

①性状鉴别

教师取金钱白花蛇、乌梢蛇、蕲蛇、蟾酥、龟甲和鳖甲的药材标本进行示讲,根据一般性状等确定其药用部位,然后分别按其形状、大小、颜色、表面特征、质地、断面、气味等特征进行观察和描述。

②显微鉴别

a. 组织特征。教师取蕲蛇的组织切片,在低倍镜下由外向内依次观察,内含物的特征可在高倍镜下观察,通过多媒体教学设备进行示讲。

b. 粉末特征。教师取蟾酥的中药粉末少许,分别用水装片和水合氯醛溶液制片,通过多媒体教学设备进行示讲。

(2) 学生训练 将学生分为每组5人,以小组为单位进行金钱白花蛇、乌梢蛇、蕲蛇、蟾酥、龟甲和鳖甲性状鉴别和显微鉴别的训练。每组的学生在训练过程中要有团队协作的精神,具备吃苦耐劳、任劳任怨、责任担当、遵守行规、诚实守信、专业形象的职业品质与道德,通过信息技术、创新思维来获得学习资料并能够有计划、自主性地学习,同时关注时政、善于沟通交流,成为具有社会责任与能力的专业技术人员。

(3) 实训结束后,教师对各小组的训练过程进行分析与总结,并根据项目考核单进行考核(参照表4-2-1制定),提高学生专业技术水平和职业素质。

4. 实训报告

完成实训报告,并对本次实训的过程进行分析与小结。

任务五 鸡内金、羚羊角、蛤蚧、僵蚕、蜂蜜、珍珠母和斑蝥的鉴定

任务目标

1. 掌握鸡内金、羚羊角、蛤蚧、僵蚕、蜂蜜、珍珠母和斑蝥的来源、产地、采收加工与性状鉴别。

2. 掌握羚羊角和僵蚕的显微鉴别;了解蛤蚧、珍珠母、斑蝥的显微鉴别,羚羊角、蛤蚧、珍珠母和斑蝥的理化鉴别。

3. 熟悉鸡内金、羚羊角、蛤蚧、僵蚕、蜂蜜、珍珠母和斑蝥的检查、化学成分与性味功效。

必备知识

鸡 内 金

（Jineijin，GALLI GIGERII EEDOTHELIUM CORNEUM）

【来源】为雉科动物家鸡 *Gallus gallus domesticus* Brisson 的干燥肌胃内壁。

【产地】全国各地均有饲养。

【采收加工】杀鸡后，取出肌胃，立即剥下内壁，洗净，干燥。

【性状鉴别】①呈不规则卷片，厚约 2mm。②表面黄色、黄绿色或黄褐色，薄而半透明，具明显的条状皱纹。③质脆，易碎，断面角质样，有光泽。④气微腥，味微苦（图 13-5-1）。

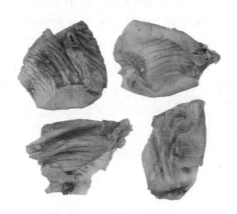

图 13-5-1 鸡内金药材

【检查及含量测定】水分不得超过 15.0%，总灰分不得超过 2.0%。用醇溶性浸出物测定法中的热浸法测定，稀乙醇浸出物不得少于 7.5%。

【化学成分】含蛋白酶、淀粉酶、类角蛋白、氨基酸等。

【性味功效】性平，味甘。健胃消食，涩精止遗，通淋化石。

羚 羊 角

（Lingyangjiao，SAIGAE TATAICAE CORNU）

【来源】为牛科动物赛加羚羊 *Saiga tatarica* Linnaeus 的角。

【产地】原产于西伯利亚、小亚细亚半岛一带；主产于新疆北部。

【采收加工】全年可捕，猎取后锯取其角，晒干。

【性状鉴别】①呈长圆锥形，略呈弓形弯曲，长 15~33cm；类白色或黄白色，基部稍呈青灰色。②嫩枝对光透视有“血丝”或紫黑色斑纹，光润如玉，无裂纹，老枝则有细纵裂纹。③除尖端部分外，10~16 个隆起环脊，间距约 2cm，用手握之，四指正好嵌入凹处。④角的基部横截面圆形，直径 3~4cm，内有坚硬质重的角柱，习称"骨塞"，骨塞长约占全角的 1/2 或 1/3，表面有突起的纵棱与其外面角鞘内的凹沟紧密嵌合，从横断面观，其结合部呈锯齿状。⑤除去"骨塞"后，角的下半段成空洞，全角呈半透明，对光透视，上半段中央有一条隐约可辨的细孔道直通角尖，习称"通天眼"。⑥质坚硬。⑦气微，味淡（图 13-5-2）。

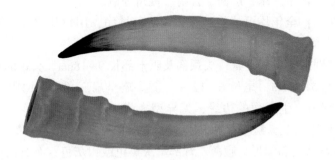

图 13-5-2　羚羊角药材

【显微鉴别】（1）横切面　①可见组织构造多少呈波浪状起伏。②角顶部组织波浪起伏最为明显，在峰部往往有束存在，束多呈三角形；角中部稍呈波浪状，束多呈双凸透镜形；角基部波浪形不明显，束呈椭圆形至类圆形。③髓腔的大小不一，长径 10~50（80）μm，以角基部的髓腔最大。④束的皮层细胞扁梭形，3~5 层；束间距离较宽广，充满着近等径性多边形、长菱形或狭长形的基本角质细胞。⑤皮层细胞或基本角质细胞均无色透明，其中不含或仅含少量细小浅灰色色素颗粒，细胞中央往往可见一个折光性强的圆粒或线状物。

（2）粉末　类白色。①不规则碎片，近无色，微透明，稍有光泽，小碎片显颗粒性。②纵向碎片髓呈长管形，基本角质细胞呈长棱形、长条形或裂缝状。③横断面碎片少见，髓呈双凸透镜形、椭圆形、类圆形或类三角形，周围有同心性排列的皮层细胞，外侧基本角质细胞呈菱形、长方形或多角形；两类细胞均不含或仅含少数灰色色素颗粒，细胞中央常有一发亮的圆粒或线状物。④角塞碎片多呈不规则形，无色，骨空洞呈类圆形、椭圆形，周围骨板环纹清晰可见，间有骨陷窝，骨板间可见放射状骨小管。⑤骨膜碎片少见，淡黄色或棕黄色，胶质纤维束状。

【理化鉴别】取羚羊角粗粉的三氯甲烷提取液，水浴蒸去溶剂，残渣以少量乙酸溶解，再加入乙酸酐-浓硫酸（19∶1）试液数滴，先显红色，渐变为蓝色至黑绿色。

【化学成分】含角蛋白、氨基酸、卵磷脂、脑磷脂、鞘磷脂、磷脂酰丝氨酸、磷酸钙、不溶性无机盐等。

【性味功效】性寒，味咸。平肝息风，清肝明目，散血解毒。

蛤　蚧
（Gejie，GECKO）

【来源】为壁虎科动物蛤蚧 *Gekko gecko* Linnaeus 的干燥体。

【产地】主产于广东、广西、云南、贵州等地。

【采收加工】全年均可捕捉，除去内脏，拭净，用竹片撑开，使全体扁平顺直，低温干燥。

【性状鉴别】①呈扁片状，头颈部及躯干部长 9~18cm，头颈部约占三分之一，腹背部宽 6~11cm，尾长 6~12cm。②头略呈扁三角状，两眼多凹陷成窟窿，口内有细齿，生于额的边缘，无异型大齿。③吻部半圆形，吻鳞不切鼻孔，与鼻鳞相连，上鼻鳞左右各 1 片，上唇鳞 12~14 对，下唇鳞（包括颏鳞）21 片。④腹背部呈椭圆形，腹薄。背部呈灰黑色或银灰色，有黄白色、灰绿色或橙红色斑点散在或密集成不显著的斑纹，脊椎骨和两侧肋骨突起。⑤四足均具 5 趾；趾间仅具蹼迹，足趾底有吸盘。尾细而坚实，微现骨节，与背部颜色相同，有 6~7 个明显的银灰色环带，有的再生尾较原生尾短，且银灰色环带不明显。⑥全身密被圆形或多角形微有光泽的细鳞。⑦气腥，味微咸（图 13-5-3）。

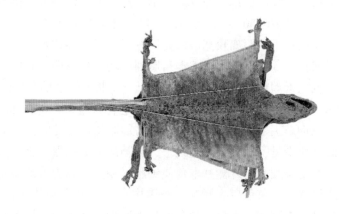

图 13-5-3　蛤蚧药材

【显微鉴别】粉末：淡黄色或淡灰黄色。①横纹肌纤维侧面观有波峰状或稍平直的细密横纹；横断面观三角形、类圆形或类方形。②鳞片近无色，表面可见半圆形或类圆形的隆起，略作覆瓦状排列，布有极细小的粒状物，有的可见圆形孔洞。③皮肤碎片表面可见棕色或棕黑色色素颗粒。④骨碎片不规则碎块状，表面有细小裂缝状或针状空隙；可见裂缝状骨陷窝。

【理化鉴别】薄层色谱法：取粉末0.4g，加70%乙醇5mL，超声处理30min，滤过，滤液作为供试品溶液。另取蛤蚧对照药材0.4g，同法制成对照药材溶液。吸取上述两种溶液各5~8μL，分别点于同一硅胶G薄层板上，以正丁醇-冰醋酸-水（3∶1∶1）为展开剂，展开15cm，取出，晾干，喷以茚三酮试液，在105℃加热至斑点显色清晰。供试品色谱中，在与对照药材色谱相应的位置上，显相同颜色的斑点。

【检查及含量测定】用醇溶性浸出物测定法中的冷浸法测定，稀乙醇浸出物不得少于8.0%。

【化学成分】含肌肽、胆碱、肉毒碱、鸟嘌呤、甘氨酸、脯氨酸、谷氨酸、钙、磷、镁、锌等。

【性味功效】性平，味咸。补肺益肾，纳气定喘，助阳益精。

僵　蚕

（Jiangcan，BOMBYX BATRYTICATUS）

【来源】为蚕蛾科昆虫家蚕 *Bombyx mori* Linnaeus 4~5龄的幼虫感染（或人工接种）白僵菌 *Beauveria bassiana*（Bals.）Vuillant 而致死的干燥体。

【产地】主产于江苏、浙江、四川、广东等地。

【采收加工】多于春、秋季生产，将感染白僵菌而病死的蚕干燥。

【性状鉴别】①略呈圆柱形，多弯曲皱缩。长2~5cm，直径0.5~0.7cm。②表面灰黄色，被有白色粉霜状的气生菌丝和分生孢子。③头部较圆，足8对，体节明显，尾部略呈二分歧状。④质硬而脆，易折断，断面平坦，外层白色，中间有亮棕色或亮黑色的丝腺环4个。⑤气微腥，味微咸（图13-5-4）。

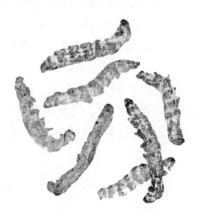

图13-5-4　僵蚕药材

【显微鉴别】粉末：灰棕色或灰褐色。①菌丝体近无色，细长卷曲缠结在体壁中。②气管壁碎片略弯曲或呈弧状，具棕色或深棕色的螺旋丝。③表皮组织表面具网格样皱缩纹理以及纹理突起形成的小尖突，有圆形毛窝，边缘黄色；刚毛黄色或黄棕色，表面光滑，壁稍厚。④未消化的桑叶组织中大多含草酸钙簇晶或方晶。⑤横纹肌纤维常与气管壁碎片连结，近无色或淡黄色，隐约可见明暗相间的横向波状纹理（图13-5-5）。

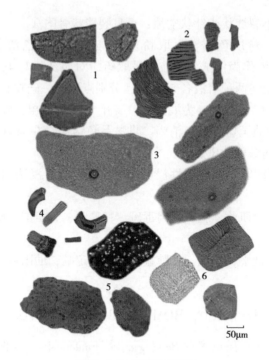

图 13-5-5　僵蚕粉末特征

1—菌丝体　2—气管壁碎片　3—表皮组织　4—刚毛　5—草酸钙簇晶或方晶　6—横纹肌纤维

【检查及含量测定】杂质不得超过3%，水分不得超过13.0%，总灰分不得超过7.0%，酸不溶性灰分不得超过2.0%。用醇溶性浸出物测定法中的热浸法测定，稀乙醇浸出物不得少于20.0%。真菌毒素测定法测定黄曲霉毒素（同延胡索）。

【化学成分】含蛋白质、脂肪、草酸铵、白僵菌黄色素、高分子昆虫毒素、环酯肽类白僵菌素、甾醇类等。

【性味功效】性平，味咸、辛。息风止痉，祛风止痛，化痰散结。

蜂　蜜
(Fengmi，MEL)

【来源】为蜜蜂科昆虫中华蜜蜂 *Apis cerana* Fabricius 或意大利蜂 *Apis mellifera* Linnaeus 所酿的蜜。

【产地】全国大部分地区均有产。

【采收加工】春季至秋季采收，滤过。

【性状鉴别】①半透明、带光泽、浓稠的液体，白色至淡黄色或橘黄色至黄褐色，放久或遇冷渐有白色颗粒状结晶析出。②气芳香，味极甜。③相对密度：如有结晶析出，可置于不超过 60℃的水浴中，待结晶全部融化后，搅匀，冷至 25℃，用韦氏比重秤法测定，相对密度应在 1.349 以上。

【检查及含量测定】水分不得超过 24.0%。高效液相色谱法测定，按干燥品计算，含 5-羟甲基糠醛不得超过 0.004%，含蔗糖和麦芽糖分别不得超过 5.0%，含果糖（$C_6H_{12}O_6$）和葡萄糖的总量不得少于 60.0%，果糖与葡萄糖含量比值不得小于 1.0。

酸度：取本品 10g，加新沸过的冷水 50mL，混匀，加酚酞指示液 2 滴与氢氧化钠滴定液（0.1mol/L）4mL，应显粉红色，10s 内不消失。

淀粉和糊精：取本品 2g，加水 10mL，加热煮沸，放冷，加碘试液 1 滴，不得显蓝色、绿色或红褐色。

【化学成分】含葡萄糖、果糖、蔗糖、糊精、有机酸、蛋白质、挥发油、蜡、花粉粒等。

【性味功效】性平，味甘。补中，润燥，止痛，解毒；外用生肌敛疮。

珍 珠 母

（Zhenzhumu，MARGARITIFERA CORNEUM）

【来源】为蚌科动物三角帆蚌 *Hyriopsis cumingii*（Lea）、褶纹冠蚌 *Cristaria plicata*（Leach）或珍珠贝科动物马氏珍珠贝 *Pteria martensii*（Dunker）的贝壳。

【产地】主产于江苏、浙江、湖北、安徽等地。

【采收加工】去肉，洗净，干燥。

【性状鉴别】（1）三角帆蚌　①略呈不等边四角形。②壳面生长轮呈同心环状排列。③后背缘向上突起，形成大的三角形帆状后翼。④壳内面外套痕明显；前闭壳肌痕呈卵圆形，后闭壳肌痕略呈三角形。⑤左右壳均具两枚拟主齿，左壳具两枚长条形侧齿，右壳具一枚长条形侧齿；具光泽。⑥质坚硬。⑦气微腥，味淡（图 13-5-6）。

（2）褶纹冠蚌　①呈不等边三角形。②后背缘向上伸展成大型的冠。③壳内面外套痕略明显；前闭壳肌痕呈楔形，后闭壳肌痕呈不规则卵圆形，在后侧齿下方有与壳面相应的纵肋和凹沟。④左壳、右壳均具一枚短而略粗后侧齿和一枚细弱的前侧齿，均无拟主齿（图 13-5-7）。

（3）马氏珍珠贝　①呈斜四方形，后耳大，前耳小，背缘平直，腹缘圆，生长线极细密，成片状。②闭壳肌痕大，长圆形。③具一凸起的长形主齿。

【显微鉴别】粉末：类白色。①不规则碎块，表面多不平整，呈明显的颗粒性，有的呈层状结构，边缘多数为不规则锯齿状。②棱柱形碎块少见，断面观呈棱柱状，断面大多平截，有明显的横向条纹，少数条纹不明显。

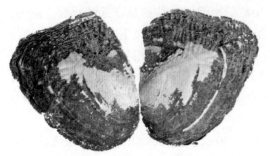

图 13-5-6 三角帆蚌

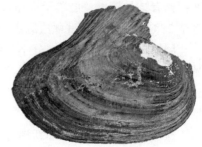

图 13-5-7 褶纹冠蚌

【理化鉴别】取粉末，加稀盐酸，即产生大量气泡，滤过，滤液显钙盐的鉴别反应。

【检查及含量测定】酸不溶性灰分不得超过 4.0%。

【化学成分】含蛋白酶、淀粉酶、类角蛋白、氨基酸等。

【性味功效】性平，味甘。健胃消食，涩精止遗，通淋化石。

斑　蝥

（Banmao，MYLABRIS）

【来源】为芫青科昆虫南方大斑蝥 *Mylabris phalerata* Pallas 或黄黑小斑蝥 *Mylabris cichorii* Linnaeus 的干燥体。

【产地】主产于河南、广西、安徽、云南等地。多群集于大豆、花生、茄子、棉花及瓜类植物的叶、花、芽上。

【采收加工】夏、秋二季捕捉，闷死或烫死，晒干。

【性状鉴别】（1）南方大斑蝥 ①呈长圆形，长 1.5~2.5cm，宽 0.5~1cm。②头及口器向下垂，有较大的复眼及触角各 1 对，触角多已脱落。③背部具革质鞘翅 1 对，黑色，有 3 条黄色或棕黄色的横纹；鞘翅下面有棕褐色薄膜状透明的内翅 2 片。④胸腹部乌黑色，胸部有足 3 对。⑤有特殊的臭气（图 13-5-8）。

（2）黄黑小斑蝥 体形较小，长 1~1.5cm。

【显微鉴别】粉末：棕褐色。①体壁碎片黄白色至棕褐色，表面隐见斜向纹理，可见短小的

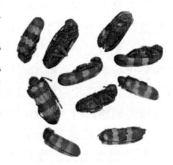

图 13-5-8 南方大斑蝥药材

刺、刚毛或刚毛脱落后留下的凹窝。②刚毛多碎断，棕褐色或棕红色，完整者平直或呈镰刀状弯曲，先端锐尖；表面可见斜向纵纹。横纹肌纤维碎块近无色

或淡黄棕色，表面可有明暗相间的波状纹理；侧面观常数条成束，表面淡黄棕色或黄白色，可见顺直纹理。③气管壁碎片不规则，条状增厚壁呈棕色或深棕色螺旋状。④鞘翅碎片淡棕黄色或棕红色，角质不规则形，表面有稀疏刚毛及凹陷的圆形环，直径 $28 \sim 120 \mu m$。

【理化鉴别】取粉末少量，进行微量升华，可见柱状或棱状结晶。

【检查及含量测定】高效液相色谱法测定，按干燥品计算，含斑蝥素（$C_{10}H_{12}O_4$）不得少于 0.35%，饮片应为 0.25% ~ 0.65%。

【化学成分】含斑蝥素、羟基斑蝥素、脂肪、树脂、色素等。

【性味功效】性热，味辛；有大毒。破血逐瘀，散结消癥，攻毒蚀疮。

技能训练

1. 实训目标

掌握鸡内金、羚羊角、蛤蚧、僵蚕、蜂蜜、珍珠母和斑蝥的性状鉴别要点；掌握羚羊角的组织特征和僵蚕的粉末特征；通过实训提升学生的职业素质和能力。

2. 准备工作

中药实训室，各药材标本或液浸标本、粉末，镊子，解剖针，试剂，显微镜，多媒体教学设备。

3. 训练过程

（1）教师示教

①性状鉴别

教师取鸡内金、羚羊角、蛤蚧、僵蚕、蜂蜜、珍珠母和斑蝥的药材标本进行示讲，根据一般性状等确定其药用部位，然后分别按其形状、大小、颜色、表面特征、质地、断面、气味等特征进行观察和描述。

②显微鉴别

a. 组织特征。教师取羚羊角的组织切片，在低倍镜下由外向内依次观察，内含物的特征可在高倍镜下观察，通过多媒体教学设备进行示讲。

b. 粉末特征。教师取僵蚕的中药粉末少许，分别用水装片和水合氯醛溶液制片，通过多媒体教学设备进行示讲。

（2）学生训练　将学生分为每组 5 人，以小组为单位进行鸡内金、羚羊角、蛤蚧、僵蚕、蜂蜜、珍珠母和斑蝥性状鉴别和显微鉴别的训练。每组的学生在训练过程中要有团队协作的精神，具备吃苦耐劳、任劳任怨、责任担当、遵守行规、诚实守信、专业形象的职业品质与道德，通过信息技术、创新思维来获得学习资料并能够有计划、自主性地学习，同时关注时政、善于沟通交流，成为具有社会责任与能力的专业技术人员。

（3）实训结束后，教师对各小组的训练过程进行分析与总结，并根据项目考核单进行考核（参照表4-2-1制定），提高学生专业技术水平和职业素质。

4. 实训报告

完成实训报告，并对本次实训的过程进行分析与小结。

任务六　阿胶、麝香、鹿茸、牛黄、人工牛黄和体外培育牛黄的鉴定

任务目标

1. 掌握阿胶、麝香、鹿茸、牛黄的来源、产地、采收加工与性状鉴别，了解人工牛黄和体外培育牛黄来源、性状鉴别。

2. 掌握麝香和鹿茸的显微鉴别。

3. 熟悉阿胶、麝香、鹿茸、牛黄、人工牛黄、体外培育牛黄的理化鉴别、检查、化学成分与性味功效。

必备知识

阿　胶
（Ejiao，ASINI CORII COLLA）

【来源】为马科动物驴 Equus asinus L. 的干燥皮或鲜皮经煎煮、浓缩制成的固体胶。

【产地】主产于山东、浙江等地。

【采收加工】将驴皮浸泡去毛，切块洗净，分次水煎，滤过，合并滤液，浓缩（可分别加入适量的黄酒、冰糖及豆油）至稠膏状，冷凝，切块，晾干，即得。

【性状鉴别】①呈长方形块、方形块或丁状。②棕色至黑褐色，有光泽。③质硬而脆，断面光亮，碎片对光照视呈棕色半透明状。④气微，味微甘（图13-6-1）。

【理化鉴别】水溶液呈红茶色，透明，清而不浊。

【检查及含量测定】水分不得超过15.0%（饮片不得超过10.0%），饮片总灰分不得超过4.0%，水不溶物不得超过2.0%。用原子吸收分光光度法或电感耦合等离子体质谱法测定，铅不得超过5mg/kg、镉不得超过0.3mg/kg、砷不得超过2mg/kg、汞不得超过0.2mg/kg、铜不得超过20mg/kg。高效液相色

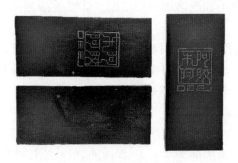

图13-6-1　阿胶药材

谱法测定，按干燥品计算，含 L-羟脯氨酸不得少于 8.0%、甘氨酸不得少于 18.0%、丙氨酸不得少于 7.0%、L-脯氨酸不得少于 10.0%。高效液相色谱-质谱法测定，按干燥品计算，含特征多肽以驴源多肽 A_1（$C_{41}H_{68}N_{12}O_{13}$）和驴源多肽 A_2（$C_{51}H_{82}N_{18}O_{18}$）的总量计，应不得少于 0.15%。

【化学成分】含明胶蛋白、氨基酸等。

【性味功效】性平，味甘。补血滋阴，润燥，止血。

麝　香
（Shexiang，MOSCHUS）

【来源】为鹿科动物林麝 *Moschus berezovskii* Flerov、马麝 *Moschus sifanicus* Przewalski 或原麝 *Moschus moschiferus* Linnaeus 成熟雄体香囊中的干燥分泌物。

【产地】主产于四川、西藏、云南、陕西、宁夏、甘肃、青海等地。

【采收加工】野麝多在冬季至次春猎取，猎获后，割取香囊，阴干，习称"毛壳麝香"；剖开香囊，除去囊壳者，习称"麝香仁"。家麝直接从其香囊中取出麝香仁，阴干或用干燥器密闭干燥。

【性状鉴别】（1）毛壳麝香　①为扁圆形或类椭圆形的囊状体，直径 3～7cm，厚 2～4cm。②开口面的皮革质，棕褐色，略平，密生白色或灰棕色短毛，从两侧围绕中心排列，中间有一小囊孔。③另一面为棕褐色略带紫色的皮膜，微皱缩，偶显肌肉纤维，略有弹性，剖开后可见中层皮膜呈棕褐色或灰褐色，半透明，内层皮膜呈棕色，内含颗粒状、粉末状的麝香仁和少量细毛及脱落的内层皮膜，习称"银皮"或"云皮"。

（2）麝香仁　①野生者质软，油润，疏松；其中不规则圆球形或颗粒状者习称"当门子"，表面多呈紫黑色，油润光亮，微有麻纹，断面深棕色或黄棕色；粉末状者多呈棕褐色或黄棕色，并有少量脱落的内层皮膜和细毛。②养殖者呈颗粒状、短条形或不规则的团块；表面不平，紫黑色或深棕色，显油性，微有光泽，并有少量毛和脱落的内层皮膜。③气香浓烈而特异，味微辣、微苦带咸。

【显微鉴别】麝香仁粉末：棕褐色或黄棕色。用水合氯醛装片观察，为无数无定形颗粒状物集成的半透明或透明团块，淡黄色或淡棕色；团块中包埋或散在有方形、柱状、八面体或不规则形的晶体，直径 $10\sim62\mu m$，柱晶长可至 $92\mu m$；并可见圆形油滴，偶见毛和内皮层膜组织。

【理化鉴别】（1）取毛壳麝香，用特制槽针从囊孔插入，转动槽针，提取麝香仁，立即检视，槽内的麝香仁应有逐渐膨胀高出槽面的现象，习称"冒槽"。麝香仁油润，颗粒疏松，无锐角，香气浓烈。不应有纤维等异物或异常气味。

（2）取麝香仁粉末少量，置手掌中，加水润湿，用手搓之能成团，再用手指轻揉即散，不应粘手、染手、顶指或结块。

【检查及含量测定】不得检出动物组织、植物组织、矿物和其他掺伪物；不得有霉变。干燥减失质量不得过 35.0%。气相色谱法测定，按干燥品计算，含麝香酮（ $C_{16}H_{30}O$ ）不得少于 2.0%。

【化学成分】含麝香酮、降麝香酮、麝香醇、胆固醇、蛋白质等。

【性味功效】性温，味辛。开窍醒神，活血通经，消肿止痛。

鹿　茸
（Lurong，CERVI CORNU PANTOTRICHUM）

【来源】为鹿科动物梅花鹿 *Cervus nippon* Temminck 或马鹿 *Cervus elaphus* Linnaeus 的雄鹿未骨化密生茸毛的幼角。前者称"花鹿茸"，后者称"马鹿茸"。

【产地】花鹿茸主产于吉林，辽宁、黑龙江、河北、四川等地；马鹿茸主产于黑龙江、吉林、内蒙古、新疆、青海、四川等地，东北产者习称"东马鹿茸"，西北产者习称"西马鹿茸"。

【采收加工】夏、秋二季锯取鹿茸，经加工后，阴干或烘干。

【性状鉴别】（1）花鹿茸　①呈圆柱状分枝，具一个分枝者习称"二杠"，主枝习称"大挺"，长 $17\sim20cm$，锯口直径 $4\sim5cm$，离锯口约 $1cm$ 处分出侧枝，习称"门庄"，长 $9\sim15cm$，直径较大挺略细。②外皮红棕色或棕色，多光润，表面密生红黄色或棕黄色细茸毛，上端较密，下端较疏；分岔间具 1 条灰黑色筋脉，皮茸紧贴。③锯口黄白色，外围无骨质，中部密布细孔。④具两个分枝者，习称"三岔"，大挺长 $23\sim33cm$，直径较二杠细，略呈弓形，微扁，枝端略尖，下部多有纵棱筋及突起疙瘩；皮红黄色，茸毛较稀而粗。⑤体轻。⑥气微腥，味微咸。

（2）二茬茸　①与头茬茸相似，但挺长而不圆或下粗上细，下部有纵棱筋。②皮灰黄色，茸毛较粗糙，锯口外围多已骨化。③体较重。④无腥气。

（3）马鹿茸 ①较花鹿茸粗大，分枝较多，侧枝一个者习称"单门"，两个者习称"莲花"，三个者习称"三岔"，四个或更多者习称"四岔"。②按产地分为"东马鹿茸"和"西马鹿茸"。

a. 东马鹿茸："单门"大挺长 25~27cm，直径约 3cm。外皮灰黑色，茸毛灰褐色或灰黄色，锯口面外皮较厚，灰黑色，中部密布细孔，质嫩；"莲花"大挺长可达 33cm，下部有棱筋，锯口面蜂窝状小孔稍大；"三岔"皮色深，质较老；"四岔"茸毛粗而稀，大挺下部具棱筋及疙瘩，分枝顶端多无毛，习称"捻头"。

b. 西马鹿茸：大挺多不圆，顶端圆扁不一，长 30~100cm；表面有棱，多抽缩干瘪，分枝较长且弯曲，茸毛粗长，灰色或黑灰色；锯口色较深，常见骨质；气腥臭，味咸。

【显微鉴别】（1）横切面 ①由外皮和骨小梁构成。②外皮主要由表皮层和真皮层构成。③表皮层包括半透明角质层、鳞状细胞层、颗粒细胞层。④真皮包括乳头层、网状层和胶原纤维层。⑤外皮和骨小梁之间有 2~6 层半透明的梭形细胞。⑥骨小梁间隙中有血痕，骨小梁上有黑色骨陷窝和骨小管。

（2）粉末 淡黄棕色或黄棕色。①表皮角质层细胞淡黄色至黄棕色，表面颗粒状，凹凸不平。②茸毛多碎断，表面由薄而透明的扁平细胞（鳞片）覆瓦状排列的毛小皮所包围，呈短刺状突起，隐约可见细纵直纹；皮质有棕色或灰棕色色素；毛根常与毛囊相连，基部膨大作撕裂状。③骨碎片呈不规则形，淡黄色或淡灰色，表面有细密的纵向纹理及点状孔隙；骨陷窝较类圆形或类梭形，边缘凹凸不平。④未骨化骨组织近无色，边缘不整齐，具多数不规则的块状突起物，其间隐约可见条纹。⑤角化梭形细胞多散在，呈类长圆形，略扁，侧面观梭形，无色或淡黄色，具折光性。

【理化鉴别】取粉末 0.1g，加水 4mL，加热 15min，放冷，滤过，取滤液 1mL，加茚三酮试液 3 滴，摇匀，加热煮沸数分钟，显蓝紫色；另取滤液 1mL，加 10%氢氧化钠溶液 2 滴，摇匀，滴加 0.5%硫酸铜溶液，显蓝紫色。

【化学成分】含神经酰胺、溶血磷脂酰胆碱、次黄嘌呤、尿嘧啶、磷脂类物质、多胺类物质、前列腺素、氨基酸、胶原、肽类、微量元素等。

【性味功效】性温，味甘、咸。壮肾阳，益精血，强筋骨，调冲任，托疮毒。

牛 黄

（Niuhuang，BOVIS CALCULUS）

【来源】为牛科动物牛 *Bos taurus domesticus* Gmelin 的干燥胆结石。

【产地】全国大部分地区均有饲养。

【采收加工】宰牛时，如发现有牛黄，即滤去胆汁，将牛黄取出，除去外部薄膜，阴干。

【性状鉴别】①呈卵形、类球形、三角形或四方形，大小不一，直径 0.6~3（4.5）cm，少数呈管状或碎片。②表面黄红色至棕黄色，有的表面挂有一层黑色光亮的薄膜，习称"乌金衣"，有的粗糙，具疣状突起，有的具龟裂纹。③体轻，质酥脆，易分层剥落，断面金黄色，可见细密的同心层纹，有的夹有白心。④气清香，味苦而后甘，有清凉感，嚼之易碎，不粘牙。

【理化鉴别】（1）取牛黄少量，加清水调和，涂于指甲上，能将指甲染成黄色，习称"挂甲"。

（2）取牛黄少许，用水合氯醛试液装片，不加热，置显微镜下观察：不规则团块由多数黄棕色或棕红色小颗粒集成，稍放置，色素迅速溶解，并显鲜明金黄色，久置后变绿色。

【检查及含量测定】水分不得超过 9.0%，总灰分不得超过 10.0%。薄层色谱法测定，按干燥品计算，含胆酸（$C_{24}H_{40}O_5$）不得少于 4.0%。高效液相色谱法测定，按干燥品计算，含胆红素（$C_{33}H_{36}N_4O_6$）不得少于 25.0%。

【化学成分】含胆色素、胆汁酸类、胆固醇类、脂肪酸、卵磷脂等。

【性味功效】性凉，味甘。清心，豁痰，开窍，凉肝，息风，解毒。

人 工 牛 黄

（Rengongniuhuang，BOVIS CALCULUS ARTIFACTUS）

【来源】由牛胆粉、胆酸、猪去氧胆酸、牛磺酸、胆红素、胆固醇、微量元素等加工制成。

【性状鉴别】①呈黄色疏松粉末。②味苦，微甘。

【理化鉴别】取约 80mg，精密称量，置 100mL 棕色量瓶中，加三氯甲烷 80mL 超声处理使充分溶解，用三氯甲烷稀释至刻度，摇匀，滤过，弃去初滤液，取续滤液，照紫外-可见分光光度法测定，在 453nm 波长处有最大光吸收。

【检查及含量测定】水分不得超过 5.0%。通过测定吸光度以标准曲线计算质量，按干燥品计算，含胆酸不得少于 13.0%，含胆红素不得少于 0.63%。

【化学成分】含牛胆粉、胆酸、猪去氧胆酸、牛磺酸、胆红素等。

【性味功效】性凉，味甘。清热解毒，化痰定惊。

体外培育牛黄

（Tiwaipeiyuniuhuang，BOVIS CALCULUS SATIVUS）

【来源】以牛科动物牛 *Bos taurus domesticus* Gmelin 的新鲜胆汁作母液，加入去氧胆酸、胆酸、复合胆红素钙等制成。

【性状鉴别】①呈球形或类球形，直径 0.5～3cm。②表面光滑，呈黄红色至棕黄色。③体轻，质松脆。④断面有同心层纹。⑤气香，味苦而后甘，有清凉感，嚼之易碎，不粘牙。

【理化鉴别】（1）取粉末少量，加三氯甲烷 1mL，摇匀，再加硫酸与浓过氧化氢溶液（30%）各 2 滴，振摇，溶液即显绿色。

（2）取粉末 0.1g，加盐酸 1mL 和三氯甲烷 10mL，充分振摇，混匀，三氯甲烷液呈黄褐色，分取三氯甲烷液，加氢氧化钡试液 5mL，振摇，即生成黄褐色沉淀。分离除去水层和沉淀，取三氯甲烷液约 1mL，加乙酸酐 1mL 与硫酸 2滴，摇匀，放置，溶液呈绿色。

【检查及含量测定】水分不得超过 9.0%。游离胆红素吸光度不得超过0.70。薄层色谱法测定，按干燥品计算，含胆酸不得少于 6.0%。通过测定吸光度，以标准曲线计算质量，按干燥品计算，含胆红素不得少于 35.0%。

【化学成分】含去氧胆酸、胆酸、复合胆红素钙等。

【性味功效】性凉，味甘。清心，豁痰，开窍，凉肝，息风，解毒。

技能训练

1. 实训目标

掌握阿胶、麝香、鹿茸、牛黄、人工牛黄和体外培育牛黄的性状鉴别要点；掌握鹿茸的组织特征和麝香的粉末特征；通过实训提升学生的职业素质和能力。

2. 准备工作

中药实训室，各药材标本或液浸标本、粉末，镊子，解剖针，试剂，显微镜，多媒体教学设备。

3. 训练过程

（1）教师示教

①性状鉴别

教师取阿胶、麝香、鹿茸、牛黄、人工牛黄和体外培育牛黄的药材标本进行示讲，根据一般性状等确定其药用部位，然后分别按其形状、大小、颜色、表面特征、质地、断面、气味等特征进行观察和描述。

②显微鉴别

a. 组织特征。教师取鹿茸的组织切片，在低倍镜下由外向内依次观察，内含物的特征可在高倍镜下观察，通过多媒体教学设备进行示讲。

b. 粉末特征。教师取麝香的中药粉末少许，分别用水装片和水合氯醛溶液制片，通过多媒体教学设备进行示讲。

（2）学生训练　将学生分为每组5人，以小组为单位进行阿胶、麝香、鹿茸、牛黄、人工牛黄和体外培育牛黄性状鉴别和显微鉴别的训练。每组学生在训练过程中要有团队协作的精神，具备吃苦耐劳、任劳任怨、责任担当、遵守行规、诚实守信、专业形象的职业品质与道德，通过信息技术、创新思维来获得学习资料并能够有计划、自主性地学习，同时关注时政、善于沟通交流，成为具有社会责任与能力的专业技术人员。

（3）实训结束后，教师对各小组的训练过程进行分析与总结，并根据项目考核单进行考核（参照表4-2-1制定），提高学生专业技术水平和职业素质。

4. 实训报告

完成实训报告，并对本次实训的过程进行分析与小结。

思政小课堂

国家一级保护动物赛加羚羊

中药羚羊角来源于牛科赛加羚羊的角，赛加羚羊学名高鼻羚羊，属于国家一级保护动物，目前全世界约有5万只，主要生活在俄罗斯、哈萨克斯坦、塔吉克斯坦等地。我国原来也有大量野生赛加羚羊，但由于种种原因，已有近40年没有在野外发现。专家多认为已灭绝。

据调查中国现有40余种中药含羚羊角的成分，每年约消耗羚羊角6t，但这些羚羊角不是依赖进口，而是中国原有的库存，现在市场上交易的基本上全是过去囤积的。

在国际公约的贸易禁令下、所在国的大力保护下和各国强有力地打击走私的情况下，根本不可能有新的羚羊角运进中国。羚羊角如果保存得当，可以保存几十年。现在市场上交易的一等去骨的羚羊角达到了22000元/kg。可以预见，羚羊角的价格依然会长期上涨。2021年3月23日，合肥海关根据情报线索，成功破获一起高鼻羚羊角走私案件，当场抓获犯罪嫌疑人2名，缴获羚羊角6箱，431根，共97kg，案值3448万元。经查，犯罪嫌疑人朱某某为了利益，明知走私野生珍贵动植物及其制品违法，不顾后果前往新疆霍尔果斯，从走私者李某某手中购买一批羚羊角。为了逃避打击，朱某某带着这批货物从霍尔果斯辗转至新疆清水河车站，采取人货分离的方式，采用铁路货运运至安徽亳州。通过变换收货人收货后，经过专业清洗改头换面，再次包装，出售给私货买受人。高鼻羚羊角属于《濒危野生动植物物种国际贸易公约》附录Ⅱ中的濒危野生动物，是我国《国家重点保护野生动物名录》中的国家一级保护动物。我国禁止贸易、携带、邮寄珍贵稀有野生动植物物种及产品进出境，情节严重构成犯罪的将依法追究其刑事责任。

古老的赛加羚羊，是大自然赐予我们的宝贵财富，是大草原上的精灵，无论从保护自然物种的角度还是从保护我国传统中医药的角度，我们都应该关注、保护赛加羚羊，让这种可爱的动物在我国得到最好的保护。希望在多方的努力下，它们能够繁衍生息，让我们的祖孙后代还能够看到这种可爱的生物，让它们还能够为人类健康做出贡献。

赛加羚羊被世界自然保护联盟濒危物种红色名录评定为极危物种。赛加羚羊生性胆小，人很难接近，应激反应是比较强的，所以饲养起来十分困难。1988 年，国家林业局甘肃濒危动物保护中心从美国圣地亚哥动物园引进 11 只赛加羚羊，经过不断探索和精心饲养，种群扩繁数量最高达到过 2013 年的 170只。后几经波折，受动物疫情等因素影响，保护中心现存栏 31 只，在世界范围内人工驯养失败的情况下，保存了现有种群，其也是目前我国唯一的赛加羚羊人工驯养、繁殖、保护与研究基地。

我们要具备保护野生动物的观念，养成遵纪守法的习惯，并运用知识和技术解决资源稀缺难题。

项目思考

1. 动物类中药是如何分类的？试举例说明。
2. 石决明常见的药材有哪些？如何进行区别？
3. 金钱白花蛇、乌梢蛇和蕲蛇的性状有何不同？
4. 僵蚕的粉末显微特征有哪些？
5. 如何区分牛黄、人工牛黄与体外培育牛黄？

项目十四　矿物类中药鉴定

任务一　概述

任务目标

1. 熟悉矿物类中药的概念及历史。
2. 了解矿物的一般性质。
3. 掌握矿物类中药的分类和鉴定方法。

必备知识

矿物类中药是指药用部位是由地质作用而形成的天然单质或化合物（如朱砂、石膏、炉甘石、赭石等）、矿物原料的加工品（如轻粉、红粉、芒硝、秋石等）、动物或动物骨骼化石（如龙骨、石燕）的一类中药。矿物类中药的临床应用具有悠久的历史，《神农本草经》中收载玉石类药物 41 种，《名医别录》中收载矿物药 78 种，《本草纲目》中收载矿物类药 161 种，《本草纲目拾遗》又增矿物药 38 种。目前，临床上常用的矿物类中药达 80 余种。

一、矿物的一般性质

矿物除少数是自然元素外，绝大多数是自然化合物，其中大多数是固体，少数是液体（如水银）或气体（如硫化氢）。每一种固体矿物都有一定的化学成分和结晶构造，这也决定了它们的形态和物理、化学性质。

（一）结晶形状

自然界的矿物是以晶体和非晶体的两种形式存在的，其中大部分为晶体。两者的区别在于组成物质的质点是否呈有规律的排列，凡质点呈规律排列者为晶体，否则为非晶体。根据晶体常数的特点，可将晶体分为等轴、四方、三方、六方、斜方、单斜和三斜七大晶系。通过结晶形状及 X 射线衍射手段，可以准确地辨认不同的晶体。矿物除了以单体的形态存在外，常出现以许多单体聚集而成的集合体，集合体的形态多样，如粒状、晶簇状、放射状、结核状等。

（二）结晶习性

结晶习性指晶体的外观形态。多数固体矿物为结晶形，其形状各不相同，其中有些为含水矿物。水在矿物中存在的形式，直接影响矿物的性质，利用这些性质，可以对矿物进行鉴定。矿物中的水按其存在的形式分为两大类：一类是不加入晶格的吸附水或自由水；另一类是加入晶格的，包括以水分子（H_2O）形式存在的结晶水，如石膏（$CaSO_4 \cdot 2H_2O$）、胆矾（$CuSO_4 \cdot 5H_2O$）等，以及以 H^+、OH^- 等离子形式存在的结晶水，如滑石 $[Mg_3(Si_4O_{10})(OH)_2]$ 等。

（三）透明度

透明度指矿物透光能力的大小。将矿物磨成 0.03mm 标准厚度后，比较其透明度，可分为三类：透明矿物（大部分光线可通过，隔着它可以清晰地透视另一物体，如无色水晶、云母等）、半透明矿物（一部分光线可通过，隔着它不能看清另一物体，如辰砂、雄黄等）和不透明矿物（光线几乎完全不可通过，即使是在边缘部分或薄片也不透光，如代赭石、滑石等）。透明度是鉴定矿物的特征之一。在显微镜下鉴定时，通常透明矿物利用透射偏光显微镜鉴定，不透明矿物利用反射偏光显微镜鉴定。

（四）颜色

颜色是矿物对自然光线中不同波长的光波均匀吸收或选择吸收所表现的性质。矿物的颜色一般分为四类。

（1）本色　是指由矿物的成分和内部构造所决定的颜色，如朱红色的辰砂、白色的石膏等。

（2）外色　是指由混入的带色杂质形成的与矿物的成分和结构无关的颜色。外色的深浅除与带色杂质的量有关外，还与杂质分散的程度有关，如紫石英、大青盐等。

（3）假色　是指由于透射光受晶体内部裂缝面、解理面及表面氧化膜的反射所引起光波的干涉作用而产生的颜色，如云母的变彩现象。

（4）条痕及条痕色　条痕是指矿物在白色毛瓷板上划过后所留下的粉末痕迹，粉末的颜色称为条痕色。条痕色比矿物表面的颜色更为固定，更能反映矿物的本色，更具鉴定意义。有的矿物表面的颜色与粉末颜色相同，如朱砂；有的具有不同的颜色，如自然铜，其本身为亮淡黄色或棕褐色，而条痕色为绿黑色或棕褐色。

（五）光泽

光泽是矿物表面对投射光线的反射。矿物光滑平面的光泽度的由强到弱可分为金属光泽（如自然铜）、半金属光泽（如磁石）、金刚光泽（如朱砂）、玻璃光泽（如硼砂）等；矿物药不平滑表面会呈现特殊光泽，有油脂光泽（如硫黄）、绢丝光泽（如石膏）、珍珠光泽（如云母）、土状光泽（如软滑石）等。

（六）相对密度

相对密度是指在4℃时矿物与同体积水的质量比。各种矿物的相对密度在一定条件下为一常数。如朱砂为8.09~8.20、石膏为2.3等。

（七）硬度

硬度是矿物抵抗某种外来机械作用（如刻划、研磨、压力等）的能力。鉴别矿物硬度常用硬度计，不同矿物有不同的硬度，实际工作中常用十级法，如指甲约2.5级、铜钥匙约3级、小刀约5.5级、石英或钢锉约7级。矿物药材中硬度最大的不超过7级。精密测定矿物的硬度，可用测硬仪和显微硬度计等。测定硬度时，必须在矿物单体和新解理面上进行。

（八）解理、断口

解理是矿物受力后沿一定结晶方向裂开成光滑平面的性能，所成的平面称为解理面。解理是结晶矿物特有的性质，其形成和晶体的构造类型有关，是矿物的重要鉴别特征。

断口是指矿物受力后不沿一定结晶方向断裂，断裂面是不规则和不平整的。断口面的形态有下列几种：平坦状断口（断口无粗糙起伏，如高岭石）、贝壳状断口（断口呈椭圆形曲面，曲面有不规则同心条纹，表面似贝壳，如胆矾）、参差状断口（断口粗糙不平，如青礞石）、锯齿状断口（断口状似锯齿，如铜）等。

（九）矿物的力学性质

矿物受到压轧、锤击、弯曲或拉引等力的作用时，常表现出一定的力学性质，主要有脆性（指矿物容易被击破或压碎的性质，如自然铜、方解石等）、延展性（指矿物能被压成薄片或抽成细丝的性质，如金、铜等）、挠性（指矿物在外力作用下趋于弯曲而不发生折断，除去外力后不能恢复原状的性质，如滑石等）、弹性（指矿物在外力作用下变形，外力取消后，在弹性限度内，能恢复原状的性质，如云母等）、柔性（指矿物易受外力切割而不发生碎裂的性质，如石膏等）等。

（十）磁性

磁性指矿物可以被磁铁或电磁铁吸引或自身能够吸引其他物体的性质，如磁石等。矿物的磁性与其化学成分中含有磁性元素 Fe、Co、Ni、Mn、Cr 等有关。

（十一）气味

有些矿物具有特殊的气味，尤其是矿物受锤击、加热或湿润时较为明显。如雄黄灼烧时释放出砷的蒜臭气，胆矾具有涩味，芒硝具有苦、咸味等。

（十二）发光性

发光性指某些矿物受外界能量的激发，可产生发光现象。如方解石产生鲜红的荧光，硅酸矿产生微带黄色的鲜绿色磷光等。

（十三）其他

少数矿物类中药具有一定的吸水能力，可表现出吸黏舌头或湿润双唇的现象，如龙骨、龙齿、高岭石等。

二、矿物类中药的分类

矿物在矿物学上的分类方法较多，但通常是根据矿物所含主要成分的阳离子或阴离子的种类进行分类。

（一）阳离子分类法

阳离子通常对药效起着重要作用，矿物依其所含阳离子常分为汞化合物类，如朱砂、轻粉、红粉等；铁化合物类，如自然铜、赭石等；钙化合物类，如石膏、钟乳石、寒水石等；铜化合物类，如胆矾、铜绿等；铝化合物类，如白矾、赤石脂等；砷化合物类，如雄黄、雌黄、信石等；铅化合物类，如密陀僧、铅丹等；钠化合物类，如芒硝、硼砂、大青盐等；镁化合物类，如滑石、阳起石、青礞石等。

（二）阴离子分类法

《中国药典》（2020 年版）对矿物类中药采用的分类方法是根据其所含成

分的阴离子进行分类，常分为硫化合物类，如朱砂、雄黄、自然铜等；硫酸盐类，如石膏、芒硝、白矾；碳酸盐类，如炉甘石、鹅管石；氧化物类，如磁石、赭石、信石；卤化物类，如轻粉等。

三、矿物类中药的鉴定方法

矿物类中药的鉴定，在《图经本草》等多部本草著作中均有记载。特别是宋代以后，主要根据矿物类中药的外形、颜色、相对密度及理化性质等进行鉴定。近年来随着现代科学技术的发展，仪器分析法在矿物类中药的鉴定中起着越来越重要，如 X 射线衍射分析法、荧光分析法、热分析法、原子发射光谱分析法和电感耦合等离子体质谱法等。

目前矿物类中药的鉴定，一般采用以下方法。

（一）性状鉴别

外形明显的中药，先根据矿物的一般性质对其进行鉴定，除对其形状、大小、颜色、质地、气味进行鉴别外，还应对其透明度、硬度、相对密度、解理、断口、有无磁性等进行鉴别。

（二）显微鉴别

对于外形无明显特征或细小颗粒状，特别是粉末状的，或需进一步鉴定和研究的矿物类中药，可用显微镜观察其形状、透明度和颜色等。常用透射偏光显微镜观察透明的非金属矿物的晶形、解理和化学性质，如折射率、双折射等；用反射偏光显微镜对不透明与半透明矿物的形态、光学性质进行观察和测试某些物理常数。

（三）理化鉴别

用一般的物理、化学分析方法对矿物类中药的成分进行定性和定量分析，对外形无明显特征、粉末状或有大毒的中药等尤为重要。

任务二　朱砂、雄黄、自然铜、石膏、芒硝和硫黄的鉴定

> 【任务目标】

1. 掌握朱砂、雄黄、自然铜、石膏、芒硝和硫黄的来源、产地、采收加工、性状鉴别与理化鉴别。
2. 掌握石膏的显微鉴别。

3. 熟悉朱砂、雄黄、自然铜、石膏、芒硝和硫黄的检查、化学成分与性味功效。

必备知识

朱　砂
(Zhusha, CINNABARIS)

【来源】为硫化物类矿物辰砂族辰砂。

【产地】主产于湖南、贵州、四川等地区。以湖南辰州（今沅陵）产者为好，故得"辰砂"之名。

【采收加工】采挖后，选取纯净者，用磁铁吸净含铁的杂质，再用水淘去杂石和泥沙。

【性状鉴别】①为粒状或块状集合体，呈颗粒状或块片状。②鲜红色或暗红色，条痕红色至褐红色，具光泽。③体重，质脆，片状者易破碎，粉末状者有闪烁的光泽。④气微，味淡。⑤其中呈细小颗粒或粉末状，色红明亮，触之不染手者，习称"朱宝砂"；呈不规则板片状、斜方形或长条形，大小厚薄不一，边缘不整齐，色红而鲜艳，光亮如镜，微透明，质较脆者，习称"镜面砂"；呈粒状，方圆形或多角形，色暗红或呈灰褐色，质坚，不易碎者，习称"豆瓣砂"（图 14-2-1、图 14-2-2）。

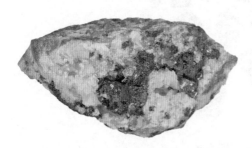

图 14-2-1　朱砂原矿

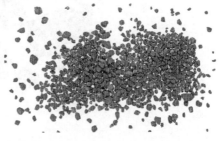

图 14-2-2　朱砂碎粒

【理化鉴别】（1）取粉末，用盐酸湿润后，在光洁的铜片上摩擦，铜片表面显银白色光泽，加热烘烤后，银白色即消失。

（2）取粉末 2g，加盐酸-硝酸（3：1）的混合溶液 2mL 溶解，蒸干，加水 2mL 溶解，滤过，滤液具有汞盐与硫酸盐的鉴别反应特性。

【检查及含量测定】铁盐检查法检查，如显颜色，与标准铁溶液 4mL 制成的对照液比较，不得更深（0.1%）。含二价汞以汞（Hg）计，不得超过0.10%。含硫化汞（HgS）不得少于96.0%。

【化学成分】含硫化汞、硒、碲等。

【性味功效】性微寒，味甘；有毒。清心镇惊，安神，明目，解毒。

雄　黄

（Xionghuang，REALGAR）

【来源】为硫化物类矿物雄黄族雄黄。

【产地】主产于湖南、湖北、贵州、云南、四川等地。

【采收加工】全年均可采挖，采挖后，除去杂质。

【性状鉴别】①呈块状或粒状集合体，呈不规则块状。②深红色或橙红色，条痕淡橘红色，晶面有金刚石样光泽。③质脆，易碎。④断面具树脂样光泽。⑤微有特异的臭气，味淡。⑥精矿粉为粉末状或粉末集合体，质松脆，手捏即成粉，橙黄色，无光泽。⑦商品常分为雄黄、明雄黄等；明雄黄又名"腰黄""雄黄精"，为熟透的雄黄，多呈块状，色鲜红，半透明，有光泽，松脆，质最佳，但产量甚少（图14-2-3）。

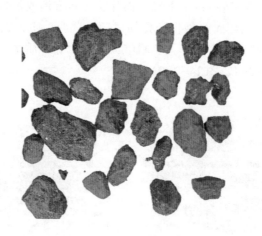

图14-2-3　雄黄药材

【理化鉴别】（1）取粉末10mg，加水润湿后，加氯酸钾饱和的硝酸溶液2mL，溶解后，加氯化钡试液，生成大量白色沉淀。放置后，倾出上层酸液，再加水2mL，振摇，沉淀不溶解。

（2）取粉末0.2g，置坩埚内，加热熔融，产生白色或黄白色火焰，伴有白色浓烟。取玻片覆盖后，有白色冷凝物，刮取少量，置试管内加水煮沸使溶解，必要时滤过，溶液加硫化氢试液数滴，即显黄色，加稀盐酸后生成黄色絮状沉淀，再加碳酸铵试液，沉淀复溶解。

【检查及含量测定】用液相色谱–电感耦合等离子体质谱联用仪测定计算，三价砷和五价砷的总量以砷（As）计，不得过 7.0%。含砷量以二硫化二砷（As_2S_2）计，不得少于 90.0%。

【化学成分】含二硫化二砷、硅、铅、铁、钙、镁等。

【性味功效】性温，味辛；有毒。解毒杀虫，燥湿祛痰，截疟。

自　然　铜
（Zirantong，PYRITUM）

【来源】为硫化物类矿物黄铁矿族黄铁矿。

【产地】主产于四川、广东、云南等地。

【采收加工】全年可采。拣取黄铁矿石，去尽杂石、沙土及黑锈后，敲成小块。

【性状鉴别】①晶形多呈立方体，集合体呈致密块状。②表面亮淡黄色，有金属光泽；有的黄棕色或棕褐色，无金属光泽。③具条纹，条痕绿黑色或棕红色。④体重，质坚硬或稍脆，易砸碎。⑤断面黄白色，有金属光泽；或断面棕褐色，可见银白色亮星（图 14-2-4）。

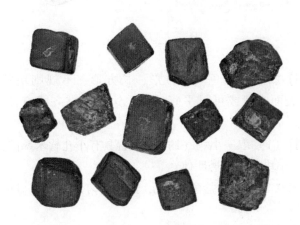

图 14-2-4　自然铜药材

【理化鉴别】取粉末 1g，加稀盐酸 4mL，振摇，滤过，滤液加亚铁氰化钾试液，即生成深蓝色沉淀。

【检查及含量测定】含铁（Fe）应为 40.0%～55.0%。

【化学成分】含二硫化铁（FeS_2）、铜、镍、砷、锑等。

【性味功效】性平，味辛。散瘀止痛，续筋接骨。

石　膏

（Shigao，GYPSUM FIBROSUM）

【来源】　为硫酸盐类矿物石膏族石膏。

【产地】　主产于湖北应城。

【采收加工】　全年可采，一般多在冬季采挖，采挖后，除去杂石及泥沙。

【性状鉴别】　①呈纤维状的集合体，呈长块状、板块状或不规则块状。②白色、灰白色或淡黄色，有的半透明。③体重，质软。④纵断面具绢丝样光泽。⑤气微，味淡（图 14-2-5）。

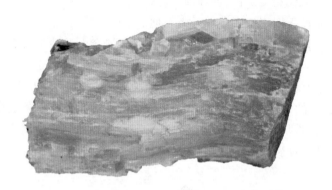

图 14-2-5　石膏药材

【显微鉴别】　粉末：白色。呈方形，长方形、不规则块状或片状结晶，无色半透明，表面光滑或可见平直纹理，边缘不整齐或有棱角，多层重叠（图 14-2-6）。

【理化鉴别】　（1）取一小块（约 2g），置具有小孔软木塞的试管内，灼烧，管壁有水生成，小块变为不透明体。

（2）取粉末 0.2g，加稀盐酸 10mL，加热使溶解，溶液显钙盐与硫酸盐的鉴别反应。

（3）取粉末适量，溴化钾压片法制备供试品，用红外分光光度法试验，供试品的红外吸收图谱应与二水硫酸钙对照品（$CaSO_4 \cdot 2H_2O$）具有相同的特征吸收峰。

【检查及含量测定】　含重金属不得超过 10mg/kg，含砷量不得超过 2mg/kg，含水硫酸钙不得少于 95.0%。

【化学成分】　含水硫酸钙、铁、锰、钠、铜、钴、镍等。

【性味功效】　性大寒，味甘、辛。清热泻火，除烦止渴。

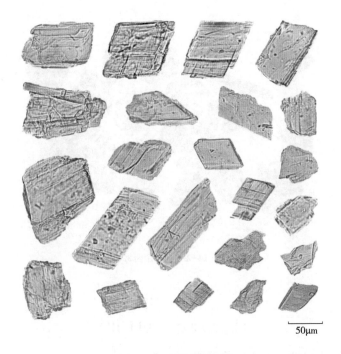

50μm

图14-2-6 石膏粉末特征

芒 硝

(Mangxiao，NATRII SULFAS)

【来源】为硫酸盐类矿物芒硝族芒硝经加工精制而成的结晶体。

【产地】全国大部分地区均有产。多产于海边碱土地区，矿泉、盐场附近及潮湿的山洞中。

【采收加工】取天然产的芒硝（俗称"土硝"），加水溶解，放置，沉淀，滤过，滤液加热浓缩，放冷后析出结晶，习称"朴硝"或"皮硝"。再将朴硝重新结晶，即为芒硝。

【性状鉴别】①呈棱柱状、长方形或不规则块状及粒状。②无色透明或类白色半透明。③质脆，易碎。④断面呈玻璃样光泽。⑤气微，味咸（图14-2-7）。

【理化鉴别】芒硝的水溶液显钠盐与硫酸盐的鉴别反应。

【检查及含量测定】含重金属不得超过10mg/kg，含砷量不得超过10mg/kg。按干燥品计算，含硫酸钠（Na_2SO_4）不得少于99.0%。

【化学成分】含硫酸钠、氯化钠等。

【性味功效】性寒，味咸、苦。泻下通便，润燥软坚，清火消肿。

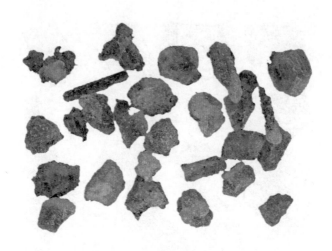

图 14-2-7　芒硝药材

硫　黄

（Liuhuang，SULFUR）

【来源】　为自然元素类矿物硫族自然硫。

【产地】　主产于山西、陕西、河南、山东、湖北等地。

【采收加工】　采挖后，加热熔化，除去杂质；或用含硫矿物经加工制得。

【性状鉴别】　①呈不规则块状。②黄色或略呈绿黄色。③表面不平坦，呈脂肪光泽，常有多数小孔。④用手握紧置于耳旁，可闻轻微的爆裂声。⑤体轻，质松，易碎。⑥断面常呈针状结晶形。⑦有特异的臭气，味淡。

【理化鉴别】　燃烧时易熔融，火焰为蓝色，并有二氧化硫的刺激性臭气。

【检查及含量测定】　含硫（S）不得少于98.5%。

【化学成分】　含硫、碲、硒、杂质等。

【性味功效】　性温，味酸；有毒。外用解毒杀虫疗疮；内服补火助阳通便。

> **技能训练**

1. 实训目标

掌握朱砂、雄黄、自然铜、石膏、芒硝和硫黄的性状鉴别要点；掌握朱砂、雄黄、石膏、硫黄的理化特征；通过实训提升学生的职业素质和能力。

2. 准备工作

中药实训室，各药材标本、粉末，试剂，显微镜，多媒体教学设备。

3. 训练过程

（1）教师示教

①性状鉴别

教师取朱砂、雄黄、自然铜、石膏、芒硝和硫黄的药材标本进行示讲，根据矿物的一般性质进行鉴定，分别对其外形、颜色、条痕、质地、气味、硬度、解理、断口、有无磁性及相对密度等特征进行观察和描述。

②理化鉴别

教师分别取朱砂、雄黄、石膏、硫黄的中药粉末少许，分别根据必备知识中各矿物类中药的理化鉴别方法进行实验，通过多媒体教学设备进行示讲。

（2）学生训练　将学生分为每组5人，以小组为单位进行朱砂、雄黄、石膏、自然铜、芒硝和硫黄性状鉴别和理化鉴别的训练。每组的学生在训练过程中要有团队协作的精神，具备吃苦耐劳、任劳任怨、责任担当、遵守行规、诚实守信、专业形象的职业品质与道德，通过信息技术、创新思维来获得学习资料并能够有计划、自主性地学习，同时关注时政、善于沟通交流，成为具有社会责任与能力的专业技术人员。

（3）实训结束后，教师对各小组的训练过程进行分析与总结，并根据项目考核单进行考核（参照表4-2-1制定），提高学生专业技术水平和职业素质。

4. 实训报告

完成实训报告，并对本次实训的过程进行分析与小结。

任务三　玄明粉、白矾、磁石、赭石、炉甘石和滑石的鉴定

任务目标

1. 掌握玄明粉、白矾、磁石、赭石、炉甘石和滑石的来源、产地、采收加工、性状鉴别与理化鉴别。

2. 熟悉玄明粉、白矾、磁石、赭石、炉甘石和滑石的检查、化学成分与性味功效。

必备知识

玄　明　粉
（Xuanmingfen，NATRII SULFAS EXSICCATUS）

【来源】为芒硝经风化干燥制得。

【产地】主产于河北、天津、山东、河南、江苏、安徽、山西等地。

【采收加工】①取天然产的芒硝，用热水溶解，过滤，放冷即析出结晶，通称朴硝。再取萝卜洗净切片，置锅内加水煮透后，加入朴硝共煮，至完全溶化，取出过滤或澄清后取上层液，放冷，待析出结晶。干燥后即为芒硝（每50kg朴硝，用萝卜5~10kg）。②或取天然产的芒硝，经煮炼、过滤，冷却后，取上层的结晶为芒硝，下层的结晶为朴硝。

【性状鉴别】①为白色粉末。②气微，味咸。③有引湿性（图14-3-1）。

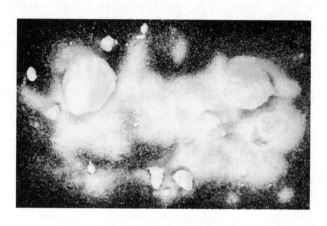

图 14-3-1　玄明粉药材

【理化鉴别】玄明粉的水溶液显钠盐与硫酸盐的鉴别反应。

【检查及含量测定】含重金属不得超过20mg/kg，含砷量不得超过20mg/kg，含硫酸钠不得少于99.0%。

酸碱度：取玄明粉0.5g，加水20mL使溶解。取10mL，加甲基红指示剂2滴，不得显红色；另取10mL，加溴麝香草酚蓝指示液5滴，不得显蓝色。

【化学成分】含硫酸钠、硫酸钙、硫酸铁、硫酸钾等。

【性味功效】性寒，味咸、苦。泻下通便，润燥软坚，清火消肿。

白　矾

（Baifan，ALUMEN）

【来源】为硫酸盐类矿物明矾石族明矾石经加工提炼制成。

【产地】主产于甘肃、安徽、山西、湖北、浙江等地。

【采收加工】采得后，打碎，用水溶解，收集溶液，蒸发浓缩，放冷后即析出结晶。

【性状鉴别】①呈不规则的块状或粒状。②无色或淡黄白色，透明或半透明。③表面略平滑或凹凸不平，具细密纵棱，有玻璃样光泽。④质硬而脆。

⑤气微，味酸、微甘而极涩（图14-3-2）。

【理化鉴别】白矾水溶液显铝盐、钾盐与硫酸盐的鉴别反应。

【检查及含量测定】含铵盐以总氮（N）计，不得超过0.3%，含重金属不得超过20mg/kg，含水硫酸铝钾［$KAl(SO_4)_2 \cdot 12H_2O$］不得少于99.0%。

【化学成分】含水硫酸铝钾、氧化钾等。

【性味功效】性酸，味酸、涩。外用解毒杀虫，燥湿止痒；内服止血止泻，祛除风痰。

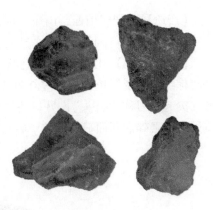

图14-3-2 白矾药材

磁 石
（Cishi，MAGNETITUM）

【来源】为氧化物类矿物尖晶石族磁铁矿。

【产地】主产于江苏、山东、辽宁、广东、安徽、河北等地。

【采收加工】采挖后，除去杂石。

【性状鉴别】①块状集合体，呈不规则块状，或略带方形，多具棱角。②灰黑色或棕褐色，条痕黑色，具金属光泽。③体重，质坚硬。④断面不整齐。⑤具磁性。⑥有土腥气，味淡（图14-3-3）。

【理化鉴别】取粉末约0.1g，加盐酸2mL，振摇，静置。上清液显铁盐的鉴别反应。

【检查及含量测定】含铁（Fe）不得少于50.0%。

【化学成分】含四氧化三铁（Fe_3O_4）、硅、铅、钛、磷等。

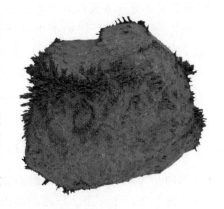

图14-3-3 磁石药材

【性味功效】性寒，味咸。镇惊安神，平肝潜阳，聪耳明目，纳气平喘。

赭 石
（Zheshi，HAEMATITUM）

【来源】为氧化物类矿物刚玉族赤铁矿。

【产地】主产于山西、山东、河南、河北等地。

【采收加工】采挖后，除去杂石。

【性状鉴别】①为鲕状、豆状、肾状集合体，多呈不规则的扁平块状。②暗棕红色或灰黑色，条痕樱红色或红棕色，有的有金属光泽。③一面多有圆形的突起，习称"钉头"；另一面与突起相对应处有同样大小的凹窝。④体重，质硬。⑤砸碎后断面显层叠状。⑥气微，味淡（图14-3-4）。

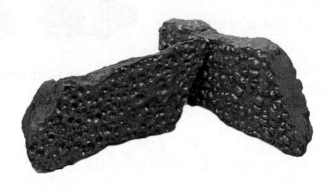

图14-3-4 赭石药材

【理化鉴别】取粉末0.1g，加盐酸2mL，振摇，滤过，取滤液2滴，加硫氰酸铵试液2滴，溶液即显血红色；另取滤液2滴，加亚铁氰化钾试液1~2滴，即生成蓝色沉淀，再加25%氢氧化钠溶液5~6滴，沉淀变成棕色。

【检查及含量测定】铁（Fe）不得少于45.0%。

【化学成分】含三氧化二铁（Fe_2O_3）、硅酸、铝化物等。

【性味功效】性寒，味苦。平肝潜阳，重镇降逆，凉血止血。

炉 甘 石
（Luganshi，CALAMINA）

【来源】为碳酸盐类矿物方解石族菱锌矿。

【产地】主产于湖南、广西、四川等地区。

【采收加工】全年均可采掘，采挖后，洗净，晒干，除去杂石。

【性状鉴别】①呈块状集合体，呈不规则的块状。②灰白色或淡红色，表面粉性，无光泽，凹凸不平，多孔，似蜂窝状。③体轻，易碎。④气微，味微涩。

【理化鉴别】（1）取粗粉1g，加稀盐酸10mL，即泡沸，产生二氧化碳气体，导入氢氧化钙试液中，即生成白色沉淀。

（2）取粗粉1g，加稀盐酸10mL溶解，滤过，滤液加亚铁氰化钾试液，即生成白色沉淀，或杂有微量的蓝色沉淀。

【检查及含量测定】含氧化锌（ZnO）不得少于 40.0%。

【化学成分】含碳酸锌（$ZnCO_3$）、铁、钴、锰等。

【性味功效】性平，味甘。解毒明目退翳，收湿止痒敛疮。

滑　石

（Huashi，TALCUM）

【来源】为硅酸盐类矿物滑石族滑石。

【产地】主产于江西、山东、江苏、陕西、山西、河北、福建、浙江、广东、广西、辽宁等地。

【采收加工】采挖后，除去泥沙和杂石；或将滑石块刮净，用粉碎机粉碎，过细筛后即成滑石粉。

【性状鉴别】（1）滑石　①为块状集合体。②呈不规则的块状。③白色、黄白色或淡蓝灰色，有蜡样光泽。④质软，细腻，手摸有滑润感，无吸湿性，置水中不崩散。⑤气微，味淡（图 14-3-5）。

（2）滑石粉　①为白色或类白色、微细、无沙性的粉末，手摸有滑腻感。②气微，味淡。③在水、稀盐酸或稀氢氧化钠溶液中均不溶解。

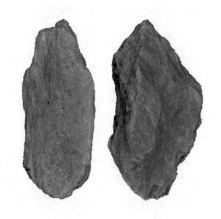

图 14-3-5　滑石药材

【理化鉴别】（1）取粉末 0.2g，置铂坩埚中，加等量氟化钙或氟化钠粉末，搅拌，加硫酸 5mL，微热，立即将悬有 1 滴水的铂坩埚盖盖上，稍等片刻，取下铂坩埚盖，水滴出现白色浑浊。

（2）取粉末 0.5g，置烧杯中，加入 40%盐酸溶液 10mL，盖上表面皿，加热至微沸，不时摇动烧杯，并保持微沸 40min，取下，用快速滤纸滤过，用水洗涤残渣 4~5 次。取残渣约 0.1g，置铂坩埚中，加入 50%硫酸 10 滴和氢氟酸 5mL，加热至冒三氧化硫白烟时，取下冷却，加水 10mL 溶解，取溶液 2 滴。加镁试剂（取对硝基偶氮间苯二酚 0.01g 溶于 4%氢氧化钠溶液 1000mL 中）1 滴，滴加 0.4g/mL 氢氧化钠溶液使成碱性，生成天蓝色沉淀。

【检查及含量测定】滑石粉含重金属不得超过 40mg/kg；含砷盐不得超过 2mg/kg；含水硅酸镁 $[Mg_3(Si_4O_{10})(OH)_2]$ 不得少于 88.0%。

【化学成分】含水硅酸镁、氧化铝等。

【性味功效】性寒，味甘、淡。利尿通淋，清热解暑；外用祛湿敛疮。

技能训练

1. 实训目标

掌握玄明粉、白矾、磁石、赭石、炉甘石和滑石的性状鉴别要点和理化特征；通过实训提升学生的职业素质和能力。

2. 准备工作

中药实训室，各药材标本、粉末，试剂，显微镜，多媒体教学设备。

3. 训练过程

（1）教师示教

①性状鉴别

教师取玄明粉、白矾、磁石、赭石、炉甘石和滑石的药材标本进行示讲，根据矿物的一般性质进行鉴定，分别对其外形、颜色、条痕、质地、气味、硬度、解理、断口、有无磁性及相对密度等特征进行观察和描述。

②理化鉴别

教师分别取玄明粉、白矾、磁石、赭石、炉甘石和滑石的中药粉末少许，分别根据必备知识中各矿物类中药的理化鉴别方法进行实验，通过多媒体教学设备进行示讲。

（2）学生训练

将学生分为每组5人，以小组为单位进行玄明粉、白矾、磁石、赭石、炉甘石和滑石性状鉴别和理化鉴别的训练。每组的学生在训练过程中要有团队协作的精神，具备吃苦耐劳、任劳任怨、责任担当、遵守行规、诚实守信、专业形象的职业品质与道德，通过信息技术、创新思维来获得学习资料并能够有计划、自主性地学习，同时关注时政、善于沟通交流，成为具有社会责任与能力的专业技术人员。

（3）实训结束后，教师对各小组的训练过程进行分析与总结，并根据项目考核单进行考核（参照表4-2-1制定），提高学生专业技术水平和职业素质。

4. 实训报告

完成实训报告，并对本次实训的过程进行分析与小结。

思政小课堂

救颠扶危之大药——石膏

清末名医张锡纯认为，石膏为药品中的第一良药，具有起死回生之功，为救颠扶危之大药。他将石膏使用得出神入化，被人们称为"石膏先生"。看他的"石膏解"一文，石膏用于治疗瘟疫、伤寒、瘟病、妇人产后热病、小儿发热、胃火牙痛等症，往往起到了立竿见影的效果。

既然石膏在张锡纯的手中是一剂良药，特别是对于退热效果显著。那为什么现代的医者却不敢大胆应用石膏，反而将石膏视为毒药呢？彭子益在《温病本气篇》中说："温病误用石膏必死"。是什么原因造成这种情况呢？这可能是误用石膏所致，明明应该用生石膏，却用成煅石膏。张锡纯在《医学衷中参西录》中分析，石膏生用直同"金丹"，煅用直同"鸩毒"。这是因为煅过的石膏，空散之力变为收敛之力，如果用来治外感有实热，可将体内的内热、痰火收敛，凝结不散，血脉凝结，从而导致肢体痿废、结胸等症，永不开通，用至一两就可伤人，这就是"金丹"可变"鸩毒"的原因。

我国石膏矿产资源储量丰富，已探明的各类石膏总储量居世界首位，随着我国经济的高速增长，水泥产量不断增大，对石膏的需求也相应增大。全国曾多次发生由于石膏矿采用房柱法开采所导致的地面塌陷。因此，我们需要转变石膏产业发展方式，加强资源保护，变掠夺性开采为保护性开采，合理开发，有效利用，做到在开发中保护，在保护中开发。

鉴定人员要具有严谨、认真的职业意识；具有正确的价值观、良好的职业操守和敬业精神；平时要苦练基本功，严把中药质量关；同时具备合理开发和有效利用自然资源的理念。

项目思考

1. 矿物的一般性质有哪些？
2. 简述朱砂的理化鉴别方法。
3. 如何区分磁石、赭石、炉甘石与滑石？

项目十五　其他类中药鉴定

任务一　概述

任务目标

1. 熟悉其他类中药的分类。
2. 掌握其他类中药的鉴定方法。

必备知识

其他类中药是指本书前述项目中未能讲解的中药。一是以植物体的某一或某些部分或间接使用植物的某些制品为原料，经过不同的加工处理所得到的药品，如冰片、芦荟、青黛等。二是植物体分泌或渗出的非树脂类混合物，如天竺黄。三是植物器官因昆虫的寄生而形成的虫瘿，如五倍子。四是蕨类植物的成熟孢子，如海金沙。

其他类中药主要采用性状鉴别和理化鉴别的方法。少数中药可采用显微鉴别法，如海金沙、五倍子等。对一些加工品理化鉴别法较为常用，如青黛、芦荟、冰片等，可依据其主要成分或有效成分的性质进行定性鉴别和质量评价。

任务二　海金沙、青黛、五倍子、儿茶、冰片、天然冰片和天竺黄的鉴定

任务目标

1. 掌握海金沙、青黛、五倍子、儿茶、冰片、天然冰片和天竺黄的来源、产地、采收加工与性状鉴别。

2. 掌握青黛和五倍子的理化鉴别，了解海金沙、儿茶、冰片、天然冰片和天竺黄的理化鉴别。

3. 熟悉海金沙、青黛、五倍子、儿茶、冰片、天然冰片和天竺黄的检查、化学成分与性味功效。

4. 熟悉海金沙、五倍子、儿茶的显微鉴别。

必备知识

海 金 沙
（Haijinsha，LYGODII SPORA）

【来源】为海金沙科植物海金沙 *Lygodium japonicum*（Thunb.）Sw. 的干燥成熟孢子。

【产地】主产于广东、浙江、江苏、江西、湖南、湖北、四川等地。

【采收加工】秋季孢子未脱落时采割藤叶，晒干，搓揉或打下孢子，除去藤叶。

【性状鉴别】①呈粉末状，棕黄色或浅棕黄色。②体轻，手捻有光滑感，置手中易由指缝滑落。③气微，味淡（图 15-2-1）。

图 15-2-1 海金沙药材

【显微鉴别】粉末：棕黄色或浅棕黄色。①孢子为四面体、三角状圆锥形。②顶面观三面锥形，可见三叉状裂隙，侧面观类三角形，底面观类圆形，直径 60~85μm，外壁有颗粒状雕纹。

【理化鉴别】（1）取少量，撒于火上，即发出轻微爆鸣及明亮的火焰。

（2）薄层色谱法：取其 1g，加甲醇 25mL，超声处理 30min，滤过，滤液蒸干，残渣加甲醇0.5mL溶解，作为供试品溶液。另取海金沙对照药材1g，同法制成对照药材溶液。吸取上述两种溶液各5μL，分别点于同一聚酰胺薄膜上，以甲醇-冰醋酸-水（4∶1∶5）为展开剂，展开，取出，晾干，喷以三氯化铝试液，晾干，置紫外线灯（365nm）下检视。供试品色谱中，在与对照药材色谱相应的位置上，显相同颜色的荧光斑点。

【检查及含量测定】总灰分不得超过16.0%。

【化学成分】含脂肪、海金沙素等。

【性味功效】性寒，味甘、咸。清利湿热，通淋止痛。

青　黛
（Qingdai，INDIGO NATURALIS）

【来源】为爵床科植物马蓝 *Baphicacanthus cusia*（Nees）Bremek.、蓼科植物蓼蓝 *Polygonum tinctorium* Ait. 或十字花科植物菘蓝 *Isatis indigotica* Fort. 的叶或茎叶经加工制得的干燥粉末、团块或颗粒。

【产地】主产于福建、云南、江苏、安徽等地，其中福建所产的品质最佳，又称为建青黛。

【采收加工】夏、秋季采收茎叶，置缸中，加清水浸2~3d，至叶腐烂、茎脱皮时，将茎枝捞出，加入石灰（每100kg加石灰8~10kg），充分搅拌，至浸液由深绿色转为紫红色时，捞出液面泡沫，于烈日下晒干，即得。

【性状鉴别】①呈深蓝色的粉末，体轻，易飞扬；或呈不规则多孔性的团块、颗粒，用手搓捻即成细末。②微有草腥气，味淡（图15-2-2）。

【理化鉴别】（1）取少量，用微火灼烧，有紫红色的烟雾产生。

（2）取少量，滴加硝酸，产生气泡并显棕红色或黄棕色。

（3）取0.5g，加水10mL，振摇后放置片刻，水层不得显深蓝色。

【检查及含量测定】水分不得超过7.0%。高效液相色谱法测定，按干燥品

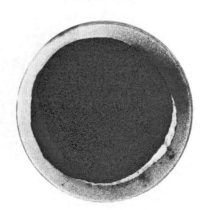

图15-2-2　青黛药材

计算，含靛蓝（$C_{16}H_{10}N_2O_2$）不得少于2.0%，含靛玉红（$C_{16}H_{10}N_2O_2$）不得少于0.13%。

【化学成分】含靛玉红、靛蓝、异靛蓝、色氨酮、青黛酮等。

【性味功效】性寒，味咸。清热解毒，凉血消斑，泻火定惊。

五 倍 子

（Wubeizi，GALLA CHINENSIS）

【来源】 为漆树科植物盐麸木 *Rhus chinensis* Mill. 、青麸杨 *Rhus potaninii* Maxim. 或红麸杨 *Rhus punjabensis* Stew. var. *sinica*（Diels）Rehd. et Wils. 叶上的虫瘿，主要由五倍子蚜 *Melaphis chinensis*（Bell）Baker 寄生而形成。

【产地】 主产于四川、贵州、云南、陕西、湖北、广西等地。以"角倍"的产量为高，"肚倍"的质量为佳。

【采收加工】 秋季采摘，置沸水中略煮或蒸至表面呈灰色，杀死蚜虫，取出，干燥。按外形不同，分为"肚倍"和"角倍"。

【性状鉴别】（1）肚倍 ①呈长圆形或纺锤形囊状，长 2.5～9cm，直径 1.5～4cm。②表面灰褐色或灰棕色，微有柔毛。③质硬而脆，易破碎。④断面角质样，有光泽，壁厚 0.2～0.3cm，内壁平滑，有黑褐色死蚜虫及灰色粉状排泄物。⑤气特异，味涩（图 15-2-3）。

（2）角倍 呈菱形，具不规则的钝角状分枝，柔毛较明显，壁较薄（图 15-2-4）。

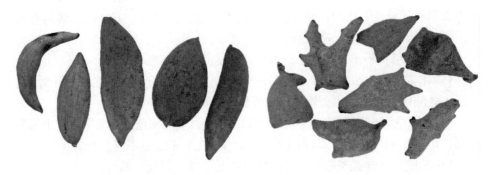

图 15-2-3　肚倍药材　　　　　　　　　图 15-2-4　角倍药材

【显微鉴别】（1）横切面 ①表皮细胞 1 列，往往分化成 1～3（6）细胞的非腺毛，长 70～140μm，有的长达 350μm。②表皮内侧为薄壁组织，薄壁细胞含有淀粉粒，直径约 10μm，多已糊化，并可见少数草酸钙簇晶。③内侧的薄壁组织中有外韧维管束散生，维管束外侧有大型的树脂腔，直径可达 270μm。

（2）粉末 灰绿色至灰棕色。①非腺毛众多，由 1～6 细胞构成，长 70～350μm。②薄壁细胞含有淀粉粒，直径约 10μm。③簇晶较少，直径约 25μm。④导管螺纹状，直径 10～15μm。⑤树脂腔都已破碎，树脂块散在，黄棕色。

【理化鉴别】 粉末 0.5g，加水 4mL，微热，滤过。取滤液 1mL，加三氯化铁试液 1 滴，生成蓝黑色沉淀；另取滤液 1mL，加 10%酒石酸锑钾溶液 2 滴，产生白色沉淀。

【检查及含量测定】水分不得超过 12.0%，总灰分不得超过 3.5%。含鞣质不得少于 50.0%。高效液相色谱法测定，按干燥品计算，含鞣质以没食子酸计，不得少于 50.0%。

【化学成分】含鞣酸、树脂、脂肪、淀粉等。

【性味功效】性寒，味酸、涩。敛肺降火，涩肠止泻，敛汗，止血，收湿敛疮。

儿　茶
（Ercha，CATECHU）

【来源】为豆科植物儿茶 Acacia catechu （L. f.） Willd. 的去皮枝、干的干燥煎膏。

【产地】主产于云南、海南等地。

【采收加工】冬季采收枝、干，除去外皮，砍成大块，加水煎煮，浓缩，干燥。

【性状鉴别】①呈方形或不规则块状，大小不一。②表面棕褐色或黑褐色，光滑而稍有光泽。③质硬，易碎。④断面不整齐，具光泽，有细孔，遇潮有黏性。⑤气微，味涩、苦，略回甜。

【显微鉴别】粉末：棕褐色。可见针状结晶及黄棕色块状物。

【理化鉴别】取火柴杆浸于样品水浸液中，使火柴杆轻微着色，待干燥后，再浸入盐酸中并立即取出，置火焰附近烘烤，即显深红色。

【检查及含量测定】水分不得超过 17.0%。高效液相色谱法测定，按干燥品计算，儿茶素（$C_{15}H_{14}O_6$）和表儿茶素（$C_{15}H_{14}O_6$）的总量不得少于 21.0%。

【化学成分】含儿茶鞣酸、儿茶精、表儿茶酚、树胶、蜡等。

【性味功效】性微寒，味苦、涩。活血止痛，止血生肌，收湿敛疮，清肺化痰。

冰片（合成龙脑）
（Bingpian，BORNEOLUM SYNTHETICUM）

【来源】分为机制冰片与艾片两类。艾片为菊科艾纳香 Blumea balsamifera （L.）DC. 的鲜叶经加工制得的结晶。

【产地】机制冰片产于上海、天津、南京、广州等地；艾片主产广东，广西、贵州等地。

【采收加工】机制冰片是以松节油、樟脑等为原料，经化学方法合成的龙脑；

艾片为艾纳香的鲜叶经蒸气蒸馏、冷却所得的结晶，又称"艾粉"或"结片"。

【性状鉴别】①为无色透明或白色半透明的片状松脆结晶；气清香，味辛、凉；具挥发性，点燃发生浓烟，并有带光的火焰。②在乙醇、三氯甲烷或乙醚中易溶，在水中几乎不溶。③熔点应为205~210℃。

【理化鉴别】（1）取10mg，加乙醇数滴溶解，加新制的1%香草醛硫酸溶液1~2滴，即显紫色。

（2）取3g，加硝酸10mL，即产生红棕色的气体，待气体停止产生后，加水20mL，振摇，滤过，滤渣用水洗净后，有樟脑臭。

【检查及含量测定】不挥发物不得超过0.035%。含重金属不得超过5mg/kg，含砷盐量不得超过2mg/kg。气相色谱法测定，按干燥品计算，含樟脑（$C_{10}H_{16}O$）不得超过0.50%，含龙脑（$C_{10}H_{18}O$）不得少于55.0%。

【化学成分】含异龙脑、樟脑等。

【性味功效】性微寒，味辛、苦。开窍醒神，清热止痛。

天然冰片（右旋龙脑）
（Tianranbingpian，BORNEOLUM）

【来源】为樟科植物樟 *Cimiamomum camphora* （L.） Presl 的新鲜枝、叶经提取加工制成。

【产地】主产于印度尼西亚的苏门答腊等地。

【采收加工】从龙脑香树干的裂缝处，采取干燥的树脂，进行加工。或砍下树干及树枝，切成碎片，经水蒸气蒸馏升华，冷却后即成结晶。

【性状鉴别】①白色结晶性粉末或片状结晶。②气清香，味辛、凉。③具挥发性，点燃时有浓烟，火焰呈黄色。④在乙醇、三氯甲烷或乙醚中易溶，在水中几乎不溶。⑤熔点应为204~209℃（图15-2-5）。

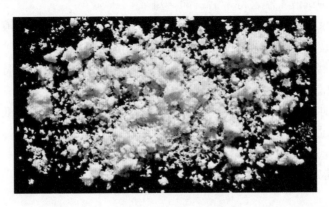

图15-2-5 天然冰片药材

【理化鉴别】取适量，精密称量，加乙醇制成 0.1g/mL 的溶液，依旋光度测定法测定，比旋光度应为+34°~+38°。

【检查及含量测定】气相色谱法测定，按干燥品计算，含右旋龙脑（$C_{10}H_{18}O$）不得少于 96.0%。

【化学成分】含右旋龙脑、左旋樟脑、异龙脑等。

【性味功效】性凉，味辛、苦。开窍醒神，清热止痛。

天 竺 黄
（Tianzhuhuang，BAMBUSAE CONCRETIO SILICEA）

【来源】为禾本科植物青皮竹 *Bambusa textilis* McClure 或华思劳竹 *Schizostachyum chinense* Rendle 等秆内的分泌液干燥后的块状物。

【产地】主产于云南、广东、广西等地。

【采收加工】秋、冬二季采收。

【性状鉴别】①呈不规则的片块或颗粒，大小不一。②表面灰蓝色、灰黄色或灰白色，有的洁白色，半透明，略带光泽。③体轻，质硬而脆，易破碎，吸湿性强。④气微，味淡（图 15-2-6）。

【理化鉴别】（1）取适量，炽灼灰化后，残渣加乙酸 2 滴润湿，滴加钼酸铵试液 1 滴与硫酸亚铁试液 1 滴，残渣即显蓝色。

（2）取粉末 2g，加盐酸 10mL，振摇2min，滤过，取滤液备用。取滤纸 1 片，加亚铁氰化钾试液 1 滴，待干后，同一斑

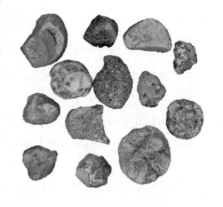

图 15-2-6　天竺黄药材

点上滴加滤液 1 滴，再缓缓滴加水 10 滴、0.1%茜素红的乙醇溶液 1 滴，置氨蒸气中熏后，滤纸上可见紫色或蓝紫色环，环中显红色。

【检查及含量测定】（1）体积比：取中粉 10g，轻轻装入量筒内，体积不得少于 24mL。

（2）吸水量：取 5g，加水 50mL，放置片刻，用湿润后的滤纸滤过，所得滤液不得超过 44mL。

【化学成分】含二氧化硅、胆碱、氰苷等。

【性味功效】性寒，味甘。清热豁痰，凉心定惊。

技能训练

1. 实训目标

掌握海金沙、青黛、五倍子、儿茶、冰片、天然冰片和天竺黄的性状鉴别要点；掌握青黛和五倍子的理化鉴别要点；通过实训提升学生的职业素质和能力。

2. 准备工作

中药实训室，各药材标本、粉末，乙醇溶液，1%香草醛硫酸溶液，醋酸溶液，钼酸铵溶液，硫酸亚铁溶液，酒精灯，显微镜，多媒体教学设备。

3. 训练过程

（1）教师示教

①性状鉴别

教师取海金沙、青黛、五倍子、儿茶、冰片、天然冰片和天竺黄的药材标本进行示讲，按顺序依次观察和描述形状、大小、颜色、表面、质地、断面、光泽、透明度、气味、火试等特征。

②理化鉴别

教师分别取青黛、五倍子的中药粉末少许，分别根据必备知识中的理化鉴别方法进行实验，通过多媒体教学设备进行示讲。

（2）学生训练　将学生分为每组5人，以小组为单位进行海金沙、青黛、五倍子、儿茶、冰片、天然冰片和天竺黄性状鉴别和理化鉴别的训练。每组的学生在训练过程中要有团队协作的精神，具备吃苦耐劳、任劳任怨、责任担当、遵守行规、诚实守信、专业形象的职业品质与道德，通过信息技术、创新思维来获得学习资料并能够有计划、自主性地学习，同时关注时政、善于沟通交流，成为具有社会责任与能力的专业技术人员。

（3）实训结束后，教师对各小组的训练过程进行分析与总结，并根据项目考核单进行考核（参照表4-2-1制定），提高学生专业技术水平和职业素质。

4. 实训报告

完成实训报告，并对本次实训的过程进行分析与小结。

思政小课堂

青出于蓝而胜于蓝

北魏时期，有个叫李谧的文人学习非常用功，"四书五经"倒背如流。有一天，他的老师觉得自己教不了他，决定给他推荐一个更加优秀的老师——孔璠。李谧在十八岁时才去拜孔璠为师，经过交谈，孔璠觉得这个学生不错，就把他收下了。有一天天色已晚，由于李谧家离得很远，孔璠便留他在自己家过夜。第二天清晨，孔璠起来小解，看见书房还亮着灯，走进一看，原来是李谧在认真看书。几年后，李谧的学问超过了孔璠，孔璠反过来向李谧请教。同学们以歌谣"青成蓝，蓝谢青；师何在，在明经"，来赞颂这件事。青比喻学生，蓝比喻老师。歌谣的意思是学生成了老师，老师请教学生；究竟谁是老师并不一定，而在于谁更精通学问。

青出于蓝而胜于蓝，青指靛青，深蓝色的染料。蓝指蓼蓝，植物名，用作蓝色染料。原意为靛青是从蓼蓝草中提炼出来的，但颜色比蓼蓝草更深。比喻人经过学习或教育之后可以得到提高，常用以比喻学生超过老师，或后人胜过前人。这个典故出自荀子的《劝学》："青，取之于蓝，而青于蓝；冰，水为之，而寒于水。"通常以"青出于蓝而胜于蓝"这句话用来教导弟子，学习永远没有止境，希望弟子们能够坚持不懈地学习，后代一定要超过前辈。

"青出于蓝而胜于蓝"是社会规律，我们应对这种现象感到欣喜，如果学生超不过老师、后辈比不上前辈，那社会进步也就无从谈起。健康的社会应该为"青出于蓝而胜于蓝"提供必要的支撑。

现代医学研究中，青黛中可分离出靛玉红，其为双吲哚类抗肿瘤药物，对多种移植性动物肿瘤有抑制作用。恶性肿瘤俗称癌症，由于治疗费用高，而且对患者身心健康危害较大，人们"谈癌色变"。在中国共产党领导下，我国已构建起世界上最大的医疗保障体系并惠及全民，中国新型医疗保障制度体系的建设成就令世界瞩目。这是人类历史上的医疗奇迹。党的十八大以来，我国经济实现稳定增长，国家财政强力支持居民参加基本医疗保险，并推动省级统筹。截至2021年底，中国基本医保参保人数13.6亿人，参保率稳定在95%以上，基本医疗保障制度全覆盖。

我们要坚定理想信念、练就过硬本领，传承中华优秀传统文化，增强文化自信，加强对国家医保体系的认识，深刻感受社会主义的制度优势。

项目思考

1. 青黛的理化鉴别方法有哪些？
2. 如何区分冰片与天然冰片？

项目十六　中成药鉴定

任务一　概述

任务目标

1. 了解中成药鉴定的定义及其常见制剂的类型。
2. 掌握定性鉴别、含量测定、浸出物测定、检查等鉴别要点。

必备知识

中成药鉴定指通过一定的检测手段和方法对其组成进行品种和质量把关，控制中成药的质量。常见的中成药制剂有片剂、丸剂、散剂、合剂、膏剂、颗粒、胶囊、注射液、口服液等剂型，其各组方药材已失去了原有性状特征，仅凭肉眼很难辨认，加之所用辅料多种多样，给鉴定工作带来了许多麻烦。自古以来，流传着"丸散膏丹，神仙难辨"的说法。通过显微鉴别和理化鉴别，来鉴别中成药的真伪，检测和控制中成药的质量，是行之有效的方法。

一、定性鉴别

（一）性状鉴别

性状鉴别指依据中成药方剂的形状（剂型）、颜色、气味等进行鉴别。例如，牛黄解毒丸为棕黄色的大蜜丸或水蜜丸，有冰片香气，味微甜而后苦、辛；冠心丹参片为糖衣片，除去糖衣后显棕褐色，气微香，味甘、微苦。

（二）显微鉴别

1. 取样原则
中成药的取样操作同中药材，抽取的样品应有代表性、科学性和真实性，取样量至少可供 3 次全检。

(1) 片剂 一般取样 200 片。

(2) 散剂、颗粒 一般取样 100g。可在包装的上、中、下三层及间距相等的部位取样若干，将所取样品粉末混匀后，按"四分法"抽取所需供试量。

(3) 胶囊 一般不得少于 20 个胶囊，去胶囊壳后合并内容物，混匀，称定质量。一般胶囊内药物的取样量为 100g。

(4) 丸剂 大蜜丸一般取 10 丸，水丸、水蜜丸取所需量的 10～20 倍，研成粉末后混匀，再按"四分法"抽取所需供试量。

2. 制片方法

一般采用甘油乙酸试液（斯氏液）或蒸馏水装片观察淀粉粒；用水合氯醛液加热透化后观察石细胞、纤维、草酸钙结晶等细胞组织特征；用 70% 乙醇装片或水合氯醛装片，不加热，观察菊糖。观察时依据所查中药的具体情况进行必要的显微化学反应。

(1) 片剂 取 2～3 片，除去包衣，置乳钵中研成粉末，取适量粉末装片。

(2) 水丸、颗粒 取适量水丸或颗粒，置乳钵中研成粉末，取适量粉末直接透化装片。

(3) 蜜丸 将药丸沿正中切开，从切面由外至中央挑取适量样品装片，置载玻片上，滴加适宜的试液装片，观察；或按四分法刮取不同部位，装片。必要时还可配合用水溶解蜜丸，过滤干燥后装片或将蜜丸切碎，加蒸馏水搅拌洗涤后，置离心管中离心分离沉淀，如此反复处理除去蜂蜜后，取沉淀透化装片。

(4) 散剂、胶囊 用刀尖或牙签挑取少量粉末，置载玻片上，滴加适宜的试液装片，观察。

3. 显微鉴别要点

(1) 了解剂型制法，熟悉组方药材

中成药显微鉴别与中药材粉末显微鉴别相比更复杂，因为中成药一般是由两种以上中药材采用各种方法制备而成。制备方法的不同对显微鉴别会产生一定的影响，而且组成药物及各种辅料的显微特征还可能会出现相互影响和干扰。在中成药鉴别前，首先要尽可能地了解该药的剂型和制法，分析可能检出的药物有多少。对于组方药材的显微特征，可分出熟悉的、基本熟悉的和不熟悉的三类，只有熟悉之后，方可灵活应用。对于不熟悉的特征，必须先对照原药材粉末进行研究，寻找、确定主要鉴别特征以便鉴定。

(2) 排除交叉干扰，明确专属性特征

在对各组方药材粉末分析比较时，应分析处方，选取各药在中成药中的专属性特征，作为鉴别依据。单一药材粉末的主要特征在成药中有时不一定能作为鉴别依据，而某些较次要的特征有时则可起到鉴别作用。选取组方药材显微特征时要考虑两点：一是所选特征在该处方中的专属性；二是该特征尽可能在处方外的中成药中也要有专属性。一般地说，每味组成药选取 1 个能代表该药的专属特征即可，如果其他组成药有类似组织、细胞、内含物或与赋形剂有交叉，则应选取其他特征。如果改换其他特征较难时，可考虑增加 1~2 个辅助性特征，但要本着少而精的原则，避免繁乱。

（3）熟练正规操作，确保结果准确

显微鉴别与一般的仪器分析方法相比，受主观因素影响较大，对操作者来说，不仅要有扎实的中药鉴定技术理论基础，还要有娴熟的显微观察技能及摄影技术。观察时每个样品应制备 5 个以上的标准片，先重点观察，后呈"之"字形扫描观察，注意观察的全面性。细胞内含物较多者，制片静置一周后应复查其制片的稳定性。

（三）理化鉴别

中成药理化鉴别，首先应考虑鉴别对象的选择，除单方制剂外，复方制剂应选择其中的君药、臣药作为主要对象，其次鉴别其中的有大毒的药和贵重药。选用的鉴别方法应具备专属性强、灵敏度高、方法简便的特点，并应制备阴性对照液平行试验。

1. 一般分析法

一般分析法常用呈色反应、沉淀反应、升华法、荧光法等。

2. 仪器分析法

仪器分析法常用薄层色谱法、纸色谱法、气相色谱法、高效液相色谱法等。

二、含量测定

供试品溶液要根据中成药的不同剂型、待测定成分的理化性质来决定其提取、分离、纯化方法。在不同的剂型中，其提取、分离、纯化方法可能完全不同，样品溶液的制备方法亦不尽相同。常用的提取方法有冷浸法、连续回流提取法和超声波提取法。中成药有效成分的含量测定是中成药内在质量控制的重要方法，常以含量测定结果评价产品的优劣。中成药组成复杂，大多数中成药的有效成分还不十分清楚，因而有效成分的含量测定尚不能普遍应用。

中成药中，对有效成分明确的，要进行有效成分的含量测定；大致明确有效成分的，要测定这些成分的总量；含有大毒成分的则要测定其含量，一些毒性较大的动物药也应测定其含量；贵重药材在制剂中投料量应加以测定，以便确定制剂的质量优劣；在原料加工炮制中或制备、贮藏过程中易损失、破坏的成分，进行含量或限度测定。

总之，中成药的组成复杂，含量变异性较大，在选定含量测定对象的问题上首先要进行处方分析，除首选君药或臣药外，同时还要看所测定的成分能否代表单一药材，如为两味药材共有的成分，则不应选其作为评价质量优劣的指标，因为无法确证某一药材存在的真实量及保证所投料的数量和质量。

三、浸出物测定

对于有效成分或指标性成分不清楚的中成药，无法进行含量测定，但当浸出物的指标能相对控制中成药的质量时，可进行浸出物的测定。另外，如含量测定项所测值甚微时，应同时建立浸出物测定项。根据浸出用溶剂的不同，主要有醇溶性和醚溶性浸出物测定法。

四、检查

（一）污染型

污染型检查指对原料药材中在收购或生产过程可能混入的掺杂物或处理不当而产生的杂质进行检查，包括异物、灰分、酸不溶性灰分、重金属、砷盐、微生物、农药残留量等。

（二）特殊杂质型

特殊杂质型检查指对原料药材中掺假或有毒成分的限量检查。

（三）不同剂型的检查内容

固体制剂要求测定水分；酊剂、酒剂要求测定含醇量、总固体、相对密度、pH 等；片剂、胶囊剂要求测定片重差异、崩解度等。

任务二　常见中成药的鉴定

任务目标

1. 熟悉三黄片、六味地黄丸、小儿肝炎颗粒、七厘散、一捻金胶囊和止咳橘红口服液的处方、制法、功能与主治。

2. 掌握三黄片、六味地黄丸、小儿肝炎颗粒、七厘散、一捻金胶囊和止咳橘红口服液的性状鉴别、显微鉴别与理化鉴别。

必备知识

三　黄　片
(Sanhuang Pian)

【处方】大黄 300g、盐酸小檗碱 5g、黄芩浸膏 21g。

【制法】以上三味，黄芩浸膏系取黄芩，加水煎煮三次，第一次 1.5h，第二次 1h，第三次 40min，合并煎液，滤过，滤液用盐酸调节 pH 至 1~2，静置1h，取沉淀，用水洗涤使 pH 至 5~7，烘干，粉碎成细粉。取大黄 150g，粉碎成细粉；剩余大黄粉碎成粗粉，用 30% 乙醇回流提取三次，滤过，合并滤液，回收乙醇并减压浓缩成稠膏，加入大黄细粉、盐酸小檗碱细粉、黄芩浸膏细粉及适量辅料，混匀，制成颗粒，干燥，压制成 1000 片，包糖衣或薄膜衣；或压制成 500 片，包薄膜衣，即得。

【性状鉴别】为糖衣或薄膜衣片，除去包衣后显棕色；味苦、微涩。

【显微鉴别】取其置显微镜下观察：草酸钙簇晶大，直径 60~140μm（大黄）。

【检查及含量测定】用醇溶性浸出物测定法中的热浸法测定，醇溶性浸出物不得少于 60%。高效液相色谱法测定，含大黄以大黄素和大黄酚的总量计，小片不得少于 1.55mg/片、大片不得少于 3.1mg/片；含盐酸小檗碱，小片应为4.0~5.8mg/片、大片应为 8.0~11.5mg/片；含黄芩浸膏以黄芩苷计，小片不得少于 13.5mg/片、大片不得少于 27.0mg/片。

【功能与主治】清热解毒，泻火通便。用于三焦热盛所致的目赤肿痛、口鼻生疮、咽喉肿痛、牙龈肿痛、心烦口渴、尿黄、便秘；也用于急性胃肠炎，痢疾。

六味地黄丸
(Liuwei Dihuang Wan)

【处方】熟地黄 160g、酒萸肉 80g、牡丹皮 60g、山药 80g、茯苓 60g、泽泻 60g。

【制法】以上六味，粉碎成细粉，过筛，混匀。用乙醇泛丸，干燥，制成水丸，或每 100g 粉末加炼蜜 35~50g 与适量的水，制丸，干燥，制成水蜜丸；或加炼蜜 80~110g 制成小蜜丸或大蜜丸，即得。

【性状鉴别】为棕黑色的水丸、水蜜丸，棕褐色至黑褐色的小蜜丸或大蜜丸；味甜而酸。

【显微鉴别】取其置显微镜下观察：淀粉粒三角状卵形或矩圆形，直径 24~

40μm，脐点短缝状或"人"字状（山药）。不规则分枝状团块无色，遇水合氯醛试液溶化；菌丝无色，直径4~6μm（茯苓）。薄壁组织灰棕色至黑棕色，细胞多皱缩，内含棕色核状物（熟地黄）。草酸钙簇晶存在于无色薄壁细胞中，有时数个排列成行（牡丹皮）。果皮表皮细胞橙黄色，表面观类多角形，垂周壁连珠状增厚（酒萸肉）。薄壁细胞类圆形，有椭圆形纹孔，集成纹孔群；内皮层细胞垂周壁波状弯曲，较厚，木化，有稀疏细孔沟（泽泻）（图16-2-1）。

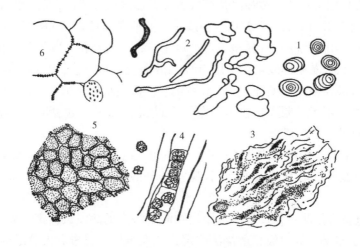

图16-2-1　六味地黄丸粉末特征

1—山药（淀粉粒和草酸钙针晶束）　2—茯苓（菌丝团块）　3—熟地黄（多糖团块）

4—山茱萸（果皮表皮细胞）　5—牡丹皮（草酸钙簇晶）　6—泽泻（薄壁细胞）

【检查及含量测定】应符合丸剂项下有关的各项规定。高效液相色谱法测定，含酒萸肉以莫诺苷和马钱苷的总量计，水丸不得少于0.9mg/g、水蜜丸不得少于0.75mg/g、小蜜丸不得少于0.50mg/g、大蜜丸不得少于4.5mg/丸；含牡丹皮以丹皮酚计，水丸不得少于1.3mg/g、水蜜丸不得少于1.05mg/g、小蜜丸不得少于0.70mg/g、大蜜丸不得少于6.3mg/丸。

【功能与主治】滋补肝肾。用于肾阴亏损，头晕耳鸣，腰膝酸软，骨蒸潮热，盗汗遗精，消渴。

小儿肝炎颗粒

（Xiaoer Ganyan Keli）

【处方】茵陈120g、栀子（姜炙）30g、黄芩60g、黄柏60g、焦山楂90g、大豆黄卷90g、郁金15g、通草30g。

【制法】以上八味，栀子（姜炙）、黄芩、黄柏粉碎成细粉；其余茵陈等五味加水煎煮两次，合并煎液，滤过，滤液浓缩成相对密度为1.30~1.35

（50℃）的稠膏。取稠膏 1 份，加蔗糖 3 份、糊精 1 份及上述细粉混匀，制成颗粒，干燥，即得。

【性状鉴别】为黄绿色至黄褐色的颗粒；味甜、微苦而涩。

【显微鉴别】取其置显微镜下观察：韧皮纤维淡黄色，梭形，壁厚，孔沟细（黄芩）。果皮含晶石细胞类圆形或多角形，直径 $17\sim31\mu m$，壁厚，胞腔内含草酸钙方晶（栀子）。纤维束鲜黄色，周围细胞含草酸钙方晶，形成晶纤维，含晶细胞壁木化增厚（黄柏）。

【检查及含量测定】高效液相色谱法测定，含黄芩以黄芩苷计，不得少于90.0mg/袋。

【功能与主治】清热利湿，解郁止痛。用于肝胆湿热所致的黄疸、胁痛、腹胀、发热、恶心呕吐、食欲减退、身体倦懒、皮肤黄染；黄疸型肝炎或无黄疸型肝炎见上述证候者。

七 厘 散
（Qili San）

【处方】血竭 500g、乳香（制）75g、没药（制）75g、红花 75g、儿茶120g、冰片 6g、人工麝香 6g、朱砂 60g。

【制法】以上八味，除人工麝香、冰片外，朱砂水飞成极细粉；其余血竭等五味粉碎成细粉。将人工麝香、冰片研细，与上述粉末配研，过筛，混匀，即得。

【性状鉴别】为朱红色至紫红色的粉末或易松散的块；气香，味辛、苦，有清凉感。

【显微鉴别】取其置显微镜下观察：不规则块片血红色，周围液体显鲜黄色，渐变红色（血竭）。不规则团块无色或淡黄色，表面及周围扩散出众多细小颗粒，久置溶化（乳香）。花冠碎片黄色，有红棕色或黄棕色长管道状分泌细胞；花粉粒圆球形或椭圆形，直径约 $60\mu m$，外壁有刺，具 3 个萌发孔（红花）。不规则细小颗粒暗棕红色，有光泽，边缘暗黑色（朱砂）。

【理化鉴别】取本品 0.2g，加乙醇 2mL，振摇，滤过。取滤液 5 滴，置白瓷皿中，加 1%盐酸溶液 3 滴与 0.5%对二甲氨基苯甲醛的乙醇溶液 2mL，置水浴上加热，溶液周围应显紫色或紫红色。

【检查及含量测定】用醇溶性浸出物测定法中的热浸法测定，醇溶性浸出物不得少于 60%。高效液相色谱法测定，含血竭以血竭素计，不得少于5.5mg/g。

【功能与主治】化瘀消肿，止痛止血。用于跌扑损伤，血瘀疼痛，外伤出血。

一捻金胶囊
（Yinianjin Jiaonang）

【处方】大黄 56.6g、炒牵牛子 113.2g、槟榔 56.6g、人参 56.6g、朱砂 17g。

【制法】以上五味，朱砂水飞成极细粉；其余大黄等四味粉碎成细粉，与上述粉末配研，过筛，混匀，装入胶囊，制成 1000 粒，即得。

【性状鉴别】为硬胶囊，内容物为黄棕色至黄褐色的粉末；气微，味微苦、涩。

【显微鉴别】取其内容物置显微镜下观察：草酸钙簇晶大，直径 60~140μm（大黄）。草酸钙簇晶直径 20~68μm，棱角锐尖（人参）。种皮栅状细胞淡棕色或棕色，长 48~80μm（炒牵牛子）。内胚乳细胞碎片壁较厚，有较多大的类圆形纹孔（槟榔）。不规则细小颗粒暗棕红色，有光泽，边缘暗黑色（朱砂）。

【检查及含量测定】高效液相色谱法测定，含大黄以芦荟大黄素、大黄酸、大黄素、大黄酚和大黄素甲醚的总量计，不得少于 0.76mg/粒；含朱砂以硫化汞计，应为 14~19mg/粒。

【功能与主治】消食导滞，祛痰通便。用于脾胃不和、痰食阻滞所致的积滞，症见停食停乳、腹胀便秘、痰盛喘咳。

止咳橘红口服液
（Zhike Juhong Koufuye）

【处方】化橘红 66g、陈皮 44g、法半夏 33g、茯苓 44g、款冬花 22g、甘草 22g、瓜蒌皮 44g、紫菀 33g、麦冬 44g、知母 22g、桔梗 33g、地黄 44g、石膏 44g、苦杏仁（去皮炒）44g、炒紫苏子 33g。

【制法】以上十五味，石膏粉碎成粗粉，加水煎煮两次，每次 1h，滤过，滤液备用。化橘红、陈皮、款冬花、苦杏仁（去皮炒）四味用水蒸气蒸馏，收集蒸馏液 250mL；药液滤过，滤液加乙醇使含醇量达到 60%，搅匀，静置 24h，滤过，滤液备用。其余法半夏等十味，粉碎成粗粉与上述药渣混匀，用 60% 乙醇作溶剂，浸渍 24h 后依法渗漉，收集漉液 2700mL，与上述备用液合并，减压回收乙醇至无醇味，与石膏水煎液合并，浓缩成相对密度 1.06（50℃）的清膏。加入蔗糖 80g，煮沸，静置 24h，滤过，加入用适量热水溶解的羟苯乙酯 0.3g、苯甲酸 0.5g 及蒸馏液，加水调整总量至 950mL，搅匀，冷藏 48h，取上清液，灌封，灭菌，即得。

【性状鉴别】为棕黑色的液体；气香，味甜、微苦。

【理化鉴别】取本品 2mL，加草酸铵试液 1mL，即生成白色沉淀，分离沉淀，所得沉淀不溶于乙酸，但溶于盐酸。

【检查及含量测定】相对密度为 1.05~1.15，pH 为 4.5~6.0。高效液相色谱法测定，含化橘红以柚皮苷计，不得少于 0.80mg/mL。

【功能与主治】清肺，止咳，化痰。用于痰热阻肺引起的咳嗽痰多、胸满气短、咽干喉痒。

技能训练

1. 实训目标

掌握六味地黄丸的性状鉴别和显微鉴别要点；熟悉中成药临时制片的方法；通过实训提升学生的职业素质和能力。

2. 准备工作

中药实训室，六味地黄丸，蒸馏水、水合氯醛试液、稀甘油、甘油醋酸液，显微镜、乳钵、镊子、刀片、白瓷盘、酒精灯、解剖针、载玻片、盖玻片、滤纸条，多媒体教学设备。

3. 训练过程

（1）教师示教

①性状鉴别

教师取六味地黄丸的中成药标本进行示讲，分别对其形状、大小、颜色、气味等特征进行观察和描述。

②显微鉴别（理化特征）

教师取六味地黄丸制成临时制片进行显微观察，通过多媒体教学设备进行示讲。

（2）学生训练　将学生分为每组 5 人，以小组为单位进行六味地黄丸性状鉴别和显微鉴别的训练。每组的学生在训练过程中要有团队协作的精神，具备吃苦耐劳、任劳任怨、责任担当、遵守行规、诚实守信、专业形象的职业品质与道德，通过信息技术、创新思维来获得学习资料并能够有计划、自主性地学习，同时关注时政、善于沟通交流，成为具有社会责任与能力的专业技术人员。

（3）实训结束后，教师对各小组的训练过程进行分析与总结，并根据项目考核单进行考核（参照表 4-2-1 制定），提高学生专业技术水平和职业素质。

思政小课堂

安全合理用药，为健康中国助力

党的十八大以来，确立了新时代卫生与健康工作方针，发出建设健康中国的号召。中医药为健康世界提供"中国方案",同时中医药已成为外界感知中华文化的生动载体。《黄帝内经》《本草纲目》被联合国教科文组织列入世界记忆遗产名录,中医针灸、藏医药浴法分别被列入人类非物质文化遗产代表作名录。党的二十大报告中提出推进健康中国建设,"促进中医药传承创新发展"被纳入其中。

中成药是祖国中医药宝库的重要组成部分,是以中药材为原料,在中医药理论指导下,按规定处方和标准制成一定剂型的现成药物。由于其疗效确切、使用方便,因而临床应用极为广泛。但如果对其缺乏全面了解而盲目滥用,则可导致疗效降低、无效或严重不良反应。"辨证论治"是中医药理论的精华,是联系中医基础理论与临床的纽带,是中医临床的重要技术。使用中成药时应注意"异病同证"或"同病异证"等情况的辨证论治,对证用药,才能做到中成药的合理应用。

药膳是在中医学、营养学和烹饪学理论的指导下,通过将药物作为食物,又将食物赋以药用,即药借食力、食助药威,借助我国独特的饮食烹调技术制作成膳食,达到养生保健和防治疾病的目的。饮食养生就是我国养生体系的重要组成部分。周朝时就有食医、疡医、兽医的记载,"食医"就是专门负责配置饮食与配膳的医官。《本草纲目》就详细介绍了中医食疗的资料,收录了包括谷、菜、果三部,有约300种。药膳具有保健益寿、预防治疗、滋补强身等作用。

药茶是将含有茶叶或不含茶叶的食物或药物根据中医理论配伍,经冲泡、煎煮、压榨、蒸馏等方法制成的具有一定疗效的液体饮料,如汤饮、鲜汁、露剂、乳剂等。中医历代多有论著,如《神农本草经》记载:"茶味苦,饮之使人益思、少卧、轻身、明目。"唐代《本草拾遗》记载:"茶久食令人瘦,去人脂。"现今,茶饮的养生调理作用已在国内外广为流传。药茶具有使用方便、作用缓和、持久等优点,易于接受,尤其有饮茶习惯的人。

我们国家有中医和西医两套医学体系来保障人民群众健康。两者是站在不同的角度来观察人体的健康,它的文化背景、思维方式、理论基础以及研究对象、研究方法、治疗方法都不一样,各自有各自的优势,并且优势可以互补,但是不能互相取代。中医药学以整体观念为指导,追求人与自然和谐共生。从整体上系统把握人体健康,重视患病的人,而不仅是人的病;在生理上,以"脏腑经络、气血津液"为基础,主张阴阳平衡,气血畅通;在治疗上以辨证论治为特点的个体化诊疗,重视个体差异和疾病的动态演变;在方药上,根据药物性味归经,运用七情和合的配伍法则,使用方剂起到减毒增效的作用。这些特点是中医药的精华,虽然古老,但这些理念并不落后。

通过本次课,同学们学到了专业知识,提升了专业的技能,同时思想也得到了升华，希望同学们做一名出色的中药人，通过自主学习和主动思考，认识到中成药、药膳及药茶的合理使用能有效防治疾病的发生，有助于推进"健康中国"建设。但是如果应用不当，也可能适得其反。同学们需要关注中医药相关的社会热点，从家庭小药箱和民众中药应用调查中总结民众用药习惯与存在的问题。

项目思考

1. 简述中成药的鉴定项目。
2. 描述六味地黄丸的显微鉴别特性。
3. 简述止咳橘红口服液的制法。

参考文献

[1] 国家药典委员会. 中华人民共和国药典 [M]. 北京：中国医药科技出版社，2020.

[2] 康廷国. 中药鉴定学 [M]. 10版. 北京：中国中医药出版社，2016.

[3] 马双成，魏锋. 中药成方制剂显微鉴别图典 [M]. 北京：人民卫生出版社，2020.

[4] 李炳生，易东阳. 中药鉴定技术 [M]. 3版. 北京：人民卫生出版社，2018.

[5] 姚荣林，李林岚. 中药鉴定技术 [M]. 4版. 北京：中国医药科技出版社，2021.

[6] 张钦德. 中药鉴定技术 [M]. 4版. 北京：人民卫生出版社，2018.

[7] 王喜军，吕光华. 中药鉴定学 [M]. 3版. 北京：人民卫生出版社，2022.

[8] 康廷国，闫永红. 中药鉴定学 [M]. 5版. 北京：中国中医药出版社，2021.

[9] 梁永枢，张翘. 中药传统鉴定技术 [M]. 2版. 北京：化学工业出版社，2022.

[10] 闫永红. 中药鉴定学 [M]. 北京：中国医药科技出版社，2013.

[11] 陈随清，王利丽. 中药鉴定学 [M]. 北京：中国中医药出版社，2020.

[12] 王喜军. 中药鉴定学 [M]. 北京：中国协和医科大学出版社，2017.

[13] 赵华，赵立彦，程贵兰. 中药鉴定技术 [M]. 武汉：华中科技大学出版社，2022.

[14] 林静，李林岚. 中药鉴定技术 [M]. 北京：化学工业出版社，2021.

[15] 王月珍，梁永枢. 中药鉴定技术 [M]. 北京：中国医药科技出版社，2022.

[16] 张继. 中国中药材及饮片真伪鉴别图典 [M]. 广州：广东科技出版社，2021.

[17] 石俊英. 中药鉴定学实验 [M]. 北京：中国医药科技出版社，2006.

[18] 张贵君. 中药鉴定学实验 [M]. 2版. 北京：科学出版社，2009.

[19] 严铸云. 药用植物与中药鉴定实验 [M]. 北京：科学出版社，2018.

[20] 谢冬梅. 中药鉴定学实验指导 [M]. 北京：中国科学技术大学出版社，2020.

[21] 李雪莹，刘耀武. 中药鉴定学实验实训操作技术 [M]. 2版. 北京：北京科学技术出版社，2019.

[22] 吴啟南. 中药鉴定学实验 [M]. 2版. 北京：中国医药科技出版社，2018.

[23] 国家药品监督管理局. 国家执业药师职业资格考试大纲 [M]. 8版. 北京：中国医药科技出版社，2022.